当代专科专病临床诊疗丛书

实用胃肠病临床手册

主　编　左国庆　谢宏赞
　　　　吴绍从　田元生

中国中医药出版社
·北　京·

图书在版编目（CIP）数据

实用胃肠病临床手册/左国庆等主编．—北京：中国中医药出版社，2015.6
（当代专科专病临床诊疗丛书）
ISBN 978－7－5132－2104－7

Ⅰ.①实…　Ⅱ.①左…　Ⅲ.①胃肠疾病－中西医结合－诊疗－手册
Ⅳ.①R692-69

中国版本图书馆 CIP 数据核字（2014）第 221795 号

中 国 中 医 药 出 版 社 出 版
北京市朝阳区北三环东路 28 号易亨大厦 16 层
邮政编码　100013
传真　010 64405750
北京市泰锐印刷有限责任公司印刷
各地新华书店经销
*
开本 710×1000　1/16　印张 38.75　字数 652 千字
2015 年 6 月第 1 版　2015 年 6 月第 1 次印刷
书　号　ISBN 978－7－5132－2104－7
*
定价　75.00 元
网址　www.cptcm.com

如有印装质量问题请与本社出版部调换

社长热线　010 64405720
购书热线　010 64065415　010 64065413
微信服务号　zgzyycbs
书店网址　csln.net/qksd/
官方微博　http://e.weibo.com tcm
淘宝天猫网址　http://zgzyycbs.tmall.com

《当代专科专病临床诊疗丛书》
编委会

	张喜云	张彦秋	陈大勇	陈中良
	陈丹丹	陈志强	陈廷生	陈国胜
	陈荣月	武卫东	范　宇	卓　睿
	罗　云	罗　俊	岳　进	周　菲
	周志伟	周明萍	庞　敏	庞　鑫
	庞国胜	庞勇杰	赵　旋	赵　辉
	赵　锋	赵忠辉	赵和平	赵俊峰
	赵海滨	胡世平	柳越冬	段　萍
	段砚方	侯俊明	侯婷婷	娄　静
	桂雄斌	顾　健	顾伟民	徐学功
	徐厚平	徐鸿涛	徐寒松	徐黎明
	高文军	高怀林	高祥福	郭芫沅
	唐春林	黄春元	黄建平	曹生有
	崔志勇	阎喜英	梁振平	梁雪峰
	董保真	蒋建春	蒋慕文	韩素萍
	程　志	程福德	童安荣	童嘉龙
	曾庆明	谢　宁	谢　刚	谢正兰
	谢兴文	詹　强	解德成	翟玉民
	熊冠宇	颜景峰	颜鹏飞	戴晓霞
策划顾问	高　武			
总 策 划	庞国明	王国辰		

注：①广东省中医院珠海医院；②广西融水苗族自治县中医医院。

《当代专科专病临床诊疗丛书》
参编单位
（按拼音排序）

主编单位

重庆市中医院
广东省中医院
黑龙江中医药大学
开封市中医院
陕西省中医医院
云南省中医医院
中国中医药研究促进会

副主编单位

安徽省六安市中医院
安徽省太和县中医院
安徽中医药大学第二附属医院
安阳职业技术学院医药卫生学院
北京北亚医院
北京市中西医结合医院
长春中医药大学第一附属医院
成都中医药大学附属医院
重庆市九龙坡区中医院
福建省第二人民医院
甘肃省中医院
广西中医药大学附属瑞康医院
桂林市中医院
贵州省毕节市中医院
贵阳中医学院第二附属医院
海南省三亚市中医院
海南省中医院
河北省沧州中西医结合医院
河南省温县中医院
河南省长垣县浦西医院
河南省中医药研究院
黑龙江省中医药科学院
湖北省襄阳市中医医院
湖南省湘潭市中医医院
吉林省白城中心医院
吉林省辽源市中医院
江西省南昌市洪都中医医院
开封市第五人民医院

开封市中医院
辽宁中医药大学附属第四医院
辽宁中医药大学附属医院
南阳市中心医院
内蒙古自治区中医医院
平顶山市第二人民医院
青海省藏医院
山东省青岛市海慈医疗集团
山东省曲阜市中医院
山西省中医药研究院
上海市中西医结合医院
深圳市中医院
四川省第二中医医院
四川省泸州医学院附属中医医院
四川省中医院
四川新绿色药业科技发展股份有限公司
天津市武清中医院
天水市中医医院
新疆昌吉州中医医院
银川市中医院
浙江省杭州市中医院
郑州市中医院
中国中医科学院广安门医院

编委单位

安徽省太和县中医院
安徽省铜陵市中医院
安阳职业技术学院医药卫生学院
北京市中西医结合医院
北京中医药大学第三医院
承德市中医院
重庆市九龙坡区中医院
定安县中医院
福建省龙岩市中医院
福建中医药大学附属第二人民医院
甘肃省定西市通渭县人民医院
甘肃省天水市中医医院
甘肃省武威市凉州区中医院
甘肃省中医药研究院
广东省第二中医院
广东省江门市中医院
广东省深圳妇幼保健院
广东省中山市中医院
广西南宁市中医院
广西中医药大学第一附属医院
广西中医药大学瑶医药学院
广州市中西医结合医院
广州中医药大学附属粤海医院
桂林市永福县中医院
桂林市中西医结合医院
桂林市中医院
贵阳中医学院第二附属医院
海口市第三人民医院
海口市人民医院
河北省沧州中西医结合医院
河北省磁县中医院
河南省长垣县卫生局
河南省长垣县中医院
河南省洛阳市第一中医院
河南省南阳市第二人民医院
河南省南阳市中医院
河南省平乐郭氏正骨正元堂
河南省睢县中医院
河南省武陟县中医院
河南省新野县中医院

河南省许昌市第三人民医院
河南省中西医结合医院
河南省中医院
河南省周口市中医院
吉林省白城中心医院
吉林省辽源市中医院
吉林省梅河口市中医院
吉林省中医药科学院
济宁市中医院
开封市高压阀门有限公司职工医院
开封市中医院
来宾市中医医院
辽宁中医药大学附属第二医院
辽宁中医药大学附属第三医院
辽宁中医药大学附属第四医院
辽宁中医药大学附属医院
临颍县中医院
融水苗族自治县中医医院
山东省菏泽市中医院
陕西省中医院
陕西中医学院
上海中医药大学附属曙光医院
沈阳市骨科医院
深圳市宝安区中医院
深圳市福田区中医院
深圳市罗湖区中医院
深圳市中医院
四川省乐山市中医院
天津市武清区中医医院
文昌市中医院
西安市中医院
新疆自治区中医医院
肇庆市职业技术学院
郑州市中医院

《实用胃肠病临床手册》
编委会

主　编　左国庆　谢宏赞　吴绍从　田元生

副主编　朱　璞　蔡云海　周丽霞　杨　磊
陈丹丹　郑晓东　孔丽丽　李艳芳

编　委（按姓氏笔画排序）

王　娅　王凯锋　朱　涛　朱　璞
刘仕杰　刘志勇　齐志南　孙　扶
孙文清　李建国　李海霞　杨省振
杨艳玲　周　夏　周国锐　胡现增
段砚方　高言歌　韩圣宾

前　言

进入21世纪以来，现代科学技术飞速发展。现代医学随着科学技术的发展而日新月异，中医学也因现代科学技术的创新显示出特有的生命力，中西医结合医学更加彰显了中国特有医学模式的精彩。诸多成果、经验、技术、创新观点需要汇聚和推广。于是，《当代专科专病临床诊疗丛书》应运问世。

《丛书》集中体现了当今医疗、教学、科研、临床、管理专家的智慧，分为《实用肾病临床手册》《实用肿瘤病临床手册》《实用男科临床手册》等10个分册，是当代中医、西医、中西医结合界理论与实践相结合的结晶体，耀眼夺目，启人心智。

编著本《丛书》的宗旨是：立足临床，突出实用，中西合璧，指导实践，力推特色新疗法，助力科研教学。每分册按上、中、下三篇布章，均以开启思路、指导提升临床疗效为第一要义。上篇，主要阐述提高临床疗效的基本要素：包括诊断思路与方法、提高临床疗效的思路与方法、把握基本治则与用药规律等，是本《丛书》的点睛之笔。中篇为临床各论。着重阐述各病证诊治要领。对每个病证的概述之后，设临床诊断（辨病诊断、辨证诊断）、鉴别诊断、临床治疗（治疗思路提示、中医治疗、西医治疗、中西医结合治疗、中医专方选介）等栏目，从理论到技术，从疗法到药物，详尽载述，使读者采舍有据。下篇为诊疗参考，汇集了专科建设管理的基本思路，卫生和计划生育委员会常见病证中药新药临床研究指导原则，国家中医药管理局颁发的常见病证中医诊疗方案与临床路径，便于专科专病建设管理者和医疗、教学、研究者有规可循，借灯航行。

综观本《丛书》，它吸收了许多现代科技成果、中医药研究成果，内容丰富，内涵深邃；尤其具体临床诊疗方法备陈详尽，非常适合中医、西医、中西医临床专家及科研工作者参考使用。

目前，专科专病建设和临床诊疗尚在探索之中，希冀本《丛书》的出版能对专科专病建设管理者、临床专家和科研工作者有所裨益。由于编者水平所限，不当之处，在所难免。敬希广大读者，不吝珠玉，赐教指正。

编者

2014年9月

目　录

上篇　诊疗思路与方法

中篇　临床各论

下篇 诊疗参考

上　篇

诊疗思路与方法

- 胃肠病临床诊断的基本思路与方法
- 提高胃肠病临床疗效的思路与方法
- 胃肠病的基本治则与用药规律

第一章 胃肠病临床诊断的基本思路与方法

一、诊断必备常识

胃肠病临床涉及范围较广，其他系统的疾病皆可有胃肠症状出现。同时，由于现代医学的迅速发展，各专业间的相互联系、渗透以及各种边缘学科的出现，很难将各系统的疾病截然分开。因此，在诊断胃肠疾病时，不可忽视与其他系统疾病的鉴别诊断，并应注意其他系统疾病对胃肠病的影响。

疾病的主要临床表现包括症状和体征两方面。对病人症状和体征的详尽分析，是临床诊断的基本过程，包括病史采集、体格检查和实验室检查。完整的病史及正确的体格检查和实验室检查，是诊断疾病最根本、最重要的手段。胃肠病的诊断和其他系统疾病的诊断一样，离不开这些最根本、最重要的手段。然而在一些胃肠病的早期，病人可能仅有自觉症状而缺乏客观体征，此时通过体格检查、仪器和实验室检查可能得不到诊断依据，而在病史采集过程中常可获得诊断线索，从而使疾病得以初步诊断或确诊。若不注意对病史的采集，或采集到的内容不全、资料不确切，常会造成漏诊或误诊。因此，诊断中应对病人的症状、病史进行详尽的了解、细心的检查和全面的分析，以便做出正确的诊断。

（一）辨病诊断

1. 症状

任何脏器发生疾病，都有其特殊的症状，这些特殊症状，往往是诊断疾病的主要依据。胃肠病多有以下胃肠系统症状，但也有可能病变在消化系统，而症状却是全身性的，临床应注意诊断与鉴别。

（1）食欲不振：即食欲减退或消失，严重者称厌食。由中枢调节功能障碍，或胃肠及全身性疾病所引起。食欲不振在消化系统疾病中，主要见于消化不良、各种胃炎、消化性溃疡、消化道肿瘤、克罗恩病、胃切除术后、肠道寄生虫病等，也常见于全身性感染性疾病和其他系统的疾病，如肺结核、垂体功能减退症及精神障碍等。

食欲不振与厌食为临床极常见的症状，胃肠疾患及全身病变均可引起。但临证中必须分清是厌食还是畏食。畏食者并非无食欲，而是恐惧进食，如因口腔、咽喉疾病，在吞咽时发生疼痛而不敢进食。

（2）恶心与呕吐：二者可单独发生，但多数情况为相继出现，多是先恶心后呕吐，恶心往往是呕吐的先兆。恶心与呕吐是由中枢神经系统传来的刺激，或化学感受器触发区传来的刺激作用于呕吐中枢而导致。临床有中枢性呕吐与反射性呕吐之分。消化系统病变所引起的呕吐属反射性呕吐的范畴，常见于胃肠道炎症、幽门梗阻、胃黏膜脱垂症、急慢性胃炎、肠梗阻、胰腺炎、腹膜急性炎症等。其他系统疾病亦常引起恶心与呕吐，如神经性呕吐、颅内压增高、迷路炎、尿毒症、酮症酸中毒、心力衰竭、早期妊娠等。此外，特殊气味和情景及一些药物等亦可作用于呕吐中枢而引起呕吐。

（3）嗳气与反酸：嗳气是指进入胃内的过多空气自口腔溢出的现象。频繁嗳气多因神经精神因素、饮食过急、吞咽动作过多（如口涎过多或过少）等引起，也可由消化道疾病，特别是胃、十二指肠病变引起。反酸是指由于贲门功能失常或胃的反蠕动致酸性胃液反流到食管、口腔的现象，多因食物、激素或某些药物的作用，影响食管下端括约肌的活力而使胃内容物反流至食管、口腔，如胰泌素、多巴胺、巧克力、咖啡及吸烟等，常见于反流性食管炎、消化性溃疡、不完全性幽门梗阻、慢性胃炎、胃神经官能症等。

（4）吞咽困难：是指咽下食物时感到费力或梗阻不顺。在消化系统疾病中，多由食管炎症、梗阻所致，常见于食管炎、食管良性狭窄、食管良性或恶性肿瘤、食管裂孔疝等，亦可因参与吞咽动作的神经肌肉发生障碍而致，如贲门失弛缓症、神经官能症等。其他系统的病变如口腔、咽喉炎症及脑干脑炎、重症肌无力、多发性肌炎、强直性肌营养不良症、脑血管病等也可引起吞咽困难。精神因素引起的吞咽困难，最常见于癔病患者。

（5）烧心：是患者自觉胸骨或剑突后有一种烧灼的感觉，可与反酸同时发生，此为食管病变的特征性症状。主要由于炎症和化学刺激物作用于食管黏膜而引起。常见于胃、食管的反流性疾病，如反流性食管炎、食管溃疡、胃及十二指肠溃疡病等。实验证明，贲门以上的食管神经、肌肉活动异常，伴有食管张力改变等亦可导致烧心。

（6）腹胀：为自觉腹部胀气或查体腹部有气体滞留，或为两种现象的综合表现。引起腹胀的原因可有胃肠积气、积食或积粪、气腹、腹内肿物、胃肠运动功能障碍等，当上述因素致进入胃肠道和胃肠道产生的气体总量超过吸收和排出总量，即可发生腹胀，常见于慢性胃炎、消化性溃疡、胃下垂、胃扩张、幽门梗阻、肠结核、完全或不完全性肠梗阻、习惯性便秘、胃肠神经官能症、胰腺炎及消化不良等。若胀气发生在胃和十二指肠，多伴有嗳气或吞酸症状；若发生在下段肠管（如下段肠道梗阻），则多伴有肠鸣。胃肠内腔气体滞留过量引起的腹胀应与气腹区别。若小儿患者腹部明显膨大，经检查见其结肠有大量气体滞留，并见扩张的肠型和明显的大便秘结，多提示为先天性巨结肠症。腹胀伴有腹水时，通过询问患者的自觉症状常难以区分，检查时若叩及移动性浊音可资鉴别。胃肠胀气亦为脂肪泻的一个重要症状和体征，在原发性或继发性吸收不良综合征时亦可见到。

其他如肺部病变、肝胆疾病、心血管疾患及低血钾等亦可发生腹胀，应注意询问、检查和区别。诊断时应进行相应的腹部检查，注意有无肠鸣音、胃肠蠕动波、腹部肿块等。

（7）腹痛：是消化系统疾病中最常见的症状之一。应注意急性腹痛，如延误诊断，可造成严重后果。腹痛亦可见于腹外器官和全身性疾病。消化系统疾病多由消化器官的膨胀、狭窄或闭塞、胃肠痉挛、腹膜刺激、血供障碍等原因所致。由于引起腹痛的原因、部位不同，其疼痛的性质和特点亦不同。

①腹痛的部位：最初大多是病变所在的部位，在诊断上有重要价值。但有时疾病早期或腹外脏器引起的牵涉性疼痛与其部位不一致。如急性阑尾炎开始时疼痛在中上腹或脐周部，以后才转移到右下腹，诊断时应予以注意。

中上腹痛多见于急慢性胃炎、胃穿孔、消化性溃疡、胃黏膜脱垂症、急慢性胰腺炎、胃下垂、胃神经官能症等。其他如急性心肌梗死、急性心包炎等亦可引起中上腹痛。

右上腹痛多见于十二指肠溃疡、穿孔及结肠癌等。肝、胆系统疾患也常能引起右上腹痛，如肝癌、慢性病毒性肝炎、胆囊炎及膈下脓肿等。

左上腹痛常由胃溃疡、急慢性胰腺炎等引起，其次常见于脾破裂、脾栓塞、脾曲部结肠癌等。

脐周痛可见于肠炎、肠蛔虫症、机械性肠梗阻、阑尾炎早期等。

右下腹痛常见于急慢性阑尾炎、克罗恩病、慢性痢疾、肠结核，另外还可见于右侧腹股沟疝、右侧输卵管炎及输卵管蒂扭转、异位妊娠破裂等。

左下腹痛多见于细菌性痢疾、溃疡性结肠炎、直肠与结肠癌肿等，也可因左侧输卵管病变、异位妊娠等引起。

弥漫性或部位不固定的腹痛多由急性或慢性腹膜炎、腹膜黏连、腹膜癌、神经官能症、肠穿孔等引起，另外还可见于铅中毒、腹型恶性淋巴瘤。

②腹痛的性质和程度：腹痛的机理可分体干性、内脏性及牵涉性疼痛，三者常彼此交叉，加之各人对疼痛的反应不一，往往可造成误诊。一般来说，阵发性绞痛多意味着腹内空腔脏器发生梗阻或痉挛，如单纯性肠梗阻及肠炎等；持续性腹痛多为腹内脏器的炎症或肿瘤所致，如阑尾炎、胰腺炎、腹膜炎、胃癌及胰腺肿瘤等。临床常可遇到两种性质的腹痛同时并存的现象。例如阑尾炎腹痛是持续性的，如果阑尾腔内有粪石梗阻，则可同时并发阵发性绞痛，而单纯性肠梗阻发展成绞窄性肠梗阻时，由于肠管可发生炎症或坏死，其疼痛可由阵发性绞痛演变成持续性腹痛阵发性加剧。所以，在询问病史及检查过程中，应全面了解发病的全过程，不能将两种性质的腹痛孤立对待。另外，腹痛的程度对腹痛的诊断亦有帮助。属外科急腹症的腹痛均较剧烈，如胰腺炎、溃疡病穿孔及肠扭转的腹痛均为突然发作的剧痛。阑尾炎、肠梗阻（闭袢性梗阻除外）等多为逐步加重的腹痛，肠炎常在排便后腹痛减轻。腹痛的放射部位对腹痛的诊断亦有一定的参考价值。如胰腺炎引起的腹痛常伴有左腰背部之带状放射痛，胆囊炎、胆石症引起的腹痛常可向右肩胛放射，而子宫与直肠病变引起的腹痛常放射至腰骶部。

此外还应深入了解腹痛发生的诱因、时间、伴发症状以及引起、加重或缓解的因素等。

（8）腹泻：为消化系统的常见症状。多由肠蠕动加速、肠分泌增加和吸收障碍所致。有时腹泻可与脓血便或里急后重同时并见。腹泻多见于肠道病变，亦可由精神因素及其他器官病变而引起。腹泻为水样或糊状粪便提示病位多在小肠，伴里急后重是直肠受激惹的症状，多因炎症或直肠癌所致，结肠炎症、溃疡或肿瘤可见脓血或黏液便。

短期腹泻多为炎症刺激肠道黏膜，使分泌增加所致，常见于急性肠炎、痢疾、霍乱、细菌性食物中毒以及某些急性传染病（如流行性感冒、急性肝炎）等。营养不良、肠道寄生虫病亦可引起腹泻。长期应用抗生素，使肠内正常菌谱遭到破坏，常可引起严重的腹泻，其特点为粪便呈绿水样，其间杂有蛋花样黏液。

长期慢性腹泻常见于慢性细菌感染性疾病，如慢性细菌性痢疾、肠结核、肠道菌群失调、克罗恩病、慢性非特异性溃疡性结肠炎、肠道肿瘤等。原发性小肠吸收不良和慢性萎缩性胃炎、胃肿瘤、慢性胰腺炎等，亦可引起慢性腹泻。临床应结合体征及有关实验室检查，仔细鉴别。特别是肠结核、乙状结肠癌、直肠癌引起的腹泻，其粪便常为黏液血便或脓血便，易被误诊为慢性痢疾，应予以充分注意。

（9）腹中包块：是由腹腔内的器官和组织因各种原因发生肿大、膨胀、增生、黏连或移位所形成。一般起源于所在部位的脏器，但肿块过小常不易被触及和发现，过大则难以确定其起源部位。尤其是腹腔内的炎性包块、恶性肿瘤、肠系膜淋巴结核等，往往范围广泛，部位不一，难以确定其起源部位与性质。诊断中应结合肿块的部位、体征与伴随症状和必要的仪器及实验室检查，以明确诊断。

腹内肿块长时间存在，且生长缓慢而无明显症状者，大多属良性的脂肪瘤、囊肿等；腹部受伤后很久才发现有肿块者，应考虑胰或肠系膜囊肿；肿块如在高热、寒战、腹痛与白细胞增多的情况下发生，提示腹腔内有脓肿形成，如阑尾炎等。

腹内肿块的所在部位对确定肿块发生在何脏器组织很有帮助。腹内包块一般起源于肿块所在部位的脏器。但由于腹腔内包块的脏器组织较多，难以确定，故诊断时应注意详细询问其病史并认真做好体格检查。一般而论，中上腹部的肿块常见于胃癌、胃黏膜脱垂症、胰腺囊肿及胰腺癌、肠系膜淋巴结核、肠系膜囊肿和大网膜囊肿等；左上腹部的肿块常见于脾脏及胰腺病变，如脾肿大、胰腺囊肿和胰腺癌及脾曲部结肠癌；右上腹部的肿块，多属肝胆系统疾患所致，如肝肿大、肝癌、胆囊炎或积水等；肿块见于右下腹部，多为阑尾周围脓肿、回盲部结核及大网膜扭转等，也可见于妇女卵巢肿瘤等；左下腹部的肿块常见于慢性非特异性溃疡性结肠炎、结肠或直肠癌及左侧卵巢肿瘤等；广泛性与不定位性的腹部包块，多见于结核性腹膜炎、腹膜转移癌、肠套叠、蛔虫性肠梗阻、肠扭转等。

腹内肿块诊断，需与腹壁肿块和腹内假性肿块区别。腹壁肿块如脂肪瘤、腹壁脓肿等位置较浅，可随腹壁移动，病人收紧腹肌时肿块较显著，腹肌松弛时肿块即不明显；腹内假性肿块如肠管内积粪时，可在积粪的肠管局部触及包块，但经清除肠道积粪后，包块即消失。此外，膀胱尿潴留、妊娠子宫、腹外疝、脊柱反弓等亦有可能误诊为腹内肿块，应注意鉴别。

腹部肿块的性状对确定肿物所属脏器和性质有一定的价值。如肿块表面平滑呈囊样感，多见于胰腺、肠系膜、大网膜等脏器的囊肿或脏器积水；肿物呈腊肠状突起多见于肠套叠及蛔虫性肠梗阻；而肿块外形不规则或表面呈结节状又硬实者，常提示为腹腔内恶性肿瘤；有明显压痛的肿块多为炎性肿块，如结核性腹膜炎、阑尾周围脓肿等。

腹内包块的伴随症状和体征的检查，对诊断亦有重要意义。如腹内肿块伴有腹痛、呕吐、腹胀、腹泻或便秘，多见于肠梗阻、肠恶性肿瘤等；伴腹水则多见于结核性腹膜炎、腹膜转移癌等；伴有黑便可见于胃或小肠肿瘤；伴有血便应注意结肠肿瘤及肠套叠等。

腹部X线造影、B型超声波、内镜检查、CT及各项实验室检查可对肿块的形状、部位、大小、性质等做出诊断。

（10）呕血与便血：呕血是指食管、胃、十二指肠以及胰腺、胆道部位的出血从口腔排出。大便带血或全为血便，色鲜红、暗红或如柏油样称便血（大便如柏油样也称黑便）。通常Treitz韧带以上部位的消化道出血多为呕血，Treitz韧带以下部位的消化道出血常引起黑便或血便。上消化道出血常兼见黑便，便血病人可无呕血。如Treitz韧带以下部位的消化道出血量多，血液反流入胃，也可引起呕血。上消化道出血量在60mL以上时可引起黑便。呕血与便血的性状与颜色主要取决于出血量的多少和出血位置的高低以及血液在胃、肠内停留的时间。一般情况下，上消化道出血量少，血液在胃内停留时间较长，由于胃酸的作用，其血多呈棕黑色咖啡渣样，反之则为鲜红或暗红色。上消化道出血的一部分残存血液进入肠道，血中的铁可与肠道中的硫化物结合成为硫化铁，故上消化道出血患者的大便可呈暗红色或柏油样黑色便。但如果上消化道出血量大，肠蠕动过快，亦可出现鲜红色血便。下消化道出血患者多排出暗红色或较鲜红的血便。出血部位在小肠或结肠时，血便往往呈暗红色。出血部位越近肛门，颜色越鲜艳。临床应根据病史、体征和伴发症状，结合实验室及仪器检查，尽快确定出血部位和原因并及时予以处理。

呕血与便血常由消化系统病变所致，亦可由其他系统的疾患或全身性疾病引起。诊断时，必须先排除口腔、牙龈、鼻咽等部位的出血。呕血还须与咯血相鉴别。此外，进食大量的动物血、活性炭、铁剂、铋剂或某些中草药等，也可出现黑便，须注意鉴别。

呕血最常见的原因依次为消化性溃疡、肝硬变并发食管与胃底静脉曲张破裂、慢性胃炎、胃癌、胃黏膜脱垂症等，亦有少数病例虽经详细检查而出血灶仍不可确定。

若呕血有消化性溃疡病史，且呕血后上腹痛缓解，则可能因溃疡病所引起；若呕血后上腹痛仍不缓解，则有胃癌的可能；若患者有肝炎、黄疸病史，呕血突然发生，血色鲜红，涌吐而出或呈喷射状，伴有蜘蛛痣、肝掌、脾肿大、腹壁静脉怒张、腹水等体征，则有助于肝硬变并发食管与胃底静脉曲张破裂的诊断；呕血伴有吞咽困难，多源于食管癌或食管溃疡。

小肠出血时，便血多为暗红色，若血液在肠道内停留时间长，亦可有柏油样便，但出血量大时，又可见鲜红色血便；结肠和直肠出血多为鲜红色血便；高位结肠出血，血常与大便混杂；乙状结肠和直肠出血时，常有新鲜血液附着于大便表面。

少量的便血多来源于直肠和乙状结肠或降结肠的病变，如痔、溃疡性结肠炎、结肠或直肠癌。大量的便血应考虑由于上消化道出血或急性出血性坏死性肠炎及肠伤寒等。

血在大便后滴下，不与粪便相混，多见于内痔与肛裂，亦可为直肠息肉或直肠癌。血与粪便相混杂并伴有黏液者，多见于结肠癌和慢性结肠炎。脓血便并伴有黏液，多为痢疾或结肠结核、慢性非特异性溃疡性结肠炎。

便血伴剧烈腹痛，应考虑出血性坏死性肠炎、肠系膜血管阻塞或肠套叠等。便血伴有腹内肿块，多为结肠癌、肠套叠等。

便血除胃肠系统疾病外，亦可见于血液系统疾病、急性感染性疾病、尿毒症及维生素缺乏等。详细的病史及体格检查，结合有关的器械和实验室检查有助于呕血与便血的诊断和鉴别诊断。

（11）便秘：是指排便间隔时间延长，排便次数减少，大便干燥，排出困难。其病因多由饮食过少或水分不足、年老、久病体弱、神经、精神因素和器质性胃肠病变致结肠、腹肌、膈肌及提肛肌张力减退或腹压降低而排便动力不足，肠蠕动减慢所致。亦可因排便习惯不良以及结肠、直肠、肛门病而造成排便障碍，引起便秘。

便秘的分类有以下几种：按原因可分为原发性便秘和继发性便秘；按病位可分为上行结肠型、横行结肠型、下行结肠型和直肠型；根据临床表现分为一时性便秘、急性便秘和慢性便秘；按病理分为功能性便秘与器质性便秘。一般主张按病理分为功能性便秘和器质性便秘为宜。功能性便秘又可分为弛缓型、痉挛型和直肠型三类。

一般认为由肠肌神经兴奋性减退所致的便秘称为弛缓型便秘，又称运动功能低下性或低紧张性便秘，是慢性便秘中最常见的类型，在临床中找不到明确病因的便秘几乎都属此型。该型的特点：一般没有特殊的痛苦，以便意消失或淡漠、便次间隔时间长、排出困难、腹部有胀满不适等症状为主要临床表现，所以，又称为习惯性便秘。长期忽视便意及年老、体虚、产后、食量不足、长期使用泻药、内分泌紊乱及维生素B族缺乏等引起的便秘多属此类。

痉挛性便秘又称运动失调性便秘，多因自主神经系统功能失调，副交感神经功能亢进而致肠运动异常。该型的特点为便秘与腹泻交替出现，下腹部不适或钝痛，排出粪便如羊矢状、食欲不振、嗳气等，左下腹可扪及痉挛的肠管和粪块。常见于过敏性肠炎、肠结核、胃和十二指肠溃疡、溃疡性结肠炎、克罗恩病等。

直肠型便秘又称直肠排便困难症。一般认为是由直肠壁的感受神经细胞应激性减退，不能对进入直肠的粪便产生适时的排便反射所致。直肠脱垂、肛门括约肌弛缓无力也可引起直肠型便秘，常与弛缓型便秘合并出现。其临床特点主要是肛门下坠、排便困难、自感排出不净和有残留感。劳动、精神紧张、长期旅行及肛裂、痔疮、肛门周围脓肿或患者因恐惧大便而引起疼痛者，多属此型。

因大肠形态改变而致粪便排出障碍引起的便秘称器质性便秘。如肿瘤引起的便秘，多有粪便形态改变，变细或变扁，或带有血液或黏液；若突发便秘，伴腹痛、恶心呕吐者，多为肠扭转、肠套叠等肠道梗阻性病变；如有腹腔手术病史，并有明显的广泛或局部包块者，可能为肠粘连；慢性结肠或直肠炎症的患者继发便秘时，应考虑是肠腔形成瘢痕性狭窄所致。腹部X线造影、直肠指诊、内窥镜检查等有助于诊断。

2. 体征

全面系统的体格检查，是获取重要体征和进行鉴别诊断的必要过程。虽然腹部检查对消化系统疾病的诊断尤为重要，但亦不可忽视对全身各部位的一般检查，以便综合分析，防止误诊与漏诊。

全身的一般检查应注意皮肤、黏膜、营养状态、淋巴结有无肿大及巩膜、口腔的检查。例如，腹部两侧皮肤及脐周皮肤出现瘀斑，对于急性出血坏死性胰腺炎的诊断很有帮助，结节性红斑对于肠结核、结核性腹膜炎的诊断很有帮助。腹腔内淋巴肉瘤可引起全身淋巴结肿大。左锁骨上淋巴结肿大，推之固定不移，则提示有胃肠道及胰腺等部位的恶性肿瘤转移。腹股沟淋巴结肿大，可见于直肠癌转移，因此不可不查。此外还应注意胸部视、触、叩、听的检查，以便综合判断。

腹部检查对消化系统疾病的诊断非常重要。可为进一步选择其他辅助检查措施提供线索。腹部检查包括腹部外形、皮肤及腹壁静脉情况、腹肌有无强直、腹部有无压痛及反跳痛、有无腹块及移动性浊音、腹部有无胃肠蠕动波及肠鸣音等。

（1）腹部视诊：应注意其外形是否对称，有无隆起及凹陷。全腹隆起可分为球形隆起和蛙腹，多见于腹内胀气、腹水和腹内脏器炎性肿大、癌肿及肠梗阻，可结合叩诊及触诊进一步检查。局限性隆起多与其部位下面的脏器有关。

若见腹部静脉曲张暴露，应注意其分布情况及血流方向。多见于门脉循环受阻引起的侧支循环形成。如肝硬变等。

腹部有胃及肠型和胃肠蠕动波，对肠道梗阻性病变有一定的诊断价值。幽门梗阻时，胃蠕动增强，可于左肋缘下看到开始向右下，后来消失于右上腹的胃蠕动波；小肠梗阻，特别是小肠上端梗阻时，可在脐周附近出现方向不固定的肠蠕动波或肠型；结肠梗阻，尤其是低位结肠梗阻时，可在梗阻部位的上方见到膨隆的肠型。

此外，尚应注意腹部皮肤的颜色，查看有无色素沉着及瘢痕，脐部有无凸起及溃疡，腹部有无搏动等情况。

（2）腹部触诊：对了解腹内脏器及病变情况更为重要，可补充视诊之不足。腹部触诊内容包括检查腹肌紧张度，有无压痛、反跳痛、液波震颤和搏动，还要确定腹内脏器位置及肿物的形态等。

腹肌紧张度增高，伴有局部的压痛或反跳痛，多为腹内相应部位的脏器发生急性炎症所致，如急性阑尾炎等；若全腹腹肌紧张，伴广泛性压痛及反跳痛，多因腹内急性炎症及胃肠穿孔或胰腺炎急性发作而引起腹膜刺激所造成，见于各种腹膜炎，胃溃疡并发胃穿孔，急性阑尾炎并发肠穿孔，急性胰腺炎等。

产生腹部压痛的原因是腹内有炎性病变，压痛可为局限性或全腹性。浅在的压痛多见于腹壁疾患，深在的压痛多为腹内脏器的病变引起，反跳痛的出现，表明腹膜有炎症或内脏有炎性病变或肿瘤破裂侵及腹膜所致。

对腹内脏器的触诊，可了解各脏器的形态、大小、质地、有无结节、边缘是否整齐和有无触痛等情况，以便了解各脏器的功能状态。

对腹部肿物的触诊，应注意其部位、大小、形态、质地、搏动情况、移动与否及活动度和方向、与邻近脏器的关系等。一般而论，腹内触到肿物之处，也常是腹内脏器病变之所在，但也不能完全排除其他脏器病变转移的可能，如肠系膜转移癌常由其他部位的癌肿转移而致。肿物表面光滑，边缘整齐，活动度较好，或有触痛感，多为脏器炎症或良性肿瘤；表面粗糙不平呈结节状，活动度差，边缘不整齐，多为恶性肿瘤或肠粘连；肿物与邻近器官粘连而无明显压痛，多为肿瘤引起；有明显的压痛则为炎症所致。肿块的大小对鉴别诊断很有意义，巨大的肿物见于肝癌、胰腺假性囊肿及卵巢囊肿等。若肿物很快长大，多为胃肠道充气现象。

（3）腹部叩诊：目的在于确定实质脏器的界线，了解有无腹水及胃肠道胀气，确定腹内肿物为实质性病变还是粘连的肠管等情况。正常情况下，肝、脾、妊娠子宫、充盈的膀胱部叩诊呈浊音，除此之外的腹部叩诊皆为鼓音。当胃肠道胀气时，鼓音还可明显增大；当腹腔内有腹水、巨大实质肿物、囊性肿物时，鼓音区则缩小。腹水时叩诊可有移动性浊音。

（4）腹部听诊：包括肠鸣音、振水音、血管音、摩擦音等。

肠鸣音增强，频率增加但音调不高，多见于急性肠炎和服用泻药之后。急性机械性肠梗阻的早期，肠鸣音可增强，音调高，频率快，同时伴腹痛、肠型及肠蠕动波。随着梗阻时间的延长，肠鸣音可减弱，若肠鸣音明显减弱或消失，则为麻痹性肠梗阻的特征。

腹部听到振水音，提示胃或肠内同时有大量的液体和气体存在。正常人大量饮水后亦可出现胃部振水音，但多于饮水后或饭后 6 小时消失。胃扩张及胃张力减退时，振水音会持续存在。

腹主动脉瘤、腹主动脉炎或肿物压迫腹主动脉时，可在上腹部听到收缩期吹风样杂音。胰尾癌时可在左上腹听到收缩期吹风样杂音。

此外，对肛门和直肠的检查亦不可忽视。肛门的检查应注意有无血性或脓性分泌物，黏膜有无苍白、肥厚、上皮脱落等现象，肛周有无皮疹及直肠有无脱垂等。尤其是有些性病可在肛门周围发生皮疹，应注意全面检查及病史的询问。此外，应注意检查有无肛裂及瘘管等。

直肠检查主要为直肠指诊和内窥镜的检查，应注意肛门括约肌的紧张度。肛门括约肌过度紧张，见于肛裂；肛门括约肌过度松弛则见于神经功能障碍；若在肛门齿状线以上触到大小不等的曲张静脉团，柔软而有弹性，则为内痔的特征。直肠癌有突出到肠腔的结节状肿物，触之坚硬。直肠扩张，见于腹膜炎。

3. 辅助检查

（1）实验室检查

①血常规：血红蛋白和红细胞计数不仅能反映病人的贫血程度和种类，还能提示有无继续出血的可能。血色素和红细胞下降，说明患者有贫血；若血色素进行性下降见于消化道出血的病人，应考虑出血在继续进行。白细胞总数及分类明显增高，提示有消化系统的急性炎症，多见于急慢性胃肠炎、急性阑尾炎、急性胃炎及急性细菌性痢疾等；白细胞总数及分类明显下降，说明患者有病毒感染或有结缔组织病变。疑有出血性疾病或血液病时，应做血小板计数、凝血酶原测定及出血、凝血时间的检查等，必要时可做骨髓象检查，以明确诊断。血沉加快提示有结核、肿瘤及结缔组织病变，如肠结核、结核性腹膜炎、皮肌炎及癌肿。

②尿常规：蛋白尿、脓尿、血尿有助于泌尿系感染的诊断与鉴别诊断。尿糖及尿酮体阳性，提示有糖尿病和糖尿病酮中毒的存在。

③大便常规：大便检查在消化系统疾病中尤为重要，有时仅据大便外观即可做出诊断。粪便检查包括肉眼观察外形、硬度、颜色、气味及有无脓血、黏液等。此外，还应进行化学检查、显微镜检查及细菌学检查等。大便扁平或细如笔杆，见于肛门或直肠狭窄，如结肠或直肠癌等；脓血便见于细菌性痢疾。大便的颜色常有助于疾病的诊断与鉴别诊断，如大便呈灰白色见于阻塞性黄疸；油灰色大便可见于阻塞性黄疸和结核性腹膜炎；绿色大便多见于婴幼儿腹泻；黑便多见于上消化道出血和大量进食动物血、锑剂、铋剂之后；如大便呈柏油样，提示为消化道活动性出血；暗红色或鲜血便则多见于下消化道出血，如直肠癌、直肠息肉等。痔疮常在便后滴血。大便隐血试验呈阳性反应，对胃肠道不显性出血很有诊断价值；大便镜检有虫卵时，有助于对肠道寄生虫的诊断；粪便细菌培养及内毒素分离可通过病原学做出明确诊断。

④生化检查：可了解脏器及机体的功能状态，对辅助诊断与鉴别诊断具有重要的临床意义。临床应有选择地进行检查。如血清淀粉酶显著增高，对诊断急性胰腺炎有决定性意义。血清凝集试验有助于变形杆菌和致病性大肠杆菌性食物中毒及某些肠道感染性疾病的诊断。

⑤胃液分析：胃酸过多提示十二指肠溃疡或慢性肥厚性胃炎；胃酸缺乏或无胃酸，提示胃癌或慢性萎缩性胃炎。

⑥脱落细胞检查：空腹胃液及胃肠冲洗液脱落细胞检查，对胃癌、贲门

癌及部分肠道恶性肿瘤的诊断仍有一定价值。尤其是与纤维内镜直视下有选择地采取活体组织的检查相配合，其阳性率更高，可作为早期胃癌诊断方法之一。

⑦病理活体组织检查：对许多消化系统疾病，特别是肿瘤及一些特异性炎症病变性质的明确、治疗方案的确定、病人预后的估计都具有很大的实际意义。

⑧免疫学检查：对了解疾病的免疫功能和发病原理有很大帮助。癌胚抗原（CEA）对胃肠道肿瘤，尤其对结肠癌、直肠癌的诊断有一定价值。

（2）X线检查：是胃肠系统疾病诊断的重要手段之一。对了解食道、胃肠等脏器的形态、位置、大小、功能活动情况及病理变化都有着重要的临床意义。可发现有无肠腔内积气、积液、异物，肠管梗阻的部位、胃肠蠕动状态及较大肿瘤的软组织阴影等。胃肠穿孔时，两侧横膈下有气体积聚；肠梗阻时，梗阻以上部位可见肠腔积气和积液平面。如见胃影扩大、蠕动加强和胃排空时间延长，提示有幽门梗阻。食管、胃、肠腔有恶性肿瘤时，钡剂造影可见食管、胃、肠腔钡影残缺、癌性龛影、狭窄与梗阻、蠕动差。胃肠钡剂造影还是确定胃黏膜脱垂症的决定性诊断方法，而胃镜检查对本病的价值不大。造影中可见十二指肠球底部呈现残缺阴影、幽门管增宽、胃蠕动增强和不同程度的幽门梗阻。如脱垂的胃黏膜居于球底中央，可使十二指肠球部呈“香蕈状”变形，如在球底部，可呈“降落伞状”变形，并可见到脱垂的黏膜皱纹。胃下垂时，可见胃的位置下降，张力减退，胃小弯角切迹低于髂嵴连线水平，胃呈马蹄形、球形，受牵拉延长，其上角尖锐。

（3）内窥镜检查：可以直接观察消化道内腔病变并能采取活体组织进行病理学检查，还可摄影留作记录。硬管直肠镜和乙状结肠镜检查可对慢性腹泻、结肠炎症和肿瘤做出诊断，纤维内镜为诊断食管、胃、十二指肠、结肠黏膜病变最有效的手段。内镜检查可以弥补X线放射诊断的不足，为疾病早期采取活体组织做病理学检查和早期诊断提供了重要手段。

消化道黏膜病变的内镜检查可见充血、水肿、萎缩、肥厚、溃疡、糜烂、出血、渗血、隆起、肿瘤、息肉样变、管腔痉挛及梗阻等，并可对病变的位置、形态、大小、数目、范围、活动度、表面颜色等情况做出明显的定性定位诊断，对肉眼尚不能定性的可疑病变应及时取活组织送病理检查。

如内镜下见食管黏膜出血性浅表溃疡，并有融合的黏膜肿胀、潮红，病变之间无正常黏膜时多为急性食管炎的特征，见有食管壁突入管腔、表面溃疡渗血、食管扩张度差及食管环形狭窄或梗阻时，多为食管癌征象。

若胃镜下见胃黏膜充血、红白相间，稠性黏液附着于黏膜，黏膜水肿，反光增强，伴有渗血、出血、糜烂者为浅表性胃炎；而胃黏膜灰红、灰白或灰黄色，皱襞变薄、平坦，黏膜下血管显露，炎症浸润黏膜下层，腺体大部分消失时，可诊断为慢性萎缩性胃炎；若见胃、肠黏膜有局部隆起或块状突起，中心凹陷或如菜花样突入胃和肠腔，表面颜色变为灰白或黄色，有秽浊黏液附着或覆盖于溃疡面，溃疡的边缘坚硬而不规则，易出血，多为胃、肠道的恶性癌变。

如结肠病变在镜下呈弥漫性和连续性分布，黏膜充血水肿，血管纹理消失，脆性增加和呈颗粒性改变，或有脓性渗出物及小溃疡者，多为慢性溃疡性结肠炎。此时应与克罗恩病相鉴别：克罗恩病常呈典型的分段式分布，病变与病变之间的肠黏膜正常，病变部位可见散在的大小不等的口疮样溃疡，随着病情发展，口疮样溃疡融合为纵行溃疡，黏膜水肿或苍白隆起呈卵石样，可形成假性息肉和狭窄。

（4）胃肠激素的测定：随着对内分泌研究的不断深入，胃肠激素的研究和临床应用也得到了迅速发展。胃肠激素的生理病理学意义和在诊断治疗中的作用，日益被医学界所重视。通过对被分离和确定的近 50 种胃肠激素的研究表明，胃肠激素有着不同的分泌方式及不同的分布和作用，为临床诊断和治疗提供了有力的依据。

对于消化系统内分泌肿瘤（胰腺内分泌肿瘤），胃肠激素既是此类肿瘤的标志物及诊断依据，又是各种症状产生的病理生理基础。此类肿瘤均起源于神经外胚层，具有共同的生理特点，且大多数能产生和分泌多种生物活性肽。值得一提的是，通过对产生和分泌的激素的测定和（或）激发、刺激试验，能够对此类肿瘤的诊断和鉴别诊断有决定性意义。如胃泌素瘤与消化性溃疡，由于胃泌素瘤的主要临床表现是消化性溃疡，在症状及严重程度上均和溃疡病有很大重叠，且普通十二指肠溃疡中也有 12% 的患者基础胃酸排出量（BAO）≥15mEq/h，若患者空腹血清胃泌素增高（≥1000pg/mL）且伴高胃酸分泌，那么胃泌素瘤的诊断即可确立，这对二者有重要的鉴别意义。

若餐后胰多肽（PP）释放降低，则有助于慢性胰腺炎的诊断，虽然一部分正常人餐后 PP 释放也偏低，可影响本试验在诊断中的价值，但 PP 试验仍不失为追随慢性胰腺炎病情变化的手段。此外据报道，轻度慢性胰腺炎时抑胃肽释放增加，但重度慢性胰腺炎时则不明显。

在十二指肠溃疡病中，可见部分十二指肠溃疡患者有空腹或餐后血清胃泌素增高，胃窦胃泌素含量增加及（或）生长抑素含量减少，胃窦G细胞增多及（或）D细胞减少，胃内低酸度对胃泌素释放的负反馈调节作用减弱，壁细胞对胃泌素的敏感性增高，G细胞对蛙皮素（胃泌素）释放肽的反应性增强。但目前尚未得到一致认同。

胃大部切除及胃空肠吻合术后，餐后胃泌素释放明显减少，而血浆胰岛素、肠高血糖素和抑胃肽明显增高。倾倒综合征患者餐后GIP、肠高血糖素、NT、VIP、PYY均高于正常人。

成人乳糜泻可有SEC（促胰液素）、CCK（胆囊收缩素）、GIP（抑胃肽）释放减少，肠高血糖素则增多。

此外，胃泌素释放肽能使肺癌细胞中该肽的mRNA增加，并使癌基因cfos增加，分别表明胃肠激素（胃肠肽）对肿瘤细胞的自我分泌调节作用及胃肠道肽类生长因子和癌基因的关系，且表明肿瘤细胞的肽类生长因子受体对肿瘤预后的判断有意义。如EGF受体在胃癌和乳腺癌的过度表达为预后不良的指征。

此外，B型超声波检查和电子计算机X线断层摄影（CT）对消化系统病变的诊断亦有一定的临床价值。尤其是CT对胃肠道肿瘤的诊断和分期具有较高的准确度，优于纤维内镜和X线钡剂造影检查。因为肿瘤超出消化道管腔以外，只有CT才能诊断，并能对肠系膜新生物（如胃、结肠、胰腺以及其他腹腔内的癌肿转移到肠系膜时）做出较正确的判断。

（二）辨证诊断

1. 胃病的辨证诊断

（1）胃的生理病理特点：胃与脾在脏腑生理上的特殊关系使它们在病理上也相互影响，故有“胃病脾亦病，脾病胃亦病”“实则阳明，虚则太阴”之说。所以，在对胃病辨证时，离不开对脾病的辨证，这是胃病辨证的突出特点。

因胃主受纳、腐熟水谷，故胃的病变以受纳、消化功能的异常为主要病理改变，胃气不和及上逆为基本病机。胃病以胃脘不适或疼痛，不欲食，呕吐，嗳气，呃逆，吐酸等为常见症状。

（2）胃病的常见证型

①寒邪犯胃证：由寒邪直犯胃腑所致，是以脘腹冷痛暴作为主症的实寒

证候。

临床表现：胃脘拘急冷痛，病势急剧，得热痛减，遇寒痛增，脘痞腹胀，恶心呕吐，口淡不渴或泛吐清水。舌苔白润，脉弦紧或沉紧。

辨证要点：胃痛暴作，拘急冷痛，胃脘喜热畏寒，由感寒、饮冷诱发。

②胃热火炽证：因阳热亢盛，胃火过旺所致，表现为胃脘灼痛，口渴便秘为主的实热证候。

发病机理：多因热邪犯胃，或过食辛辣温热之品，或情志失调，气郁化火等致胃火过旺，阳气亢盛而成。

临床表现：胃脘灼痛拒按，喜凉恶热，渴喜冷饮，或消谷善饥，或食入即吐，或吞酸嘈杂，或牙龈肿痛，溃烂出血，口臭，大便秘结，小便短赤。舌红苔黄，脉滑数。

辨证要点：胃脘灼痛，渴喜冷饮，便秘溲赤。舌红苔黄，脉数。

③食滞胃脘证：因食滞胃脘，或停滞于胃肠所致，表现为胃气壅遏，胃失和降为主的食积证候。

发病机理：多因暴饮暴食，壅遏胃气，胃失和降，食积不化，或因胃气不健，偶因饮食不慎而成积滞。

临床表现：脘腹痞满胀痛，厌食，嗳腐吞酸，或呕吐酸腐食物，或泻下酸腐臭秽，或大便黏腻不爽，吐泻后胀痛减轻。舌苔厚腻，脉滑或沉实。

辨证要点：暴食后发生脘腹胀痛，嗳腐吞酸，呕吐。

④胃阴不足证：因胃之阴液不足，胃失濡润所致，表现为胃失和降和阴虚并见的证候。

发病机理：因温热病后期，热耗津伤，或吐泻太过，或过食辛辣香燥之物，或过用温燥之药，致胃津亏耗，阴液不足，胃失濡养所致。

临床表现：胃脘嘈杂隐痛，饥不欲食，口燥咽干，大便干结，或脘痞不舒，或干呕呃逆。舌红少津，脉细数。

辨证要点：胃脘嘈杂隐痛，饥不欲食，干呕。舌光红，少苔。

⑤胃气虚弱证：是胃气不足，胃失和降，出现以胃的受纳与腐熟水谷功能减退为主要表现的证候。本证常与脾气虚同见，常称脾胃虚弱或脾胃气虚证。

发病机理：多由饮食不节、病后失养、劳倦虚损，或吐泻太过伤及胃气，致胃气不足、和降失常而成。

临床表现：胃脘隐痛不适，按之则舒，纳呆，或食后不易消化，或食后恶心呕吐，伴少气懒言，面色萎黄，精神倦怠。舌淡苔白，脉虚弱。

辨证要点：胃脘隐痛，按之则舒，食后不易消化与气虚证并见。

⑥胃阳虚证：是由胃阳不足，虚寒内生，胃失温养而成，是胃脘隐痛和虚证并见的证候。又称胃气虚寒证。

发病机理：本证多因饮食不节，过食生冷，劳倦虚损，或胃寒证反复发作，日久胃阳被损而成。

临床表现：面色无华或淡白，空腹时胃脘隐痛，喜温喜按，得食痛减，但不能多食，寒冷、劳累、饮食不慎或情绪不宁可致胃痛发作，伴嗳气，泛酸或吐清水。舌淡胖，苔薄白，脉弦细而缓。

辨证要点：空腹胃脘隐痛，得食则减，喜温喜按。

2. 脾病的辨证诊断

（1）脾的生理病理特点：脾与胃互为表里，职司水谷精微的运化与传输，故有“气血生化之源，后天之本”之称，脾主湿，有统血之功。所以脾病以运化迟钝而致营气亏虚，水饮停留，以及统血失职，清阳不升为主要病理改变。脾病以腹胀隐痛，便秘，浮肿，出血等为常见症状。

在脾病的辨证中，应注意两点，一是脾与湿的关系，脾主运化，主湿又恶湿，湿可从外入，可自内生。湿从外入，多犯脾胃，致脾运失健，又生内湿，而脾失健运，又易招致外湿的侵袭，在发病过程中常相互影响。故章虚谷说：“脾气弱则湿自内生，湿盛而脾不健运。”可见脾虚与湿盛是互为因果的。二是所谓“脾主运化”，实质上包含了小肠的“主化物”和“泌别清浊”的功能，在病理上脾虚的一些证候，如腹痛腹胀，便溏腹泻等，实际上与小肠的功能失常有关，因此，习惯上把小肠的虚寒证候，归属于脾阳虚，其病因多责之于脾的阳气不足，此所谓“虚则太阴”的含义之一。

（2）脾病的常见证型

①脾气虚证：是由脾气亏虚，运化失健，消化功能障碍为主要表现的证候，大多与胃气虚弱同时存在，故常称“脾胃气虚证”或“脾胃虚弱证”，属于范围较广的脏腑虚损证候。

发病机理：多因饮食不节，或劳倦太过，伤及脾气，或思虑所伤，或久病失养，以及其他脏腑有病，均可致脾气亏虚而成本证。

临床表现：腹胀，纳差，食后尤甚，大便溏薄，面色萎黄，神疲乏力，气短懒言，肢体倦怠，形体消瘦或浮肿。舌淡，苔白，脉缓弱。

辨证要点：纳少，腹胀，便溏，食后加重。

②中气下陷证：是因脾气亏虚，升举无力而见内脏下垂为特征的证候。

发病机理：多因脾气亏虚发展而成，或因劳倦太过及久泄久痢，伤及中气而致。

临床表现：脘腹重坠作胀，食入益甚，或便意频数，肛门垂坠，或脱肛，子宫下垂，或小便混浊如米泔水，或久泄不止，伴气短乏力，神疲倦怠，头晕目眩。舌淡苔白，脉弱。

辨证要点：脾气亏虚见症与内脏下垂、脘腹坠胀并见。

③脾阳虚证：是由脾阳虚衰，失于温运，出现脾气虚与虚寒证并见的证候。

发病机理：多由脾气虚进一步发展而成，或因嗜食生冷，或过用寒凉药物损伤脾阳，或命门火衰，脾失温煦所致。

临床表现：面白神疲，腹胀食少，腹痛绵绵，喜温喜按，形寒肢冷，大便溏薄，或肢体浮肿，小便短少，或白带量多清稀。舌淡胖，苔白润，脉沉迟无力。

辨证要点：面白神疲，腹痛喜温喜按，形寒肢冷。

④脾不统血证：是因脾气虚不能统摄血液，而致血溢脉外为主要表现的证候。

发病机理：多由脾气虚久，或劳倦伤脾，致脾失统血之职而成。

临床表现：便血、尿血、衄血，或妇女月经过多，崩漏等，伴食少便溏，神疲乏力，少气懒言，面色无华。舌淡，脉细弱。

辨证要点：脾气虚证与出血并见。

⑤脾阴虚证：是由脾气虚弱兼有郁热与阴虚见症的证候。

发病机理：本证多因脾气素虚，加之饮食不节、思虑太过，致脾失健运，气机升降失常，郁而化热，病久气阴两虚，气不化津，阴液不足而成。

临床表现：食少，食后作胀，消瘦乏力，大便或干或溏，口燥唇干，饮水不易解渴。舌红少津，苔少或剥或无苔，脉细数无力。

辨证要点：食少，食后作胀，消瘦乏力，口燥唇干。舌红少津。

⑥寒湿困脾证：是由寒湿内盛，中阳受困，出现以脾失健运和寒湿中阻为主要表现的证候。

发病机理：多因饮食不节、过食生冷，致寒湿中阻，或冒雨涉水、居处潮湿，寒湿之邪内侵而成。

临床表现：脘腹胀闷或痛，食少便溏，恶心欲吐，口淡口黏，头身困重，或肢体浮肿，小便短少，妇女白带量多，或肌肤晦暗发黄。苔白腻，脉濡缓。

辨证要点：腹胀，便溏，食少，肢体困重。苔白腻。

⑦湿热蕴脾证：是由湿热之邪蕴聚中焦，出现以脾运失职和湿热内阻为主要表现的证候。

发病机理：多因嗜食肥甘厚味，酿生湿热，或湿热之邪内侵脾胃而成。

临床表现：脘腹痞闷，纳呆泛呕，口苦黏腻，肢体困重，大便黏腻不爽或便秘，小便黄赤，或身目发黄，身热起伏，汗出热不解。舌红，苔黄腻，脉濡数。

辨证要点：脘腹痞胀，纳呆泛呕，口苦口腻。舌红，苔黄腻。

本证湿热内蕴，易阻遏气机，影响脾胃的运化和升降，常可引起肝胆湿热而并发黄疸，或湿热久蕴，影响气血运行而发生积聚，或影响胃肠传导而变生他证。

3. 小肠病辨证诊断

（1）小肠的生理病理特点：小肠为“受盛之官”，职司受盛化物，具分清泌浊之功。其病理变化主要表现在分清泌浊和传输功能的障碍以及吸收、消化功能紊乱及大小便异常等。小肠的证候可有实热、虚寒、气滞的不同。应指出的是：小肠上接于胃，下连大肠，与心相表里。小肠泌别的正常，是以脾胃等脏器的功能正常为前提，所以小肠的病证，虽与小肠有关，其实质多由其他脏腑影响小肠所致。小肠的实热证多为心火下移，并与膀胱有关；小肠的虚寒证多与脾功能失常，阳气不足有关；小肠的气痛证又多与肝经受寒有关。临证应全面考虑。

（2）小肠病的常见证型

①小肠实热证：是由心火亢盛，移热于小肠，或因湿热之邪蓄于下焦，表现出以小便短赤，尿道灼痛为主的证候。

发病机理：多由心火亢盛，移热于小肠，或湿热之邪蓄于下焦，影响小肠的泌别功能而成。

临床表现：心烦口渴，口舌生疮，小便赤涩，尿道灼痛或尿血。舌红，苔黄，脉数。

辨证要点：心烦，小便赤涩，尿道灼痛。

②小肠虚寒证：是由脾胃损伤，致小肠化物、分清泌浊功能障碍为主要

表现的虚寒证候。

发病机理：多因脾胃亏虚，中阳不振，或进食生冷，伤及中阳；或因肾阳不足，失于温煦，致小肠虚寒，泌别失职所致。

临床表现：大便清稀，水谷不分，小便不利，肠鸣腹痛，喜温喜按。舌淡，苔白，脉沉缓无力。

辨证要点：大便清稀，水谷不分，小腹冷痛，喜温喜按。

③小肠气痛证：是因肝经寒凝气滞，攻窜小肠而发生的以少腹坠胀冷痛为主要表现的证候。

发病机理：多由七情郁结，或寒邪凝滞，肝脉收引，寒气攻窜小肠所致。

临床表现：少腹坠胀冷痛，小肠突出脐周，或下坠少腹、阴囊股内等处。

辨证要点：少腹坠胀冷痛和小肠气滞。属疝气一类病证的范畴。

4. 大肠病的辨证诊断

（1）大肠的生理病理特点：大肠与肺相表里，上连小肠，下接肛门，与外界相通，职司传导糟粕和对津液的进一步吸收，故传导失常为大肠的基本病机。凡脾胃功能失常，肺、肾通降温煦失职，或寒湿、湿热之邪客于大肠，均可引起大肠的传导功能失常。以泄泻、便秘或便脓血为常见症状。

（2）大肠病的常见证型

①大肠实热证：是由实热、邪滞互结肠胃，出现以燥屎内结、发热、腹痛拒按为主要表现的实热证候。因病位在胃肠，故又称阳明腑实证或胃肠热结证。

发病机理：多因寒邪入里化热，热结阳明之腑；或湿热之邪入于气分，热结肠胃；或嗜食辛辣燥热之品，均可致肠胃积热，津液被耗。皆因胃肠燥热成实，大肠传导失职而成。

临床表现：大便干结或热结旁流，腹满，胀痛拒按，身热或日晡潮热，呕逆不食，或神昏谵语。舌红，苔黄燥，或焦黄起芒刺，脉沉实有力。

辨证要点：大便干结，发热，腹痛拒按。

本证以燥屎内结肠道为主要特点，病位主要在大肠，但中医理论认为本证的形成，是以胃热津伤为先决条件。胃热津伤，肠道失润，大便干结，遂致胃中燥热与肠道之实（燥屎）互结而发病。因此又称阳明腑实证或胃肠热结证。

②大肠湿热证：是由湿热侵袭大肠，出现大肠传导失常和湿热内盛并见

的证候。

发病机理：多因湿热之邪侵犯大肠，或饮食不节、不洁，酿生湿热，致湿热秽浊之邪蕴结大肠而成。

临床表现：腹痛下痢，或暴注下迫，或大便黏腻不爽，或便下赤白脓血，里急后重，肛门灼热，小便短赤，身热口渴。舌红，苔黄腻，脉滑数或濡数。

辨证要点：下痢赤白或热泻。

③大肠液亏证：是因阴液不足等致大肠失于濡润，以大便秘结为表现的证候。

发病机理：多由素体阴液不足，或年老久病，阴津不足，或失血、产后阴血被耗，或吐泻太过，或湿热病后期，耗伤阴津，致阴液不足，肠道失濡所致。

临床表现：大便秘结，难于排出，常数日一行，口咽干燥，腹满不适，或伴头晕等症。舌红少津，脉细涩。

辨证要点：大便秘结，难于排出而无其他明显不适。

④大肠虚寒证：是由阳气不足，大肠失固，出现以大便滑泄不禁为主的证候。又称肠虚滑泄证或肠虚不固证。

发病机理：多因久泻久痢，肠气亏虚，伤及脾肾，致脾气下陷，清阳不升，命门火衰，失于温煦固摄，大肠阳虚失固，传导失职而成。

临床表现：利下无度，大便失禁，甚则脱肛，腹痛隐隐，喜温喜按。舌淡，苔白滑，脉沉弱。

辨证要点：大便滑泄失禁。

⑤肠痈证：因热毒内聚，瘀结肠中而生痈脓的病证。

发病机理：多因嗜食膏粱厚味，或恣食生冷，致食滞中阻，气血凝滞；或寒温不调，外邪侵袭肠道，气血失调，邪阻血瘀于肠中；或情志失调，气机失畅，致肠胃痞塞，气血凝滞而成；亦可因外伤致肠络受损，瘀血阻滞肠中而发。此外，尚有因虫积、产后等，致肠道气血凝滞而发者。

临床表现：少腹疼痛，腹皮绷急，按之痛甚，伴发热，恶寒，汗出，恶心，呕吐，或腿缩难伸等。舌红，苔黄或腻，脉滑数。

辨证要点：少腹疼痛，腹皮绷急，按之痛甚。

5. 胃肠病脏腑兼证的辨证诊断

（1）肝胃不和证：是由肝气郁滞，横逆犯胃，胃失和降，出现以脘腹胀痛为主要表现的证候。又称肝气犯胃证。

发病机理：多因情志不舒，肝气郁滞，横逆犯胃而成；亦可因饮食伤胃，胃失和降，影响肝之疏泄而致。以肝、胃、脏腑之间功能失调为其基本病理。

临床表现：胃脘胀满疼痛，引及两胁，呃逆嗳气，善太息，吞酸嘈杂，急躁易怒，纳呆或食入不化。舌苔薄白或薄黄，脉弦。

辨证要点：胃脘胀痛，连及两胁，伴急躁易怒，情绪不宁。

（2）肝脾不和证：是由肝脾两脏关系失调，出现以肝失疏泄，脾失健运为主要临床表现的证候。

发病机理：多因情志不遂，郁怒伤肝，肝失疏泄，横逆犯脾而致；或因饮食劳倦，脾气先伤，脾失健运而影响肝之疏泄，以致肝壅脾虚，肝脾失调而发病。临床常将肝郁气滞，影响脾胃运化而出现的证候称为“木不疏土”；将脾运失健或先由脾虚湿蕴，食积气壅致肝气受阻而失条达所出现的证候称为“土反侮木”或“土壅木郁”。

临床表现：胁肋及脘腹胀闷疼痛，善太息，纳呆，便清，肠鸣腹胀，情绪抑郁或急躁易怒，大便溏、结不调，或腹痛欲泄，泄后痛减但仍不舒，妇女月经不调。舌苔白，脉弦。

辨证要点：发作性的腹痛腹泄，且与情绪有关。

（3）脾肾阳虚证：是由脾肾阳气亏虚，表现以泄泻或水肿为主症的虚寒证候。

发病机理：多因久病损伤阳气，或脾阳不足，病久损及肾阳而成；或因肾阳不足，脾失温煦而致脾肾阳虚。如久泻久痢致脾阳虚衰，病损及肾；或水邪久踞，肾阳衰微，不能温养脾土，终至脾肾阳虚之证。

临床表现：形寒肢冷，面色皖白，腰膝或腹部冷痛，泄痢滑脱，或五更泄泻，完谷不化，或面浮肢肿，小便不利，或小便频数不禁，甚则腹胀水鼓，妇女宫寒不孕，带下滑稀。舌质淡胖，边有齿痕，脉沉细而弱。

辨证要点：形寒肢冷，面色皖白，泄痢无度，面浮肢肿。

本证多全身功能减退，在多种病证中均可出现，病证不同，其临床表现也不尽一致，但据以上辨证要点，即可诊断为脾肾阳虚证。

（4）饮停胃肠证：是由饮邪停留胃肠，出现以脘痞，呕吐清水痰涎，肠鸣腹泻为主要表现的证候。

发病机理：多由寒温失调，饮食不节，过食生冷，或中阳素虚，脾运失健，致脾胃阳气不足，影响水液的正常代谢，津液停滞，变生痰饮，停积于胃肠而成。

临床表现：脘痞腹胀，呕吐清水痰涎，但呕而不渴，饮水则吐，肠鸣辘辘，便溏或泻下清稀，纳少，消瘦，头目昏眩，或脘腹悸动，或自觉胃肠有气上逆，或心下坚满而痛，或下利，利后心下仍坚满。舌淡，苔白腻而滑，脉沉弦。

辨证要点：脘痞腹胀，呕吐，腹泻清稀，肠鸣辘辘。

二、提高诊断水平的方法

（一）明病识证　病证结合

随着中西医结合这一新的医学模式的不断发展，其明显的临床优势和社会价值已得到医学界和社会的充分认识和重视。但由于中西医是在不同的医学理论指导下形成和发展起来的两种医学理论体系，所以对疾病的诊断有着不同的思路和方法。在诊断中，虽然都离不开病人的症状和体征，但西医重视辨“病”，在认识上注重疾病的局部病理变化对全身的影响；中医则重视辨“证”，多从整体观出发，重视整体病理变化对疾病局部的影响。因此，西医在对疾病的诊断过程中，为了查清“病”之所在，充分利用现代科学技术手段进行检查，注重从局部器官的功能变化来揭示疾病的病理解剖和病理生理方面的本质，运用先进的技术手段对疾病的病原、病因、诊断做出定量、定性乃至定位的分析。并能根据某种疾病的发生和发展的一般规律，说明其内部的普遍矛盾，以反映疾病的共性，即局部的病理改变和典型体征。

比如对慢性胃炎的诊断，是根据胃黏膜的非特异性炎症这一病理变化为诊断依据，并可根据胃黏膜的组织学改变，将其分为浅表性、萎缩性。并可查明病变的部位是在胃体还是在胃窦。且根据局部的病理变化指出，浅表性胃炎可演变为萎缩性胃炎，少数萎缩性胃炎又可演变为胃癌等。对消化性溃疡，不仅能对病变的部位、程度做出明确诊断，还能指出消化性溃疡易并发出血、穿孔、幽门梗阻和癌变。而中医对这类病证，只能以胃痛的寒、热、虚、实及在气在血方面予以认识和辨证，无法从病理生理学和病理解剖学角度阐明疾病具体的发生和演变过程。所以，辨病诊断具有对“病”观察细致、深入、具体、准确、客观和特异性较强的优势，这正可弥补中医诊断对局部病理变化缺乏认识和了解、容易夹杂医生主观感觉的不足，对中医的临床辨证与治疗，具有一定的指导意义和参考价值。

中医在诊断过程中，虽然对疾病的局部病理变化缺乏客观的认识和了解，但它能从整体观念出发，把四诊所搜集到的资料，按一定的规律分别归类为各种证候，运用八纲、脏腑、经络等辨证方法，结合体质、环境等因素进行综合分析，从而掌握疾病的病因、病性、病位、病理变化及发展趋势，进而揭示疾病的本质。中医所说的“证”，是在综合、归纳、分析各种因素和条件为“证据”而做出的诊断，是以体现临床病机变化为主的“整体定型反应形式”，是局部与整体病变的综合体现。“证”还可反映某一种疾病在某一患者个体或疾病发展过程中某一阶段的具体表现，以说明病种的特殊矛盾。

如在临床中，常遇到一些经检查各项指标均正常，但又有明显主观不适的病人，西医常因无法确诊而感到无从着手治疗。例如不明原因的低热和体液不足的口渴等，可运用中医整体观的诊断特长，根据病人的主观感觉，结合季节、地域、个人体质等进行综合分析，辨证为暑热、气虚、阴虚等，分别采用清暑化湿、甘温除热、清热生津、滋阴清热等法，常可获得满意的疗效。

又如经镜检和粪便细菌培养为阴性，胃肠钡透未发现明显炎症表现的长期慢性腹泻病人，西药治疗效果往往较差，而这类病多表现出明显的脾胃虚弱或脾肾阳虚的症状，若分别采用参苓白术散或附子理中丸和四神丸加减治疗，以振奋胃肠功能，可取得良好的止泻效果。

可见，辨证与辨病相结合，不仅可充分发挥各自在诊断中的特长，而且两者之间又表现出明显的互补性。如能正确地处理好辨病与辨证的关系，使两种诊断方法有机地结合起来，互补合参，是提高临床诊断质量和治疗效果的必然途径。因此，在诊断思路上，既不能单凭辨证而忽视各项检查对中医辨证的指导作用，也不能单纯依赖检查结果，或被西医的病名所局限而放弃辨证，使本来注重“整体观念”“辨证论治”的中医辨证流于简单的对号入座。如对已恶变的消化性溃疡的病人，仍按一般的胃痛辨证治疗，就难免造成不良后果。对经检查属胃肠道炎症的病人，若不辨寒热虚实，滥用苦寒清热之药，岂无“伤胃”之虞！

辨病与辨证相结合，不仅表现在对一些慢性病的诊断与治疗方面，而且对急性病证亦显示出它的独特的价值和优势。如急性胰腺炎的治疗，西医的治疗措施在于减少胰腺分泌，减慢胃肠蠕动，并禁食或配合胃肠减压，以使胰腺、胃肠得到绝对休息，但疗效并不理想，且病人痛苦较大。若按中医辨证，胰腺炎属“腹痛”的范畴，根据“痛则不通”“通则不痛”的原则，采用辛开苦降之法加以疏通攻下，即不禁食，亦不插胃管，而是积极主动地加速胃肠排空，以利宿滞排出，减少对胰腺的反射性刺激，并可使已激活的胰酶得以及早排出。这样，不仅可使病情很快缓解，治疗效果好，还可大大缩短整个病程，既减少了病人的痛苦，又有利于机体的康复，充分体现出辨病与辨证相结合的临床实际价值和优越性。

但应指出的是，中医虽然着重辨证，但也重视“辨病”，只不过中医的病名如痢疾、胃病、泄泻等都是概念性的，有证的含义，是从“证”的发生、发展、体征等方面综合而来的。因此，中医的病名与西医的病名虽然有相同之处，但其实质与含义并不完全一致，应予以区别。如中医的“痢疾”与细菌性痢疾在症状与体征上虽大致相似，但中医的痢疾所包括的病种，并不单是细菌性痢疾，所以在诊断思路上，应避免将中医的病证名与西医的病名对等，或用西医的病名套中医的病名或证名。应根据病与证的特点及疾病发展的不同阶段所表现出的症状与体征，结合全身与局部的检查结果，具体分析，在“辨病”的基础上“辨证”，根据二者对某一疾病或疾病发展的不同阶段在诊断和治疗上的优势，合参互补，融会贯通，以提高对疾病的诊断正确率和治疗效果。

（二）审度病势　把握演变规律

病势，是指病证发生、发展、演变的趋势。疾病是一个动态的发展演变过程，在不同的发展阶段，就会有不同的病机证候。审度病势，就是根据疾病在发生、发展的演变过程中，观察邪正的消长和阴阳盛衰所处的态势，对证候病机的发展和演变趋向做出客观的判断和估计。如气虚可致血虚；气郁易致化火或血瘀形成；见肝之病，知肝传脾等等。因此，正确地审视病势，把握疾病的演变规律，不但可使治疗措施始终符合证候病机，还可根据其演变趋势，截断其传变途径，防止病情的发展和传变，在临床辨证中具有十分重要的意义。

疾病的发生与发展，都有其相应的、固有的演变规律，疾病在发展过程中，一般按其固有的演变规律，不断地发展和演变。如伤寒病按六经传变规律，由太阳经传入阳明，递次传入三阴经；温病则按卫气营血或三焦的传变特点，由浅入深或由上焦传入中焦、下焦；而内伤杂病多按脏腑所属的五行之间的生克乘侮关系进行演变，比如“见肝之病，知肝传脾，当先实脾”（《金匮要略》），“五脏相通，移皆有次，五脏有病，各传其所胜”等（《素问·玉机真脏论》)。但疾病的发展与演变规律并不是一成不变的，因此在传变过程中，伤寒与温病又有隔经传，合病，并病及“逆传心包”“内陷心营”和脏腑五行之间的反侮等异常传变现象。因此，必须详审病势，知常达变，才能防止传变。

由于疾病的发生与发展受内外各种因素和条件的影响，可有不同的演变趋势：或病情趋向好转，或不断发展而变生他病。而疾病的这种演变趋势，主要取决于邪正斗争的形势和阴阳盛衰的变化。疾病在演变过程中，随着邪正力量的消长和阴阳盛衰的转化，证候和病机也随之而变：若正不胜邪，则病势可由表入里，由实转虚，或阳证转阴，或由热转寒而病情加重，反之则病情趋向好转。如寒邪犯胃证，初起多属实证，因寒为阴邪，易伤阳气，若失治或反复感寒，必致中阳受损，其证由实转虚而成胃气虚寒证；又如肝胃不和引起的呕吐，初起属实，由于呕吐致胃津被耗，正气大伤，病机可由实转虚，演变成胃阴不足证，又可因胃之阴液亏虚，肠道失润，传导失常而发展成津亏便秘之本虚标实证等。可见，在把握胃肠病的演变特点上，除应重视胃肠自身的病机演变规律外，还应重视胃肠与其他脏腑之间在病理上的相互影响，由于胃肠与其他脏腑之间存在着广泛的生理和病理关系，因此，胃肠有病常可影响到其他脏腑，其他脏腑之病，亦可影响到胃肠，所以，熟练掌握各种致病因素的性质和特点及胃肠与各脏腑之间的生理、病理关系，是对胃肠病审度病势，把握其演变规律的根本前提。

在胃肠病的演变规律中，以胃肠与脾、肝、肾的关系最为密切。胃与脾互为表里，纳运结合，共同完成对饮食物的消化与吸收，化生气血津液以濡养全身。如胃病不能受纳，必致脾的运化失常，久之脾胃同病则纳运失职，后天化源乏绝，致脏腑失养或变生痰饮、水湿、食滞、血瘀、出血等证。

胃病还可影响肝的正常疏泄，肝之疏泄失职，又可影响胃的受纳，在演变特点上，二者常相互影响而致肝胃不和。肝失条达及胃气郁滞，又常因郁而化火，或由气及血，演变成肝胃郁热证或瘀血停胃等证；或郁火灼津成痰而致痰气郁结或痰火内扰，变生梅核气等病。

胃肠病变不但与肝脾之间可互为影响，而且与肾的关系亦很密切，因“肾为胃之关”，又职司二便，故胃肠的功能正常，除需脾的健运功能正常外，还有赖于肾阳的温煦。若下元亏损，命门火衰，肾关不固，每致胃肠功能失常而发展成为五更泄泻或肠虚滑脱等证，而滑泻日久，又可损及肾阳而发展演变成脾肾阳衰之证。

此外，疾病的局部病理改变对判断疾病的发展与演变亦不可忽视。如胃溃疡可发展演变成上消化道出血、胃癌及幽门梗阻；浅表性胃炎可演变成萎缩性胃炎，少数萎缩性胃炎又可演变成胃癌。故在把握疾病的演变规律，判断疾病的发展趋势时，既要重视现阶段的病情，又要考虑到疾病的发展；既要考虑脏腑组织器官本身的病理变化，又要考虑脏腑之间的相互影响，才能准确地审度病势，把握演变规律，防微杜渐，从而掌握论治的主动权。

（三）审证求因　把握病机

审证求因，亦即对疾病证候辨证分析的过程。求因的“因”字，其涵义有二：一是探寻疾病发生的具体病因；二是通过辨证，判明疾病发生的根本原因和症结所在，从而确定证候的病机，为临床治疗提供确切的依据。病机即疾病发生、发展、变化的机理，是对证候的病因、病性、病位、病势综合分析的结果和总的概括，它全面而具体地反映了疾病在不同发展阶段的特征、性质和主要矛盾，在一定程度上揭示了疾病的本质。因此，求因是辨证的进一步深化，是确定病机的基础和前提，而病机的确立，又是立法的前提和依据。临证若辨证不清，求因不明，就会使立法施治流于盲目，甚至造成误诊误治。所以，详审病因，细辨病机，是临证辨证施治过程中关键的环节之一。

然而疾病的发生与发展，往往是多种因素作用的结果，因此，会产生多种复杂的生理病理变化和临床特征，而不同的证候，相同的临床表现又很多，相同的临床表现，可由不同的原因所引起，且在疾病的发展过程中，又常见寒热错杂，虚实互呈等现象，使证候表现错综复杂，给临床诊断带来一定的难度。故在临床辨证时，必须对证候进行全面分析，既要查清疾病发生的原因，又要辨明疾病发生发展的机理，方能对证候做出正确的诊断。

就胃肠病而言，引起胃肠病发生的原因虽然有多种，但归纳起来不外乎外感六淫之邪和疫病秽浊之气及内伤饮食，情志，劳倦等，此外则为食滞、虫积及痰饮、水湿、瘀血等病理产物所引起的临床病变。其发病可因胃肠自病引起，或由其他脏腑有病影响胃肠而成。从病机而论，因胃肠以和降为顺，职司对饮食物的受纳、消化吸收和传导，故无论何因导致胃肠病的发生，受纳、消化吸收功能的紊乱和传导失常均为其基本病机。

由于胃肠与其他脏腑之间存在广泛的表里和生克乘侮关系，因此，在对胃肠病审证求因时，还应注意有关脏腑对胃肠的影响，胃肠病的所涉脏腑，以脾、肝（胆）、肾三脏为主，胃与脾互为表里，在病理上常相互影响；肝属木，脾胃同属中土，若情志失调，肝失条达，最易横逆克犯中上而致脾胃功能失常而发病；“肾为胃之关”，职司二便开合，为先天之本，若肾虚命门火衰，或阴精不足，均可影响胃肠功能而发病。

对具体病证的审证求因，关键要抓住证候的主证及病位所在，逐步分析其病变机理。如胃肠病中常见的胃痛和腹痛，二者均以“痛”为主证，而致病之因虽有多种，但可根据四诊所见，结合痛的性质和特点，逐步分析其致病之因。如脘腹冷痛，得热病减，遇寒加剧，可知属寒痛，若进一步检查，据其冷痛暴作而且拒按，便可知证属寒凝实证；如冷痛势缓，按之则舒，则知其证当属阳气不足的虚寒证了；若疼痛暴作，嗳腐吞酸，食后加重，或吐泻后痛减，则知证属饮食不节，食滞胃肠，壅遏胃气而成；如证见脘腹胀痛，连及两胁或冲攻走窜，伴急躁易怒，其致病之因可辨为肝郁气滞；其他如血瘀、虫扰、热结、阴虚等所引起的疼痛，可依其各自的疼痛性质和特点，逐一审因辨证，则寒热虚实，在气在血便可了然于胸。

此外，西医在辨病中的检查所见以及对疾病发生的病因、病原学和病变机理的分析，对中医审证求因亦有一定的指导意义。如溃疡性结肠炎与机体的免疫功能低下有关，在中医辨证求因时，可考虑为正气不足，在治疗时可适当加用党参、黄芪之类的药物，以补益正气，提高机体的抗病能力，增加人体免疫力，以利疾病的治疗和恢复。

（四）注重引进诊断新技术

随着社会的进步和人们对健康水平要求的不断提高，中医传统的诊断方法已远远满足不了临床需要，必须注重引进新知识、新技术，以适应临床需求。由于新的诊断技术的不断发展和在医学领域中的普遍推广和应用，使临床中许多疑难问题得以解决并使人们对其有了新的认识，同时也使诊断手段大大增多，因此，注重引进诊断新技术，是提高临床诊断水平的重要途径之一。

病理检查技术虽然是一种比较古老的诊断技术，但直至进入分子病理学的今天，仍在疾病的诊断方面具有独特的实用价值，在临床实际中，许多胃肠道病变，特别是肿瘤和一些胃肠道非特异性炎症病变，虽然可以通过各种实验室检查及X线等检查方法进行诊断，但对病变的性质，往往无法确定，其最后确诊多需病理组织学检查的支持。正确的病理组织学检查，对于明确病变性质，确定治疗方案，衡量治疗效果以及估计其预后等，都具有很大的实际意义。

脱落细胞学检查是通过检查脏器和黏膜表面脱落的细胞以诊断癌瘤的方

法，可广泛应用于痰液、尿液、胸水、腹水、食管和胃液等方面的检查，但涂片中一次结果的阴性并不能排除肿瘤的可能，而受变性的脱落细胞等因素的影响，又会而出现假阳性结果，这就使该检查方法又有相对的局限性。若能在光导纤维内镜下进行刷细胞涂片，并同病理活体组织检查同时进行，对于胃肠道疾病，特别是对于肿瘤，可获得更确切的诊断。

内镜检查可以直接观察消化道内腔的病变，采取活组织进行病理检查，并可摄影留作记录。硬管直肠镜和乙状结肠镜检查设备简单，操作方便，对慢性腹泻及直肠下段结肠部位的炎症和肿瘤等病变，不失为有价值的检查方法。纤维内镜检查技术的日臻完善和迅速推广，成为诊断食管、胃、十二指肠和结肠黏膜病变最有效的手段，其应用范围已从诊断向治疗方面发展，为胃肠疾病的诊断和治疗开辟了广阔的前景。

电子显微镜的应用，使胃肠道上皮细胞和肝细胞的亚微结构被认知，对其功能的研究也得以深入，大大促进了消化道疾病的病理生理和诊断的研究与提高。

电子计算机 X 线断层摄影（CT）诊断消化系统疾病的技术正在发展，特别是对消化道肿瘤的诊断与鉴别诊断具有较大的价值。CT 对肿瘤分期的准确度可高达 95%，特别是对肿瘤超出食管、胃壁与肠壁部分的大小和程度的探查，优于纤维内镜和钡剂造影检查，只有 CT 才能诊断，CT 还能对了解胃肠道肿瘤是否复发，有无其他脏器和部位的转移等，有极大的帮助。

B 型超声波的临床应用，对肝、胆、胰、脾及腹水和腹腔内实质肿块的诊断有很高的价值，对已确诊为胃肠道肿瘤的病人，判断其有无其他部位的转移，亦有很高的诊断价值，其图像可检出直径为 1.5 ~ 2cm 的转移灶。电子计算机处理的超声显像技术更具有分辨率高，成像清晰，报告迅速，使用方便的优点。

放射线核素检测技术用于消化系统疾病的诊断项目日渐增多，尤其对肝、胆、胰等脏器病变的诊断和鉴别诊断，了解其功能状态等都有一定的参考价值。电子计算机处理和放射性核素体层扫描（ECT）也进一步提高了检查的灵敏度和准确性。

有关细胞的免疫功能测定，对了解胃肠疾病的免疫功能和发病原理有很大帮助，如通过免疫学检查证实溃疡性结肠炎的病理与自体免疫功能下降有关。

胃液分析与十二指肠引流等消化系统的功能检查，可了解胃肠的功能状态，对慢性胃炎、消化性溃疡的诊断亦有一定的意义。

此外，用选择性的血管造影来了解不明原因的肠道出血和用同位素免疫测定了解胃泌素的分泌情况，对胃肠病的诊断亦有很大的参考价值。

（五）预后与转归

疾病的发展变化与转归是多方面因素的综合作用，是多种矛盾斗争的结果。不同的病证，会有不同的演变与转归，在疾病的发展过程中，邪正斗争和双方力量的消长与转化，决定了疾病的预后与转归，而其中起关键作用的是正气的盛衰。正气未虚，正能抗邪，则发病虽急，病情虽重，但治之较易，预后较好；若正气不足，抗病能力低下，虽病情不急，但治之较难，预后也差。

病势的传变趋向，对判断病情的预后与转归亦有重要的指导意义。大体而言，病由表入里，由实转虚，由阳转阴，由热转寒，提示邪盛正衰，病情加重，预后较差；反之，则是邪退正复，病情好转的佳兆。而诊断是否正确，治疗用药是否合理、及时，可直接影响疾病的预后与转归。

医护人员的责任心，技术水平的高低及医疗设备的状况，是影响疾病预后与转归的又一重要因素。胃肠病只要做到早期诊断，及时治疗，坚持用药及合理调整生活和饮食习惯，除恶性肿瘤晚期外，大多预后良好。疾病的性质与种类，病变的部位及有无合并症等，对疾病的预后与转归亦有很大影响。如胃的良性溃疡与恶性溃疡、良性肿瘤与恶性肿瘤的预后截然不同，早期发现，及时治疗与发现较晚的病变的预后亦有很大差异，发生在食管下段的肿瘤比发生在食管中上段的肿瘤预后为好。又如出血坏死型急慢性胰腺炎与水肿型急性胰腺炎的预后明显不同，出血坏死型急性胰腺炎的病死率可高达70%以上，而水肿型急性胰腺炎的预后大多良好。

判断疾病的预后与转归，还应注意“胃气”的存亡，“人以胃气为本”，中医历来非常重视“胃气”的存亡。如病人病情虽重，但胃纳尚好，说明“胃气”尚存，正气未衰，预后较好；若食欲全无，食入即吐或吐泻物完谷不化，则属“胃气”衰败，化源将绝，预后大多不良。

精神因素对胃肠病的预后与转归亦有很大影响，如病人思想开朗，情绪乐观，有利于提高机体的抗病能力，促使病情向好的方面转化；若情绪不宁，急躁易怒，忧愁焦虑，甚至对所患疾病失去治疗信心，则可使病情加重或向不利的方面发展。

此外，体质，精神状态，年龄以及气候变化，居住环境，劳逸是否合理，生活与饮食习惯是否良好等，对胃肠病的预后与转归亦可产生一定的影响。

第二章　提高胃肠病临床疗效的思路与方法

胃肠病为临床常见病，在长期的医疗实践中，中医学对胃肠病的治疗积累了丰富的经验。要进一步提高中医治疗胃肠病的疗效，应注意以下几个方面。

一、辨证求因，明晰病机病位

辨证论治，是运用中医的理论和诊疗方法来检查诊断疾病、观察分析疾病、治疗处理疾病。及时正确的辨证和诊断，是治疗疾病的重要步骤，可避免误诊和失治。因此，辨证的准确与否，直接关系到治疗的成败。

辨证论治的过程，就是检查、分析和处理疾病的诊断治疗过程。在这一过程的完成中，必须了解辨证的基本要求，即以下 5 个方面。

1. 全面分析病情

全面收集“四诊”材料，并且参考现代医学的物理、化验室及辅助检查的结果，取得正确辨证和诊断的客观依据。如果四诊不全，就得不到全面、确切的资料，辨证分析就难以准确，容易发生误诊。

2. 掌握病证特点、明确病因病机

胃肠病有其临床特点和变化规律，要掌握胃肠病的病证及病因病机特点，进行分析，指导辨证。胃肠病的主要病因，多由外感六淫、内伤七情、饮食所伤、劳逸过度所致。其中，外感六淫不外是风、寒、暑、湿、燥、火。外感在胃肠病的发病中常常作为一种重要的发病因素。自然界气候的变化与人体的生理活动、病理变化紧密相关。如果自然界的运动变化超过了人体的适应能力，人体也必然相应地表现出各种不同的病理变化，脏腑气血阴阳，包括脾胃、大小肠也会发生相应的病理变化。胃肠病的发生、发展变化，与自然界的气候变化密切相关；内伤七情，喜、怒、忧、思、悲、恐、惊超过正常限度，情志失调，均会使脾胃气机郁结不畅，功能紊乱，纳化失常而致病，

其中以怒、忧、思最为常见；饮食所伤不只因饮食不节、饮食不洁或五味偏嗜所致，也可因嗜酒、嗜浓茶、误食有毒食物、过食粗糙干硬和难于消化的食物及腌制、发霉之食物损伤脾胃导致脏腑气血阴阳紊乱而发病；过度劳累可耗伤脾胃之气，体力劳动或脑力劳动过度都是导致脾胃病发生的重要因素；过度安逸也会损伤脾胃之气，可使脾胃运化迟滞，气血运行失常而发病。脾胃病的病机，主要是指胃肠病的发生、发展与变化的机理，包括脾、胃、大小肠功能失常所导致的寒热、虚实、痰瘀以及气血、阴阳失调等不同病机。常见的有气机阻滞、湿浊困阻、痰饮内停、寒热失调、升降失司、阴阳失衡、虚实转化、传变等。

3. 分清主次、注意主证转化

判断主证不是单从症状出现的多少和明显与否来决定，而应从病因病机去分析比较。对病情发展起关键作用的就是主证。如一些黄疸病人，病情比较复杂，既有胁痛、头晕等肝郁见证，又有倦怠、纳呆、腹满、泄泻等脾虚症状，若按病机分析，脾虚为主证，治以调理脾胃为主，随证加减用药，往往可使各种症状好转或消失。同时必须注意，主证并不是始终不变的，在一定条件下，寒热、虚实、阴阳可相互转化，临床应注意分析、判断。

4. 识别病性、判定病变部位

疾病的发生，根本在于邪正斗争引起阴阳失调，所以病情具体表现在寒热属性上，而虚实是邪正消长和盛衰的反映，也是构成病变性质的一个重要方面。各种疾病离不开虚实寒热，辨明了病性，就可以确定治疗的总原则：补虚、泻实、清热、温寒。所以说，辨清病变性质的目的，在于对病证有一个基本的认识，治疗上有一个总原则。判定病变部位，即判定疾病在表在里、在气在血以及在何脏何腑。定位是辨证论治中一个很重要的问题，因为病位不同，病证性质随之不同，治疗措施也就不同。

5. 周密观察，验证诊断

有一些疑难病例，或临床表现不典型的病例，往往需要经过深入和系统的动态观察，去伪存真，在临床实践中部分地或全部地修改原有的辨证和诊断，不断验证辨证，才能得到符合临床实际的正确辨证。

二、分清标本缓急，确定治则治法

“急则治其标，缓则治其本”，是中医治疗学的重要原则之一，在胃肠病的治疗中，要时刻灵活掌握运用。①就表里的缓急而言，一般先表后里，但如里急的，又当先救里。正如《金匮要略》所云："病有急当救里救表者，何谓也？师曰：医下之，续得下利清谷不止，身体疼痛者，急当救里，后身疼痛，清便自调者，急当救表也。"②就病证先后缓急而言，一般先治新病，后治宿疾。如胃脘痛病人伴有因饮食不洁而致的泄泻，此时则先治泄泻，再治胃脘痛。③就病情缓急而言，应根据孰急孰缓而定治标、治本。如胃病合并大量呕血，治当先止其血，再治其胃。急则治其标，多为权宜急救之法，待危象缓解，再治其本。

三、选方用药，突出"功专力宏"四字

辨证论治与专病专方专药施治相结合，是提高疗效的一个重要方面。方剂是理法方药中的一个重要环节，与临床疗效有密切的关系。临床常用的方剂，是遵循了中医学的组方理论而组方，有各自的使用规律及肯定的临床疗效，大多经历了数百年的反复临床实践和验证。中医学在长期的临床实践中，总结了许多对胃肠病行之有效的方剂，正确地选方用药，对于提高临床疗效颇有裨益。在治疗脾胃病时，一方面是把握通治方，如平胃散为化湿之通治方，保和丸为消食导滞的通治方，越鞠丸为舒肝的通治方等。使用通治方，与主治疾病大致契合，再适当加减某些药物，能收到一定疗效。另一方面要注意专治方的选用，专治方与病证有明确的对应关系，它的配伍和剂量有其严密性与科学性，例如治疗溃疡病的乌贝散，加減用于临床，取得可喜的疗效；四君子汤有益气健脾的功效，适用于脾胃气虚，运化无力所致的疾病，是治疗胃肠病的基本方之一，现代药理研究证实，四君子汤可调节神经系统，使胃肠功能恢复正常，且促进溃疡愈合，还能改善休克及贫血，增强机体的免疫功能，有明显的抗突变和抗肿瘤作用；补中益气汤为治疗劳倦伤脾，中气不足的著名方剂，临床常用此方化裁治疗各种脾胃气虚，中气不足所致的疾病，现代药理研究提示本方对肝细胞有一定的保护作用，可提高血清白、球蛋白的比值，增强机体免疫力，对金黄色葡萄球菌有抑制作用，还可调整胃肠运动功能，恢复胃肠平滑肌的张力平衡；小建中汤类方剂，有温中补虚、缓急止痛的作用，适用于虚劳里急导致的各种不足之证，特别是黄芪建中汤，在胃肠病中得到广泛的应用，经研究，黄芪建中汤具有保护胃黏膜、抗溃疡、解痉、镇痛、助消化、促进血液循环、提高机体免疫等功能；泻心汤类方剂，如半夏泻心汤、生姜泻心汤、黄连泻心汤、甘草泻心汤可治疗邪在胃肠、寒

热失调而呈现出的心下痞满、呕吐、肠鸣下利等症，大黄黄连泻心汤清泄胃热，附子泻心汤治胃中郁热而表阳虚者，泻心汤是治疗胃肠病的重要方剂。李惠林报导了半夏泻心汤对大鼠实验性胃溃疡有明显的治疗作用及保护胃黏膜的作用，其作用主要是增强黏液屏障，促进黏膜再生修复，强化了防御因子；柴胡类方剂，近代多以大、小柴胡汤为基础方治疗胃肠病，现代对大、小柴胡汤的研究较多，小柴胡汤对金黄色葡萄球菌、链球菌、大肠杆菌、伤寒杆菌均有较强的抑制作用，有抗炎性渗出和抑制肉芽肿生长的作用，能增加肾上腺重量，促进肾上腺皮质的分泌，增强机体免疫力，保护肝细胞，抑制脂肪肝的发生，并有抗肿瘤的作用，大柴胡汤对葡萄球菌、大肠杆菌等具有较强的抑制作用，能抑制肉芽肿生长，能较强地松弛平滑肌的紧张度而起到解痉作用，有明显的利胆和降低括约肌张力的作用，且不抑制括约肌的运动功能；承气剂类方，是以大黄为主药的泄下通腑的方剂，常用的有大、小承气汤和调胃承气汤，峻下之剂为大承气汤，轻下之剂为小承气汤，缓下之剂为调胃承气汤，现代研究表明，大承气汤复方可以抑制或杀灭金黄色葡萄球菌，对该菌所致的肠脓肿或粘连有抑制作用，可减少炎性渗出，抑制炎症扩散，能增强十二指肠、回肠的运动，增加肠容积，促进肠套叠的纳还和肠扭转的复位，有利肝作用，可增加胆汁排泄量，能促进腹腔内陈旧性积血的吸收，改变局部缺血性肠梗阻的病理状况；芍药甘草汤有调和肝脾，缓急止痛的功效，适用于治疗胃肠的各种病证，在胃肠病中，芍药甘草汤应用广泛，现代研究表明，本方对中枢性、末梢性横纹肌的挛急均有解痉作用；四逆散广泛应用于肝胃不和证，适用于胃肠病常见的肝胃不和、肝郁气滞、升降失常、痰食积滞等，四逆散复方有抗实验性休克的作用，可提高耐缺氧能力，抗心律失常，扩张脑血管，增加脑血流量；平胃散有祛除脾湿、理气消滞的作用，凡湿浊中阻、脾胃失和而见腹腔胀满、嗳气呕恶、食少倦怠等症，皆可用之，从药物组成来看，厚朴能兴奋平滑肌，有抗菌、抗溃疡的作用，陈皮能增强离体蛙心的心肌收缩力，抑制兔离体肠管的运动，苍术苷有降血糖的作用，甘草有解痉、抗菌作用。

有了专方的选择，还要依据药物的四气五味和升降浮沉等基本理论指导用药。如江笔花在《笔花医镜·脏腑论治》中列出了治疗脾、胃、大肠、小肠疾病的补、泻、凉、温的药队及方剂。如补脾猛将：白术、黄精；次将：山药、扁豆、薏苡仁、大枣、炙甘草。补胃猛将：白术、黄芪、大枣；次将：扁豆、山药、炙甘草、桂圆、红枣。补大肠猛将：淫羊藿、罂粟壳；次将：

诃子肉、百合。泻脾猛将：枳壳、莱菔子；次将：神曲、麦芽、山楂、厚朴等。泻胃猛将：石菖蒲、枳壳、雷丸等。泻大肠猛将：大黄、桃仁等；次将：秦艽、旋覆花、郁李仁、杏仁等。泻小肠猛将：木通；次将：瞿麦、海金沙、川楝子等。补小肠猛将：生地黄。此外还列举了温或凉脾、胃、大肠、小肠的猛将、次将。各具特色，大大方便了临床医生。

此外，还可通过微观辨证，选择用药。医生张琳在对胃病患者用胃镜检查的同时，配合细菌培养等 6 种方法进行幽门螺杆菌检测，发现黄连、大黄、乌梅、丹参、三七等药物对空肠弯曲菌及幽门螺杆菌有较强的抑制作用。王健中选用苦参、云南白药制丸服用，治疗霉菌性肠炎 40 例，痊愈 28 例，好转 12 例。痊愈者经 2 次大便培养，结果均为白色念球菌阴性。

四、改革剂型，结合病位特点，选用给药途径与方法

传统的口服用药的形式，已不能适应现代医学的发展，为提高中医药治疗胃肠病的疗效，可根据胃肠的解剖、生理、病理特点，采用药熨、局部喷药、灌肠、静脉输液等给药方式。例如急性胃炎属寒邪犯胃型，症见上腹部疼痛、食欲不振、嗳气、恶心呕吐，可用葱白、麦麸、食盐各适量，在锅内炒热，分成两份，用布包裹，交替熨于腹部，可止痛；也可用生姜、葱白、吴茱萸各适量，捣烂如饼，蒸熟贴于脐部，盖以纱布，胶布固定；或用附子 30g，煎汤洗足，以治疗寒邪犯胃型的急性胃炎等等，同时配合内服药，多可收良效。治疗上消化道出血，采用局部用药止血，也取得了满意效果。陶文洲采用复方马勃液定位喷洒，王慧中以复方五味子液直接注入出血部位，吴培俊等用大黄浸出液局部喷洒等，治疗上消化道大出血效果良好。治疗结肠病变，多采用药液保留灌肠。灌肠用药治疗溃疡性结肠炎有众多报道：宋桂琴等治疗 60 例大肠湿热证，用白头翁汤内服，配合青黛、儿茶、枯矾、珍珠粉制成的青黛散 2.5 ~5g，溶于 40mL 生理盐水中保留灌肠，效果良好；刘国安采用黄柏、白头翁、五倍子、苦参、紫草、椿根白皮水煎灌肠；林国晶以马齿苋、白头翁、黄柏、川芎、丹参、儿茶配合普鲁卡因灌肠，效果良好。治疗直肠炎，陈凤兰等采用老枣树皮、白及、乌梅、马齿苋、普鲁卡因保留灌肠，治疗 12 例，均获痊愈。此外还可以用栓剂或其他外用药，也可获得良好的效果。

五、综合治疗，协同增效

中医药治疗胃肠病，除药物治疗外，还有针灸、拔罐、推拿、按摩、理疗、空气负离子治疗、水疗、体操、气功、体疗等多种方法。各种疗法协同配合，可提高中医治疗胃肠病的疗效。其中针灸疗法在胃肠病的治疗中，具有简便易行、见效快、费用低等优点，日益引起临床医生的重视。

针灸疗法对胃肠道的运动能起调整作用，针刺可解除胃肠道运动的抑制状态并可使处于较低兴奋状态者兴奋，而针刺的双向调节作用还可抑制胃肠道运动的亢进状态。动物实验研究表明，电针足三里，能调整胃酸分泌量；针刺合谷可使胃液中总酸度、游离酸度、非游离酸度和氢离子减少；针刺公孙穴，可使小肠对葡萄糖的吸收率显著升高。有研究表明，分别或同时针刺动物足三里和阑尾穴，可使动物的盲肠运动加强，紧张度增强，局部充血，阑尾运动加强，有利于阑尾排除腔内积存物，改善血液循环，消除水肿，使炎症消退，有急性炎症者，其盲肠反应更为明显。针灸治疗胃肠疑难症也取得了可喜的进展。赵文生治疗食道癌 303 例，6 例早期患者癌瘤消失，检查食道黏膜正常；1 例食道黏膜有中断迂曲现象，但癌细胞消失，随访 8 ~ 13 年全部健在。297 例晚期患者，针后吞咽困难多缓解，有效率 96.4%，癌瘤缩小率为 1.7%。

据文献记载，我国在唐代即应用各种外治方法治疗消化道疾病，很多方法流传至今。例如水疗法，就是利用水的温度、压力和水中的化学物质进行治疗，目前多采用药物浴。矿泉水中的碳酸泉水，可使胃黏膜轻度充血，促进胃酸分泌及胃肠蠕动，碳酸泉浴对慢性胃炎及慢性结肠炎有一定疗效。

气功疗法也常用于治疗消化道疾病。例如治疗胃下垂，可采用坐位或卧位，心情安静、淡泊，腹式呼吸或适当的深呼吸可使膈肌下降，对腹内脏器能起按摩作用。做气功时适当延长呼气时间，充分收缩腹肌，但要注意吸气不可过深，避免憋气，每天 1 ~ 2 次的静坐或静卧放松，对胃下垂的恢复很有好处。

推拿、按摩、拔火罐，是传统的外治法，在治疗胃肠病中可起一定的作用。张秀瑞采用按摩捏脊法治疗消化系统疾病 306 例，取得了明显效果。郭长青采用经穴按摩法治疗浅表性胃炎 34 例，推搓涌泉穴、三阴交，对背部督脉、膀胱经施拨、摩、啄法和捏脊、按压、揪起治疗，点内关、公孙、梁门、中脘、天枢穴，总有效率为 100%。

总之，中医学对胃肠病的治疗有多种方法。利用现代科学技术的检查手段，通过明辨病因病机，辨证论治，精心选方用药，改革剂型，改进用药方式，再配合多种治疗手段及方法，中医治疗胃肠病的疗效将进一步提高，在治疗胃肠病的临床实践中取得更丰硕的成果。

第三章　胃肠病的基本治则与用药规律

第一节　治疗法则

一、西医治疗

目前西医治疗胃肠道疾病主要从饮食、生活作息、病因、对症处理、支持及手术等方面治疗，由于本类疾病众多，其病因病机及临床表现又不完全相同，故治疗法则又各有所异。本章仅简单介绍常规治疗原则。

（一）饮食作息

胃肠疾病的发生与多种因素有关，但饮食不当是其主要原因，所以要以预防为主，强调有规律的饮食，节制烟酒及辛辣食物，注意饮食卫生，要指导胃肠病患者掌握疾病规律，采取预防复发、防止并发症和后遗症的积极措施。如反流性食管炎、食管裂孔疝患者，进食不得过饱，要减少高脂肪类食物的摄入，饭后不宜平卧，睡前不宜进食；睡眠时床头抬高20cm，以减少胃食管反流；肥胖者应减轻体重，戒烟禁酒，避免诱发反流的因素。

（二）病因治疗

胃肠道疾病种类繁多，病因各异，只有针对病因治疗，才能从根本上改善症状和治愈疾病。如胃、十二指肠溃疡患者，需应用抗生素及联用质子泵抑制剂以根除幽门螺杆菌，对本病提高疗效，降低复发率具有重要意义；胃肠道感染性疾病可分为细菌感染、病毒感染以及寄生虫感染，细菌性感染主要采取抗感染治疗，但在使用抗菌药治疗胃肠道细菌性感染时要注意合理用药、防止耐药和引起菌群失调；肠道寄生虫病的治疗，主要是进行驱虫治疗。

（三）对症处理

胃肠道疾病在临床发生发展的过程中，可出现反酸、烧心、疼痛、恶心、呕吐、胀满、泄泻、便血等许多症状，其中呕吐、泄泻、出血等症状如不能及时改善，常常会使病情进一步加重，甚至引起生命危险。因而，在积极治疗病因的同时，还应配合对症治疗，如应用抑酸、止痛、止泻、止吐、止血、促进胃动力的药物，方能提高疗效、缩短病程、及时改善患者的病情。

（四）支持疗法

某些胃肠道疾病在病程中，常常出现体液及电解质的大量丢失，或者不能进食，或存在吸收障碍，故支持疗法在此时显得尤为重要。如急性胰腺炎患者，常需要禁食、胃肠减压，故治疗过程中当及时给予营养支持，补充液体及电解质，必要时经中心静脉插管行全胃肠外营养治疗，大失血患者又常需补充血浆、红细胞等以补充血容量、纠正休克等。

（五）手术治疗

对于一些内科治疗效果欠佳或胃肠道肿瘤疾病，手术近年来亦成为重要的手段。如巨大食管裂孔疝压迫心肺，或者疝囊扭转、嵌顿者须外科治疗；完全性肠梗阻，急性胃肠穿孔等急症时亦需手术治疗；食管、胃底静脉曲张破裂出血，可行三腔二囊管压迫止血，成功率达75%～85%；消化道肿瘤包括食管癌、胃癌、大肠癌等，外科治疗中的手术切除是唯一的根治方法，无论恶性肿瘤，还是良性肿瘤，都应及早手术切除。此外，还可配合化学治疗，化疗及抗癌药常作为手术疗法的补充，在术前、术中和术后均可使用，以抑制癌细胞的扩散并杀灭残存的癌细胞以防止复发。

二、中医治疗

在胃肠病的发生、发展过程中，由于病理变化极为复杂，所以疾病的证候表现也是多种多样的，且病情又有轻重缓急的不同，四时气候、地理环境、患者体质等对病情变化也可产生不同影响，因此，要善于抓住疾病的本质进行治疗，即所谓“治病求本”。具体来说，就是根据正邪斗争所产生的病理变化，采取相应的措施以扶正祛邪，根据阴阳失调的病理变化，以调整阴阳，并针对具体情况，因人、因时、因地制宜，才能获得满意疗效。现结合具体脏腑，将常用的治疗法则简介如下。

（一）补益法

也叫滋补法，补养法，扶正法，是利用有补养作用的药物，以增强人体的抗病能力，达到扶正祛邪的一种治疗方法，适用于一切虚证。根据气血阴阳不同，临床常用的有益气健脾、补气升阳、温脾养胃、滋养胃阴、补脾摄血、温肾健脾等方法。

1. 益气健脾法

适用于脾胃气虚之证，临床特点为胃脘痞闷，按之则舒，不思饮食，饮食不消化，甚则食入则吐，纳少腹胀，食后尤甚，便溏体倦，少气懒言，面色萎黄。舌质淡，脉虚弱。常用六君子汤加减治疗。

2. 补气升阳法

适用于中气下陷之证，临床特点为纳少腹胀，食后尤甚，便溏体倦，少气懒言，面色萎黄，脘腹坠胀，或便意频频，肛门坠重，或久泄脱肛，或子宫下垂，或小便混浊，或如米泔。舌淡苔白，脉缓弱。常用补中益气汤加减治疗。

3. 温脾养胃法

适用于脾胃阳虚之证，临床特点为食欲减退，恶心呕吐，畏寒肢冷，脘腹隐痛，得热减轻，口泛清水，久泻不止，尿少浮肿，纳少腹胀，食后尤甚，四肢不温，畏寒怕冷，少气懒言，白带清稀。舌淡苔白，脉濡弱。常用黄芪建中汤或理中汤加减治疗。

4. 滋养胃阴法

适用于胃阴不足之证，临床特点为胃脘隐痛，不欲饮食，或饥不欲食，食后腹胀，干呕呃逆，甚者噎膈反胃，口燥咽干，大便干燥。舌红少津，苔少，脉细数。常用沙参麦冬汤加减治疗。

5. 补脾摄血法

适用于脾不统血之证，临床特点为少气懒言，不思饮食，反复呕血不已，时轻时重，血色暗淡，或便血漆黑稀溏，伴面色萎黄，唇甲色淡，心悸气短。舌质淡，苔白薄，脉沉细。常用归脾汤加减治疗。

6. 温肾健脾法

适用于脾肾阳虚之证，临床特点为半夜或黎明之际，肠鸣腹痛，大便溏泻，甚或完谷不化，腹部畏寒，有时作胀，饮食如常，形体消瘦。舌淡苔白，脉沉细。

常用四神丸合理中丸加减治疗。

（二）清热法

也叫泻火法，降火法，是用寒凉药来治疗热性病的一种方法。适用于一切热证。根据脏腑不同，临床常用的有清胃泻火、清泻小肠、清热通便、清热利湿等方法。

1. 清胃泻火法

适用于胃火炽盛之证，临床特点为胃脘灼痛，口渴，喜冷饮，或食入即吐，或消谷善饥，口干，口臭，牙龈肿痛，出血，小便短赤，大便秘结。舌质红，苔黄厚，脉洪大或滑数。常用清胃散或泻心汤加减治疗。

2. 清泻小肠法

适用于小肠实热之证，临床特点为胸中烦热，心悸不宁，失眠少寐，小便赤热，淋涩不爽，排尿刺痛，甚则尿血，伴口舌糜烂肿痛，口渴，喜冷饮。舌尖红，苔黄，脉滑数。常用导赤散加减治疗。

3. 清热通便法

适用于大肠热结之证，临床特点为大便干燥秘结，肛门灼热，口干烦渴，小便短赤，腹胀满硬，甚者痛而拒按，身热面赤。舌苔黄燥，甚则黑褐起芒刺，脉象洪数有力。常用大承气汤加减治疗。

4. 清热利湿法

适用于大肠湿热之证，临床特点为腹痛，下痢脓血，里急后重，或暴注下泄，色黄而臭，伴见肛门灼热，小便短赤，口渴。舌红，苔黄腻，脉滑数或濡数。常用白头翁汤加减治疗。

（三）消导法

是用消散破积的药物，以消散体内的气滞、血瘀、血滞、食积、肿块等病症的一种治疗方法。适用于饮食积滞、痰浊内阻、瘀血阻络之证，临床常用的有消食和胃、理气止痛、活血化瘀等方法。

1. 消食和胃法

适用于食滞胃脘之证，临床特点为胃脘胀满或胀痛，厌食嗳气，呕吐酸腐，矢气恶臭，大便泄泻或秘结。舌苔厚腻，脉滑或沉实。常用保和丸加减治疗。

2. 涤痰化浊法

适用于痰浊阻胃之证，临床特点为脘腹胀满，食后尤甚，上腹或有积块，朝食暮吐，暮食朝吐，吐出不化宿食，并有痰涎水饮，眩晕，心下悸等症。舌苔白滑，或舌红，苔黄浊，脉滑数或弦滑。常用导痰汤加减治疗。

3. 理气止痛法

适用于小肠气痛之证，临床特点为少腹绞痛，腹部胀痛，肠鸣时作，排气则舒，若因小肠下坠，阴囊成疝，则阴囊疝痛，牵引少腹疼痛。舌苔白，脉弦。常用天台乌药散加减治疗。

4. 活血化瘀法

适用于瘀血停胃及血瘀肠络之证，前者临床特点为胃脘疼痛，痛如针刺刀割，固定不移，吐血色黑。舌质紫暗，有瘀斑，脉涩。常用丹参饮合失笑散加减。后者临床特点为少腹刺痛，按之痛甚，泻下不爽，常夹脓血或紫黑色血块，面色晦滞。舌边有紫斑或暗红，脉细涩。常用少腹逐瘀汤加减治疗。

（四）温里法

也叫祛寒法，用温性或热性的药物来达到振奋阳气、祛除寒邪、温中回阳等目的的一种治疗方法。适用于寒邪犯胃、小肠虚寒、大肠寒湿、大肠虚寒、寒湿困脾、脾阳虚衰之证。临床常用的有温胃散寒、温通小肠、温肠止泻、温化寒湿、温中健脾等方法。

1. 温胃散寒法

适用于寒邪犯胃之证，临床特点为胃脘冷痛，遇寒加重，得温则减，口泛清水，不渴，恶心呕吐，吐后痛缓。舌苔白滑，脉沉紧。常用良附丸加减治疗。

2. 温通小肠法

适用于小肠虚寒之证，临床特点为肠鸣腹胀，少腹隐痛，大便溏薄，甚或泻泄，小便频数不爽。舌淡，苔薄白，脉细而缓。常用吴茱萸汤加减治疗。

3. 温肠止泻法

适用于大肠虚寒（肠虚滑泻）之证，临床特点为泻下无度，或大便滑脱失禁，甚则脱肛，腹痛隐隐，喜按喜温。舌淡，苔白滑，脉沉弱。常用真人养脏汤加减治疗。

4. 温化寒湿法

适用于大肠寒湿及寒湿困脾之证，临床特点为头重如裹，肢体困倦，面色黄晦，脘腹胀满，食欲减退，口淡不渴，腹痛肠鸣，泄泻清稀，甚至如水样，或里急后重，下痢腹痛，白多赤少或纯为白冻，形寒肢冷，小便清长。舌体胖大，苔白厚腻，脉濡缓。常用胃苓汤加减治疗。

5. 温中健脾法

适用于脾阳虚衰之证，临床特点为畏寒肢冷，脘腹隐痛，得热减轻，口泛清水，久泻不止，尿少浮肿，纳少腹胀，食后尤甚，少气懒言，白带清稀。舌淡苔白，脉濡弱。常用理中丸加减治疗。

（五）和解法

是用于治疗少阳病、肝脾不和、肠胃不和之证的方法。

1. 调和肝脾法

适用于肝脾不和之证，临床特点为大便泄泻，腹中鸣响，饮食减退，神疲乏力，或腹痛，便后痛止，胁肋不舒。舌苔薄白，脉缓带弦。常用痛泻要方加减治疗。

2. 疏肝和胃法

适用于肝胃不和之证，临床特点为胸胁闷痛，纳差，腹胀，脘腹胀痛，痛无定处，呕吐吞酸，嗳气频繁，每遇情志不舒而加剧，心烦，急躁易怒，嘈杂吞酸，口干口苦，大便干结。舌边红，苔黄腻，脉弦。常用四逆散合左金丸加减治疗。

三、中西医结合治疗

西医辨病治疗与中医辨证治疗相结合，在胃肠病治疗中取得了显著的疗效。

在长期的医疗实践中，对胃肠病的治疗积累了丰富的经验。近年来，随着先进仪器的应用，对胃肠疾病的检查更为细致，获得了更为丰富的资料，为临床诊断提供了客观依据。通过辨病与辨证相结合的广泛运用，使微观辨证取得了新的进展，同时也为临床疗效的观察提供了更多客观指标。

中医辨证治疗可参考西医病理检查，如幽门梗阻相当于中医的“反胃”“呕吐”，其幽门部的痉挛、水肿符合中医气滞血瘀之病理改变，故治疗时应辨证与辨病相结合，可多用理气活血之品；伴有宿食停居胃中的食滞，宜多用消食导滞之品；若病程较短，上腹部触及肿块，多为胃癌所致的幽门梗阻，宜及时手术治疗；若日久不愈，疤痕形成，导致幽门梗阻，亦可手术根治。

在辨证时应注重病因分析，近年来通过对胃病的微观检查，对其病因有了新的认识，同时也为辨证和治疗提出了新课题。近年来发现慢性胃炎及溃疡病的发生与病菌感染相关。慢性胃炎中幽门螺杆菌感染的阳性率与中医辨证分型有一定的相关性，邪盛者幽门螺杆菌的阳性率增高，正虚者则偏低，有人发现黄连、大黄、乌梅、丹参、三七等药对空肠弯曲菌及幽门螺杆菌均有较强的抑制作用，中西医结合根除幽门螺杆菌具有疗效好，副作用少，价格低廉，服用方便的特点，有一定的临床应用价值。

肠道疾病辨病辨证的结合治疗也取得了很好疗效。现代药理学证实，对于溃疡性结肠炎，一些具有清热解毒燥湿作用的药物，如马齿苋、白花蛇舌草、白头翁、穿心莲、黄芩、黄连、黄柏、秦皮等都有抑菌消炎的作用；行气解郁消滞药如陈皮、青皮、木香、枳壳、香附等能抑制胃肠道的蠕动；调补脾肾的药物能提高人体的免疫功能；活血化瘀药能改善肠黏膜血管的微循环，进而控制黏膜的充血和水肿，除去假性息肉而减轻症状，修复组织。这些药物在治疗溃疡性结肠炎中取得了较好的疗效，表现为患者粪便中红细胞、白细胞及脓细胞消失，纤维镜检查肠道内黏膜充血、水肿、炎性渗出、糜烂等改变减轻，甚至消失。此外，针灸能通过增强人体免疫功能治疗本病。

特发性溃疡性结肠炎中西医结合治疗的优越性越来越明显，中医根据辨证论治采用中药口服或灌肠；西药则采用抗炎、解痉、免疫抑制剂、激素等，药选痢特灵、山莨菪碱、强的松、柳氮磺胺吡啶、氢化可的松，亦有人用苯丙酸诺龙等灌肠、口服、静脉滴注或肌注。

其他如应用中药舒肝理气之品治疗肠易激综合征，通腑泻热解毒之品配合西药治疗急性出血性坏死性肠炎，温中健脾、收涩消炎之品治疗霉菌性肠炎，健脾利湿、止泻退热之品治疗轮状病毒性肠炎，都取得了优于单纯使用西药的疗效。

在胰腺病的治疗方面，中西医结合治疗单纯水肿型急性胰腺炎取得了肯定的疗效，方法以通里攻下，清热利湿，舒肝利胆为主。对于出血型坏死性胰腺炎，中药治疗在降低病死率方面较单纯的西医治疗有所提高。中药采用通腑泻热法，方剂组成：柴胡、黄芩各12g，黄连12g，厚朴15g，枳壳10g，木香8g，元胡12g，大黄20g，白芍15g，蒲公英30g，元明粉20g，每日一剂，服药后要以下为度。如服后不泻，可增加大黄、元明粉剂量，或加用巴豆、甘遂等峻泻药，水肿型胰腺炎加丹参、郁金、赤芍，胆道感染继发胰腺炎加茵陈、栀子、连翘、金银花，蛔虫性胰腺炎加槟榔、使君子、苦楝皮。西医辅助疗法：①饮食，一般不禁食，服液质、清淡、易消化的食物，严重水肿型及坏死型胰腺炎应禁食。②维持水、电解质平衡。③抗生素：单纯性胰腺炎可不用抗生素，但体温高或有明显胆道感染、严重水肿型及坏死型的胰腺炎，应使用抗生素。④严重水肿型及坏死型胰腺炎应行胃肠减压。⑤山莨菪碱20mg，肌注，每日2次，腹痛缓解后停用。

胃肠道恶性肿瘤的中西医结合治疗也积累了丰富的临床经验。首先筛选出许多抗癌中药，如：冬凌草、雷公藤、鸦胆子、马钱子等，这些中药对癌细胞有直接杀伤作用，另外研制了一批如川红注射液、139－Ⅲ抗癌注射液等非胃肠道给药制剂，大大提高了抗癌疗效，开拓了中医药制剂抗癌的新思路与途径。但中药抗癌因个体差异大，疗效不易重复，对抗癌机理研究不够深入等不足，尚不能取代放疗和化疗，但可在以手术为主的综合治疗方案中作为辅助疗法。

其次，中医药可调整机体的抗病能力，用于术前治疗，可改善机体状况并为手术创造条件。术后应用扶正理气、清热解毒及活血化瘀之品以抗炎、消肿，并促进胃肠功能恢复，减少并发症的发生。

再次，中药能减低放疗和化疗的毒副作用并增加其疗效。扶正培本是基本的治疗法则，组方甚多，多数注重养气血，调脾胃，补益肝肾。各组方中多数以人参、党参和黄芪为主，其次为白术、当归和茯苓等，有的则用固定方剂或剂型，如健脾益肾方、参芪扶正冲剂、扶正女贞素等，也有根据辨证组方者。

第二节　用药规律

一、西医用药

胃肠病的用药规律在前面已有所论述。现代医学中，用药规律主要依据诊断结果，选择相应的药物治疗，但治疗过程中常有数种药物可以采用。究竟选用何种应主要根据两方面考虑决定。

首先从疗效方面考虑，要看药物对这种病的疗效怎样。为了尽快治愈病人，应选用疗效最好的药。

其次，从不良反应方面考虑，对药物要“一分为二”，既要看到它有治疗疾病的一面，又要看到它有引起不良反应的一面。大多数药物或多或少的有一些副作用或其他不良反应（如过敏反应，耐药性，成瘾性等）。有的药物疗效虽好，就因为能引起严重的不良反应，在选择药物时不得不放弃，而改用疗效可能稍差但不良反应较少的药物，如治菌痢多不用氯霉素（毒性大），而用痢特灵、黄连素等。

此外，也应从是否价廉易得方面考虑。

用药时应注意以下几个问题：

1. 避免滥用，防止不良反应。滥用药物，不仅造成浪费，更严重的是会给病人带来种种痛苦，如枸橼酸派嗪（驱蛔灵）是一种应用普遍、毒性小的驱虫药，但据报道，服量稍大会产生头昏、头痛、恶心、呕吐、腹泻等症状；再如，国内曾一度应用呋喃西林内服来治疗细菌性痢疾，后来各医疗单位陆续发现其毒性反应颇为严重，特别是引起多发性周围神经炎，在一组 200 例的报告中竟有 6 例出现，且此种中毒所致的症状长久不易消除，因此该药禁止内服。

2. 注意患者病史，例如对胃肠道痉挛合并青光眼的患者，若忽视其青光眼病史而应用阿托品，将导致不良后果。

3. 注意选择最适宜的给药方法，要根据病情缓急、用药目的以及药物本身的性质决定。如对于危重病例，宜用静注或静滴；治疗肠道感染、胃炎、胃溃疡以及驱肠虫时，宜口服。抗生素及磺胺药中，除主要供局部应用（如新霉素、杆菌肽、磺胺醋酰钠、甲磺灭脓）外，应尽量避免局部应用，以免引起过敏反应，或导致耐药菌株的产生。凡口服后能吸收的药物，最好采用口服，但若病人昏迷或呕吐，病情危急，药物口服不能吸收（如链霉素），刺激性大或容易被胃肠液破坏者，就应采用注射的方法，皮下或肌肉注射比较安全，病情危急时，可采用静注。

4. 注意防止蓄积中毒，一些排泄较慢而毒性较大的药物，容易引起蓄积中毒，故应尽量避免用于肝、肾功能不全的病人，并规定一定的连续给药次数或一定的时间作为一个疗程，一个疗程完毕后，如需重复给药，则应停药一段时间以后再开始下一疗程。

5. 注意年龄、性别、个体差异等，小儿由于机体发育尚未成熟，对药物的反应与成人有所不同。如：应用酸碱类药物较易发生酸血症或碱血症；应用利尿药较易引起低钾低钠现象；应用大量或多种抗生素（尤其是口服广谱抗生素时），容易引起消化功能紊乱。在用药时，必须注意。对幼婴和新生儿尤应注意，有些药物一般应禁用，如氯霉素、吗啡等。

对老年人运用某些药物时也应注意。如庆大霉素、卡那霉素，主要由肾排泄，老年人肾功能减低，用后半衰期延长而增加药物的毒性（耳及肾毒性），因此，使用时应参考老年人的肌酐清除率来调整剂量或给药间隔时间。

妇女由于生理情况不同，用药须慎重，例如在月经或怀孕期间，不可用峻烈的泻药（如硫酸镁、蓖麻油等），以免引起出血或流产。有些药物可影响胎儿，如孕妇用庆大霉素可引起胎儿先天性耳聋。乳母服药对吃奶的婴儿也会产生影响，如服用氯霉素能抑制婴儿的骨髓造血功能。

6. 注意配伍禁忌，要注意两方面。①药理性配伍禁忌（即配伍的药物疗效互相抵消或降低，或增加其毒性），除药理作用互相对抗的药物，如泻药与止泻药，止血药与抗凝药等一般不宜配伍外，还须注意理化性的配伍禁忌。②不要联合使用对同一器官有毒性作用的抗生素，例如具有肾毒性的链霉素、卡那霉素、庆大霉素、磺胺类不联合使用。此外繁殖期杀菌剂（如青霉素类、头孢菌素类）不宜与快效抑菌剂（如红霉素）联合使用。

二、中医用药

脾胃病辨证用药要考虑脾和胃的生理特点，早在《内经》就指出，“脾苦湿，急食苦以燥之”“脾欲缓，急食甘以缓之，用苦以泻之”。指出了脾病用药的特点。脾喜燥而恶湿，为多气少血之脏，脾主运化、升清和统血，气多于血，则脾之升运正常。若脾伤则易伤脾气脾阳，而见虚寒之证，临床多用辛甘温燥之药，如白术、苍术、肉桂、干姜、木香、砂仁等药，方用四君子汤、平胃散等。胃喜润而恶燥，为多气多血之脏，胃主受纳、腐熟水谷，胃受邪后气血均减少，既伤阳又伤阴。因胃在脏属于脾，故胃之阳伤则脾阳亦不足，胃之阴伤，脾阴亦亏。因胃恶燥，临床多用阴柔之品，方如益胃汤、沙参麦冬汤等，药如沙参、麦门冬、天门冬、石斛、玉竹、鲜生地、元参、白茅根、蔗汁、梨汁、天花粉等。

胃肠病的治法要通补结合，用药也要动静结合，根据药物的特性可分为“动药”和“静药”两种。动药是指具有调理气血，但易伤正损气的药物，如川芎、枳实、当归、柴胡、陈皮、肉桂、香附、大腹皮、砂仁、豆蔻等，所谓静药是指具有补益作用，但易阻滞气机的药物，如党参、黄芪、白术、山药、熟地黄、山萸肉、鹿角胶、炙甘草等。在组方用药时要注意动静结合，古人用方，补剂必加疏药，使补而不滞；通利必加敛药，使散中有收。所以用静药要佐以动药，用动药要佐以静药。动静结合，动药可以推动静药，使补益作用增强，使动药副作用减少，收到好的效果。此外要注意用量，动静相伍组成的补益方，一般静药用量大，动药用量小。例如在异功散中，参、术、苓、草是静药，用量宜重，陈皮是动药，用量宜轻，这样既增强健脾之功，又防止耗气伤血。

某些药物治疗胃肠病常有特殊疗效，例如陈皮、木香、香附、青皮、厚朴有理气的功效；山药、扁豆、焦白术、党参、甘草、大枣有益脾作用；附子、肉桂、干姜有温脾作用；柴胡、升麻、葛根有升气作用；半夏、苍术、白豆蔻、薏苡仁有化湿作用；黄芩、黄连、黄柏、蒲公英、栀子有泻火作用；石斛、天花粉、玉竹、天冬、麦冬有生津作用；沉香、槟榔、大腹皮、枳实有除痞作用；半夏、生姜有止呕作用；罂粟壳、赤石脂、石榴皮、诃子有固肠作用；使君子、雷丸、榧子、槟榔、苦楝根皮有驱虫作用。在用方时可随证加减。

结合现代医学的生理病理及中药药理研究发现，很多中药在治疗胃肠病方面有独特疗效，可以直接针对病理变化，改善临床症状。例如：大黄具有泻下、收敛止血、解痉、抗菌等作用，在胃肠病方面多用于治疗上消化道出血，瓦楞子能软坚散结，制酸止痛，消痰化瘀，多用于胃、十二指肠溃疡，具有化瘀止痛、和胃止酸之功效。

治疗胃肠病选方用药时，除根据治则治法外，还要考虑药物七情，尤需注意十八反、十九畏及药物的刚柔之性，要动静结合。此外在临床上还有些特殊配伍的“药对”，用之得当，可以提高疗效。如吴茱萸合黄连，名左金丸，能平肝制酸；半夏配黄连，能化痰浊，治湿热郁结，宽胸止呕；厚朴配黄芩，能化脾胃湿热；半夏配陈皮，名二陈，能和胃止呕；神曲配山楂，能消食导滞；豆蔻配砂仁能健脾胃；半夏配硫黄，名半硫丸，治虚冷便秘；山药配扁豆，能补脾止泻；升麻配柴胡，能提升中气；乌梅配甘草，能生津止渴；苍术配厚朴，能除胃肠湿浊；木香配槟榔，能疏肠止痛；三棱配莪术，能消坚化痞；枳实配竹茹，能和胃止呕；旋覆花配代赭石，能平嗳气；丁香配柿蒂，能止呃逆；补骨脂配肉豆蔻，名二神丸，能止肾虚泄泻；木香配黄连，名香连丸，能止赤白痢疾；枳实配白术，名枳术丸，能健脾消痞；赤石脂配禹余粮，能涩大肠。类似上述两种药物配合的药对很多，或寒药热药配合，或气药血药配合，用于处方之中，每能获得奇效。

三、中西药合用

随着中西医结合工作的开展，中西药合用日益广泛。中西药联用较单纯使用中药或西药有一定的临床优势。中医和西医是两种完全不同的理论体系，探求疾病本质的方法各异，因此，它们的临床治疗具有不同的特色。西医对疾病的认识是从微观到宏观，在观察外表的基础上采用实验研究的方式，借助先进仪器完成实验研究的各个环节。中医对疾病的认识全部采用逻辑推理的方式，除了观察疾病的外在表现和询问病史外，医生的思维活动贯穿于整个辨证论治的始终。故西医偏重于局部认识、微观认识；中医则偏重于整体认识、宏观认识。西医注重确定病原，中医则注重机体的反应性。因此在临床治疗中，凡以局部表现为主的或以病原致病为主的疾病，西医治疗优势大，例如胃肠道感染性疾病：细菌性痢疾、阿米巴痢疾、伤寒等。凡以全身表现为主或以机体反应性改变为主的疾病，中医中药往往效果较好，如慢性胃炎、溃疡性结肠炎等。

另外西医注重疾病的局部表现，善于治标；中医则注重疾病的局部现象与整体的联系，善于治本。中西药联用则能达到标本兼治的目的。

中西药合用具有协同作用，中西药物各有所长，合用于临床，能使许多疑难重症的治疗收到意想不到的效果。中西药合用的临床疗效明显优于单用西药。中西药具有协同作用，当然并不是所有的中西药合用均能起协同作用，相反，如果不合理地合用中西药，不仅会降低疗效，而且还会产生毒副反应。中西药必须合理合用才能取得协同作用，这有赖于大量的临床实践及药理学研究。

中西药合用还可降低各自的毒副作用。首先临床上应有目的地选择中西药，使其相互制约，降低毒副作用，发挥最佳疗效。其次是掌握配伍禁忌，既要充分发挥中医“君臣佐使”“相反、相使、相杀”等配伍组方理论的作用，又要以西医药理及药物的理化性质为基础，注意药物的协同、拮抗、分解、沉淀、变性以及生物利用度等。最后根据患者的性别、年龄、个体差异、地域等适当调整中西药各自的比例，才能收到满意效果。反流性食管炎多因食管下段括约肌功能减弱，食管蠕动障碍引起，而胃复安可选择性地兴奋胃、小肠平滑肌，改善食管下段括约肌的功能，促进胃排空，调节胃肠蠕动，改善胃肠功能，有利于胃酸和胆汁清除，减少食物和肠液反流而达到治疗目的。但服用胃复安超过两周以上，易出现头晕、耳鸣和不同程度的凝视、斜视、震颤、项强和发音困难等锥体外系的副作用，而葛根汤可生津解肌，滋筋脉而舒拘急，和胃补中，调畅气机，改善食管和胃黏膜的血运。现代医学研究表明：该方具有扩张血管，促进血运，改善椎体外系血液循环，缓解骨胳肌、平滑肌病变所致的痉挛、疼痛、活动障碍，从而有效地消除或减轻胃复安的副作用。两者相伍，功效互补，治疗效果相得益彰。但值得注意的是有些中西药合用往往适得其反。如已被药理及临床实践证明丹参及其复方与化疗药合用能促进癌细胞的扩散，这可能是丹参能扩张血管，加速血液循环而使癌细胞得以扩散转移的结果。因此应高度重视合用后出现的意想不到的副作用。

中西药合用还可达到主次兼治的目的。即在主要疾病已经得到有效治疗的同时，给予中药或西药兼顾治疗次要的疾病或症状，从而达到更满意的临床疗效。

中西药合用还可达到缓急同治的目的。

总之，中西药合用在胃肠病中的应用已非常广泛，根据中西医各自的理论特色，取长补短，充分发挥中西药合用的优势，避免不合理的合用，才能使治疗效果达到更高的水平。

四、特殊用药方法

胃肠道疾病的治疗还有一些特殊的用药方法。现介绍如下：

1. 特殊剂型。随着现代制药技术的发展，中药剂型有了很大的改革，有针剂、丸剂、膏剂、冲剂等。

2. 独特的用药方法。如腹膜、腹腔内埋药。

3. 中药灌肠给药治疗大肠病。本法中药物直接接触病灶，起效迅速，而且对肠壁有直接止血和修复溃疡的作用。

此外，还有许多特殊用药方法：如外治法，用蛇床子、吴茱萸，研末敷脐，24 小时更换 1 次，治疗肠道易激综合征所致的久泻；用生地黄 30g，广木香 15g，研末和匀，根据结核肿块的大小做成饼状，贴于腹部患处，再盖一块厚布，用熨头熨烫，间日 1 次，肿块坚硬，腹痛甚者，每日 1 次，每次 50 分钟，此法可治疗结核性腹膜炎；足部药浴疗法可治疗急性肠炎，取葛根 50g，白扁豆 100g，车前草 150g，水煎 20 ~ 30 分钟，取药液入盆，兑温开水以超过足踝为度，水温保持在 30℃左右，浸泡脚部 30 ~ 60 分钟，每日 2 ~ 3 次，用以治疗湿热型泄泻效果最佳。伤食型加莱菔子 20g，脾虚型加凤仙花 30g 或桂枝 50g。

中　篇

临床各论

- 提高诊断水平的必备常识与方法
- 提高临床疗效的思路与方法
- 把握基本治则与用药规律

第四章 食管疾病

第一节 食管炎

食管炎系指食管黏膜因受多种机械性、化学性、感染性因素刺激而导致的炎症性疾病。根据其临床特征可分为反流性食管炎、化脓性食管炎、疱疹性食管炎几种类型。其中反流性食管炎发病率最高，1986 年北京协和医院统计的 2840 例食管炎患者，经内镜检查发现有 158 例是反流性食管炎（GER），占 5% ~6% 。

食管炎临床以胸骨后的烧灼感和疼痛、吞咽困难、胃内容物反流至口咽部为主要表现，部分病人可有出血及贫血。中医学无食管炎病名，依其临床特征，分别属于“胸痛”“胃脘痛”“噎膈”“吞酸”“反胃”等病的范畴。

一、临床诊断

（一）辨病诊断

1. 症状

（1）胸骨下烧灼感：为本病的主要症状，多发生在进食后 1 小时左右，半卧位、躯体前屈或剧烈运动可诱发。服制酸剂后可消失，食用过热、过酸食物则可加重。胃酸缺乏者，烧灼感主要是胆汁反流所致，服制酸剂效果不好。烧灼感的严重程度，不一定与病变的轻重一致。严重食管炎在瘢痕形成以后，可无或仅有轻微的烧灼感。

（2）胃食管反流：于餐后、躯体前屈或夜间睡觉时发作，有酸性液体或食物反流至咽部或口腔，此症状多在胸骨后烧灼感或疼痛症状发生前。

（3）胸骨后或心窝部疼痛：疼痛可放射至后背、胸部，如同心绞痛或胸膜炎。重者为剧烈性刺痛，如反流性食管炎病人出现持续性胸骨后疼痛，甚至放射至颈部，提示为穿透性边界性溃疡或同时伴有食管周围炎。

（4）吞咽困难于初期常因食管炎引起继发性食管痉挛而出现间歇性吞咽困难，后期则可由于食管瘢痕造成狭窄，烧灼感或烧灼痛逐渐减轻而为永久性吞咽困难，进食固体食物可在剑突处引起堵塞感或疼痛。

（5）如化脓性食管炎病变广泛时可出现发热、寒战。

（6）严重的食管炎病人可出现食管黏膜糜烂而致出血，多为慢性少量出血。长期或大量出血可导致缺铁性贫血。

（7）个别病人伴有舌、唇、颊黏膜的灼热感或口腔溃疡。

（8）儿童常无烧心，主要表现为呕吐、反流、消瘦等严重症状。

（9）当反流物被吸入呼吸道时可出现夜间阵发性呛咳、喘息，甚至窒息。

2. 体征

一般无明显体征，有的病例仅于压胸骨时，感胸骨后隐痛，或剑突下有轻度压痛。

3. 辅助检查

（1）食管滴酸试验：从鼻腔放置胃管，当管端达 30 ~ 35cm 时，先滴入生理盐水，如无不适，换用 0.1mol/L 盐酸，以同样滴速滴注 30 分钟，在滴酸过程中，出现胸骨后疼痛或烧灼感者为阳性反应，表明有食管炎存在；阴性反应表示胃酸缺乏，症状主要由胆汁反流所致。

（2）食管腔内 pH 值测定：将置于胃内的 pH 电极，逐渐拉入食管内，并置于 LES 之上方约 5cm 处。正常情况下，胃内 pH 值甚低，此时嘱患者取仰卧位并做增加腹部压力的动作，如闭口、深吸气或压腿，并用力擤鼻涕 3 ~ 4 次，如食管内 pH 值下降至 4 以下者为存在食管反流。也可于胃内注入 0.1mmol/L 盐酸 300mL，注入盐酸前及注入 15 分钟后，分别嘱患者仰卧起坐并做增加腹压的动作，有反流性食管炎者，注入盐酸后，食管腔内 pH 值明显下降。

（3）食管下端压力测定：周长约 125cm 的聚乙烯三腔充水管测定 LES 压力。正常压力在 1.3 ~ 2.6kPa。凡 LES 压力 <1.3kPa，常提示有 GER。

（4）X 线吞钡检查和酸钡吞咽试验：其检查可观察到食管的蠕动情况。当有 GER 时，原发性收缩波在食管远端中断，出现非推进性第三收缩波及逆蠕动波，见到钡剂倒流。如果 100mL 钡剂加入 37% 盐酸 1mL 混匀（pH = 1.7），病人吞服了加酸的钡剂可诱发强烈的非蠕动性收缩，若进行连续食管造影，可提高检出率。

（5）食管镜检查：判断炎症的程度。一般分三度：Ⅰ度充血；Ⅱ度糜烂或溃疡；Ⅲ度溃疡或狭窄。

（6）膜电位测定：当食管黏膜完整无损时，黏膜面的探测电极与黏膜面外的参考电极之间的电位差为 -50 ~ -60mV。在有 GER 存在时，其电位差减弱或消失。

（7）核同位素扫描：病人吞服 25μci 硫化磷^{99m}全景标记的凝标后经 γ 照相机扫描和微电子计算机处理，以此作为定量检查。

（8）胃 - 食管闪烁显像：此法可以估计胃至食道的反流量，且能反映出生理状态，诊断正确率较高。

（9）内镜检查及活性组织病理检查：内镜检查可以估计食管炎的程度并可除外肿瘤和其他病。病变早期呈现黏膜充血、水肿、表面糜烂和浅小溃疡。活体组织检查是评价食管炎最灵敏的指标，也是除外食管癌的最好的方法。

如疱疹性（病毒性）食管炎通过内镜检查可见食管远端有小疱和大小不一的钻孔溃疡，基底有明显的充血水肿，黏膜变脆，触之易出血。在溃疡处活检示急性或慢性炎症，可见巨细胞核内包涵体及早期活检组织的病毒培养为阳性。3 ~4 周后疱疹病毒补体结合试验 1∶64，为阳性。食管双重对比钡透可见散在、多个浅表溃疡。

（二）辨证诊断

食管炎在中医属“噎膈”“吞酸”“反胃”“胃脘痛”“嘈杂”等病。临床有虚有实，或虚实夹杂，病位在食管、脾胃，与肝、脾、胃、肾关系密切，病理结果多表现为痰气瘀结。临床常分为肝胃不和、脾虚气滞、脾虚胃热、肝郁化热、气虚血热几型。

1. 肝胃不和型

（1）临床表现：每因情志不遂而致胃脘胀满、两胁疼痛，胸闷、胸骨后灼热或灼痛，嗳气频作，泛吐酸水，呃逆，纳差，大便不畅。舌苔薄白，脉弦。

（2）辨证要点：因情志不遂而发病，胁痛、嗳气、呃逆。脉弦。

2. 脾虚气滞型

（1）临床表现：胃脘胀满隐痛，剑突下或胸骨后隐隐灼热，嗳气则舒，食欲减退，泛酸或泛吐清水，大便不调。舌质淡，苔薄白，脉沉弦或细。

（2）辨证要点：胃脘胀满隐痛，食欲减退。舌淡，脉沉弦或细。

3. 脾虚胃热型

（1）临床表现：胃脘隐痛胀闷，泛吐酸水或清水，嗳气，纳差，大便时干时稀，剑突下灼热，胃中嘈杂，口干喜饮，胸中烦闷。舌淡红，苔薄黄或薄白，脉弦缓。

（2）辨证要点：胃脘隐痛，纳差，剑突下灼热，口干喜饮，胸中烦闷。苔薄黄或薄白，脉弦缓。

4. 肝郁化热型

（1）临床表现：剑突下或胸骨后有烧灼感或烧灼样疼痛，泛酸嗳气，甚者呕吐，性情急躁易怒，头面燥热，胁肋引痛，大便干结，口苦干，喜饮。舌红，苔黄腻，脉弦数。

（2）辨证要点：剑突下或胸骨后有烧灼感或灼痛，性情急躁，头面燥热，胁痛，大便干。舌红，苔黄腻，脉弦数。

5. 气虚血瘀型

（1）临床表现：面色无华，神疲乏力，形体消瘦，气短懒言，口干咽燥，吞咽困难，呈持续性胸骨后疼痛。舌淡暗，舌边有瘀点，脉沉涩。

（2）辨证要点：面色无华，神疲消瘦，吞咽困难，持续性胸骨后疼痛。舌暗淡，有瘀点，脉沉涩。

6. 热毒伤阴型

（1）临床表现：吞咽困难，饮食难入，胸膈烦热灼痛，唇焦口燥，渴欲冷饮，大便干结，小便短赤。舌质红，苔黄燥少津，脉数有力。

（2）辨证要点：烦热，口渴唇焦，大便干结。苔黄燥少津，脉数有力。

7. 痰瘀互结型

（1）临床表现：吞咽梗阻，或食而复出，胸膈满闷刺痛，泛吐黏痰，大便干结。舌暗或有瘀点，苔厚腻，脉沉涩。

（2）辨证要点：胸膈刺痛，泛吐黏痰。舌暗，有瘀点，脉沉而涩。

二、鉴别诊断

（一）消化性溃疡

胃溃疡疼痛多在剑突下正中或偏左，十二指肠溃疡则在上腹部正中或稍偏右。胃溃疡的疼痛一般多在餐后0.5～2小时出现，十二指肠溃疡则在餐后3～4小时出现，持续至下次进餐时，进餐后可减轻，疼痛一般多发于午餐及晚餐前，也可以晚间睡前或半夜出现。X线、纤维胃镜检查均可明确诊断。

（二）心绞痛

心绞痛是心肌急剧的、暂时的缺血或缺氧所引起的突然发生的疼痛，多于劳动或激动、受寒、饱餐后发生。疼痛部位多在胸骨后部，可放射至心前区与左上肢。疼痛多为压榨性、窒息性或闷胀性，每次发作历时1～5分钟，偶可持续15分钟之久。休息后或使用硝酸盐制剂后可缓解。不典型心绞痛，疼痛部位可在上腹部、颈部或咽部，并可有消化道症状。心电图检查可以明确诊断。

（三）食管癌

早期以咽下梗噎感最多见。咽下食物时胸骨后或剑突下疼痛，其性质可呈烧灼样、针刺样或牵拉样，以咽下粗糙、灼热或有刺激感为主要症状。初期呈间歇性，当癌肿侵及附近组织或有穿透时，常有剧烈而持续的疼痛，伴有食物滞留感和异物感，有的病人胸骨后闷胀不适、背痛和嗳气。食管癌晚期表现为咽下困难，食物反流，身体消瘦，呈恶病质病容。X线钡餐检查、纤维食管镜检查及病理检查可以明确诊断。

（四）食管裂孔疝

平卧、弯腰、进食酒精或酸性食物、衣着过紧可诱发或使症状加重，站立、呕吐后症状减轻，该病可经X线明确诊断。

三、治疗

（一）提高临床疗效的思路提示

1. 改善LES的功能，避免胃内容物反流，对食管炎的治疗有十分重要的作用。

2. 早期治疗是减少并发症的关键，诊断明确后应早期去除诱因，并积极治疗，可减轻、减少并发症。

3. 重视综合治疗，在感染性食管炎病人的治疗中尤为重要，除积极治疗原发病以外，可以选用提高机体免疫功能的药物，并配合中药治疗和营养疗法，效果更好。

（二）中医治疗

1. 内治法

（1）肝胃不和型

治法：疏肝理气，和胃降逆。

方药：柴胡疏肝散加减。

柴胡 6g，白芍 15g，枳壳 10g，陈皮 10g，香附 10g，元胡 10g，川楝子 10g，郁金 10g，苏梗 10g，半夏 10g，甘草 5g。

吐酸者加乌贼骨、浙贝母、煅瓦楞、牡蛎；嗳气频繁者加白豆蔻、沉香；心烦易怒者加合欢皮、炒山栀；呕吐者加代赭石、柿蒂；胸骨后、剑突下灼热者加黄连、蒲公英。

（2）脾虚气滞型

治法：健脾理气。

方药：丁香柿蒂汤加味。

丁香 3～5g，柿蒂 10～20g，党参 15g，白术 10～15g，茯苓 15g，半夏 10～15g，苏梗 6～15g，枳壳 10～15g，元胡 10g，生姜 10g。

胸膈满闷加薤白、厚朴；脘腹满闷，便溏纳呆加苍术、藿香、白豆蔻；手足不温，脘腹胀闷，喜暖喜按，属脾胃虚寒者生姜换成干姜，加吴茱萸、补骨脂。

（3）脾虚胃热型

治法：健脾清胃。

方药：半夏泻心汤加减。

党参 10g，干姜 5g，半夏 10g，黄芩 10g，黄连 6g，茯苓 15g，煅瓦楞 30g，玄胡 10g，炒竹茹 12g，炙甘草 5g，大枣 10g。

胃热偏重，大便干结者加大黄、枳壳；口干烦渴加天花粉、芦根；脾虚重，腹胀便溏，苔白腻者加苍术、藿香。

（4）肝郁化热型

治法：疏肝清热。

方药：丹栀逍遥散加减。

柴胡 10g，白芍 10～15g，丹皮 10～15g，栀子 15g，生地黄 30g，瓜蒌 20g，薄荷（后下）8g，石决明（先煎）30g，代赭石 30g，天花粉 15g，竹茹 15g，大黄 10g。

疼痛重者加元胡、川楝子；腹胀，大便秘结者加大腹皮、炒枳壳；脘胀痞闷，不思饮食加赤茯苓、茵陈。

（5）气虚血瘀型

治法：益气养胃，化瘀散结。

方药：启膈散合橘皮竹茹汤加减。

太子参10～20g，茯苓15～20g，丹参20～30g，浙贝母10g，郁金10g，砂仁3g，荷叶、柿蒂各10g，桃仁10g，当归12g，竹茹15g，陈皮10g，甘草15g，生姜5g，大枣15g。

津伤重者加麦冬、元参；大便不通者加大黄、甘草；阴虚内热者加生地黄、沙参、丹皮、知母；吐血者加茜草根、侧柏叶、藕节炭、血余炭。

2. 外治法

（1）体针：取天突、膻中、内关、上脘、脾俞、胃俞、膈俞、足三里穴。每次3～5穴。寒者加灸，热者不留针。每日1次，10～15天为1疗程。

（2）耳针：取食道、贲门、皮质下、交感为主穴，配穴取神门、枕、肝、胃。每次2～3穴，强刺激。每日或隔日1次，2周1疗程。

（三）西医治疗

1. 一般治疗

（1）改变体位：睡眠时抬高床头15～20cm，或肩下垫一个长71cm、宽61cm、厚25cm的楔形海绵垫。需要注意的是睡眠时仅使病人抬高枕头是无效的。

（2）改变饮食或生活习惯：①睡前3小时不宜进食，以减少食物在夜间刺激胃酸的分泌；②宜食用高蛋白、高纤维食物，避免高脂饮食，以免使CCK和胰泌素分泌增多；③由于烟、浓茶、咖啡、巧克力等容易诱发症状，应注意尽量少用或不用。

（3）降低腹压：①肥胖者应减肥，因肥胖者腹内压增加，当LES功能不全时可促使反流加重；②应尽量避免过度弯腰、下蹲，远离紧身腰带及紧身衣服。

（4）避免使用降LES压力的药物：如黄体酮、茶碱、前列腺素E_1、E_2、β受体阻断剂、多巴胺、安定及钙通道阻滞剂。乌拉胆碱为一种胆碱能药物，可刺激食管下括约肌压力，不但可解除烧灼症状，还可减少抗酸药物的用量，常用剂量为25mg，每日3次。但乌拉胆碱可刺激胃酸分泌，因此对高胃酸患者应慎用。抗胆碱类药物如阿托品、山莨菪碱，虽可降低胃酸分泌，但由于降低 LES 张力和降低 LES 对胃泌素的反应及延缓胃排空而使胃内压力增高，因此病人不宜使用抗胆碱药物。

2. 药物治疗

其目的是加强食管抗反流的屏障功能，提高食管清除能力，改善胃排空与幽门括约肌功能，以预防胃及十二指肠内容物反流，减少胃内容物数量及酸度，保护食管黏膜，防止进一步受酸侵蚀。

（1）促进动力药物

①胃复安（甲氧氯普胺）：对食管及胃平滑肌有显著的促动力作用，使平滑肌对乙酰胆碱的反应更灵敏，增强食管蠕动、增加食管下端括约肌收缩幅度，使 LES 压增加，从而阻止胃内容物反流。用法：10mg，每日 3 ~4 次。一般连服 8 周，可减少反流症状及抗酸药物用量。但对食管炎愈合并无明显作用。由于该药可通过血脑屏障，从而拮抗中枢神经系统的多巴胺受体，故有 10% ~20% 的病人可出现椎体外系副作用。

②多潘立酮（吗丁啉）：是另一种多巴胺受体拮抗剂，影响胃肠动力，与胃复安相似。其优点是不易通过血脑屏障，对脑组织多巴胺受体无拮抗作用，椎体外系副作用少。可以增加食管下端括约肌张力，加速胃排空，减轻胃内容物的反流和对食管黏膜的刺激，从而促进反流性食管炎的痊愈。吗丁啉对降低胃酸及黏膜修复无直接作用。

③西沙必利（普瑞博思）：是一种新型动力药。对多巴胺受体无影响，主要是 5 - 羟色胺第 4 受体的激动剂。刺激肠肌神经元，促进平滑肌运动，同时也作用于胃肠道器官的壁内肌神经丛神经节末梢，促使其释放出乙酰胆碱以增加胆碱能。口服或静脉注射，均可提高食管下端括约肌压力，防止胃内容物反流入食管并改善食管的清除率。每次 5 ~10mg，日 3 次。胃肠道出血、穿孔或机械性梗阻者禁用，孕妇、对本品过敏者禁用。

（2）降低胃酸药物

①制酸剂：可以中和胃酸，从而降低胃蛋白酶的活性，减少酸性胃内容物对食管黏膜的损伤，还具有增加 LES 张力的作用。氢氧化铝胶 10 ~30mL 及氯化镁 0. 3g，每日 3 ~4 次；海藻酸可漂浮于胃内容物的表面，阻止胃内容物的反流，如盖胃平片，是每片含海藻酸 250mg 的复合物；硫糖铝是硫酸蔗糖的局部活性氢氧化铝盐，能附着于裸露组织的蛋白质，形成一个对抗胃酸、

胃蛋白酶和胆汁的物理屏障，用量为4g/d。

②H_2受体阻滞剂：抑制基础胃酸及各种刺激引起的胃酸分泌，减少胃蛋白酶的分泌。西咪替丁200mg，每日3~4次；呋硫硝胺150mg，每日2次；法莫替丁40mg，每晚1次或日2次。疗程均为6~8周。

（3）其他药物

①奥美拉唑（洛赛克），可用于抑制壁细胞的H^+/K^+，ATP酶，因而可产生持久的抑制基础及刺激后的胃酸分泌，用法为每次20mg，清晨口服，2~8周为1疗程；米索前列醇，每次200μg，每日4次；恩前列素35μg，每日2次，早餐前和睡前口服，4~8周为1疗程。

②对于化脓性食管炎应选用抗生素以控制感染。

③疱疹性食管炎主要是对症治疗，给予制酸剂、局部麻醉剂及镇静剂，重症者可以给予抗病毒药物，如无环鸟苷等。

3. 手术治疗

主要适用于食管瘢痕狭窄以及难以控制的出血等。

（四）中医专方选介

清膈降逆汤

半夏9g，枳壳10g，瓜蒌15g，代赭石20g，柴胡9g，黄连6g，山栀9g，赤芍12g，郁金12g，砂仁6g。肝郁重者加香附、佛手、川楝子；肝胃火盛甚而吐衄者去半夏、砂仁，重用代赭石，加黄芩、大黄、生石膏；痰浊湿盛者加陈皮、杏仁、莱菔子；热盛血瘀者加丹皮、牛膝、红花、桃仁；胸膈至咽喉痛重者去半夏、砂仁，加乳香、没药，并合珠黄散含化；病延日久，气血瘀滞，气阴两伤而致咽喉干塞，食少气短者，宜去半夏、砂仁、山栀、黄连，合增液汤加人参、当归、红花、丹参。

第二节　弥漫性食管痉挛

弥漫性食管痉挛，又称食管贲门失弛缓症。是由于食管神经、肌肉功能障碍所致的疾病。本病病因迄今尚不清楚。特征是食管下端（1/3~2/3）括约肌（LES）缺乏正常的推进型蠕动，而被异常强烈的非推进型的和持续性的收缩所代替，使食管呈螺旋状、串珠状，故又有螺旋状食管和串珠状食管之称。

弥漫性食管痉挛临床以吞咽困难、食物反流及胸骨后疼痛为主要症状。中医学无此病名，属“噎膈”范畴。

一、临床诊断

（一）辨病诊断

弥漫性食管痉挛的临床诊断主要靠 X 线检查和测压检查，而症状是可疑线索，内镜用以排除其他疾病。

1. 症状

吞咽困难，胸骨后疼痛，食物反流。有的有呛咳、咯痰、气促及睡有鼾音，部分长期不愈者体重减轻。

2. 体征

部分病人可无明显体征，大部分病人在胸骨处有压痛。

3. 辅助检查

（1）X 线检查：①食管 X 线钡餐透视可见蠕动波，仅达到主动脉弓水平，食管下端 2/3 被异常强烈的、不协调的、非推进性收缩所取代，故食管腔出现一系列同轴性狭窄，使食管呈螺旋状或串珠状。严重者食管高度扩张，延长如鸟嘴样。②晚期病人胸片上显示纵膈增宽，有液平面。

（2）测压检查：LES 静息压升高或正常，当吞水或空吞时，LES 无松弛发生，LES 压力可高达 6.0kPa，食管体部压力和运动异常，呈非推进性、不协调的收缩及间歇性的正常蠕动。

（3）内镜检查：可以排除胃癌，镜下可见食管体部扩张，内有大量食物和液体存在，食管下端括约肌持续关闭，食物虽不能进入胃内，但推进胃镜时却能够进入胃内。

（4）食管排空检查：①核素的食管通过时间明显延长，立位时，正常食管通过时间平均 7 秒，小于 15 秒。②食管钡剂排空指数测定需口服 20% 硫酸钡 50mL，之后即刻、15 分钟后各摄食管立位前后片，比较钡剂量显影面积的变化，以测算食管钡剂排空指数。

（5）固体食团食管闪烁造影：可用于检查吞咽困难的患者。以一次检查中出现食团卡住 2 次，或输送时间长于 9.7 秒者为异常。

（二）辨证诊断

弥漫性食管痉挛属于中医“噎膈”范畴，发病大致分为三期：初期以吞咽困难、呕吐、胸痛为特征；中期则呕吐加重，频繁发作；后期出现胸痛，胸闷，消瘦，呕吐重，纳差，倦怠。

1. 气郁痰阻型

（1）临床表现：进食梗噎不顺，咽下困难，胸膈痞满，情志舒畅时可以减轻，反则加剧。舌淡红，苔腻而薄，脉弦滑。

（2）辨证要点：进食梗噎不顺，情志不舒时加重，舒畅时减轻，胸膈痞满。舌苔腻，脉弦滑。

2. 气滞血瘀型

（1）临床表现：吞咽困难，吞咽时胸部不适或疼痛，时有反胃，每于饮冷后加重。舌紫暗或有瘀点、瘀斑，脉细涩。

（2）辨证要点：吞咽时胸部疼痛。舌暗，有瘀点、瘀斑，脉细涩。

3. 津亏热结型

（1）临床表现：咽下不顺，梗涩，胸部疼痛，食入则吐，口干咽燥，五心烦热，大便干。舌质红，苔少而干，脉细数或弦数。

（2）辨证要点：吞咽梗涩，口干咽燥，五心烦热，大便干。舌红，脉细数。

4. 阳气虚衰型

（1）临床表现：吞咽困难，饮食不下，发作频繁，日久不愈，食入则吐，面色皖白，神疲乏力，形体消瘦。舌质淡，脉细无力或沉细弱。

（2）辨证要点：咽下困难，日久不愈，面白，神疲形瘦。舌淡，脉细无力。

二、鉴别诊断

弥漫性食管痉挛临床以吞咽困难、食物反流为主要表现，需与食管癌、反流性食管炎、食管硬皮病进行鉴别。

（一）食管癌

食管癌可以出现食管痉挛的临床表现，但食管癌患者年龄一般在50岁以上，病程较短，病情进行性加重，早期表现为固体食物难下，晚期则液体食物也吞咽困难。钡餐透视可见充盈缺损或龛影，内镜及病理组织活检更具鉴别意义。

（二）反流性食管炎

反流性食管炎可出现食管下端括约肌压力降低，各种检查显示有反流现象及食管内 pH 值下降，并有食管炎症、食管狭窄和食管裂孔疝等。

（三）食管硬皮病

有类似蠕动缺陷，但食管下端括约肌可以完全松弛，乙酰胆碱试验可以无异常敏感反应。

三、治疗

（一）提高临床疗效的思路提示

1. 调畅情志，让患者了解本病是一个良性病变，解除思想顾虑，树立乐观情绪，减少不良刺激和发作诱因。

2. 明察标本虚实，了解病程长短，初起者多以气郁为主，中期为痰阻，终则正虚瘀结。孰虚孰实，辨证选药，中西结合，提高疗效。

3. 治疗时宜先保守为主，当病情较重，食管扩张较甚而药物治疗无效时，适时选择手术治疗。

（二）中医治疗

1. 内治法

（1）气郁痰阻型

治法：理气开郁，化痰散结。

方药：启膈散加减。

沙参 10 ~ 15g，丹参 15 ~ 30g，茯苓 15g，郁金 12g，砂仁壳 15g，川厚朴 10g，半夏 10g。

痰浊盛者加陈皮、瓜蒌；气逆重者加代赭石、旋覆花；气虚者加党参、黄芪；津伤口干者加天花粉、石斛；郁热者加山栀、夏枯草；血瘀者加当归尾、赤芍；便秘者加大黄、火麻仁。

（2）气滞血瘀型

治法：行气化瘀，和胃降逆。

方药：丹参饮加减。

丹参 15 ~ 30g，檀香 6 ~ 10g，砂仁 3 ~ 6g，郁金 10 ~ 15g，吴茱萸 3 ~ 6g，急性子 10 ~ 15g，枳实 10g。

遇寒加重者加制附子、干姜；胸痛明显者加薤白、甘松。

（3）津亏热结型

治法：养阴生津，清热散结。

方药：五汁安中饮加减。

梨汁 10～15g，藕汁 10g，韭汁 10g，牛乳 15～20g，生姜汁 3～6g，沙参 10～20g，石斛 10～15g，元参 10～20g，桃仁 10g，浙贝母 10g。

口渴甚者加天花粉、麦冬；大便秘结者加火麻仁、郁李仁；虚热甚者加生地黄、胡黄连。

（4）阳气虚衰型

治法：温补脾肾。

方药：补气运脾汤合右归丸加减。

黄芪 15～20g，人参粉 3g（冲服），砂仁 3g（打碎），白术 10g，陈皮 10g，柴胡 10g，当归 15～20g，制附子 3～6g，肉桂 5g，熟地黄 15g，沉香粉 3g（冲服）。

频频作吐者加丁香、姜半夏；畏寒肢冷者加炮姜、荜茇；腰膝酸软者加附子理中丸、淫羊藿；血虚者加阿胶、首乌；痰饮内停者加白术、生姜；呕吐明显者加紫石英、代赭石。

2. 外治法

（1）针灸：取合谷、内关、足三里、公孙、巨阙等穴位。肝气郁结、气血不和者加膻中、中脘、阳陵泉、太冲，针刺用泻法；脾胃气虚者加脾俞、三阴交，针刺用补法。每次取穴 3～5 个，留针 10～20 分钟，每日 1 次。7～10 次为 1 疗程。同时可以配艾灸法。

（2）耳针法：耳穴取贲门区、交感区。平补平泻法。

（3）耳压法：用王不留行籽按压贲门区、交感区。每日 3～4 次。隔日换 1 次药籽，10 天为 1 疗程。

（三）西医治疗

目前尚无治疗食管痉挛的特效药物。现代医学认为，该病是胃病中需外科手术治疗的仅次于食管癌的疾病。对于一些较轻的病例，还是首先采取药物保守治疗，解除紧张和刺激后可以维持进食。

1. 一般处理

首先解除精神压力，保持心情舒畅，睡眠应取高枕卧位，餐后 1～2 小时不宜卧床。少食多餐，进流食、半流食，戒除刺激性食物及饮料，必要时给予镇静剂。

2. 药物治疗

（1）硝酸酯类药物：直接松弛食管下端括约肌，改善食管的排空。

①硝酸甘油片：每次0.6mg，每日3次，餐前15分钟舌下含化；

②硝酸异山梨酯片：每次5mg，每日3次，口服。

（2）钙离子拮抗剂：促使细胞内 Ca^+ 耗尽，降低食管下段括约肌张力。

①心痛定片：每次10mg，每日3次，口服；

②硫氮卓酮片：每次30～90mg，每日3次，口服。

（3）平滑肌松弛剂：松弛平滑肌，促进食管排空，对治疗食物潴留有效。如解痉灵：每次10～20mg，每日4次，口服。

（4）β－肾上腺促进剂：Carbutero Ⅰ，4mg，3～4次/天。

3. 食管扩张疗法

非外科手术治疗方法，以扩张食管法为首选。可用气囊、水囊或探条扩张器，强行用外力将失去松弛能力的食管下端括约肌扩张，使其部分纤维断裂，压力下降，改善症状。一般通过扩张，80%的病例吞咽困难的症状可减轻或消失。

4. 手术治疗

如食管极度痉挛，并经药物治疗无效，可以施行外科手术。常用的方式是食管贲门肌层切开术、膈肌瓣形成术、食管贲门肌层切开术加抗反流手术。目前推荐的是食管贲门黏膜外纵行切开术，可使85%以上重症患者的症状得以解除。

（四）中医专方选介

1. 木香、厚朴、大腹皮、槟榔、莱菔子、枳壳、代赭石各30g，旋覆花20g，牛膝15g。加水煎15分钟，滤出药液，再加水煎20分钟，去渣，两煎兑匀，日一剂，早晚分服。服药前5分钟先服2%利多卡因10mL。

2. 代赭石、赤芍、白芍各30g，旋覆花20g，党参、穿山甲珠、皂刺各10g，甘草5g，干姜3g。煎服方法同上。

3. 桂枝、地龙、当归、半夏各9g，橘红、苏子、沉香、麻黄、生姜、甘草各6g。煎服方法同上。

4. 瓦楞子、刀豆子、赤芍、白芍各30g，当归、木瓜、藕节各12g，杏仁、旋覆花、橘红、代赭石、红花、香附、玫瑰花各10g，砂仁、生姜各5g。煎服方法同上。

以上四方均摘自［田凤鸣，等．中国奇方全书．北京：科学技术文献出版社，1992：249］

第三节　食管憩室

食管憩室为与食管腔相通的囊状突起。在食管各段均可发生，好发部位是咽下、食管中段和膈上三处。依据其机理可分为牵引性、内压性及牵引内压性憩室。根据憩室壁的构成可分为真性和假性憩室（真性含有食管壁全层，假性缺少食管壁的肌层），又有先天性和后天性憩室之分。

食管憩室早期的临床表现是吞咽时咽部有异物感或阻塞感及产生气过水声。憩室增大时可能出现咽下困难和食物反流，部分有胸骨后疼痛。中医学无此病名，按其临床特征、主要表现，可分别见于"郁证""噎膈"等病的范畴。

一、临床诊断

（一）辨病诊断

1. 症状与体征

（1）咽食管憩室：①症状：早期可能无症状。最先出现的症状是咽喉部易激惹或有搔抓感，随时间推移进行性加重。初为吞咽困难和食物反流，以后可出现气过水声，如反流食物入气管内可出现呛咳；巨大憩室压迫可出现吞咽困难加重、疼痛、少量呕血，患者营养摄入受影响则体重减轻，偶可发展为鳞癌。②体征：一般无阳性体征。病人进食时颈部可有充胀感或见到膨出，加压可缩小，巨大的憩室可在左侧颈部胸锁乳突肌前触及柔软的、生面团样的肿块，按压可以回纳缩小，可引起响声或嗳气。

（2）食管中段憩室：一般无症状，可发生食物反流，少数有胸骨后疼痛、烧心，甚至吞咽困难，有些可发生炎症、出血、溃疡、瘘管或穿孔。

（3）膈上食管憩室：1/3 以上的患者无症状。常见症状是吞咽困难，胸骨后下端在进食时有停顿、阻塞感，或咽下时在下胸骨区听到流水声。部分患者有胸骨后疼痛，还有少数出现呛咳或引起吸入性肺炎。久痛可出现食欲不振、身体消瘦、出血等。

2. 影像学检查

（1）X线检查：由于小的憩室可被充满钡的食管掩盖，因其好发于后壁左侧，所以头部转向左侧时更易被发现。初期憩室呈现半月形光滑膨出，后期呈球状，垂于纵膈内。憩室巨大的可压迫食管，内有食团时可见充盈缺损，可并发炎症和黏膜粗糙，食管中段可见漏斗状、圆锥状或帐蓬状光滑的膨出。

（2）食管镜检查：应在直观下进行，以免误入憩室而致穿孔。可见到憩室开口，可判断其大小、部位，并能判断有无并发症、出血、溃疡、癌变。

（二）辨证诊断

本病的辨证当依据主证先辨其性质虚实、标本轻重。一般病程短者轻，属实证者居多；病程长的虚实夹杂，病情较重。

1. 气滞痰郁型

（1）临床表现：咽部如有异物梗塞，欲吐不出，欲咽不下，或咽部、颈项有包块，推之可散，胸脘窒闷或疼痛。舌苔白腻，脉弦滑。

（2）辨证要点：咽部有异物感或包块，推之可散。脉弦滑。

2. 津亏热结型

（1）临床表现：吞咽及进食困难，梗涩疼痛，形体消瘦，口干咽燥，大便秘结，五心烦热。舌质红而干，苔少津，脉弦细数。

（2）辨证要点：吞咽困难，梗涩疼痛，口干咽燥，便秘。舌红，苔少，脉细数。

3. 正虚瘀结型

（1）临床表现：胸脘疼痛，食不得下，甚者饮水不下，形体消瘦，气短乏力，或呕吐物如赤豆汁，或呕血，大便色黑，肌肤枯燥。舌暗淡，或有瘀斑瘀点，脉细涩无力。

（2）辨证要点：水谷不得下，呕血，消瘦，气短乏力，便黑。舌暗，有瘀斑瘀点，脉细涩。

二、鉴别诊断

食管憩室的临床诊断并不困难，病人有典型的症状、体征，结合X线钡剂检查即可明确诊断。但对于小的憩室因钡剂可以填充，症状又不明显，故应与以下几个病进行鉴别。

（一）食管癌

可以出现梗噎不顺、吞咽困难的症状，但病程短，发展快，呈进行性加重，钡餐透视可见充盈缺损或龛影，内镜病理活检更有鉴别意义。

（二）弥漫性食管痉挛

弥漫性食管痉挛也可以出现吞咽困难，胸骨后疼痛，反流及呛咳等症状。但 X 线钡餐透视时可见蠕动波仅达到主动脉弓水平，食管腔出现一系列同轴性狭窄，使食管呈串珠状或螺旋状。内窥镜检查更具有鉴别意义。

三、治疗

（一）提高临床疗效的思路提示

1. 首先应分辨疾病的病位，分别采用不同方法进行治疗。

2. 根据病情轻重，决定治疗取舍。对于无症状的轻型患者，目前主张不治疗，症状明显者，对症处理，病情较重者，适时手术。

3. 辨病与辨证结合，中西医方法结合，以期获得较佳疗效。

（二）中医治疗

1. 气滞痰郁型

治法：理气化痰解郁。

方药：半夏厚朴汤加减。

半夏 6～10g，厚朴 10～15g，茯苓 10～15g，紫苏梗 6～10g，生姜 3～5g，制香附 10g，佛手 10g，枳壳 6～10g。

若咽部如梗的症状较重，加浙贝母、海藻、元参；痰热者加黄连、浙贝母、瓜蒌。

2. 津亏热结型

治法：清热养阴生津。

方药：五汁安中饮加味。

梨汁、藕汁、牛乳、生姜汁、韭汁各适量，饮服。可加沙参 10～20g，石斛 10～15g，生地黄 10～20g，熟地黄 10～20g。

五心烦热者加山栀、黄连；大便秘结者加大黄、火麻仁。

3. 正虚瘀结型

治法：滋阴补虚，化瘀破结。

方药：通幽汤加减。

生地黄10～15g，当归10～20g，桃仁10g，红花10～15g，三七粉3g（冲服），乳香10～12g，制没药10～12g，海藻10～20g，昆布10～20g，贝母10～15g。

如服药即吐，难于下咽者可先服玉枢丹；如吐血者加服血余炭；便血者加灶心土、黑地榆；病久形瘦者可加黄芪、党参。

（三）西医治疗

1. 内科治疗

（1）咽－食管憩室的治疗：①宜进食易消化的清淡饮食；②对早期患者，餐后嘱患者取俯卧位，并做吞咽动作数分钟，或反复咳嗽，帮助憩室潴留物回到食管中；③餐后左颈部见肿块者，用手轻轻按摩肿块，使其内容物回到食管中；④进行体位引流，头部靠地，髋部置床沿，每次5～10分钟，每晚睡前1次；⑤伴炎症时，选抗生素治疗，一般用庆大霉素，甲硝唑等；⑥水囊或气囊扩张术可用于病损范围小者。

（2）食管中段憩室的治疗：一般不需要治疗，注意精神安慰。合并炎症时，可用抗生素如庆大霉素8万U，每日2次，口服；体位引流时应根据病变部位及开口情况、憩室深度，采取适当体位以利憩室内的潴留物排出。

2. 外科治疗

（1）主张在憩室切除的同时进行环咽肌切开术。

（2）食管中段憩室的患者，若因周围炎导致穿孔、脓肿、瘘管时，可手术治疗。

（3）膈上食管憩室患者的治疗取决于症状的严重程度，小而无症状时无需治疗，即使憩室大，无食管受压或食物反流也不予处理。如下咽困难、癌变则手术治疗。主张用手术切除憩室和修复食管裂孔疝，即在切除膈上食管憩室的同时纠正LES功能的失常和横膈病变。

（四）中医专方选介

党参、黄芪、白芍、茯苓各12g，当归、白术、升麻、甘草各10g。加水煮沸15分钟，滤出药液，再加水煎20分钟，去渣，两煎药液兑匀分服，日

1～2 剂，用于治疗经胃镜诊断为食管憩室，表现为胃脘不适、食欲不振者。［田凤鸣，等．中国奇方全书．北京：科学技术文献出版社，1992：249.］

第四节 食管癌

食管癌是指发生于食管黏膜的恶性肿瘤，多见于中年以后的男性，为我国常见的恶性肿瘤之一。食管癌的病因至今仍不清楚。早期症状为吞咽不畅，咽部异物感，或进食时胸骨后梗噎不适，逐渐发展为咽下困难。确定诊断可通过 X 线造影和食管镜检查。

食管癌属中医学“噎膈”病范畴。噎即噎塞，指吞咽之时梗噎不顺；膈为格拒，指饮食不下，或食入即吐。噎虽可单独出现，而又每为膈的前驱，故往往以噎膈并称。

一、临床诊断

（一）辨病诊断

1. 症状与体征

（1）早期：①吞咽食物时胸骨后出现烧灼样、针刺样或摩擦样的轻微疼痛，尤其是进食粗糙、热或刺激性食物时更明显。这种疼痛经药物治疗可暂时缓解，以后由于不明原因反复出现，有时可持续数月或 2～3 年。下段食管癌还可出现剑突下或上腹部疼痛不适。可有烧灼样疼痛或饱胀感，有时呈持续性隐痛。②食物通过缓慢或有滞留感。③食管内有异物感，咽喉部干燥或有紧缩感。

（2）中晚期

①吞咽困难：开始为间歇性，以后可变为持续性，并呈进行性加重。

②梗阻：严重者可伴有反流，持续吐黏液。

③疼痛：前胸或后背，尤其是肩胛部有经常性的沉重感，钝痛或灼痛。一般是因周围炎、纵膈炎、食管病变处形成的溃疡或肿瘤侵及周围组织所引起。

④体重下降：因梗阻致进食减少，出现脱水、营养不良、消瘦，甚或呈恶病质状态。

⑤肿瘤转移和压迫症状：如肿瘤外侵，压迫气管，可引起刺激性咳嗽，

呼吸困难；穿通气管则形成气管食管瘘；癌肿压迫、侵犯喉返神经，出现声音嘶哑甚至失音；压迫上腔静脉，引起上腔静脉综合征；肿瘤侵犯大血管可引起呕血和便血；若出现锁骨上淋巴结转移，可触及颈部肿块；肝转移，可引起黄疸、腹水等。

2. 影像学检查

（1）X线食管钡餐造影：是诊断食管癌并确定病变部位、病变范围、侵犯程度的重要手段。早期病例的确诊率为82%，中晚期可达95%以上，通过造影可见食管黏膜有不同程度的皱襞破坏，局部食管狭窄，充盈缺损，龛影，管壁僵直等。

（2）CT检查：可以清晰显示食管与邻近纵膈器官的关系以及食管癌病灶的大小、肿瘤外侵范围及程度等。它有助于TNM分期，对制定治疗计划有一定的指导意义。

（3）食管脱落细胞学检查：本法操作简便、安全，病人痛苦小，其准确率在90%以上。与X线造影配合使用，不但可以减少漏诊，而且可使大多数病人免受食管镜检查的痛苦。

（4）食管镜检查：可以在直视下观察肿瘤大小、形态和部位，同时也可在病变部位做活检或镜刷检查，对诊断食管癌并确立组织分类和分化程度有重要价值，早期诊断阳性率可达95%以上。

（二）辨证诊断

本病总属本虚标实。故其辨证，重在察虚实标本之主次，初期多属实证，当辨气结、痰阻、血瘀之不同；后期以正虚为主，须辨别津亏液涸及脾肾阳衰之不同。

1. 痰气交阻型

（1）临床表现：吞咽梗阻，胸膈痞满或疼痛，嗳气，呃逆，或呕吐痰涎，口干咽燥。舌质暗红，苔薄黄，脉弦滑。

（2）辨证要点：吞咽梗阻，胸膈痞满，口干咽燥。脉弦滑。

2. 痰瘀互结型

（1）临床表现：胸膈疼痛，吞咽梗阻，甚则水饮难下，泛吐黏痰，或吐出物如赤豆汁，大便燥结，形体消瘦，面色晦暗，肌肤枯燥。舌暗或青紫，苔腻，脉沉涩。

（2）辨证要点：胸膈疼痛，吞咽梗阻，泛吐黏痰。舌暗，脉涩。

3. 津亏热结型

（1）临床表现：吞咽梗涩而痛，进食固体食物时尤甚，口干咽燥，大便干结，形体消瘦，五心烦热。舌红而干，或有裂纹，脉弦细数。

（2）辨证要点：吞咽梗涩疼痛，口干咽燥，大便干结。舌红而干。

4. 气虚阳微型

（1）临床表现：吞咽梗阻，饮食不下，泛吐清涎及泡沫，胸背疼痛，面色㿠白，形寒肢冷，神疲气短，形体极度消瘦，或面浮肢肿。舌淡苔白，脉细或弱。

（2）辨证要点：饮食不下，泛吐清涎，胸背疼痛，神疲气短。脉细。

二、鉴别诊断

本病应注意与一些引起吞咽困难或胸骨后疼痛、不适的疾病相鉴别，如食管和贲门痉挛、食管良性狭窄和食管憩室、反流性食管炎或溃疡、食管神经官能症、食管外压疾患（大血管畸形、纵膈肿瘤等）、食管良性及其他恶性肿瘤（食管平滑肌瘤、食管息肉、食管肉瘤等）。经详细询问病史，结合临床症状、X线检查及食管检查，一般均可做出鉴别，而最后确诊需经组织病理学的检验证实。

三、治疗

（一）提高临床疗效的思路提示

1. 外科治疗仍是首选方法

近年来对食管癌的治疗进行了多方面的探索，并取得了不小的进展，但外科治疗仍为首选方法。由于新技术如吻合器的广泛应用，以及颈段食管癌咽-喉-食管切除、胃代食管咽部吻合术的开展、心肺功能较差病人的不开胸食管拉脱术治疗食管癌，扩大了手术范围和指征，使手术切除率和术后生存率都有所提高。手术切除率由50年代的50%～70%上升到90年代的80%～90%，手术死亡率由50年代的14.6%～25%，下降到80年代的2%～5%。

2. 化疗越来越受到重视

新药和新方案是一方面，另一方面很多研究单位试图通过合理、有计划地综合应用现有的治疗手段和方法，进一步提高治愈率和改善病人的生存质量。新药中最受重视的是紫杉醇，目前已观察到单用该药或与氟尿嘧啶、顺铂、平阳霉素联合应用，均有较高疗效，这成为近年来化学治疗领域的一个热点。

3. 综合治疗是食管癌治疗的方向

手术和放射治疗的结合对提高手术切除率、降低局部复发率的作用已为多数学者所肯定。手术和化疗、放疗、综合治疗食管癌的文献报告也越来越多，综合治疗对于缓解症状、增加放射敏感性、延长生存期有一定作用，可不同程度地提高中晚期患者的疗效。

（二）中医治疗

1. 内治法

（1）痰气交阻型

治法：开郁润燥，理气化痰。

方药：启膈散加减。

丹参 15g，郁金 12g，砂仁 9g，荷叶蒂 6g，沙参 12g，川贝母 15g，茯苓 12g，山豆根 15g，全瓜蒌 20g，半夏 12g，陈皮 9g，莱菔子 12g。

若口干咽燥较甚者，加玄参、麦冬，重用沙参；津伤便秘者，可合增液承气汤；胸膈疼痛者，重用丹参、郁金，加桃仁、赤芍、三七、威灵仙。

（2）痰瘀互结型

治法：化痰散结，活血化瘀。

方药：启膈散合桃红饮加减。

丹参 15g，郁金 12g，川贝母 12g，半夏 12g，茯苓 12g，全瓜蒌 30g，当归 10g，桃仁 12g，红花 10g，威灵仙 15g，赤芍 12g，海藻 10g，三七粉 3g（冲），急性子 15g。

血瘀胸痛甚者，可加元胡、五灵脂、乳香、没药；呕吐物如赤豆汁或便血者，加仙鹤草、白及、大黄、云南白药；痰多者，加竹沥、胆南星、海浮石。

（3）津亏热结型

治法：滋阴养津，兼清内热。

方药：五汁安中饮合沙参麦冬汤加减。

梨汁、藕汁、牛乳、生姜汁、韭汁各适量，少量多次，频频呷服；沙参

15g，麦冬 12g，生地黄 20g，天花粉 12g，石斛 12g，玄参 15g，知母 12g，丹皮 9g，银柴胡 9g。

若大便燥结不通，重用玄参、生地黄、麦冬，酌加大黄、芒硝、火麻仁，中病即止；低热盗汗者，加地骨皮、白薇。

（4）气虚阳微型

治法：温补脾胃。

方药：补气运脾方合右归丸加减。

人参 9g，黄芪 20g，白术 12g，茯苓 12g，当归 15g，白芍 12g，熟地黄 15g，山茱萸 12g，肉桂 6g，制附子 9g，杜仲 12g，砂仁 9g，陈皮 9g，威灵仙 15g，急性子 15g。

若呕吐痰涎，呃逆不止者，加旋覆花、代赭石、生姜汁；面浮足肿者，加泽泻、车前子；便溏者加肉豆蔻、诃子。

2. 外治法

（1）针刺疗法

①体针：取曲池（双）、商阳（双）、足三里（双）、启膈、廉泉，常规消毒后，快速进针，中度刺激，待病人有明显酸、胀、麻的感觉后，留针 5～10 分钟。每日 1 次，5 天为 1 疗程。

②耳针：取食管、膈、交感、神门（均双侧），刺中穴位得气后轻度刺激，运针 2 分钟，留针 5 分钟，每日 1 次，7 次为 1 疗程。

（2）拔火罐法：选大号玻璃罐 4～8 个，大号持针器或镊子 1 把，夹取含 95% 乙醇的适量药棉，用闪罐法拔罐，以痛为俞取穴。胸痛取胸痛点相对应的后背正中线上的穴位及其上 2 或 3 指处拔罐，背痛取痛点及痛点上 2～3 指处为穴。每次拔 2～6 个罐，留罐时间 10～15 分钟。

（3）敷贴疗法：①胆南星、瓦楞子各 5g，白矾 2g，枯矾、雄黄、牛黄、琥珀、乳香、没药、珍珠、白降丹各 1.5g，白砒 2.5g，麝香 0.3g，青鱼胆 2 个。用法：贵重药及剧毒药另研，一般药品烘干，研为细末过筛，混合调匀，再研一遍，装瓶备用。用时取药粉适量，青鱼胆加工为丸如芥菜籽大，贴于上脘、中脘、膻中穴，外用胶布固定。2 日换药 1 次，半月为 1 疗程。②以黑膏药肉为基质，将药肉烊化，再按比例将大黄、姜黄、山慈菇等 18 味中药投入后搅拌均匀，摊于底板上，局部贴敷痛点，2～3 日更换 1 次。

（三）西医治疗

1. 手术治疗

早期食管癌应争取手术治疗，术后5年生存率可达90%左右。食管癌根治术包括次全或全食管切除术。食管切除的长度应在肿瘤上下至少5～7cm，应同时清除食管周围的可疑组织及纵膈淋巴结。如果术中发现肿瘤有明显外侵，不宜行根治性切除，可根据情况给予姑息性切除，术后辅以放疗化疗。据文献报告，上段食管癌的切除率为66.7%～89.5%，中段为79.1%～94.5%，下段为87.2%～98.4%。

2. 放射治疗

放射治疗损伤小，受食管周围重要脏器和组织的限制较少，适应范围比手术广，是治疗食管癌的重要手段之一。食管癌放射治疗包括根治性和姑息性两大类，照射方法包括腔外放射和腔内放射、术前放射和术后放射。治疗方案的选择，需根据病变部位、范围、食管梗阻程度和患者的全身状况而定。照射剂量：根治性放疗的剂量以50～70Gy/5～7周为宜；姑息性放疗的剂量：原发灶一般给予40～50Gy/4～5周；术前照射剂量为40Gy/4周；术后照射剂量为50～60Gy/5～6周。

3. 化学治疗

据国内外文献报道，至少有10多种药物对食管癌有一定的疗效。如DDP、BLM（PYM）、MMC、ADM、5－Fu（FT207、UFT）MTX、CCNU、VDS、VP－16等，有效率多在15%～20%。目前多用联合化疗，其疗效较单一用药好，缓解期有所延长。DDP引入联合化疗后，有效率在50%左右。

（1）PBV方案：DDP 50mg/m^2 静滴（水化利尿），第3、4天，BLM 10mg/m^2 静滴，第1、8天；VDS 3mg/m^2 静滴，第1、8天。3周为1周期，3周期为1疗程。

（2）PPF方案：DDP 50mg/m^2 静滴（水化利尿），第6、7天；PYM 5mg/m^2 肌注，第1、3、8、10天；5－Fu 300mg/m^2 静滴，第1～5天。3周为1周期，3周期为1疗程。

（3）DEF方案：DDP 30mg/m^2 静滴，第6～8天；VP－16 120mg/m^2 静滴，第1～3天；5－Fu 300mg/m^2 静滴，第1～5天。3周为1周期，3周期为1疗程。

（4）PMF方案：DDP 30mg/m^2 静滴，第6～8天；MMC 10mg/m^2 静注，

第1天；5-Fu 300mg/m^2 静滴，第1~5天。3周为1周期，3周期为1疗程。

（5）DMP方案：DDP 20mg/m^2 静滴，第1~5天，3周重复；MMC 4~6mg/m^2 静注，1次/周，PYM 6mg/m^2 肌注，3次/周，7周为1疗程。

4. 内镜介入治疗

（1）早期食管癌：对于高龄或因其他疾病不能手术者适合以下方法。

①内镜下黏膜切除术：适于病灶<2cm，无淋巴转移的黏膜内癌；

②内镜下消融术：Na：YAG激光、微波等有一定疗效。

（2）进展期食管癌：①单纯扩张的方法简单，作用时间短，需反复扩张；②食管内支架量放术是在内镜下放置合金或塑胶的支架，姑息治疗；③内镜下实施癌肿消融术等。

（四）中医专方选介

1. 灵仙二草汤

威灵仙、半枝莲、白花蛇舌草各50g，水蛭15g。本方解毒化痰散结，适用于患食道癌但体质尚可者。日1剂，水煎服，30日为1疗程。酌用支持疗法和对症处理，停用其他抗癌药，共用3~4个疗程。治疗18例食道癌，结果有效12例，稳定4例，无效2例。平均生存期13个月。［林时永．灵仙二草汤治疗食道癌18例疗效观察．新中医．1997，29（7）：39］

2. 天夏开道汤

天龙3g，生半夏15~30g，生南星、急性子、枳实、郁金、贝母、茯苓、路路通各12g，黄药子、旋覆花、降香各9g，威灵仙5g，生薏苡仁30g，代赭石30g。津伤阴亏加生地黄、石斛；血虚加枸杞子、当归；肝郁甚加醋柴胡、香附、八月札；胸骨痛甚加延胡索、失笑散；呕血加参三七、云南白药。日1剂，水煎服，15日为1疗程。呕恶甚者，先在舌面上滴姜汁少许，再服药，10个疗程后，改散剂，装胶囊服。治疗38例食道癌吞咽梗阻患者，显效（咽下通畅，可进干食或硬食，X线查原发病灶好转，存活>3年）9例，有效22例，无效7例，总有效率83.68%。［朱昌昌，等．天夏开道汤治疗中晚期食道癌吞咽梗阻38例．江苏中医．1995，16（10）：9］

3. 健脾滋肾汤

党参、白术、枸杞子、制首乌各15g，熟地黄、山萸肉、茯苓各12g。肝郁气滞加柴胡、郁金；痰瘀互结加白芥子、半夏；热毒伤阴加知母、天花粉；

气血双亏加当归。本方健脾补肾，适用于晚期食道癌脾肾双亏者。日 1 剂，水煎服。20 剂为 1 疗程，用 6 个疗程。治疗 79 例，显效 7 例，有效 58 例，总有效率 85.89%。[杨云乾，等．健脾滋肾汤治疗食管癌 78 例．陕西中医．1995，16（1）：3]

4. 灵仙代赭汤

太子参 15g，生黄芪 30g，生薏苡仁 30g，枸杞子 15g，威灵仙 10g，代赭石 30g（先煎），白花蛇舌草 30g，莪术 10g，法半夏 10g，枳实 10g，猪苓、茯苓各 15g，生甘草 5g。如食入梗阻、吞咽困难加急性子、礞石、黄药子。本方益气健脾，解毒化瘀，散结，适用于各型食道癌。日 1 剂，水煎服。治疗中晚期食道癌 48 例，缓解率 4.63%，有效率 43.51%，稳定率 90.74%。[张文杰．灵仙代赭汤治疗食道癌 108 例临床体会．河南中医．1994，14（6）：352]

5. 食道通

菝葜 500g，乌梅 200g，浸泡 24 小时后，加水 2000mL，再加入经镇江醋淬后的古文钱（以开元通宝为好）50 枚，煎煮半小时后，将天萝水 500mL，盐胆水 200mL 加入煮沸的液体中，慢火浓缩至表面出现结晶薄膜为度，最后加入血竭 50g，待冷却后过滤成黄色澄清液备用。首次服本品 10mL，吐后 1 小时再服 1 次，至通为度（一般不使用其他药物）。滴水不进者予以补液。治疗食道完全梗阻患者 200 例，显效 68 例，有效 114 例，无效 18 例，总有效率 91%。平均开通时间 15.05 ± 1.05 小时。[金树文．食道通治疗食道完全梗阻 200 例疗效观察．新中医．1990，22（8）：34]

6. 补瘘散

生黄芪 30g，白及 30g，乌贼骨 30g，象皮 15g，煅珍珠 9g，枯矾 10g，麝香 2g，马勃 30g。共研细末，装瓶密封。先用藕粉或山药粉 15g 加水 15 ~ 20mL，用文火制成稠糊状，然后取补瘘散 4 ~ 5g 放入糊内搅匀，待不烫时服用。食管后壁穿孔取仰卧位，穿孔在左侧取左卧位，穿孔在右侧取右卧位，徐徐含咽，不可咽之过快，每日 3 次。临睡前服药，服药后不要饮水。治疗 4 例食管癌穿孔患者，一般 7 天后自觉症状明显减轻，20 天后自觉症状基本消失。X 线结果：治疗 24 天，穿孔愈合者 1 例，27 天 2 例，34 天 1 例，随访未见复发。[郑王玲，等．补瘘散治疗食管穿孔 4 例报告．中国中西医结合杂志．1992，12（6）：337]

7. 虎及散

壁虎、白及、瓦楞子各4g，黄芪8g，人参3g，血竭、沉香各0.5g，枳壳、川厚朴、白术、广木香、八月札各2g，北沙参6g。研细末，过120目筛，每袋40g。每次4g，每日3次，温开水或蜂蜜调服，并常规化疗，3个月为1疗程。共治疗25例，结果完全缓解5例，部分缓解6例，微效2例，稳定6例，进展4例，死亡2例。[王林，等．虎及散并化疗治愈食管癌25例．陕西中医．1997，18（11）：491]

8. 二术郁灵丹

白术9g，莪术15g，郁金9g，威灵仙15g，丹参15g。气虚者加太子参9g，茯苓9g，生黄芪30g；进食梗噎加夏枯草15g，急性子15g，石见穿10g；呕吐痰涎加陈皮6g，清半夏9g，竹茹9g，炙杷叶9g，生薏苡仁15g；胸闷、胸骨后疼痛加瓜蒌皮15g，徐长卿15g；放、化疗后白细胞下降加黄芪20g，当归9g，鸡血藤15g，枸杞15g，菟丝子15g；食管严重梗阻，不能下咽者，配合开道散服用。余桂清用经方治疗食管癌，效果较好。[张新，等．余桂清治疗食管癌经验．中国中西医结合脾胃杂志．1999，7（3）：167]

第五节　食管裂孔疝

食管裂孔疝是指食管和胃的连接部经膈食管裂孔而进入胸腔所致的疾病。本病形成的病因有原发因素：①先天不全；②患慢性疾病使支持食管裂孔的周围组织松弛。诱发因素：①腹压增高；②胃内压增高及其他。是各种膈疝中最常见的一种，约占膈疝的70%左右，占胃肠道就诊病的5%～10%，女性多于男性。发病率随年龄增长而增加，50岁以上占38%，70岁以上高达69%。

食管裂孔疝大多无任何症状，仅在钡餐造影时发现，部分病人有呕吐、吞咽困难、剑突下疼痛、上消化道出血等症状。分别属于中医学“呕吐”“噎膈”“胃脘痛”等病的范畴。

一、临床诊断

（一）辨病诊断

食管裂孔疝，应依据临床症状和体征进行临床诊断，有无特殊表现，常因疝入胸膜部分的不同而有差异。临床上以疝入的解剖部位分为3型：滑动型——食管与胃连接部进入到膈肌上；食管旁型——食管与胃连接部进入到膈肌下，但胃底部从食管下段旁侧疝入胸膜；混合型——上两型兼而有之，即食管与胃连接部进入到膈上，而胃底部和胃大弯侧又疝入胸膜，但症状上不易区别。

1. 症状

胸骨后有烧灼感，反胃，咽下困难，上消化道出血，诱发的心脏症状如心绞痛，心律失常，压迫心肺出现的气急、咳嗽、紫绀、肩痛和颈侧痛等。

2. 体征

无并发症时通常无特殊体征，巨大食管裂孔疝时胸部可叩出规则的鼓音区与浊音区。饮水后或振动时，胸部听到肠鸣音及溅水声。有的病人有胸骨压痛或剑下压痛。

3. 影像学检查

（1）X线检查：本病主要靠X线检查确诊。巨大的或不可复性的食管裂孔疝，在胸透或胸部平片中，可在心脏的左右见到含气的囊腔，立位时囊腔内尚可见液平，如囊腔内不含气体时，则表现为左心膈角消失或模糊。吞钡检查时，疝囊内可见到胃黏膜影，可以此证实囊腔为疝入胸腔的胃。

①食管裂孔疝的直接X线征象：A. 膈上食管胃环，食管胃环是在本疝囊型上出现的深浅不一的对称性切迹，是本病的一个重要征象；B. 膈下疝囊，钡餐检查时左侧膈上可见疝囊影。疝囊影分成两部分，上部为扩张的食管－胃区，下部为疝入纵膈的胃部分；C. 疝囊内胃黏膜的皱襞影，即在膈上出现粗大的胃黏膜影，并经增宽的食管裂孔延续至膈下胃底部。D. 食管下端括约肌升高和收缩食管裂孔疝时，可能由于胃酸反应，刺激食管下端，使之痉挛收缩，LES上移，并成为疝囊的上端。

②食管裂孔疝的间接X线征象：A. 膈食管裂孔增宽（>2cm）；B. 钡剂反流入膈上囊（>4cm宽）；C. 食管胃角变钝；D. 膈上3cm以上部位出现功能收缩环。由于膈上疝囊并不是固定存在，一次检查阴性尚不能除外本病。

所以如临床症状可疑，并发生上述征象，应多次复查。

（2）内镜检查

①滑动型食管裂孔疝：食管胃连接部进入到膈上，齿状缘不规则，且距门齿不足38cm，当被检查者恶心时，可见橘红色的胃黏膜如核桃样疝入食管，同时可见反流性食管炎的内镜表现，甚则可见食管溃疡。

②食管旁裂孔疝：可见疝囊腔随吸气而扩张，随呼气而缩小，因受胸腔影响，此变化与正常情况下胃在呼气时扩张、吸气时缩小不同。

（3）食管运动试验：用于可疑病例的检查，常能显示食管、胃交接处的压力随疝囊的滑动而波动，且测压管插入疝囊时显示压力升高半段，食管胃连接处长波增加。

（二）辨证诊断

1. 肝胃不和型

（1）临床表现：情志抑郁，胸胁窜痛，呕吐吞酸，吞咽不利，嗳气呃逆。苔薄白或腻，脉弦。

（2）辨证要点：胸胁窜痛，呃逆嗳气。脉弦。

2. 津亏热结型

（1）临床表现：吞咽梗涩，口燥咽干，心下灼痛，呕吐，便秘。舌红，少津无苔，脉弦细。

（2）辨证要点：口燥咽干，心下灼痛，便秘。舌红少津，无苔。

3. 瘀血积滞型

（1）临床表现：心下刺痛，痛有定处，食入即吐，心下灼热，吐血便血，面色晦滞。舌质紫或有瘀点，脉弦涩。

（2）辨证要点：心下刺痛，有定处，吐血便血。舌有瘀点，脉涩。

4. 脾胃虚寒型

（1）临床表现：吞咽不利，朝食暮吐，吐后则爽，胃脘隐痛，得温则舒，神疲乏力，面色不华。舌质淡，苔薄白，脉沉细。

（2）辨证要点：吞咽不利，朝食暮吐，神疲，面色不华。脉沉细。

二、鉴别诊断

食管裂孔疝的临床表现有胸骨后烧灼感、呕吐、吞咽困难、胸痛等症状，应与食管良性疾病、心绞痛、心肌梗死及肿瘤、胆道疾患以及胃咽部神经官能症相鉴别。在出现吞咽困难时应与食管癌鉴别。

（一）与食管良性疾病相鉴别

主要是从症状、病理学、食管的 pH 值、X 线检查、内镜检查、用药后的反应及缓解症状的方式几个方面去加以鉴别。

（二）与心绞痛、心肌梗死等心脏疾病相鉴别

可通过 X 线钡餐透视、胸透、心电图、内镜、疼痛部位及持续时间、诱发原因、疼痛性质及服硝酸甘油以后疼痛缓解的时间几方面进行鉴别。

（三）与肿瘤的鉴别

可以通过 X 线、病理学方面鉴别。

（四）与胆道疾病相鉴别

可以通过 X 线检查，B 超检查进行鉴别诊断。

三、治疗

（一）提高临床疗效的思路提示

1. 分析轻重，决定治疗取舍

目前认为，对于食管裂孔疝，无症状者，不必治疗。症状明显者，应对症处理，采取积极治疗。

2. 调节饮食、体位，避免诱因

提高 LES 张力和治疗反流性炎症及应用黏膜保护剂、控制胃酸分泌剂等，可对食管裂孔疝的防治起重要作用。

3. 恰当选择内外科治疗

手术指征明显者可以手术治疗，但复发率高，10% 术后者的食管胃连接部功能障碍，故手术须慎重，一般主张内科治疗。

4. 对症治疗

对于发生疝囊嵌顿者，应采用手术治疗；反流性炎性者，宜用抗酸和保护黏膜剂；对 LES 低下者，可用增高 LES 张力的药物。

5. 中西结合，相得益彰

中药治疗本病有独特的疗效。对其并发症，如反流、溃疡、出血的治疗

可根据临床特征辨证选方，即能取效。

（二）中医治疗

1. 内治法

（1）肝胃不和型

治法：疏肝理气，和胃降逆。

方药：柴胡疏肝散加味。

柴胡10～15g，川芎10～12g，枳壳10g，陈皮10～15g，香附10g，赤芍10g，炙甘草3～5g，砂仁3～6g，焦山楂、神曲、麦芽、焦槟榔各10～15g。

疼痛甚加川楝、元胡；嗳气频繁者加沉香、旋覆花；呕吐者加生姜、半夏；口苦心烦者加黄连、栀子。

（2）津亏热结型

治法：养阴生津，降逆和胃。

方药：麦门冬汤加减。

太子参10～15g，麦门冬10～15g，石斛10～15g，天花粉15～20g，生地黄10～15g，玉竹10g，半夏10g，大枣10～15g，甘草13～15g，粳米20～30g。

疼痛加元胡、川楝；渴甚者半夏减量，加知母、竹茹；血虚便秘加火麻仁、油当归；热结便秘加大黄、甘草。

（3）瘀血积滞型

治法：活血祛瘀，和胃降逆。

方药：膈下逐瘀汤加减。

炒五灵脂10～15g，川芎10～15g，赤芍15g，丹皮10g，桃仁10g，红花10g～15g，制香附10～15g，炒枳壳5～10g，乌药5～10g。

呕吐者加旋覆花、半夏；便血者加地榆、三七；呕血者加白及、大黄。

（4）脾胃虚寒型

治法：温中健脾，和胃降逆。

方药：丁香透膈散加减。

丁香（后下）6g，沉香（后下）4g，砂仁6g，木香10g，白术15g，香附10g，川厚朴6g，白豆蔻10g，神曲12g，半夏10g，旋覆花10g，代赭石（先煎）30g。

呃逆加柿蒂、生姜；腹泻加乌药、炮姜；泛酸加吴茱萸、瓦楞子；寒甚者加附子、肉桂、干姜。

2. 外治法

(1) 体针：胸骨后有烧灼感并疼痛者选膻中、合谷、中脘、胃俞、足三里等穴；吞咽困难者选内关、中脘、足三里、膻中、膈俞、胃俞、三阴交。每次3~5穴，用平补平泻法，留针10分钟，每日1次，7~10天1疗程。

(2) 耳针：呕吐者取胃、肝、下脚端、脑、神门；吞咽困难者取胃、脾、食道、神门、内分泌、肝、肾。每次选3~5穴，用王不留行籽按压刺激，每日3~4次。

(3) 穴位注射：呕吐者取足三里、至阳、灵台；吞咽困难者取足三里、膈俞、胃俞。注射生理盐水或胃复安针等。

(三) 西医治疗

1. 内科治疗

滑动型食管裂孔疝症状轻微或无症状者，一般无须治疗，而对食管炎和溃疡者应进行内科治疗。

(1) 保护胃黏膜和抑制胃酸分泌

①氢氧化铝凝胶：每次10mL，每日3次，口服；

②硫糖铝片：每次1.0g，每日3次，餐后2~3小时口服；

③西咪替丁：每次200mg，每日3次，口服；

④雷尼替丁：每次150mg，每日2次，口服。

(2) 改善食管下端括约肌的功能

①胃复安片：每次5~10mg，每日3次，餐前30分钟口服；

②吗丁啉片：每次10mg，每日2~3次，饭前15~30分钟口服。

(3) 胆碱能药物的应用：乌拉胆碱，用量为每次25mg，每日3次，口服。

(4) 质子泵抑制药：奥美拉唑，用量为每次20mg，每晨1次，口服。

2. 手术治疗

(1) 手术指征：①顽固的食管炎经内科治疗，效果不显著者。②扩张无效的食管狭窄或顽固的上消化道出血。③疝囊大、经常嵌顿并产生压迫症状者。④急性嵌顿造成急症情况者。⑤近年来认为食管裂孔疝，由于其进行性增大，并常可产生一系列严重并发症，所以诊断一经确立，即使暂时无明显的严重症状，也是外科手术治疗的适应证。

（2）手术目的：恢复食管胃角，修复扩大的食管裂孔，处理疝囊，加强食管下端括约肌张力和防止反流。

（3）手术方式：主要有修复扩大的食管裂孔术、食管贲门固定术、胃固定术加胃底前折术、双侧迷走神经干切断术、食管扩张术、食管贲门角复原术、幽门成形术、Hill 胃后固定术、Belsey 手术等几种。

第五章 胃疾病

第一节 急性胃炎

急性胃炎是由各种有害因素引起的胃黏膜或胃壁的急性炎症。除胃部的炎症改变外，可同时伴有食管或肠道炎症，一般短期内可治愈，但少数留有后遗症。

急性胃炎起病急骤，常伴有剧烈的上腹疼痛、不适、嗳气、恶心、呕吐，部分病例合并腹泻，甚则上消化道出血，严重时可出现发烧、脱水、电解质紊乱、酸中毒和休克。本病多发生于夏秋之季。属于中医学中的“胃脘痛”“呕吐”等病的范畴。

一、临床诊断

（一）辨病诊断

1. 症状与体征

临床上根据病史、临床表现进行分析。夏秋季节，进食被细菌或细菌毒素污染的食物或变质的食物，引起发冷、发热、腹痛、恶心、呕吐。开始大便正常，以后为水样便，多为细菌性胃炎；病人误服或因自杀吞入化学毒物如DDV、DDT、砷、汞等，出现上腹痛，恶心、呕吐、腹泻、流涎、出汗及头晕，有些甚至有失水、谵妄、肌肉痉挛及昏迷，考虑为中毒性胃炎；若吞入强酸（H_2SO_4、HCl、HNO_3），强碱（NaOH、KOH）及来苏尔等，病人觉胸骨下及上腹剧痛，有绞榨感，同时伴发严重的呼吸困难、呃逆、咳嗽、发热、心慌、血压下降，糜烂严重者可发生出血，考虑急性腐蚀性胃炎；长期口服对胃黏膜有损伤和非甾体抗炎药、激素等出现胃部不适，可形成胃炎；此外有全身性疾病，急性传染病出现上腹部不适、疼痛，亦要考虑有急性胃炎的可能，必要时做胃镜等检查以助诊。

2. 影像学检查

胃镜检查：典型的急性胃炎，临床可明确诊断者，一般无需做胃镜检查。疑有胃炎但不能确诊者可做胃镜帮助诊断。急性单纯性胃炎镜下表现为黏膜的急性炎症，如充血、水肿、分泌物增多，表面覆盖灰黄色渗出物；腐蚀性胃炎主要病理变化为黏膜充血、水肿和黏液增多，多伴有糜烂和局部出血，甚至溃疡，坏死或穿孔；急性化脓性胃炎的胃壁可呈弥漫性蜂窝组织炎性改变，或形成局限的胃壁脓肿，甚至发展为胃壁坏死或穿孔。

（二）辨证诊断

1. 食滞胃肠型

（1）临床表现：胃脘胀痛，嗳腐吞酸或吐出未消化食物，吐后痛缓，大便秘结或秽臭不爽。舌质红，苔厚腻，脉滑。

（2）辨证要点：嗳腐吞酸或呕吐不消化食物，吐后痛缓。

2. 寒邪犯胃型

（1）临床表现：胃脘疼痛暴作，遇寒痛甚，喜按喜温，呕吐清水痰涎，口淡不渴，可伴恶寒发热，头身疼痛。苔白腻，脉浮滑。

（2）辨证要点：胃脘冷痛暴作，遇寒痛甚，喜按喜温。

3. 肝胃气滞型

（1）临床表现：胃脘痞胀疼痛或攻窜胁背，嗳气频作或呕吐泛酸，口苦嘈杂。舌边红，苔薄白、厚腻或微黄，脉弦。

（2）辨证要点：胃脘胀痛，攻窜两胁。

4. 胃热炽盛型

（1）临床表现：胃痛急迫或痞满胀痛，嘈杂吐酸，心烦。舌红，苔黄，脉数。

（2）辨证要点：胃痛急迫，嘈杂吐酸，心烦。舌红，苔黄，脉数。

5. 毒物伤胃型

（1）临床表现：有食物中毒病史，胃脘拘急灼痛，恶心呕吐，烦躁不安或神昏，头身汗出，心胸烦闷。舌质青紫肿胀，脉弦或结代。

（2）辨证要点：有食物中毒史，胃脘拘急灼痛，恶心呕吐。

二、鉴别诊断

（一）急性胰腺炎

急性胰腺炎可见上腹痛和呕吐，腹痛多位于中上腹部，其次是左上腹、右上腹和脐部，疼痛以仰卧位为甚，坐位或前倾位时可减轻疼痛，疼痛一般较剧烈，严重者可发生休克。以20～40岁女性多见，体检可发现中上腹或左上腹压痛、反跳痛与肌紧张，血、尿淀粉酶升高有助于诊断。

（二）胆囊炎与胆结石

胆囊炎与胆石症均可出现上腹痛和呕吐，其腹痛多位于右上腹胆囊区，疼痛剧烈而持久，可向右肩放射，常于饱餐后加剧，尤其是脂肪餐后更甚，莫菲氏征阳性，B超检查可发现胆囊壁增厚、双轨征和内壁粗糙，或胆囊结石。

（三）胆道蛔虫病

胆道蛔虫病可见上腹痛，恶心和呕吐，其腹痛特点是突然发生的阵发性上腹部钻顶样疼痛，有时可吐出蛔虫，缓解后同正常人。既往多有排出蛔虫的病史，大便集卵及B超有助于诊断。

（四）急性阑尾炎

急性阑尾炎也可以上腹部疼痛而发病，但多以满腹痛居多，很快发展为右下腹固定而明显的疼痛，压痛、反跳痛阳性，可有腹肌紧张等。血常规多见白细胞显著增多，腹平片可见肠管积气，可有气液平面。

三、治疗

（一）提高临床疗效的思路提示

1. 六腑以通为用，止痛以通为先

六腑以通为用。胃为六腑之一，主受纳和腐熟水谷，其性以降为顺。若病邪犯胃，胃失通降，气机失调，阻滞不通，不通则痛。胃气上逆，轻则嗳气恶心，重则呕吐频作。故治疗以通降为先，通则不痛。然通之法有消食导滞以通降，辛开苦泄以疏通，温胃散寒以温通，补虚健脾以助通，通过解表通里以达止痛之效。

2. 急则治标，对症处理

急性胃炎，临床上以胃脘痛、呕吐为主症，症状较剧时可对症治疗，以缓解痛苦。

3. 注重辨证，彻底根治

辨证论治是中医治疗的特色。准确的辨证论治是提高疗效的关键所在。

（二）中医治疗

1. 内治法

（1）食滞胃肠型

治法：消积导滞，和胃止呕。

方药：保和丸加减。

陈皮 10g，半夏 12g，茯苓 10g，焦山楂 10g，神曲 10g，莱菔子 10g，连翘 10g，木香 6g，厚朴 6g。

便秘者加大黄 9g，枳实 9g；呕吐甚者加藿香 10g，姜竹茹 6g；脘腹气多，胀甚者加砂仁、槟榔等以行气消滞；若脘腹胀痛而便闭者，可合用小承气汤加木香、香附等以通腑行气；若胃脘痛剧，拒按伴见舌苔黄燥、便秘者则合用大承气汤以泄热解燥，通腑荡积。

（2）寒邪犯胃型

治法：散寒止痛。

方药：黄芪建中汤加减。

炙黄芪 20g，桂枝 10g，炒白芍 10g，香附 10g，神曲 10g，桂枝 10g，良姜 10g，炙甘草 6g，生姜 6g，大枣 6g。

若口吐清水加陈皮、姜半夏；大便溏泻者加吴茱萸、罂粟壳；如见形寒、身热等风寒表证者可加香苏散以疏散风寒或内服生姜、胡椒汤以散寒止痛；若兼见胸脘满闷、不食、嗳气或呕吐者为寒兼食滞，可加枳实、神曲、鸡内金、半夏、生姜等以消食导滞，温胃降逆，也可用附子理中汤加减。

（3）肝胃气滞型

治法：疏肝解郁，理气止痛。

方药：逍遥散或柴胡疏肝散加减。

柴胡 10g，当归 15g，白芍 18g，白术 12g，茯苓 15g，甘草 6g，生姜 3 片，薄荷 6g。

胁痛甚者可加郁金、青皮、木香；痛甚者加川楝子、延胡索以理气止痛，延胡索能活血祛瘀，孕妇慎用；嗳气较频者可加沉香、旋覆花以顺气降逆，也可用沉香降气散，方中沉香、香附降气，砂仁、甘草和胃，再加蒺藜、郁金、绿萼梅、降香以增强泄肝理气之力，共奏疏肝理气，降气散郁之功。

（4）胃热炽盛型

治法：清热养阴。

方药：清胃散或玉女煎。

清胃散有生地黄12g，当归6g，牡丹皮9g，黄连3～5g，升麻6g。玉女煎由石膏15～30g，熟地黄9～30g，麦冬6g，知母4～5g，牛膝4～5g组成。

（5）毒物伤胃型

治法：解毒和胃止痛

方药：①瓜蒂粉15g，温开水冲服。本方用于食入毒物2～3小时内，神志尚清，或呕吐反射尚存在的情况下使用。但腐蚀性毒物引起食道及胃黏膜损伤的患者禁用。②绿豆60g，煎水取汁500mL洗胃，亦可反复多次清洗。用于服毒在4～6小时内的患者，有呕血、便血者禁用。③番泻叶3g，沸水浸叶内服，用于毒物留于肠道，尚未完全吸收者，服后可帮助毒物排出体外。④绿豆40g，甘草12g，芦根30g，煎服，可加入姜汁10滴，全方有解毒生津和胃之功。

以上方药禁止用于腐蚀性毒物引起的食道、胃肠道损伤的患者。

2. 外治法

（1）针灸

①体针疗法：取穴有中脘、足三里、内关或选双侧涌泉或选双侧梁丘、胃俞做主穴。

②耳针疗法：以耳郭穴位神门、三焦、胰胆、脾、胃、交感、内分泌、皮质下为主。

③手针疗法：胃肠点在劳宫穴与大陵穴连线中点处。使用28～30号的1～1.5寸毫针，在胃肠点处垂直于掌面直刺，深度为3～5分，留针3～5分钟。

④第二掌骨桡侧针法：第二掌骨桡侧的穴位群分布从掌骨头开始依次为头、肺、肝、胃、腰、足6个典型穴位。头穴与足穴连线的中点为胃穴（相当于第二掌骨1/2处）。当急性胃炎发作时可在胃穴用30号的1寸毫针沿着第二掌骨桡侧刺入向手心的一侧，呈垂直于平面的方向进针，进针深度5～8

分，留针15～30分钟，其间可行针2次。在无针具的情况下，可用拇指压胃穴揉动，按压要有力，以产生较强的酸麻胀痛感为宜，每次按摩3～6分钟。

（2）按摩疗法：①运用推、摩、揉、按、振等方法。腹部取穴中脘、梁门、天枢、气海；背部取穴肝俞、脾俞、胃俞、三焦俞；四肢取穴内关、合谷、足三里。每日1次，12次为1疗程。②此外尚有刮痧、灌肠疗法，熨敷疗法等。

（三）西医治疗

根据急性胃炎的病因进行治疗。

1. 由细菌引起的胃炎

应给予抗生素治疗，如庆大霉素16万U/d，加液静点或分2次肌注，氟哌酸胶囊0.2g，每日3次，口服，吡哌酸0.5g，每日3次，口服，红霉素片0.6g，每日3次，口服，用药3～7天；呕吐不止者可予灭吐灵10mg，肌注；腹痛甚者可用解痉药如山莨菪碱针10mg，肌注；呕吐腹泻严重者可口服电解质溶液，少量多次补给水分，不能口服者可给予静脉补液以补充电解质。

2. 化学物质中毒性胃炎

治疗方法：①立即清除胃内毒物，洗胃要充分。②给解毒剂。③辅助治疗可予以补液、兴奋剂、镇静剂及给氧等。

3. 急性腐蚀性胃炎

治疗方法：除解毒剂外不进其他食物，忌洗胃，可静脉输液补充营养物质，直至症状消失。若服强酸后可给氧化镁、牛奶、蛋清口服。为中和碱性毒物可给醋500mL加水50mL或适量果汁口服。常予广谱抗生素以防止感染。

4. 急性蜂窝组织炎性（化脓性）胃炎

予有效足量的抗生素以控制感染，有手术适应证者手术治疗。

其他：药物性胃炎应停药和避免使用对胃有损害的药物；过敏性胃炎可给予抗过敏药物及对症处理；全身性疾病引起的胃炎应积极治疗原发病，并注意合理饮食，避免服用刺激性食物。

（四）中医专方选介

1. 二香散加减

药用藿香、香薷、白术、川厚朴、陈皮、茯苓、半夏、紫苏、黄连、扁豆、大腹皮、生姜，随证加减，治疗急性胃炎有呕吐者60例，服1剂痊愈45

例，服2剂痊愈15例。[王承建．二香散加减治疗呕吐60例．新中医．1990，(9)：29]

2. 大黄甘草汤

基本方：大黄6～30g，甘草5～20g，佩兰6～15g。腑实明显加芒硝；邪犯胃腑选加藿香、紫苏、半夏、陈皮；食积中阻佐陈皮、山楂、神曲；脾虚选用党参、白术等。3剂无效即停用本方。结果：显效（药后24小时呕吐止，能进少量饮食）59例，有效（48小时内呕吐缓解或基本停止，能少量进食）23例，无效7例。[王绕．大黄甘草汤治疗急重呕吐86例．辽宁中医杂志．1991，(5)：28]

3. 大承气汤加味灌肠

本方含大黄、川厚朴、枳实、芒硝各30g。虫积加使君子、槟榔、榧子；瘀血加桃仁、丹皮、赤芍；湿热加黄连、黄柏、白头翁；痈脓加红藤、败酱草、丹皮；寒实加附子、干姜、巴豆等。水煎过滤取汁400mL，冷却至37℃为宜。每次200mL，保留灌肠20～30分钟，4小时后可重复，治疗20例，有效率达90.7%。[郭龙清．大承气汤加味灌肠治疗急重呕吐．新中医．1987，(2)：25]

4. 强胃排空方

本方含厚朴、代赭石（先煎）各30g，枳实、白豆蔻、党参、大黄（后下）、吴茱萸、海螵蛸（打碎）各6～10g，旋覆花（包）、黄芩各10～15g，半夏10～12g，炮姜、木通各10g，甘草3～6g。日1剂，水煎，分2～3次服。用3剂，结果：痊愈28例，无效2例。[李卫中，等．强胃排空方治疗胃潴留30例小结．甘肃中医．1998，11（1）：26]

第二节　慢性胃炎

慢性胃炎是由各种有害因素引起的胃黏膜的炎症。慢性胃炎的病理变化，基本局限于黏膜层，因此严格地讲应称之为“慢性胃黏膜炎”或“胃黏膜病”。其临床表现主要有上腹部疼痛和饱胀，空腹时比较舒适，饭后不适。合并糜烂者也可出血，还可有嗳气，吞酸，烧心，恶心，呕吐，腹泻等症状。慢性胃炎又分为浅表性胃炎、萎缩性胃炎及胃萎缩。

慢性胃炎属中医的“胃脘痛”“腹胀”“嘈杂”“心下痞”等病的范畴。

一、临床诊断

（一）辨病诊断

1. 症状

慢性胃炎最常见的症状是上腹部疼痛和饱胀，合并糜烂者也可出血（和贫血），还可见嗳气、吞酸、烧心、恶心、呕吐、食欲不振、乏力、腹泻、消瘦、头晕、失眠，空腹时比较舒适，饭后不适。

2. 体征

病人舌苔多白或厚腻，上腹部可有压痛，少数病人消瘦、贫血，此外无特殊体征。

3. 影像学检查

（1）胃镜检查：1990 年 8 月，第九届世界胃肠病学会大会上提出了新的胃炎分类法，即悉尼系统，该系统对胃镜检查的描述词做了一系列的规定。首先是浅表性胃炎，胃镜所见为花斑样潮红，在小弯垂直部则为线状潮红。其次是黏液分泌增多时，附着在黏膜上不易剥脱，脱落后黏膜表现常发红或有糜烂，咽下或反流的黏液常含气泡而且随蠕动而流动，不难鉴别。再次是水肿的表现，黏膜苍白，小凹明显而且反光强。最后是糜烂，由于腺窝以上的表皮剥脱，发生糜烂且常伴出血，又可分为三型。

①红疹样隆起：中央凹陷，覆暗褐色积血或白苔，周围潮红如天花的皮损，多发生在胃窦和皱襞的顶端。

②平坦型：几乎与黏膜水平一致，表面不光滑，被覆褐色或白色分泌物。

③凹隐型：此型最常见，低于正常黏膜，表面粗糙或有分泌物，甚至出血，范围或大或小，数毫米至数厘米，形态常不规则，或局限或弥漫。

萎缩性胃炎用胃镜检查有两个突出的表现：①颜色改变，多呈灰、灰白、灰蓝或灰绿色，同一部位的颜色深浅可不一致，边境常不清晰，范围或大或小，萎缩范围内也可能残留红色小斑；②因为黏膜变薄加之注气膨胀，黏膜下血管常可显露，血管显露与胃内压力有密切关系。

慢性胃炎的胃镜诊断与病理诊断并不一致，其符合率为 60% ~80%，胃镜所见与病理所见无一致规律。

（2）X 线检查：浅表性胃炎的 X 线多无阳性表现。萎缩性胃炎可见皱襞细小或消失，张力减低。

4. 实验室检查

①胃酸；②胃蛋白酶原；③内因子；④胃泌素；⑤壁细胞抗体；⑥胃泌素分泌细胞抗体。可综合上述检查做出诊断。

（二）辨证诊断

1. 食滞胃肠型

（1）临床表现：胃脘胀痛，嗳腐吞酸，或呕吐不消化食物，吐后痛缓。苔厚腻，脉滑。

（2）辨证要点：胃脘胀痛，嗳腐吞酸，吐后痛缓。苔厚腻。

2. 肝胃气滞型

（1）临床表现：胃脘痞胀疼痛，或攻窜胁背，嗳气频作。苔薄白，脉弦。

（2）辨证要点：胃脘痞满胀痛，或攻窜胁背。脉弦。

3. 胃热炽盛型

（1）临床表现：胃痛急迫或痞满胀痛，嘈杂，吞酸，心烦，口苦或黏。舌质红，苔腻，脉细数。

（2）辨证要点：胃脘痞满，嘈杂，呕吐，吐酸，心烦，口苦。脉细数。

4. 瘀阻胃络型

（1）临床表现：胃痛较剧，痛如针刺或刀割，痛有定处，拒按，或大便黑色。舌质紫暗，脉涩。

（2）辨证要点：胃脘刺痛，痛有定处或便血。脉涩。

5. 胃阴亏虚型

（1）临床表现：胃痛隐作，灼热不适，嘈杂似饥，食少口干，大便干燥。舌红少津，脉细数。

（2）辨证要点：胃脘灼热，嘈杂似饥，口干便燥。脉数。

6. 脾胃虚寒型

（1）临床表现：胃痛绵绵，空腹为甚，得食则缓，喜热喜按，泛吐清水，神疲乏力，手足不温，多有便溏。舌质淡，脉沉细。

（2）辨证要点：胃脘隐痛，得食则缓，喜温喜按。脉沉细。

7. 痰饮停胃型

（1）临床表现：呕吐清水痰涎，脘闷痞满，口干不欲饮，饮水则吐，或头眩心悸。苔白滑或腻，脉弦滑。

（2）辨证要点：呕吐痰涎，胃脘痞满，口干不欲饮。苔滑腻。

二、鉴别诊断

（一）与消化性溃疡病相鉴别

消化性溃疡多见上腹部规律性疼痛，十二指肠溃疡多在餐前，胃溃疡多在餐后。绝大多数病人有疼痛，伴有反酸，烧心，食欲差，体重下降等。胃镜检查还可以确定溃疡的数目，大小，部位等，X线检查可见溃疡壁龛影或十二指肠变形。

（二）与胃癌相鉴别

胃癌病人早期的临床表现无特异性，常在体检时意外发现，中晚期病人常有纳差，消瘦，上腹灼痛或刺痛，痛处固定不移，或有吞咽困难。X线检查可见胃内充盈缺损，胃肿瘤有溃疡时也可见龛影，纤维胃镜检查及组织活检可明确诊断。

（三）与慢性肝病、胆囊病变相鉴别

慢性肝病、胆囊病变亦可出现上腹部胀满、疼痛等不适，可见纳差、食欲不振、呕吐等，做肝功、肝胆B超及肝炎病原学检测有助于诊断。

三、治疗

（一）提高临床疗效的思路提示

1. 辨明虚实，急则治标，缓则治本

临床若实证症状突出，可先治标，后治本。实证明显可通腑泻热，理气除胀，降逆止呕，待症状有所缓解，可谨守病机，分型论治。若为虚证，多病程已久，症状较轻，根据辨证用补气活血，滋阴养胃等方法治疗。

2. 依据病机，辨证施治

慢性胃炎，病因众多，病机复杂，一病一方，难以奏效，须根据病因病机和疾病的不同阶段，分型论治，本病多为本虚标实，攻邪时勿忘补虚。

3. 慢性胃炎重在调理

4. 合理饮食，祛除病因，防止复发

慢性胃炎与饮食习惯及饮食结构关系密切，改变不合理的饮食习惯和结构，避免进食对胃黏膜有刺激的食物和药物非常重要，要戒烟戒酒，避免辣

椒、大蒜、芥末等强刺激性食物。

5. 调畅情志，消除心理压力

慢性胃炎的形成与情志不畅有密切关系。暴怒伤肝，肝失条达，横克脾土，可加重病情，即“见肝之病，知肝传脾，当先实脾”。患病日久不愈，忧思伤脾，亦可加重病情，使疾病缠绵不愈。

（二）中医治疗

1. 内治法

（1）食滞胃肠型

治法：消食导滞，理气和胃。

方药：保和丸（《丹溪心法》）加减。

陈皮10g，半夏12g，茯苓10g，焦山楂10g，神曲10g，莱菔子10g，连翘10g，木香6g，厚朴6g。

呕吐呃逆可加藿香，姜竹茹；泄泻如败卵者加槟榔、白术、枳实以行气消积。

（2）肝胃气滞型

治法：疏肝理气，和胃止痛。

方药：柴胡疏肝散加减。

柴胡、香附、枳壳、川芎、芍药各10g，甘草6g。

胁痛甚者加陈皮、郁金、元胡；呃逆呕吐者加姜半夏、旋覆花、代赭石、生姜等；烧心泛酸加煅瓦楞，乌贼骨等。

（3）胃热炽盛型

治疗：养阴清胃。

方药：玉女煎加减（《景岳全书》）。

石膏15～30g，生地黄9～30g，麦冬12g，黄芩10g，知母4～5g，牛膝4～5g。

若口臭，齿龈出血者可加玄参、生地黄、旱莲草、女贞子；大便干结加大黄、芒硝、枳实；胃出血者合十灰散。

（4）瘀阻胃络型

治法：祛瘀通络，理气止痛。

方药：膈下逐瘀汤（《医林改错》）。

当归9g，川芎6g，桃仁9g，红花9g，牡丹皮6g，香附4.5g，赤芍6g，五灵脂9g，乌药6g，延胡索3g，枳壳5g，甘草9g。

腹胀甚者加陈皮、木香、莱菔子；腹痛可重用元胡加失笑散；吐血者加用三七、地榆炭、侧柏炭、白花蛇舌草。

（5）胃阴亏虚型

治法：养胃生津。

方药：益胃汤加味。

沙参12g，麦门冬15g，玉竹12g，生地黄20g，冰糖30g，天花粉12g，甘草6g。

阴伤便干者加玄参、油当归、火麻仁；阴虚火旺者加石膏、知母、黄连；阴虚口干加陈皮、柴胡。

（6）脾胃虚寒型

治法：温中祛寒，益气健脾。

方药：理中汤加味（《伤寒论》）。

干姜9g，人参9g，白术9g，甘草9g。

虚寒甚者加桂枝、吴茱萸、大枣；脾虚甚者加茯苓、山药、白扁豆；纳差腹胀者加焦三仙、陈皮、莱菔子、槟榔；大便溏泻者加补骨脂、肉豆蔻、五味子。

（7）痰饮停胃型

治法：燥湿化痰，和胃止呕。

方药：温胆汤（《三因极一病证方论》）加减。

半夏9g，竹茹9g，枳实9g，陈皮9g，茯苓9g，炙甘草6g，生姜3片，大枣6枚。

脾虚不运加白术、山药、扁豆、神曲、麦芽、山楂；腹胀加莱菔子、枳壳、木香；痰湿内盛加胆南星。

2. 外治法

（1）针刺治疗：对活动性胃炎缓解症状效果良好，取中脘、内关、足三里，可配胃俞、脾俞、肝俞。

配穴：肝木犯胃配章门、阳陵泉；食滞不化，湿热积滞配上脘、下脘；脾胃虚寒配梁门；瘀血伤络配膈俞。每日选主穴3～5个，配穴1～2个，用提插补泻，先泻后补，留针30分钟，隔10分钟行针1次，每日针刺治疗1次，2周为1疗程。

（2）耳针：选胃、脾、肝、交感、神门、皮质下、十二指肠，每次选3～4穴，先探测出准确穴位，消毒后用5分长针刺之，留针20～30分钟，或用王不留行籽贴于穴位。嘱患者每日按压3次，每次10～20下，3天更换1次。

（3）灸法：选中脘、足三里，或肝俞、胃俞、脾俞，用艾灸或隔姜灸，每日3～5壮，每日1次，2周为1疗程。

（三）西医治疗

慢性胃炎无特效疗法，一般主张无症状者，无需治疗，若有症状，可参考下列方法进行治疗（对症治疗）。

1. 避免对胃黏膜的刺激：须戒烟戒酒，尽可能避免使用对胃黏膜有刺激的药物，如阿司匹林等。

2. 饮食治疗：避食生冷及各种刺激性食物，宜少量多餐。

3. 药物治疗：目前的治疗方法多不能使胃炎的病理变化逆转，因此主要是对症治疗，慢性胃炎多胃酸偏低或无酸，可给予胃蛋白酶合剂10mL，每日3次。

（1）根除幽门螺杆菌。

①治疗方案：见表5－1。

②适应证：A. 伴有胃黏膜糜烂、萎缩及肠化与异型增生者；B. 有消化不良症者；C. 有胃癌家族史者。

表5－1　根除幽门螺杆菌的常用三联治疗方案

质子泵抑制剂或胶体铋	抗菌药物
PPI常规剂量的倍量/日	克拉霉素1000mg/d
（如奥美拉唑40mg/d）	阿莫西林2000mg/d
枸橼酸铋钾（胶体次枸橼酸铋）480mg/d	甲硝唑800mg/d
（选择一种）	（选择两种）
	上述剂量分2次服，疗程7～14天

注：目前国内多采用7天疗程，但国外有报道10天疗程的疗效优于7天，14天又优于10天。

（2）消化不良症状的治疗：抑酸、促胃肠动力、胃黏膜保护药等。

（3）免疫性胃炎的治疗。

（4）癌前状态处理：近年大样本的临床研究提示，口服选择性抑制剂赛来昔布对胃黏膜重度炎症、肠化、萎缩及异型增生的逆转有一定益处，也可适量补充复合维生素和含硒的食物。对药物不能逆转的局灶、重度不典型性增生（高级别上皮内瘤变），在确定没有淋巴结转移时，可在胃镜下行黏膜下剥离术，并应视病情定期随访。对药物不能逆转的局灶和重度不典型性增生伴有局部淋巴结肿大的病例，应考虑手术治疗。

治疗慢性胃炎，也可试用市售成药，应根据临床效果选用，一般无需长期服用。

（四）中医专方选介

1. 温中养胃冲剂、养阴清胃冲剂

辽宁中医学院采用中药系列冲剂治疗萎缩性胃炎 128 例，虚寒证组 45 例，用温中养胃冲剂（黄芪、桂枝、白芍、白术、元胡、枳壳、威灵仙、荜澄茄、苦参、麦芽、香橼、甘草）。郁热证 83 例，用养阴清胃冲剂（黄连、柴胡、射干、苦参、生地黄、马齿苋、威灵仙）以上两冲剂每袋均为 60g，口服，每日 2 次，每次 1 袋，疗程均为 6 个月。结果虚寒证组治愈 10 例，显效 19 例，好转 15 例，无效 1 例，郁热证组治愈 20 例，显效 40 例，好转 20 例，无效 3 例。[周文学，等．中药系列冲剂治疗慢性萎缩性胃炎．中医杂志．1991，(8)：25]

2. 谢氏验方

谢氏用降逆平喘法治疗慢性萎缩性胃炎 47 例。基础方苏梗、半夏、茯苓、川厚朴、佛手、麦芽、木瓜。4 个月为 1 疗程，每日 1 剂，水煎服。结果显效 16 例，好转 13 例，无效 17 例。[谢启舜．降逆顺气法治疗慢性萎缩性胃炎 47 例．中医杂志．1989，(2)：35]

3. 活血化瘀汤

苗氏用活血化瘀法治疗萎缩性胃炎，自拟活血化瘀汤（黄芪、当归、川芎、良姜、枳实、没药、炙甘草），每日 1 剂，2 个月为 1 疗程。治疗 50 例，1 疗程后复查结果显示：治愈 21 例，好转 27 例，无效 2 例，总有效率为 96%。[苗世举．活血化瘀汤治疗慢性萎缩性胃炎 50 例小结．中医杂志．1986，(4)：20]

4. 胃友汤

马氏用温中化瘀法，自拟胃友汤（黄芪、丹参、肉桂、吴茱萸、枳壳、

片姜黄、川芎、红花、桃仁、三棱、甘草)。治疗910例萎缩性胃炎患者，基本治愈637例，好转245例，无效28例，总有效率96.9%。[马山，等. 胃友汤治疗萎缩性胃炎910例临床报告. 中医杂志. 1989，(9)：32]

5. 胃炎冲剂

殷氏用健脾温中法治疗慢性胃炎，制成胃炎冲剂（檀香、肉桂、细辛、山楂、鸡内金、薏苡仁、木香、乌梅，每包含药4g)，每日1包，2个月为1疗程，观察310例，经胃镜复查，痊愈8例，明显好转占97.4%。其中肠化患者有124例，有22例转阴，33例由中度变为轻度。[殷德燧，等. 胃炎冲剂治疗萎缩性胃炎310例临床观察. 中医杂志. 1985，(7)：36]

6. 黄芪建中汤加减

贺氏以黄芪建中汤为基本方，脾胃虚寒加党参；肝郁气滞加丹参、川楝子；脾胃阴虚加百合。连服4周为1疗程，3个疗程后评定疗效。治疗101例，临床治愈59例，显效24例，有效11例，无效4例，总有效率为96.1%。[贺方礼. 黄芪建中汤治疗慢性萎缩性胃炎101例. 湖北中医杂志. 1991，(1)：12]

7. 从命门学说治胃方

从命门学说论治慢性萎缩性胃炎用制附子9g，沉香（冲)、小茴香各3g，补骨脂、菟丝子各12g，黄芪、党参、白术、当归、神曲各15g，陈皮、柴胡、炙甘草、肉桂各6g。日1剂，水煎服，14日为1疗程。本组23例，用2~3个疗程，显效（主症及体征消失，次症及胃黏膜萎缩基本消失或仅为浅表性，病理示固有膜无腺体萎缩，超过半年未复发）12例，好转9例，无效2例。本病有命门火衰的表现，可用赵献可的命门学说诠释。[刘浙伟. 从命门说法论治慢性萎缩性胃炎探析. 浙江中医杂志. 1998，33（4)：152]

第三节　胃溃疡病

胃溃疡是多种致病因素引起的胃黏膜的缺损。缺损穿透整个黏膜层，时常穿入甚至穿透其他层，愈合后必然遗留瘢痕，是一种常见的慢性消化系统疾病。胃肠道与酸性胃液接触的任何部位均可发生溃疡，一般认为胃液的消化作用是溃疡形成的基本因素，但溃疡的形成很可能是多种因素引起的疾病的局部表现，故取名为消化性溃疡病。

胃溃疡的主要症状是上腹胃脘部疼痛，反酸，嘈杂不适，或见大便下血（黑便）。中医学多归属于“胃脘痛”“吐酸”“嘈杂”“血证”等病的范畴。

一、临床诊断

（一）辨病诊断

1. 症状与体征

胃溃疡病病人可以完全没有症状，或有症状也不像十二指肠溃疡病有典型的临床表现。疼痛是胃溃疡病的最重要症状，但是一些不典型症状，如食欲不振、饭后胀满、恶心和呕吐、反酸和烧心也很常见，无并发症的胃溃疡缓解期无阳性体征，在活动期可有上腹部压痛。

（1）疼痛：胃溃疡病的疼痛部位多在上腹中线左侧或左上腹部，而不在中线右侧，定位不如十二指肠溃疡病局限。胃体部高位溃疡病的疼痛可出现于前胸的右下，后壁溃疡也可出现背痛。但要注意不少胃溃疡病人并无明显的疼痛或仅有轻度不适。胃溃疡病的疼痛多出现在餐后0.5～1.5小时，持续1～2小时，在下次进餐前自然消失。

（2）其他消化不良症状：表现为上腹胀满、嗳气、烧心和反酸等。

（3）体重减轻：胃溃疡疼痛常与进食的性质有关，为减轻疼痛，病人常减少或选择食物，久之摄入热量减少而致体重下降。

（4）出血：溃疡破坏血管可能出现出血，且出血量大，容易复发。

2. 影像学检查

（1）X线检查：是胃溃疡诊断的重要手段之一，主要X线征是壁龛或龛影，是钡剂充填溃疡的凹陷部分所造成的。从正面看，龛影呈圆形或椭圆形，边缘整齐，因溃疡周围的炎性水肿可形成环状透亮区，该透亮区可随施加压力的不同而有明显变化。因纤维组织的收缩，四周黏膜皱襞呈放射状向壁龛集中，直达壁龛边缘。在切面观，壁龛突出于胃壁轮廓以外，呈半圆形、乳头形、长方形、漏斗形。溃疡四壁一般光整而平滑，龛影与胃脘的交界处，即溃疡口部，有时可见一宽1～2mm的透光细线，或见一条较宽的（0.5～1.0cm）透光带，多见于良性溃疡，偶见于溃疡性胃癌。

有时胃溃疡在X线上不能显示，如溃疡过浅、溃疡内有黏液或血液或溃疡的周围水肿将溃疡口闭合。若溃疡形成包裹性穿孔则可在胃旁形成一个圆形或椭圆形的囊与胃相通，称为副囊。

（2）内镜检查：多数胃溃疡病通过X线检查可以确诊，但内镜检查在下列情况中更有价值：①为了进一步确定溃疡的性质，如胃癌、胃结核性溃疡；②X线不能发现的溃疡；③X线发现有不典型溃疡，如胃皱襞粗大，呈放射状纠集而无龛影等；④确定是否伴有胃炎。

在内镜下，良性胃溃疡通常呈圆形、椭圆形或线形，边缘锐利，基底光滑，为坏死组织所覆盖，呈灰白色或黄白色，有时呈褐色，为陈旧性出血所致，周围黏膜充血、水肿、略隆起，胃皱襞放射至溃疡壁龛的边缘。

（二）辨证诊断

1. 食滞胃肠型

（1）临床表现：胃脘胀满，嗳腐吞酸，或呕吐不消化食物，吐后痛缓。苔厚腻，脉滑。

（2）辨证要点：胃脘胀痛，嗳腐吞酸，吐后痛缓。苔黄腻。

2. 胃热炽盛型

（1）临床表现：胃痛急迫，或痞满胀痛，嘈杂，吐酸，心烦口苦。舌质红，苔腻，脉数。

（2）辨证要点：胃脘痞满，嘈杂吐酸，心烦口苦。脉数。

3. 肝胃气滞型

（1）临床表现：胃脘痞胀疼痛，或攻窜胁背，嗳气频作。苔薄白，脉弦。

（2）辨证要点：胃脘痞胀疼痛，或攻窜胁背。脉弦。

4. 胃阴亏虚型

（1）临床表现：胃痛隐作，灼热不适，嘈杂似饥，食少口干，大便干燥。舌红少津，脉细数。

（2）辨证要点：胃脘灼热，嘈杂似饥，口干便燥。脉细数。

5. 脾胃虚寒型

（1）临床表现：胃痛绵绵，空腹为甚，得食则缓，喜热喜按，泛吐清水，神倦乏力，手足不温，多便溏。舌质淡，脉沉细。

（2）辨证要点：胃脘隐痛，得食则缓，喜热喜按。脉沉细。

6. 瘀阻胃络型

（1）临床表现：胃痛较剧，痛如针刺或刀割，痛有定处，拒按或大便黑色。舌质紫暗，脉涩。

（2）辨证要点：胃脘刺痛，痛有定处或便黑。脉涩。

二、鉴别诊断

良性溃疡（胃溃疡）与恶性溃疡（胃癌）的鉴别：二者的治疗截然不同，因此鉴别诊断非常重要，其重点如下。

（一）X线检查

1. 良性溃疡多为圆形，椭圆形或线形，边缘光滑整齐，而恶性溃疡多不规则，边缘不整齐。

2. 良性溃疡底部常常平滑，而恶性溃疡底部可呈结节状。

3. 大多数良性溃疡突出在胃轮廓以外，而恶性溃疡多在胃轮廓以内。

4. 良性溃疡周围黏膜水肿范围小，突入胃腔不深，形成边缘光滑而对称的充盈缺损，而恶性溃疡周围缺损范围广，突入胃腔较深，表面凹凸不平，呈结节状形象。

5. 良性溃疡的胃皱襞放射至溃疡口部，而恶性溃疡可以没有放射皱襞或皱襞在与溃疡一段距离处即变钝和中断。

6. 良性溃疡周围胃壁柔软，蠕动正常，而恶性溃疡周围胃壁僵硬，蠕动消失。

（二）内镜加活检

1. 良性溃疡多为圆形，椭圆形或线形，而恶性溃疡多不规则。

2. 良性溃疡的基底部多平滑，有灰白或黄白苔覆盖，而恶性溃疡的基底部多凹凸不平，颜色污秽。

3. 良性溃疡周边有充血红晕，略显肿胀，但柔软，平滑，无糜烂和结节状改变，而恶性溃疡周边多呈结节状隆起，僵硬，可有糜烂。

4. 如有出血，良性溃疡的出血多来自底部，而恶性溃疡的出血在边沿。病理报告更具诊断价值。

（三）胃酸检查

胃酸缺乏，不能确定是否为胃癌，但如发现真性耐组胺或五肽胃泌素的胃酸缺乏，不管是否有其他指标，胃癌不能除外。

（四）粪潜血检查

大便潜血始终阴性常见于良性溃疡，而恶性溃疡不常见。对良性溃疡出血严格治疗2周后粪潜血多转阴，若仍不转阴则有恶性的可能。

（五）临床特征

长期典型的溃疡史有利于良性溃疡的诊断，而恶性溃疡发展较快，病程较短，缺乏典型的节律特点。良性溃疡全身症状较轻而恶性溃疡较重，恶性溃疡晚期转移可有相应的临床表现，但要注意与良性溃疡的封闭性穿孔相鉴别。

（六）治疗试验

无证据显示恶性溃疡者可行内科治疗观察，良性溃疡经严格内科治疗后愈合较快，而恶性溃疡多对治疗无反应。

三、治疗

（一）提高临床疗效的思路提示

1. 辨明虚实，分清寒热

胃溃疡病在病机上多属正气虚弱，血分瘀阻，以致胃黏膜溃烂，属虚实夹杂证。临证中可见脾胃虚寒的一面，又可见胃气不降，夹滞夹瘀的一面，因此，温养脾胃的同时勿忘祛邪；寒热夹杂亦是胃溃疡病变过程中的常见证型，多由饮食失宜、失治、误治等因素引起，使寒热互结于中焦，脾胃阴阳、寒热、升降等失调所致，临床可见胃脘灼热疼痛，喜温喜按，喜热食，嘈杂，吞酸，口干，大便干，小便短赤，苔黄，脉弦数，宜寒热平调，辛开苦降。

2. 谨守病机，药随证变

临床上胃溃疡病各证之间不是固定不变的，而是可以相互转化的，要注意虚实转化和寒热互化。临床上初期用药时效果良好，而长期来看药效不如初时，要注意：①是否有化热趋势；②是否有伤阴倾向；③是否久病入络，有无瘀血征兆。注意基本病机的转化演变，做到方随证转，药随证变。

（二）中医治疗

1. 内治法

（1）食滞胃肠型

治法：消食导滞，理气和胃。

方药：保和丸加减。

陈皮10g，半夏12g，茯苓10g，焦山楂10g，神曲10g，莱菔子10g，连翘 10g，木香 6g，厚朴 10g。

腹痛甚加元胡 12g，白及 10g；便血加三七（冲）3g，黄芪 30g，党参 15g；大便不畅加槟榔 10g，或大黄（后下）9g。

（2）胃热炽盛型

法法：养阴清胃。

方药：玉女煎或清胃散。

石膏 15g，熟地黄 15g，麦冬 6g，知母 9g，牛膝 10g。

津伤甚者可加玄参、生地黄、女贞子、旱莲草；胃脘灼热加黄连；嘈杂，吐酸加焦三仙、煅瓦楞、乌贼骨；大便秘结加大黄；若见吐血或便血，可合十灰散（大蓟、小蓟、荷叶、侧柏叶、白茅根、茜草根、山栀、大黄、牡丹皮、棕榈皮），适量水煎服，或合四生丸（生荷叶、生艾叶、生柏叶、生地黄），水煎服。

（3）肝胃气滞型

治法：疏肝理气，和胃止痛。

方药：柴胡疏肝散加减。

柴胡、香附、枳壳、川芎、芍药各 10g，甘草 6g。

胁痛甚者加陈皮、郁金、元胡；嘈杂、吐酸加旋覆花、煅瓦楞、乌贼骨各 15g，浙贝母 15g；胃脘发凉，喜热饮者加吴茱萸、干姜以温中散寒；胃脘灼热，舌苔黄者加黄连、栀子以清降胃火；嗳气频繁加沉香、白豆蔻、代赭石以顺气降逆；苔厚腻者加焦三仙、半夏、茯苓；阴虚者去香附、木香，加石斛、麦冬、郁金以滋养胃阴，疏肝止痛。

（4）胃阴亏虚型

治法：益胃生津。

方药：益胃汤加味。

沙参 12g，麦冬 15g，玉竹 12g，生地黄 12g，冰糖 12g，天花粉 12g，甘草 6g。

阴伤便干加火麻仁、郁李仁、玄参、油当归；阴虚火旺可加知母、黄连。

（5）脾胃虚寒型

治法：温中健脾，和胃止痛。

方药：黄芪建中汤合良附丸加味。

黄芪 30g，桂枝 10g，白芍 20g，高良姜 10g，香附 10g，党参 15g，白术 12g，茯苓 15g，木香 10g，煅瓦楞 30g，炙甘草 10g，生姜 10g，大枣 12g。

泛吐清水明显者加半夏、陈皮、干姜以温胃化饮；泛酸明显者加吴茱萸、乌贼骨、益智仁以温中制酸；大便潜血阳性者加炮姜炭、白及、伏龙肝、仙鹤草等以温中止血；若见吐血，便血可用黄土汤（甘草、干地黄、白术、炮附子、阿胶、黄芩、灶心黄土），水煎服。

（6）瘀阻胃络型

治法：活血化瘀，通络止痛。

方药：丹参饮合失笑散。

丹参30g，檀香6g，砂仁10g，生蒲黄10g，五灵脂10g，当归12g，赤白芍各12g，党参15g，香附10g，元胡10g，乌贼骨15g，三七粉3g（冲），甘草6g。

疼痛较剧者，加乳香、没药、元胡、大黄以加强化瘀定痛的作用；兼气滞者加柴胡、枳壳以疏肝理气止痛；瘀血日久，耗伤正气者加黄芪、白术以益气健脾；兼吐血、便血者加生大黄、白及、藕节以化瘀止血。

2. 外治法

参阅“慢性胃炎”节。

常用穴位：中脘、上脘、下脘、气海、内关、足三里，配胃俞、膈俞、肝俞，随证取穴。用提插补泻，先泻后补法，留针30分钟，隔10分钟行针1次，每日针治1次，2周为1疗程。

（三）西医治疗

胃溃疡和十二指肠溃疡病同属消化性溃疡病，内科治疗基本相同，但二者在病理生理上有显著的不同，治疗上又各有特点。如在胃酸分泌上，十二指肠溃疡病人约有40%超过正常，而胃溃疡病人多数正常；在胃的运动性上，十二指肠溃疡病时胃排空增快，而胃溃疡病时胃排空延缓。此外，胃溃疡的形成还与十二指肠胃反流有关，因此治疗时药物的选择应有区别。对于十二指肠溃疡病应主要选择降低胃酸分泌的药，而胃溃疡病应重点选择增强黏膜抵抗力的药物，如生胃酮，胶体次枸橼酸铋和硫糖铝等。此外，胃溃疡病时要采取增加胃排空，减少十二指肠胃反流等措施，避免使用抑制胃运动的药物。

1. 一般治疗

嘱患者注意多卧床休息，生活要有规律，可加快胃溃疡的愈合，戒烟以减少胆汁反流，结合个人情况制定适合自己的食谱，避免进食生、冷、硬及刺激性食物，尤应忌酒，避免应用 NSAIDS 等药物。

2. 药物治疗

（1）保护胃黏膜药物

①硫糖铝：每次 1.0g，1 日 4 次。

②胶体铋：果胶铋胶囊（胶体次枸橼酸铋或三钾二酸铋，有液剂和片剂两种剂型，液剂每 5mL 含 $Bi_2O_3$120mg，片剂一片的含量与 5mL 液体剂的含量相同），每次 120mg，1 日 4 次（每次餐前半小时及晚餐后 2 小时服用）。4 周为 1 疗程，必要时可进行第二疗程。或果胶铋胶囊 100mg，每日 3 次，口服。

（2）抑制胃酸药物

①组胺受体阻断药：H_2 受体阻断药能抑制酸分泌，对溃疡病的治疗非常重要。但是对胃溃疡的治疗效果不如十二指肠溃疡，在治疗胃溃疡时用药时间要比十二指肠溃疡延长 1 ~2 周。具体药物、用法、用量参见十二指肠溃疡病节。

②质子泵抑制剂：用法为每日清晨空腹服奥美拉唑片 20mg，连服 4 周；兰索拉唑 30mg 等，四联疗法适用于有幽门螺杆菌者，如质子泵抑制剂、胶体铋加两种抗生素的四联疗法。

3. 外科手术治疗

外科手术指征：①大量出血经内科治疗无效；②急性穿孔；③瘢痕性门梗阻；④胃溃疡癌变；⑤经严格内科治疗无效的顽固性溃疡。

（四）中医专方选介

1. 姜春华教授验方

适用于消化性溃疡之疼痛剧烈，遇寒而发者，常用制川乌 6g，肉桂 3g，乳香 9g，九香虫 9g，高良姜 6g，日一剂，水煎服，常可很快起效。若病人脘痛彻背，背痛彻胸，可用全瓜蒌 15g，薤白头 9g，太子参 9g，对胸膈痞闷者效佳。[姜春华．消化性溃疡证治（专题笔谈）．中医杂志．1984，8（5）：20]

2. 加味乌贝散

乌贼骨、浙贝母、生白芍、生甘草、乳香、没药、三七粉。治疗 117 例，痊愈 87 例，好转 21 例。[王宗连．加味乌贝散治疗溃疡病 117 例．浙江中医杂志．1987，22（2）：59]

3. 溃疡汤

仙鹤草60g，七叶莲30g，白芍10g，炙甘草10g。水煎服，日1剂。治疗170例，平均治疗46.8天，治愈118例，显效28例，好转18例，无效6例，总有效率96.47%。[冯宗岫．溃疡汤治疗胃十二指肠溃疡170例．新中医．1982，(11)：27]

4. 健胃愈疡片

柴胡、元胡、白芍、党参、白及、青黛、珍珠层粉。治疗37例，治愈27例，有效5例。[李家邦．健胃愈疡片治疗胃十二指肠溃疡的临床与实验研究．中西医结合杂志．1988，29（12)：31]

5. 温补行气汤

党参、白及、白术、山药、木香、荜茇、茯苓、白芍、干姜、炙甘草。治疗63例，随证加减，龛影消失率达93.7%。[赵崇德．温补行气汤治疗消化性溃疡63例报告．中西医结合杂志．1984，4（12)：754]

6. 疗疡汤

当归、白芍、郁金、元胡、制乳没、白术、芍药、蒲公英、佛手、甘草。功效为活血化瘀，理气止痛。治疗消化性溃疡88例，总有效率96%。[王安生．疗疡汤治疗溃疡病88例临床观察．江苏中医．1980，(4)：34]

7. 胃疡方

本组34例，用本方：柴胡、枳壳、木香、乌贼骨、瓦楞子各10g，白芍、蒲公英、白及各15g，黄连5g，田三七3g。日1剂，水煎服。对照组28例，用雷尼替丁150mg/d，日2次，口服。3周为1疗程。结果：两组分别治愈25、20例，好转7、6例，无效各2例，总有效率94.1%、92.8%。幽门螺旋杆菌转阴22/27、2/15例（$P<0.01$)。[莫美霞，等．胃疡方治疗胃溃疡34例疗效观察．湖南中医药导报．1999，5（6)：21～22]

第四节　十二指肠溃疡病

十二指肠溃疡病是一个由多种因素引起的十二指肠黏膜缺损性疾病。十二指肠溃疡病的病因病机尚未完全阐明，有证据表明它不是一个单一的疾病，而是以溃疡这一共同临床表现为基础的多种疾病共同构成。它涉及多种因素，包括环境、遗传和其他因素。其中胃酸在十二指肠溃疡的形成过程中起重要作用，由于胃酸和胃蛋白酶的消化作用在溃疡的形成中占有主要地位，故称为消化性溃疡。十二指肠溃疡与胃溃疡有很多相似之处，同属中医“胃脘痛”的范畴。

一、临床诊断

（一）辨病诊断

1. 症状与体征

疼痛是十二指肠溃疡病的突出症状。至少有 90% 的病例有疼痛表现，少数病人可完全没有症状，约有 10% 的病人首发症状为呕血、黑便或急性穿孔。疼痛位于剑突和脐之间，多在上腹部，通常是右侧，范围局限，少数部位可不典型。疼痛可向背部、肋缘和胸部放射。疼痛程度可轻可重，十二指肠溃疡病疼痛的典型特征和进食有规律性的关系，即疼痛 - 进食 - 缓解 - 疼痛，如果失去以往的疼痛规律，要考虑有并发症的可能。十二指肠溃疡病的另一特征性表现是疼痛的周期性。周期性是指十二指肠溃疡的症状每日出现，持续数日，数周或数月后缓解，缓解数月至数年后又复发。

其他症状可见反酸、泛口水、烧心，食欲多良好，体重无明显变化，大便正常或便秘、左下腹隐痛，有贫血等症状。

2. 影像学检查

（1）X 线检查：十二指肠钡透是诊断十二指肠溃疡病最普遍采用的手段之一，发现壁龛或龛影是诊断活动性十二指肠溃疡的唯一依据。

直接征象：①龛影，从正面看，溃疡壁龛呈圆形、椭圆形或线形，边缘光滑，周围可见水肿组织形成的透光圈。切面观，龛影可突出腔外，呈乳头状、半圆形或漏斗形，和胃溃疡相似，有时在壁龛口部显示 Hampton 线。②黏膜改变，反复发作的溃疡由于疤痕的收缩与牵拉，使黏膜向溃疡处纠集，可呈放射状。③球部变形及幽门管偏位，球部可呈“山”字形、三叶形、花瓣形、葫芦形等。

间接征象：①激惹征，钡剂在球内不能久留，很快排至降段，一次透视很难观察到球部全貌；②幽门痉挛，钡剂在幽门区可有暂时性的停留，变形严重时可出现幽门梗阻；③胃分泌液增多，能见到大量空腹滞留液；④有固定压痛点。

壁龛虽然是诊断十二指肠溃疡病的唯一依据，但在下列情况下难以发现和辨认：①溃疡浅在或接近愈合，不能保留钡剂。②巨型十二指肠溃疡可与十二指肠球正常的上下穹隆，甚至整个十二指肠球极为相似。③在个别瘢痕变形的十二指肠球内有时不易发现活动性溃疡。

（2）内镜检查：内镜下十二指肠溃疡呈圆形、椭圆形、线形和不规则形。其中以圆形和椭圆形最常见，还有已经部分去掉类纤维蛋白坏死的愈合中的溃疡，日本学者称之为“霜斑溃疡”。对于十二指肠溃疡病的诊断，纤维内镜检查优于X线检查，其阳性率较X线高，但对球外形的观察不如X线检查准确，两者结合可提高十二指肠溃疡病诊断的正确率。

3. 实验室检查

胃液分析：正常男性和女性的基础酸排出量平均分别为2.5和1.3mmol/h，其范围为0~6mmol/h，一般来说，十二指肠溃疡病、胃十二指肠复合性溃疡病病人的基础酸分泌和刺激后酸分泌增多，但是很多十二指肠溃疡病病人酸分泌正常，而酸分泌增多也未必有溃疡，皮下注射胃促分泌剂（磷酸组胺，氨乙吡唑，五肽胃泌素）时，最大酸排出量超过40mmol/h，有利于十二指肠溃疡病的诊断。

4. 其他检查

活动性溃疡在粪中可出现潜血。

（二）辨证诊断

中医学以往没有十二指肠溃疡病的诊断，属中医学“胃脘痛”“泛酸”的范畴。辨证诊断以病机为依据，但研究发现十二指肠溃疡病，临床上以虚证和虚中夹实证为多，而单纯实证少见。

1. 胃阴亏虚型

（1）临床表现：胃痛隐作，灼热不适，嘈杂似饥，食少口干，大便干燥。舌红少津，脉细数。

（2）辨证要点：胃脘灼热，嘈杂似饥，口干便燥。脉细数。

2. 脾胃虚寒型

（1）临床表现：胃痛绵绵，空腹为甚，得食则缓，喜热喜按，泛吐清水，神倦乏力，手足不温，大便多溏。舌质淡，脉沉细。

（2）辨证要点：胃脘隐痛，得食则缓，喜热喜按。脉沉细。

3. 肝胃气滞型：

（1）临床表现：胃脘痞胀疼痛，或攻窜胁背，嗳气频作。苔薄白，脉弦。

（2）辨证要点：胃脘痞胀疼痛，或攻窜胁背。脉弦。

4. 胃热炽盛型

（1）临床表现：胃痛急迫，或痞满胀痛，嘈杂吐酸，心烦，口苦或黏。舌质红，苔腻，脉数。

（2）辨证要点：胃痛急迫，嘈杂吐酸，心烦口苦。舌红，脉数。

5. 食滞胃肠型

（1）临床表现：胃脘胀满，嗳腐吞酸，或呕吐不消化食物，吐后痛缓。苔厚腻，脉滑。

（2）辨证要点：胃脘胀痛，嗳腐吞酸，吐后痛缓。苔厚腻。

6. 瘀阻胃络型：

（1）临床表现：胃脘痛剧，痛如针刺或刀割，痛有定处，拒按，大便黑色。舌质紫暗，脉涩。

（2）辨证要点：胃脘刺痛，痛有定处或便黑。脉涩。

二、鉴别诊断

（一）与胃溃疡相鉴别

90%的十二指肠溃疡病病人有上腹部疼痛，疼痛多在上腹部，常在右侧，范围局限，可向背部、肋缘和胸部放射，典型特征是与进食有固定关系，疼痛常发生于胃处于空虚状态时，即疼痛－进食－缓解，且常有一定的周期性。胃溃疡病多在上腹部中线左侧或左上腹，范围较广，疼痛多在餐后很快出现，在下次进餐前自然消失，常伴有体重减轻，而十二指肠溃疡病病人常有体重增加。X线及内镜检查有助于胃及十二指肠溃疡病的鉴别诊断。

（二）与慢性胃炎相鉴别

慢性胃炎可出现上腹部疼痛及嗳气、吐酸、烧心等症状，但慢性胃炎的胃部症状无一定的规律性，全身症状如贫血、疲乏等较突出，胃液多缺乏胃酸，内镜检查有助于鉴别诊断。

（三）与慢性胆道疾病相鉴别

慢性胆囊炎、胆石症可见上腹部疼痛，但其疼痛缺乏溃疡病的节律性，主要为右上腹疼痛不适或典型的胆绞痛，多因进食脂肪而发作，降低胃内酸度的治疗不能奏效，莫菲氏征阳性。B超检查有助于诊断。

（四）与胃黏膜脱垂相鉴别

胃黏膜脱垂为间歇性上腹部疼痛，但无类似溃疡病的节律性，服用降低胃内酸度的药物不能缓解，右侧卧位时可使疼痛缓解。X 线钡餐检查能证明脱垂的存在。

（五）与胃神经官能症相鉴别

胃神经官能症以中年妇女居多，多有精神创伤史，主要表现为间歇性上腹痛、胃灼热或不适感、泛酸、嗳气、呃逆等，但症状缺乏溃疡病的节律性，常伴有头痛、头晕、乏力、失眠、抑郁或焦虑等神经精神症状。

三、治疗

（一）提高临床疗效的思路提示

1. 分清虚实寒热，辨明气分血分

大抵新病暴病，病势急迫，痛处拒按者多实；久病痛缓，病势缠绵，痛处喜按者多虚；喜温熨热饮，遇寒痛增为寒；喜凉饮冷，遇热痛剧多热；以胀痛为主，痛引胸胁，每因情志变化而增减，多为气滞，病在气分；痛处固定，多为刺痛者常属久病血瘀，病在血分。临床上十二指肠溃疡病多为虚中夹实，伴有脾胃虚弱之证，又有食滞、气滞、血瘀之候，治疗时，有是证，用是药。

2. 不同时期，不同证型，药随证转

临床上十二指肠溃疡病的不同时期，其临床表现不尽相同，病机和证型在不断变化，要注意虚实转化和寒热互化。有人认为不同证型是一个疾病不同阶段的不同表现，临床上要方随法出，法随证转。

3. 辨证和辨病相结合

十二指肠溃疡病的疼痛、泛酸是其主要临床表现，也是患者的主要痛苦。临床在辨证治疗的同时，可适当选用理气、活血、止痛的药物，如元胡、白及、三七、乌贼骨、煅瓦楞、浙贝母等。现代医学认为“没有酸便没有溃疡”，十二指肠溃疡多属胃酸偏高，治疗上也要符合此理论。

（二）中医治疗

1. 内治法

（1）胃阴亏虚型

治法：益胃生津。

方药：益胃汤加味。

沙参12g，麦冬15g，玉竹12g，生地黄12g，冰糖12g，天花粉12g，甘草6g。

阴伤便干加火麻仁、郁李仁、玄参、油当归；阴虚火旺可加知母、黄连。

（2）脾胃虚寒型

治法：温中健脾，和胃止痛。

方药：黄芪建中汤合良附丸加味。

黄芪30g，桂枝10g，白芍20g，高良姜10g，香附10g，党参15g，白术12g，茯苓15g，木香10g，煅瓦楞30g，炙甘草10g，生姜10g，大枣10g。（临证加减参见胃溃疡病）

（3）胃热炽盛型

治法：养阴清胃。

方药：玉女煎。

石膏15g，熟地黄15g，麦冬6g，知母9g，牛膝10g。

津伤甚者，可加玄参、生地黄、女贞子、旱莲草；胃脘灼热加黄连；嘈杂，吐酸加焦三仙、煅瓦楞、乌贼骨；大便秘结加大黄；若见吐血或便血，可合十灰散（大蓟、小蓟、荷叶、侧柏叶、白茅根、茜草根、山栀、大黄、牡丹皮、棕榈皮）适量，水煎服，或合四生丸（生荷叶、生艾叶、生柏叶、生地黄），水煎服。

（4）食滞胃肠型

治法：消食导滞，理气和胃。

方药：保和丸加减。

陈皮10g，半夏12g，茯苓10g，焦山楂10g，神曲10g，莱菔子10g，连翘10g，木香6g，厚朴10g。

腹痛甚者加元胡12g，白及10g；便血加参三七3g（冲），黄芪30g，党参15g；大便不畅加槟榔10g，或大黄9g（后下）。

（5）肝胃气滞型

治法：疏肝理气，和胃止痛。

方法：柴胡疏肝散加减。

柴胡、香附、枳壳、川芎、芍药各10g，甘草6g。

胁痛甚者加陈皮、郁金、元胡；嘈杂、吐酸加旋覆花、煅瓦楞、乌贼骨各15g，浙贝母15g；胃脘发凉，喜热饮者加吴茱萸、干姜以温中散寒；胃脘灼热，苔黄者加黄连、栀子以清降胃火；嗳气频作加沉香、白豆蔻、代赭石以顺气降逆；苔厚腻者加焦三仙、半夏、茯苓；阴虚者去香附、木香，加石斛、麦冬、郁金以滋养胃阴，疏肝止痛。

（6）瘀阻胃络型

治法：活血化瘀，通络止痛。

方药：丹参饮合失笑散。

丹参30g，檀香6g，砂仁10g，生蒲黄10g，五灵脂10g，当归12g，赤白芍各12g，党参15g，香附10g，元胡10g，乌贼骨15g，三七粉3g（冲），甘草6g。

疼痛较剧者加乳香、没药、元胡、大黄以加强化瘀定痛的作用；兼气滞者加柴胡、枳壳以疏肝理气止痛；瘀血日久，耗伤正气者加黄芪、白术以益气健脾；兼呕血、便血者加生大黄、白及、藕节以化瘀止血。

2. 外治法

针刺疗法：常用穴位为中脘、上脘、下脘、气海、内关、足三里配胃俞、膈俞，随证取穴，用提插补泻法，先泻后补，留针30分钟，隔10分钟行针1次，每日针治1次，2周为1疗程。

3. 中西医结合疗法

本组92例，用通降胃灵Ⅱ号，黄芪、丹参各30g，肉桂10g，赤芍、白芍、陈皮、大腹皮各15g，枳壳、郁金、当归各12g，三七3g。日1剂，水煎，分3次服用，3个月为1疗程。对照组34例，均用洛赛克20mg，晨空腹顿服，用4周，阿莫西林0.5g/d，日4次，口服，用15日。两组结果分别为显效72、26例，有效17、6例，无效3、2例，有效率96.7%、94.1%（$P<0.01$），HP清除率89.7%、55.6%（$P<0.01$），胃镜示分别治愈86、31例。随访2年，分别复发9/75、16/28例（$P<0.01$）。[严光俊、中西医结合治疗十二指肠溃疡92例．中国中西医结合杂志．1999，19（6）：365~366]

（三）西医治疗

治疗十二指肠溃疡病的目的有四：①缓解症状；②促进溃疡愈合；③预防并发症；④预防复发。原则：所有无并发症的病人应首先采用内科治疗，内科治疗无效或发生并发症的病人才考虑外科治疗。内科治疗包括：①药物治疗，包括应用降低胃内酸度的药物，增强黏膜抵抗力的药物和根除幽门螺杆菌的药物；②消除有害的环境因素，避免使用水杨酸盐，激素等药物，停止吸烟；③减少精神刺激；④休息。

1. 药物治疗

（1）降低胃内酸度的药物：包括抗酸药和抗分泌药。抗分泌药有组胺 H_2 受体阻断药，抗胃泌素药，抗毒蕈碱药物和质子泵抑制剂四大类。胃酸降低可使胃蛋白酶的活性降低，导致胃液的消化作用减弱，从而对溃疡产生良好的影响，有一些抗分泌药，尚有直接抑制胃蛋白酶分泌的作用。

①抗酸药：可降低胃内酸度，种类繁多，如碳酸氢钠、碳酸钙、氧化镁、氢氧化镁、氢氧化铝、三硅酸镁等。多有严重的副作用而很少应用。现在比较常用的抗酸药是氢氧化铝和氢氧化镁按不同的比例调配的混合物，含氢氧化铝多时易见便秘，含氢氧化镁多时易见腹泻。

②组胺 H_2 受体阻断药：有西咪替丁（甲氰咪呱）、雷尼替丁、法莫替丁、尼扎替丁，罗沙替丁，其作用强度、毒副作用各不相同，临床上可根据病情、年龄、患者的经济情况等选用。用法：传统上根据药物的半衰期，采用一日多个剂量的给药方法：西咪替丁 200mg，1 日 3 次，或 400mg，1 日 2 次；雷尼替丁 150mg，1 日 2 次；法莫替丁 20mg，1 日 2 次；尼扎替丁 150mg，1 日 2 次；罗沙替丁 75mg，1 日 2 次。但近年来研究表明，单一剂量给药与 1 日多剂量给药法在临床作用、毒副作用等方面相同，可采用西咪替丁 800mg，雷尼替丁 300mg，法莫替丁 40mg，尼扎替丁 300mg，罗沙替丁 150mg，均为睡前服，疗程为 6～8 周。

③抗胃泌素药：丙谷胺，常用剂量 400mg，1 日 3 次，副作用为轻度失眠、乏力、口干、头晕等。

④抗毒蕈碱药：仅用作抗酸治疗的辅助治疗药物，且不宜用于胃溃疡。近年来提倡用一种新药哌仑西平，副作用较小，常用剂量为 50～75mg，早晚各 1 次，疗程 4～6 周。

⑤质子泵抑制剂：是已知的最强大的胃酸分泌抑制剂，可抑制 H^+/K^+，ATP 酶，但价格较昂贵。药物奥美拉唑（商品名洛赛克），用法 20mg，每日清晨 1 次，口服，疗程 2～4 周，副作用较少，比较安全，但动物试验表明长期大量应用可引起胃体和肠的嗜铬样细胞增殖和类癌，人体尚无发现类似作用。还可选用兰索拉唑，30mg，每日 1 次；泮托拉唑 40mg，每日 1 次；雷贝拉唑 20mg，每日 1 次。

（2）增强黏膜抵抗力的药物：主要影响胃的黏液分泌、碳酸氢盐分泌以及黏膜血流三方面。

①硫糖铝：常用剂量1.0g，1日3次，主要副作用是便秘，注意不宜与食物、抗酸药或其他药物同服，可互相影响而降低疗效。

②胶体铋：胶体次枸橼酸铋或三钾二枸，我国的产品是胃得乐冲剂，用法：120mg，日服4次（每餐前半小时及餐后2小时），或每日早餐前半小时及晚餐前半小时各服240mg，4周为1疗程，必要时可进行第二疗程。副作用为黑舌和黑粪。或果胶铋胶囊100mg，1日3次，口服。

③前列腺素：常用前列醇，用法为200μg，日4次，口服。

④甘草提取物生胃酮：用法为100mg，1日3次，2~3周后减至50mg，1日4次，4~8周后改为50mg，1日2次或3次，餐前半小时用药，注意不要和抗毒蕈碱药和醛固酮阻断药同用，可用噻嗪类和氯化钾以对抗其副作用，慎用于高血压、肾脏病、心脏病和肝脏病病人。

（3）根除幽门螺杆菌（HP）的药物：主要是抗生素和铋盐。体外药敏试验可见HP对多种抗生素敏感，如青霉素类、头孢菌素类、大环内酯类、氨基糖苷类、四环素类、硝基呋喃类、硝基咪唑类及其他药物如利福平、氯霉素和多黏菌素E、黄连素等，对次枸橼酸铋和次水杨酸钠亦敏感，但临床应用效果不理想。已证实铋盐、甲硝唑、他咪唑、呋喃唑酮，庆大霉素、土霉素和黄连素在体内均有效，但是单一应用时的根治效果不佳。二联治疗效果较好，如氨苄青霉素与他咪唑并用，根除率可达43%；铋盐与抗生素并用也可提高HP根除率，但均可出现抗药菌株；铋盐与羟氨苄青霉素并用效果不佳。三联治疗，细菌根除率很高，可达80%~90%，目前临床多采用三联疗法。初治失败者宜采用四联疗法，即除了选用两种抗菌药物外，PPI和铋剂也均可选用，如：抗菌药物为奥美拉唑40mg/d、胶体次枸橼酸铋480mg/d，PPI和铋剂为克拉霉素1000mg/d，阿莫西林2000mg/d，甲硝唑800mg/d，选择其中两种，一般情况下，PPI和铋剂，十二指肠溃疡用4~6周，胃溃疡用6~8周，抗菌药均用2周。

任何方式的联合治疗，十二指肠溃疡的愈合率均与组胺H_2受体阻断药的溃疡愈合率大致相同，而联合治疗病人多难以接受。因此要有选择地做根除治疗，根除是指治疗结束后一个月幽门螺杆菌检查仍为阴性。下列病人可以考虑根除治疗：①经组胺H_2受体阻断药物治疗后十二指肠溃疡复发者；②顽固的十二指肠溃疡病病人，特别是手术治疗前。

2. 一般治疗

（1）注意休息：休息可促进溃疡的愈合，胃溃疡病人卧床休息较非卧床者的溃疡愈合快，而十二指肠溃疡没有此方面证据，故十二指肠溃疡病人不一定非要卧床休息。

（2）戒烟：吸烟可影响十二指肠溃疡的愈合，应嘱病人积极戒烟。

（3）注意调理饮食：宜少量多餐，禁食刺激性食物，注意摄入足量的维生素。

（4）减少精神应激：精神应激与溃疡的形成相关，亦影响溃疡的治疗效果。因此要减少精神应激。

（5）避免使用导致溃疡的药物：这些药物主要是水杨酸盐及其他一切非类固醇抗炎药，如肾上腺皮质类固醇和促肾上腺皮质激素，利血平等。

3. 维持治疗

维持治疗是减少和预防复发的有效措施。维持治疗的药物是临床确有疗效的药物。1 个疗程后，用组胺 H_2 受体阻断药或奥美拉唑 20mg/d，每周 2 ~ 3 次维持治疗，采用自我调节方式，间歇给药。当前常用组胺 H_2 受体阻断药，特别是西咪替丁和雷尼替丁，用量通常是愈合剂量的一半。如西咪替丁 400mg，睡前 1 次；雷尼替丁，150mg，睡前 1 次；法莫替丁 20mg，睡前 1 次；尼扎替丁 150mg，睡前 1 次；罗沙替丁 250mg，睡前 1 次；硫糖铝 1.0g，1 日 2 次或 2.0g，睡前 1 次，口服。已经证实，这种剂量的持续维持治疗可以有效地预防溃疡复发。长期持续维持治疗，要注意药物的安全性，一般组胺 H_2 受体阻断药，尤其是西咪替丁和雷尼替丁较为安全；奥美拉唑长期应用于动物试验，其结果提示可产生胃的类癌；前列腺素能引起子宫收缩，故妊娠妇女慎用；胶体铋盐已确定具有高度的细胞毒性和神经毒性，会引发脑病、关节病、肾病、肝病，不宜长期使用。

4. NSAIDS 用于溃疡的治疗和预防

如病情允许，应立即停用 NSAIDS 治疗，如病情不允许，可改用对黏膜损伤少的 NSAIDS 药物，如特异性 COX - 2 抑制剂（如塞来昔布），对停用 NSAIDS 者，可给予常规剂量、常规疗程的 H_2RA 或 PPI 治疗；对不能停用 NSAIDS 的患者，就选用 PPI 治疗。因幽门螺杆菌和 NSAIDS 是引起溃疡的两个独立因素，因此应同时检测，幽门螺杆菌阳性者应采用根除幽门螺杆菌的治疗，溃疡愈合后，无论幽门螺杆菌检查是阳性还是阴性，都必须继续采用

PPI（或精前列醇）治疗，以预防溃疡复发。既往有溃疡病史、溃疡高危人群、高龄、同时在应用抗生素药（含有一定剂量的阿司匹林）或糖皮质激素者，应给予常规抗溃疡药物以预防，目前，认为PPI或米考前列醇用于预防效果好。

5. 手术治疗

绝大多数无需手术治疗，手术指征有：①溃疡而致大量出血，内科紧急处理无效；②急性穿孔；③器质性幽门梗阻；④溃疡久治无好转，疑有癌变。

（四）中医专方选介

1. 益气活血汤

党参、黄芪、茯苓、甘草、白术、乳香、没药、海螵蛸。治疗100例十二指肠球部溃疡患者，近期治愈85例，好转9例，无效6例，总有效率为94%。[黄书球．益气活血方治疗十二指肠球部溃疡．中西医结合杂志．1998，(8)：474]

2. 疗疡汤

当归、白芍、郁金、元胡、制乳香、没药、白术、芍药、蒲公英、佛手、甘草。功效为活血化瘀，理气止痛，治疗消化性溃疡88例，总有效率为96%。[王安生．疗疡汤治疗溃疡病88例临床观察．江苏中医．1980，(4)：34]

3. 温补行气汤

党参、白芷、白术、山药、木香、荜茇、茯苓、白芍、干姜、炙甘草。治疗63例，随证加减。龛影消失率达93.7%。[赵崇德．温补行气汤治疗消化性溃疡63例报告．中西医结合杂志．1984，4（12)：754]

4. 胃疡安

黄连、沉香、白及、川贝母、三七。治疗135例，其远期疗效优于甲氰咪呱，并对多数抗甲氰咪呱的溃疡也有较好的疗效。[周祖华．胃疡安治疗消化性溃疡的临床及实验研究．中医杂志．1988，29（12)：31]

5. 健胃愈疡片

柴胡、元胡、白芍、党参、白及、青黛、珍珠层粉。治疗37例，治愈率为73%，总有效率为86.5%。[李家帮．健胃愈疡片治疗胃、十二指肠溃疡的临床与实验研究．中西医结合杂志．1987，7（3)：151]

6. 溃疡汤

仙鹤草60g，龙爪叶30g，白芍10g，炙甘草10g。水煎服，日1剂。治疗170例，平均治疗46.8天，治愈118例，显效28例，好转18例，无效6例，总有效率96.47%。[冯宗岫．溃疡汤治疗胃、十二指肠溃疡170例．新中医．1982，(11)：27]

7. 加味乌贝散

乌贼骨、浙贝母、生白芍、生甘草、乳香、没药、三七粉。治疗117例，治愈87例，好转21例。[王宗连．加味乌贝散治疗溃疡病117例．浙江中医杂志．1987，22（2）：59]

第五节　胃黏膜脱垂症

胃黏膜脱垂症是指胃窦部的黏膜松弛、肥大，在胃蠕动增强时，滑入到幽门管及十二指肠球部的一种病症，以30～60岁的男性最为多见。其确切原因不明，多与胃窦部黏膜的慢性炎症、溃疡及黏膜水肿关系密切。

胃黏膜脱垂症的主要临床症状为不规则的上腹部疼痛，右侧卧位时加重，常伴上腹胀满，嗳气，泛酸，食欲不振，恶心，呕吐等消化不良症状。病情严重时发生上消化道出血及幽门梗阻，属中医学“胃痛”“反胃”“痞满”等病的范畴。

一、临床诊断

（一）辨病诊断

1. 症状与体征

胃黏膜脱垂症的临床表现常缺乏特异性，可以没有任何症状，仅在胃肠X线钡剂造影时发现，单纯性胃黏膜脱垂可以出现症状，但症状的严重程度与脱垂的轻重并不成比例关系。

本病的主要症状为上腹部不规则疼痛，多发生在饭后，呈阵发性，缺乏周期性和规律性，服用碱性药物不易缓解，进食可诱发和使疼痛加剧，呕吐后可有所缓解。临床以灼痛常见，也可以表现为为胀痛、刺痛、隐痛甚至绞痛，左侧卧位可使疼痛减轻或缓解，右侧卧位可使疼痛加重，有人认为此点为本病的特征性表现。常伴上腹胀满，嗳气，烧心，胃纳不佳等消化不良症状。

脱垂的黏膜引起幽门梗阻时，出现恶心呕吐、右上腹剧烈疼痛；脱垂黏膜发生嵌顿时，上腹呈持续剧痛，并可见到胃型和蠕动波，在幽门区可摸到质软的肿块，上腹部有震水音；脱垂黏膜表面糜烂、溃疡或嵌顿时可发生上消化道出血，多数为少量出血，表现为黑便。呕血较少见，出血前常有恶心、呕吐，部分病人可发生大出血，重者出现失血性休克。

体格检查多无阳性发现，部分病人上腹部压痛，可消瘦，轻度贫血貌，严重脱垂者偶在上腹部可扪及柔软包块。

2. 实验室检查

大便潜血可呈阳性，少数患者血色素降低。胃液分析正常，若有高度胃酸时，应注意是否合并十二指肠球部溃疡病。

3. 影像学检查

（1）胃镜检查：对诊断胃黏膜脱垂有一定帮助。有些病人可以看到胃窦黏膜进入幽门或将幽门口阻塞。胃窦部黏膜正常或充血水肿，有些可见出血点、糜烂或浅表溃疡等，当胃窦部收缩时，黏膜皱襞明显，随蠕动经幽门进入到十二指肠，当胃窦部收缩后松弛时，可见脱入十二指肠的黏膜皱襞经幽门管向胃腔内反涌，当胃窦部舒张时，脱垂的胃黏膜可自幽门以下回复到胃腔。

（2）X 线检查：X 线胃肠钡餐造影是诊断胃黏膜脱垂的重要依据，但 X 线表现变化多端，而且常为一过性，右前斜卧位检查时阳性发现率较高。

典型的 X 线表现为十二指肠球部基底处有凹而充盈的缺损，呈菜花样、蕈状或伞状。脱垂到十二指肠球部的胃黏膜在球部可形成蜂窝状或分叶状的充盈缺损。

（二）辨证诊断

1. 脾胃气虚型

（1）临床表现：胃脘隐痛，食后脘胀或使疼痛加重，面色萎黄，消瘦，纳呆，懒言，四肢倦怠，或伴反胃，吞酸，呕吐。舌淡，苔白，脉沉缓。

（2）辨证要点，胃脘胀痛，食后加重，纳呆乏力。舌淡，苔白，脉缓。

2. 脾胃虚寒型

（1）临床表现：胃脘隐痛，喜温喜按，纳少，时吐清水痰涎，过食生冷及触冒风寒时易引发或加重，神疲乏力，四肢不温或周身困重，大便溏薄，小便清长。舌淡胖，苔白腻，脉沉细无力。

（2）辨证要点：胃痛，喜温喜按，四肢不温。

3. 脾胃湿热型

（1）临床表现：胃脘胀满疼痛，食后烦热，嘈杂吞酸，口苦口干，不欲饮水，小便短赤，大便不爽。舌质红，苔黄腻，脉濡滑。

（2）辨证要点：胃脘胀痛，食后烦热，嘈杂吞酸。舌红，苔黄腻，脉濡滑。

4. 肝胃郁热型

（1）临床表现：上腹灼热疼痛，频繁反复，嘈杂吞酸，呕吐，嗳气，胁肋胀满，口苦而干，性情急躁，易怒。舌红，苔黄，脉弦数。

（2）辨证要点：胃脘灼痛，烦怒，口干苦。舌红，苔黄，脉弦数。

5. 气虚血瘀型

（1）临床表现：胃脘隐痛或胀痛，日久不愈，痛处固定，拒按，食后痛甚，倦怠乏力，消瘦，肌肤甲错，有时剧痛，甚则吐血、黑便。舌质紫暗，有瘀斑，脉细涩。

（2）辨证要点：胃脘隐痛或刺痛，痛处固定拒按，乏力。舌紫暗，有瘀点。

6. 胃阴不足型

（1）临床表现：胃脘隐痛，口燥咽干，口渴，饥不欲食，干呕，呃逆，大便干燥。舌红少苔，脉弦细数。

（2）辨证要点：胃脘隐痛，口燥咽干。舌红少苔，脉细数。

二、鉴别诊断

胃黏膜脱垂症缺乏特征性症状和体征，内窥镜检查的价值有限，诊断主要依靠X线钡剂造影的特征性表现，本病须与下列疾病鉴别。

（一）与慢性胃炎相鉴别

慢性胃炎和胃黏膜脱垂症均有不典型的上腹部疼痛、胀满、嗳气、反酸等症状，仅凭症状难区分，二者主要依靠X线钡剂造影或纤维胃镜相鉴别。慢性胃窦炎时，黏膜及黏膜下水肿等因素易致胃黏膜脱垂，黏膜脱垂后，胃窦部受幽门括约肌的挤压也可使黏膜发生充血性水肿等炎性反应，甚则出现糜烂及溃疡。胃黏膜脱垂嵌顿时，炎症反应加剧。目前，二者的因果关系尚不能肯定。

（二）与消化性溃疡相鉴别

消化性溃疡与胃黏膜脱垂症均可出现上腹部疼痛，但消化性溃疡的疼痛多为慢性、节律性，服制酸药可使疼痛缓解，纤维胃镜检查可见溃疡，X线钡剂检查可见龛影，胃黏膜脱垂症多为间歇性上腹痛，无规律性，服制酸药不能缓解，左侧卧位可使疼痛减轻，X线钡剂检查可发现脱垂征象。此外，十二指肠球部溃疡和幽门前区溃疡，其X线钡剂检查也可使球底部出现充盈缺损及球部变形，与胃黏膜脱垂相似，但球部溃疡多在前、后壁，黏膜有集中趋势，球部有激惹征象，与黏膜脱垂不同。

（三）与胃有蒂息肉相鉴别

有蒂的胃息肉可脱入幽门管或脱出至十二指肠球部，X线钡餐检查可发现十二指肠出现圆形的充盈缺损，但其位置不固定，而且阴影的形状一致，看不到脱垂的胃黏膜纹，通过纤维胃镜可以确诊。

（四）与幽门肌肥大相鉴别

成人幽门肌肥大症常伴随胃窦炎或胃溃疡，X线钡剂检查时，可在球部造成明显的压迹，酷似胃黏膜脱垂，但是压迹边缘较整齐，球部看不到脱垂的黏膜纹，幽门管变细，胃排空延迟。

（五）与胃癌相鉴别

胃癌患者也出现上腹部疼痛不适，但其疼痛无规律性，伴明显消瘦，食欲不振。胃幽门前区癌若侵犯十二指肠基底部时，X线钡餐透视也可有球基底部充盈缺损，但此充盈缺损持续存在，边缘不整，黏膜纹消失。

三、治疗

（一）提高临床疗效的思路提示

1. 辨清虚实及病机变化

胃黏膜脱垂多由饮食不节，劳倦内伤，情志失调，脾胃损伤引起脾胃气机阻滞，气血生化之源不足所致，病程迁延，反复发作，以虚证为多见，中虚日久，饮食不受，而生积滞，或木旺乘土，气滞于中，久病入络形成瘀血出现本虚标实，虚实夹杂之证。临床辨证治疗中，应辨其虚实，治以标本兼顾。还应注意病机转化，分清因虚致实还是因实致虚。其虚是脾胃气虚、中气下陷还是脾胃虚寒、失于温养，其实应辨明气滞、食积、瘀血以何为主。如疾病进一步发展，气郁可以化火，积滞可变生为湿热瘀血伤络，脾虚不能统血还可合并出血，食积痰饮、气滞血瘀壅阻日久可使胃气通降不利致幽门不通。由于本病病程长，病机变化复杂，需详加辨证施治，切中病机，方能取得满意的疗效。

2. 调节脾胃升降为主，扶正祛邪

胃黏膜脱垂症的病机既有中气虚弱、清气不升，又有邪气壅滞、胃气不降，治疗当以益气健脾，和胃降逆为法，若补益升提太过，则胃气愈加壅滞，若降逆疏导太过，又恐脾虚气陷愈甚，需根据虚实孰重孰轻来确定治法，治宜升降适度。

本病治疗常以扶正升补为法，但当邪实为主时，还要首先治以祛邪通降，如降气化痰，消食导滞，活血化瘀等。

3. 防治并发症

胃黏膜脱垂症常伴慢性胃炎，消化性溃疡，病情严重者出现上消化道出血及幽门梗阻。需采取中西医结合的方法，积极防治这些并发症。减少导致胃黏膜脱垂的诱因。

（二）中医治疗

1. 内治法

（1）脾胃气虚型

治法：益气健脾和胃。

方药：香砂养胃汤加减。

党参15g，白术12g，茯苓12g，陈皮10g，柴胡10g，砂仁6g，生姜9g，木香6g，炙甘草6g。

腹痛甚加金铃子散；食滞加神曲、莱菔子、枳实；恶心，呕吐加旋覆花、代赭石；黑便加灶心土、三七、白及；中气下陷，脘腹坠胀，乏力倦怠可以用补中益气汤加减。

（2）脾胃虚寒型

治法：温中健脾。

方药：黄芪建中汤加减。

黄芪15g，桂枝6g，白芍15g，干姜10g，甘草6g，党参15g，白术12g，吴茱萸10g，升麻6g。

泛吐清水加陈皮、半夏、茯苓；胃寒痛甚加高良姜、香附。

（3）脾胃湿热型

治法：健脾和胃，清热除湿。

方药：补中益气汤和半夏泻心汤加减。

炙黄芪15g，柴胡10g，升麻6g，半夏10g，黄连10g，黄芩10g，陈皮10g。

呕甚去黄芪加枳壳、生姜；泄泻者加薏苡仁、茯苓、车前子；嘈杂反酸加左金丸。

（4）肝胃郁热型

治法：疏肝泄热和胃。

方药：化肝煎加减。

陈皮10g，青皮10g，白芍15g，丹皮10g，栀子10g，泽泻10g，浙贝母10g，佛手10g，柴胡10g。

疼痛明显重用白芍、甘草；吞酸嘈杂加黄连、吴茱萸；口干加天花粉、石斛；恶心，呕吐加竹茹、半夏；火热内盛，灼伤胃络而致出血者可加黄连、黄芩、大黄、白茅根。

（5）气虚血瘀型

治法：益气健脾，活血化瘀止痛。

方药：四君子汤合丹参饮、失笑散加减。

党参15g，茯苓15g，白术12g，丹参30g，檀香6g，砂仁6g，生蒲黄10g，五灵脂10g，枳实10g，炙甘草6g。

血虚者加当归、白芍；气虚下陷加升麻、黄芪；呕血，黑便加灶心土、白及、三七。

（6）胃阴不足型

治法：养阴益胃。

方药：一贯煎合芍药甘草汤加减。

沙参15g，麦冬15g，当归12g，生地黄15g，川楝子9g，枸杞子10g，白芍12g，甘草6g。

干呕呃逆加石斛、竹茹；大便干燥加蜂蜜、麻子仁。

2. 外治法

（1）针刺治疗：取中脘、足三里为主穴。脾胃气虚加梁门、脾俞、胃俞，肝胃郁热加肝俞、太冲、上脘、大陵，胃阴不足加胃俞、梁门、上脘，血瘀加上脘、大陵、三阴交。肝胃郁热、血瘀用捻转泻法；脾胃气虚，胃阴不足行捻转提插补法。行针 10～15 分钟，针后加灸，7～10 次为 1 疗程。

（2）三棱针：取穴脾俞，胃俞，点刺使少量出血，隔日 1 次。

（3）头针：取穴双侧胃区，头针常规操作，每日 1 次，每次留针 20～30 分钟，10 次为 1 疗程。

（4）灸法：取穴脾俞、胃俞、中脘、右梁门、足三里，每穴灸 3～5 壮，每日 1 次，10 次为 1 疗程。

（5）耳针：取脾、胃、内分泌、交感、三焦、神门，分次选 3～4 穴，留针 20 分钟或埋王不留行籽。

（6）穴位注射：①取穴足三里、中脘、三阴交、胃俞，用复方当归注射液 2mL、胎盘注射液 2mL、黄芪注射液 2mL，混匀后每次取 2 穴，每穴注入 15mL。②取穴中脘、内关、足三里，用山莨菪碱注射液 10mg，每次取 1～2 穴，每日 1 次，10 次为 1 疗程。

（7）拔罐法：取穴脾俞、胃俞、上脘、中脘、关元，用闪罐法，每日 1 次，10 次为 1 疗程。

（8）电针：取穴双内关、足三里、合谷、三阴交，接通电针仪，以病人有舒适的感觉及酸胀感为度，调到适当的频率和强度，留针 40 分钟，每日治疗 1 次，30 次为 1 疗程。

（9）穴位埋线疗法：取穴中脘透上脘、梁门、胃俞透脾俞，用 2% 普鲁卡因局部麻醉，再将 0～1 号羊肠线穿至肌层，剪断肠线，埋于肌层，每次间隔 30 天。

（10）按摩：患者取仰卧位，医者用右手掌按摩上腹部，着重按中脘、下脘、右梁门，再以右手拇指按压右梁门 3～5 分钟，至指下有温热感为宜。亦可用双手拇指分别按揉脾俞、胃俞、三焦俞。

（11）贴敷法：用暖脐膏，组成为沉香、小茴香、乳香、肉桂、麝香等，每次 1 贴，微火焙开，贴脐腹，用于虚寒胃痛。

吴茱萸 45g，薄荷 30g，研末，灶心土一块，葱白一把，炒热，醋煎，布包，热敷痛处。用于虚寒疼痛。

（12）刮痧：头部取穴四神聪。项部取穴天柱。胸腹部取穴膻中、中脘、天枢、章门。背腰部取穴肝俞、胆俞、脾俞、胃俞、三焦俞。下肢部取穴足三里、内庭。

（三）西医治疗

本病以内科对症处理为主，必要时行手术治疗。

1. 腹痛剧烈的治疗

选用阿托品 0.3g，每日 3 次，口服或肌注；山莨菪碱 10mg，每日 2～3 次，口服或肌注；普鲁苯辛片 15～30mg，每日 3 次，口服。

2. 并发胃炎的治疗

彻底治疗急性胃炎及口腔咽喉部的慢性感染灶，避免进食对胃有刺激的食物和药物。

（1）保护胃黏膜药可用硫糖铝，每次 4 片，每日 3 次，口服，胃舒平每次 2 片，每日 3 次。适用于消化不良者。

（2）消灭幽门螺杆菌可用羟氨苄青霉素，每次 0.5g，每日 3 次，黄连素片每次 3 片，每日 3 次。

（3）合并贫血，肌注维生素 B_{12} 针 250μg，每日 1 次，口服叶酸片。

（4）合并反流性胃炎，可使用吗丁啉片，每次 10mg，每日 3 次，或胃复安 10mg，肌注或口服。

3. 并发消化性溃疡的治疗

（1）雷尼替丁胶囊 150mg，每日 2 次，或法莫替丁 20mg，每日 2 次，4～8 周为 1 疗程。奥美拉唑 20mg，每日 1 次，清晨口服，2～4 周为 1 疗程。

（2）硫糖铝 1g，每日 4 次，胶体次枸橼酸铋 120mg，每日 4 次。

4. 并发上消化道出血的治疗

（1）根据失血量的多少补充血容量。

（2）止血以去甲肾上腺素 2～4mg，加入冷盐水 100mL 中，口服或洗胃。

（3）静滴法莫替丁 20mg 或甲氰咪呱 0.8～1.0g。奥美拉唑 20mg，米托拉唑 40mg 等。

（4）内窥镜下直视止血，局部喷涂 5% 孟氏液或凝血酶 200～400U，滤于 10～20mL 生理盐水中，亦可用激光、微波、高频电凝等止血。

5. 并发幽门梗阻的治疗

（1）禁食。

（2）胃肠内减压。

（3）补液，纠正水电解质紊乱。

（4）治疗原发病。

6. 手术治疗适应证

（1）病情严重，经常发生幽门梗阻。

（2）反复出血，尤其是大量出血的患者。

（3）合并胃或十二指肠溃疡反复出血者。

（4）合并胃息肉或肿瘤者。

（5）内科治疗后腹痛不缓解。

（四）中医专方选介

1. 升提活血汤

黄芪 30g，党参 10g，升麻 10g，柴胡 10g，细辛 5g，蒲公英 10g，枳实 10g，肉桂 10g，红花 12g，蒲黄 10g，川芎 15g，丹参 30g，三棱 10g，莪术 10g，丹皮 10g，甘草 6g，水煎服，每日 1 剂，分两次温服。合并有胃、十二指肠溃疡者，加白及 12g，白芷 10g，延胡索 8g，儿茶 10g，或用锡类散 3g，饭后 2 小时服，每日 3 次；伴有疣状胃炎或肥厚性胃炎者，加炮山甲 8g，王不留行 12g；合并有萎缩性胃炎或肠上皮化生者，加水蛭或土鳖 10g；伴有食道炎者，饭后吞服黄连素粉 0.4g，每日 3 次，温开水送服（不能多喝水）。一般 42 天为 1 疗程，本方能补气升提，温中化饮，活血祛瘀，适用于虚寒性上腹痛，饭后痛甚，右侧卧位疼痛加重，左侧卧位疼痛减轻，伴腹胀，嗳气，无泛酸的患者用此方疗效尤其好。治疗 77 例，治愈 75 例，1 例好转，1 例无效，转为腺癌。[马山，等．升提活血汤治疗胃黏膜脱垂 77 例．中医杂志．1986，(9)：49]

2. 升阳益胃汤

党参、半夏、炙甘草、羌活、独活、防风、白芍、陈皮、白术、茯苓、泽泻、柴胡各 10g，黄芪 30g，黄连 2g，生姜 5 片，大枣 5 枚。水煎服，日 1 剂，早晚分服。功效为健脾益胃，升阳举陷。加减治疗胃黏膜脱垂症 25 例，临床症状消失，X 线复查确定为临床治愈者 15 例，临床好转 3 例，临床症状消失，未做 X 线复查，但随访未见症状复发者 6 例，仅 1 例因合并十二指肠溃疡转手术治疗。服药量最少 5 剂，最多 15 剂。[董文泉．升阳益胃汤加减治疗胃黏膜脱垂症 25 例．中医杂志．1983，(4)：44]

3. 乌贝散加味

乌贼骨、蒲公英各30g，炙鸡内金20g，贝母、制香附、枳壳、郁金、萆薢、佛手、玉蝴蝶、钩藤各10g。日1剂，水煎服，用15日。原方剂量加大10倍，研粉，水泛为丸如梧桐子大，用法为10g/d，分三次口服。停用其他药。禁烟酒，忌食辛辣肥腻。睡眠保持左侧卧位。结果：痊愈83例，好转34例，无效7例，总有效率92.75%。［杨明．加味乌贝散治疗胃黏膜脱垂124例疗效观察．吉林中医药．1998，(5)：13］

第六节　胃　癌

胃癌指发生于胃黏膜的恶性肿瘤。为消化道最常见的癌瘤，在我国，胃癌的死亡率居各种癌症之首，多在中年之后发病，男性多于女性。有关胃癌的病因及发病条件比较复杂，目前尚不十分明确，但大都认为与饮食习惯、地理环境、遗传因素、癌前疾病等有关。此外，近年来逐渐重视微量元素与肿瘤发生的关系。

胃癌以腹痛、食欲减退、呕吐、呕血、黑便、上腹包块等为主要临床表现。按其不同的病理阶段和临床表现，可分别归属于中医学“胃脘痛”“反酸”“伏梁”“癥积”等病的范畴。

一、临床诊断

(一) 辨病诊断

有慢性萎缩性胃炎、胃息肉、胃切除术、胃溃疡等病史。

1. 症状

(1) 上腹痛：为胃癌的常见症状，约1/4的疼痛有规律，如消化性溃疡，特别多见于小弯侧或幽门区的溃疡型癌肿患者，但大多数患者的腹痛出现于餐后，无间歇性，且不能用食物或制酸药获得缓解。

(2) 梗阻感：病变位于贲门则发生进行性吞咽困难，严重梗阻者进流食时有梗噎感，如病变位于幽门则出现幽门梗阻症状，表现为食后上腹胀，呕吐物出现恶臭之宿食。

(3) 上消化道出血：发生率约30%，表现为黑便和呕血。多数为小量出血，当肿瘤侵及较大血管时，可发生大量呕血或黑便，大出血发生率为

7%～9%。

（4）其他症状：上腹饱胀不适、泛酸、嗳气、恶心、食欲减退、腹泻等。晚期常有消瘦、乏力、贫血等。

2. 体征

（1）上腹部压痛：部分病人上腹部偏左处有轻度压痛，当肿瘤侵及肌层及浆膜下层，病人上腹拒按，可出现肌紧张和反跳痛。

（2）腹部肿块：于上腹部可扪及包块，胃窦部癌在右上腹部多见，肿块坚硬，呈结节状，当肿瘤向邻近脏器或组织浸润时，肿块常固定且不能推动。

（3）淋巴结肿大：左锁骨上淋巴结肿大、质硬。还可有移动淋巴结，除了腹内瘤旁淋巴结外，左锁骨上淋巴结移动率最高，可达10%左右，腋淋巴结移动约占2%。

（4）广泛种植转移：胃癌晚期可发生血行性的肝、肺、骨、肾和神经系统转移，当肿瘤侵犯浆膜时，癌细胞脱落，发生广泛性腹膜种植转移时可有腹水，并可查到癌细胞。

3. 实验室检查

（1）胃液分析：约2/3的病例空腹时胃液中无酸，在最大刺激后约有1/3仍无酸分泌。该现象在正常人也可出现。

（2）粪便潜血试验：多持续阳性，经内科治疗很少转阴。

（3）癌胚抗原检测：在胃液中检测CEA，可见50%患者的CEA明显升高，超过100ng/mL，具有诊断意义。

4. 影像学检查

（1）X线钡餐检查：为首选检查方法。可明确有无癌肿，确定病变部位、大小、范围、浸润深度及病变数目等。应用压迫性和气钡双重对比法可清楚地把胃黏膜的细微结构显示出来，发现胃黏膜皱襞的微小病变，有利于早期胃癌的诊断。

（2）纤维胃镜：结合刷取的脱落细胞和钳取的活组织检查，是诊断胃癌最可靠的手段，三者结合起来确诊率可高达95%以上，早期胃癌可呈现出一小片变色黏膜，或黏膜呈颗粒状，或轻度隆起，或凹陷，或僵直等轻微变化，提示有恶性肿瘤的可能，经脱落细胞和活组织检查可确诊。中晚期表现为凸凹不平、表面污秽的肿块，常有出血和糜烂，或为不规则的较大溃疡，基底部为秽苔所覆盖，可有出血，溃疡边缘隆起，常呈结节状，质硬，无聚合皱襞。

（3）CT 检查：对胃癌主要是显示病变范围，侵犯胰腺、肝、脾、横结肠等的程度，以及转移至肝、肾上腺、淋巴结、肾、卵巢及腹腔的范围，以利于治疗方式的选择。

（二）辨证诊断

本病辨证当审病期新久，察病邪性质，辨标本虚实。一般初期以标实为主，当辨气结、热结、食积、痰凝、血瘀之不同；后期以正虚为主，可表现为脾胃虚寒或气血双亏之证。胀痛多为气滞，刺痛多属血瘀，隐痛多为虚证。

1. 肝胃不和型

（1）临床表现：胃脘胀满，时时隐痛，窜及两胁，或食少嗳气，或呕吐呃逆，或大便不畅。舌质淡，苔薄白，脉沉或弦细。

（2）辨证要点：胃脘胀满疼痛，窜及两胁，嗳气纳少。

2. 胃热阴伤型

（1）临床表现：胃脘灼热，嘈杂疼痛，食后痛剧，口干咽燥，大便干结，或五心烦热。舌红少津，脉弦细数。

（2）辨证要点：胃脘灼热，嘈杂疼痛，口干。舌红少津。

3. 瘀毒内阻型

（1）临床表现：胃脘刺痛，心下痞硬拒按，食后痛剧，吐血便血，或肌肤甲错。舌质紫暗或有瘀斑，脉沉细涩。

（2）辨证要点：胃脘刺痛，心下痞硬拒按。舌质紫暗。

4. 痰湿凝结型

（1）临床表现：胃脘疼痛，胸膈满闷，呕吐痰涎，面黄虚浮，腹胀便溏，或见痰核累累。舌质淡，苔白腻，脉弦滑。

（2）辨证要点：胃脘疼痛，胸膈满闷，呕吐痰涎。苔白腻。

5. 脾胃虚寒型

（1）临床表现：胃脘隐痛，喜温喜按，泛吐清水，或朝食暮吐，暮食朝吐，神疲乏力，面色无华，纳少，便溏。舌质淡，苔白滑，脉沉缓或沉细。

（2）辨证要点：胃脘隐痛，喜温喜按，呕吐便溏。脉沉弱。

二、鉴别诊断

胃癌的症状与一般胃部疾病极为相似，尤其与胃的良性溃疡最易混淆，必须精心鉴别。

胃溃疡以青中年居多，病史较长，有反复发作史，有明显的周期性胃痛，服用抗酸药或进食后缓解，发病时上腹压痛，无肿块及锁骨上淋巴结肿大，胃酸分析正常或偏低，大便潜血暂时性阳性。X线钡餐检查见龛影直径 < 2.5cm，突出于胃腔外，边缘光整，龛影周围胃壁柔软，可呈星状聚合征。胃镜检查见溃疡呈圆形或椭圆形，较规则，黏膜柔软，基底平坦，被有灰白或黄白胎膜。以上几点可与胃癌相鉴别。

胃炎、胃息肉、胃平滑肌瘤以及胃部其他恶性肿瘤，如胃原发性恶性淋巴瘤、胃平滑肌肉瘤等，虽各有特征，但临床症状和胃癌基本类同，只有通过X线钡餐和胃镜检查才能最后明确诊断。

三、治疗

（一）提高临床疗效的思路提示

1. 早诊早治是提高疗效的关键

外科手术至今仍是治疗胃癌的主要手段。由于X线气钡双重造影及纤维胃镜的问世，早期胃癌的发现率有所增加，据统计，早期胃癌根治切除术后的五年生存率可达90%以上，但是我国目前就诊的胃癌患者绝大多数仍属中晚期，其手术切除率仅50%左右，术后五年生存率仅为20% ~30%。因此，努力提高早期胃癌的诊断率，是提高胃癌疗效的关键。

2. 合理的外科治疗是提高疗效的另一环节

（1）大力推广R2（清除第2站淋巴结）根治术作为胃癌根治术的标准术式。

（2）积极开展扩大根治及联合脏器切除术，使部分原来只能作为非治愈性的姑息切除术，改变为可治愈的根治切除术以提高根治切除率。

（3）尽量争取姑息切除。资料表明，各种非切除手术的中位生存时间均小于半年，而姑息性手术的5年生存率为11.7%。因此，只要病人全身状况许可，即使不能进行根治性手术，也应尽量争取做姑息性手术。

3. 综合治疗是改善预后的主要手段

采用手术、化疗、放疗、中医中药及生物治疗的综合治疗措施，可提高中晚期患者的五年生存率，改善生存质量。综合治疗在不同病期有不同的应用原则，对于Ⅰ、Ⅱ期和部分Ⅲ期胃癌，主要的目的是尽可能干净地清除癌细胞，以期长期生存。因此，在治疗上手术根治要彻底，化疗、放疗量要充足，中药和免疫治疗时间要长。对于不能行根治性切除的Ⅲ期胃癌和Ⅳ期胃癌，治疗目的是改善或消除症状，延长生存期，提高生存质量，应根据患者的体质状况酌情进行化疗或放疗，中医药治疗宜辨证与辨病相结合，标本兼顾，配合单方验方，同时加强营养支持疗法。

（二）中医治疗

1. 内治法

（1）肝胃不和型

治法：疏肝和胃，降逆止痛。

方药：逍遥散合参赭培气汤加减。

柴胡12g，当归15g，白芍12g，香附12g，木香9g，枳壳12g，厚朴12g，川楝子12g，旋覆花15g（包），代赭石30g，党参12g，半夏12g，陈皮9g。

如气郁化火，口干口苦，便秘尿赤者，可用丹栀逍遥散加减；伴口渴欲饮者，加石斛、玉竹、麦冬；气滞血瘀，胃脘刺痛，舌暗，脉涩者，可合失笑散。

（2）胃热伤阴型

治法：养阴清热。

方药：益胃汤加减。

沙参15g，麦冬12g，生地黄15g，玉竹12g，知母12g，白芍15g，甘草9g，延胡索9g，川楝子12g，半枝莲30g，藤梨根30g。

大便秘结加生大黄、火麻仁；吐血者，加藕节、侧柏叶、紫珠；食欲不振者加生山楂、谷麦芽、鸡内金。

（3）瘀毒内阻型

治法：祛瘀毒，活血止痛。

方药：膈下逐瘀汤加减。

生蒲黄9g，五灵脂9g，当归15g，川芎9g，桃仁12g，红花9g，赤芍12g，元胡12g，枳壳12g，莪术12g，白花蛇舌草30g，半枝莲30g，藤梨根30g。

若吐血便血较多，可去桃仁、红花、莪术，加三七粉、炒大黄、仙鹤草、藕节炭；口干欲饮、五心烦热者，加生地黄、黄连、丹皮；腹中积块，加海藻、夏枯草、生牡蛎。

（4）痰湿凝结型

治法：健脾燥湿，化痰散结。

方药：开郁二陈汤加减。

陈皮12g，半夏12g，茯苓12g，白术12g，全瓜蒌30g，胆南星12g，竹茹9g，海藻12g，夏枯草30g，郁金15g，广木香9g，川贝母12g。

若胃脘刺痛，加元胡、三七、五灵脂、蒲黄；呕吐，痰涎多者，重用半夏、茯苓，加白芥子、紫苏；纳呆不食者，加砂仁、蔻仁、鸡内金、焦山楂。

（5）脾胃虚寒型

治法：温中散寒，健脾和胃。

方药：理中汤合吴茱萸汤加减。

党参12g，白术9g，茯苓15g，高良姜6g，吴茱萸9g，干姜6g，陈皮9g，姜半夏12g，白豆蔻9g，白芍12g，甘草6g。

大便溏加赤石脂、禹余粮、补骨脂、肉豆蔻；面色苍白、头目眩晕者，加黄芪、当归、阿胶；下肢肿，加车前子、泽泻、制附子。

2. 外治法

（1）针刺疗法：主穴取足三里、三阴交、梁丘、内关、曲池、合谷、阿是穴。胸胁痛甚取配穴膻中、大包或支沟、阳陵泉；后背痛甚取配穴身柱、天宗或后溪、悬钟。并配合辨证选穴。用4～5个主穴及2～4个配穴，左右交替使用。以1.5寸毫针针刺，以平补平泻法，留针20分钟，行针、留针过程中，嘱患者意守病所。2周为1疗程。

（2）穴位注射疗法

①取穴：天泉、不容、冲门、血海。注射药物选注射用转移因子冻干。

②方法：每次选同侧4穴，每穴注入转移因子溶液0.5mL，每周注射2次，左右穴交替应用。本法可与上述针刺疗法合并使用。

（3）挑治法：取穴肝俞、胆俞、脾俞、胃俞、三焦俞、魂门、阳纲、意舍、胃仓、肓门等。通常选6～7穴。

（4）热熨疗法：药物组成为肉桂50g，干姜50g，香附80g，荜茇40g，丁香15g，木香40g，肉豆蔻30g，茯苓50g。用法：将上药风干，研粉，另将铁粉、木粉置容器内，加入催化剂，配成溶液，再将上述药物加入，搅拌匀，装入布袋。将药包摩擦发热后敷在胃脘部，每日换1次，7日为1疗程。适用于寒凝、气滞和脾胃虚寒型胃癌。

（5）敷贴疗法

①蟾酥消肿膏：主要药物有蟾酥、生川乌、七叶一枝花、红药、莪术、冰片等。用橡胶、氧化锌为基质，加工制成布质含中药的橡皮膏，贴敷于胃脘疼痛处，止痛起效时间为15～30分钟，可反复应用。

②消积止痛膏：本膏有三组药物：樟脑、阿丁粉（阿魏、丁香、山柰、白蚤休）、藤黄。上药等量，分研为末，密封备用。根据疼痛范围大小剪胶布膏，然后将上述药末按顺序分别撒于胶布膏上，贴敷于患处，随即用60℃左右的热毛巾在药膏上敷30分钟（以不烫伤皮肤为度），每天热敷3次，5～7天换药1次，可反复应用。

（6）灌肠疗法：主方为延胡索、没药、香附、五灵脂各10g。气滞甚加木香、枳壳；痛甚加入地金牛、蟾酥（后下）、蜈蚣；湿热中阻加苍术、黄连；便秘加大黄（后下）；脾胃气虚加黄芪、党参；胃阴不足加沙参、麦冬；脾肾阳虚加附子、肉桂。加水600mL，煎至240mL，用法为80毫升/次，3次/日，灌肠，2日为1疗程。

（三）西医治疗

1. 手术治疗

凡临床检查无明显转移征象，各重要脏器无严重器质性病变，估计全身营养状况、免疫功能可耐受手术者均应给予剖腹探查的机会。有时即使有远处转移，如锁骨上淋巴结转移，或患者伴有幽门梗阻、穿孔、出血等严重并发症但一般情况尚能耐受手术的患者，亦应予以姑息性手术的机会，以缓解症状，减轻痛苦。胃癌的手术种类有：根治性切除术（包括根治性胃大部切除术）、姑息性切除术、捷径手术。

2. 化学治疗

由于目前收治的大部分患者是中晚期胃癌，单纯手术会疗效不佳，作为综合治疗重要组成部分的化疗，是当今治疗胃癌的重要手段之一。目前对胃癌比较有效的药物有：丝裂霉素（MMC），5－氟尿嘧啶（5－FU），包括呋喃尿嘧啶（FT－207），优福定（UFT）、卡莫氟（HCFU）和氟铁龙（5－DFUR），阿霉素（ADM），表阿霉素（EPI），顺铂（DDP），甲环亚硝脲（Me－CCNU），甲氨蝶呤（MTX）等，单药的有效率为20%～30%。联合化疗的有效率可达30%～50%，常用的联合化疗方案如下：

（1）第一代方案

①FAM 方案：MMC 10mg/m^2 静注，第 1 天；ADM 30mg/m^2 静注，第 1、29 天；5－FU 600mg/m^2 静滴，第 1、8、29、36 天，4 周为一周期，3 周期为 1 疗程，每 2 个月重复 1 次，有效率为 21%～42%。

②EAD 方案：VP－16 120mg/m^2 静滴，第 1～3 天，ADM 20mg/m^2 静注，第 1、8 天；DDP 30mg/m^2 静滴，第 4～6 天，4 周为一周期，3 周为 1 疗程。

③UFTM 方案：UFT 200mg/次，口服，3 次/日；MMC 6～8mg/次，静注，每周 1 次。以上二药连用 8 个月，有效率为 9%～67%。

（2）第二代方案

①ECF 方案：EPI、DDP、5－Fu

②PLF 方案：DDP、5－Fu、LV

（3）第三代方案：TCF、FOLFIRI、FOLFOX、xp、sp 等方案。

3. 放射治疗

以往一直认为胃癌不适合放疗，因为胃癌绝大多数为腺癌，腺癌对放射的敏感性低，当达到杀灭肿瘤细胞的照射量时，正常胃黏膜已难以耐受，且胃的邻近脏器如肝、胰等对放射的敏感性高，易引起放射性损伤，故对胃癌很少采取放疗。直至 70 年代，由于放射源的发展，放射生物学的进步以及治疗方法的改进，特别是直线加速器应用于临床以来，对放射治疗胃癌的效果有了新的评价。之后逐步开展了术前、术中、术后放疗，并收到积极效果。术前及术中放疗的剂量大多认为以 40GY 为宜，术后放疗剂量一般需达 50GY，如能提高到 60GY，可提高疗效。

4. 免疫治疗

免疫治疗的适应证为：①早期胃癌根治术后适合全身应用免疫刺激剂者；②不能切除或姑息切除的病例可在残留癌内直接注射免疫刺激剂；③晚期病人伴有腹水者适于腹腔内注射免疫增强药物。常用的免疫制剂有 BCG（卡介苗）、OK432、香菇多糖、干扰素、白介素－2，肿瘤坏死因子等。

（四）中医专方选介

1. 三参化瘀汤

华蟾蜍、三七参、生晒参、苦参、白芍、熟地黄、重楼、元胡、天花粉、南星、半夏、旋覆花、茯苓、白术、黄精、乌梅、没药、厚朴、鸡内金各

10g，守宫、生大黄（后下）、甘草、陈皮、白豆蔻、砂仁、水蛭各6g，泽漆、党参、黄芪、半枝莲、蒲公英各15g，蜈蚣3条，莪术、当归、川芎各9g。本方益气扶正消癥，化瘀解毒散结，适用于中晚期胃癌。日1剂，水煎2次，饭后频服。并用拔毒攻坚散（泽漆60g，华蟾蜍50g，守宫、莪术、三棱、川芎、元胡、独活、乳香、没药、当归、川乌、草乌、木香、麻黄、地鳖虫、大戟、皂矾各20g，红花、甘遂各10g），5日1剂，装布袋热蒸20～30分钟后，洒酒50～100mL，外敷患处，每次约20分钟，日2～3次，治疗胃癌93例，治愈32例，显效34例，有效24例，无效3例，总有效率96.77%。[宋洪恩，等．三参化瘀汤及拔毒攻坚散治疗胃癌93例．上海中医药杂志．1997，(5)：27]

2. 健脾消癌饮

党参、茯苓各15g，白术、香附各12g，黄芪20g，莪术、法半夏各10g，丹参、半枝莲、白花蛇舌草、七叶一枝花各30g，石见穿50g，甘草6g。本方健脾益气，解毒散结，适用于晚期胃癌。随症加减，日1剂，水煎服，2个月为1疗程。治疗52例晚期胃癌，疗效优于FAM方案化疗组，有效率分别为86.5%、70.0%。[蒋益兰．健脾消癌饮治疗晚期胃癌52例临床观察．湖南中医杂志．1994，(4)：3]

3. 豆芪汤

刀豆子30g，黄芪30～50g，人参、麦冬、白术、掌叶半夏、制南星各10g，猪苓、巴戟天、锁阳、莪术各15g，肉桂3g。上腹疼痛加元胡、香附；呕吐加旋覆花、代赭石；腹胀加炒莱菔子、枳壳；黑便加棕榈炭。本方益气温阳，化痰散结，适用于晚期胃癌。日1剂，水煎服。治疗17例晚期胃癌，结果：生存期3.4～28.8个月，平均11.97个月，中位生存期6.8个月。[申青梯，等．运用豆芪汤治疗晚期胃癌的经验．江苏中医．1994，15（7）：6]

4. 扶正健脾汤

党参15g，白术12g，茯苓12g，甘草4g，生黄芪30g，怀山药12g，莲肉15g，芡实15g，枸杞子12g，熟地黄15g，女贞子12g，太子参15g，白花蛇舌草15g，毛藤15g，绞股蓝18g。口干加麦冬、沙参、玉竹，酌减党参、熟地黄；便秘选加麻仁、全瓜蒌、大黄，酌减山药、黄芪；失眠选加枣仁、五味子、夜交藤；腹胀加木香、莱菔子；腹泻选加川厚朴、秦皮、川黄连、罂粟壳。本方益气健脾补肾，解毒，用于胃癌术后患者。每日1剂，水煎服，可长期服用。与化疗结合应用，疗效明显优于单用化疗者。[潘明继，等. 胃癌中西医结合治疗规律的探讨. 中国中西医结合杂志. 1994，(3)：159]

5. 扶正化毒汤

黄芪、枸杞子、半枝莲、白花蛇舌草各30g，当归、白术、茯苓、党参各10g，陈皮6g，炙甘草5g。本方益气扶正解毒，适用于胃癌术后患者。日1剂，水煎服，可连用半年至一年。配合化疗治疗50例，结果存活时间超3年者21例。[费福林. 扶正化毒汤治疗胃癌术后50例. 陕西中医. 1997，(7)：301]

6. 铁石汤

铁树叶、石见穿、八月札、制半夏各10g，海藻、生牡蛎、杭白芍、焦山楂各30g，川贝母、虎杖、炒枳壳、制香附、柴胡、醋元胡、川楝子、海螵蛸各12g，炙甘草、川芎、生大黄各9g，生黄芪45g。日1剂，水煎，分3次服，并用胃癌灵丸（含松树皮、大蒜、望江南、人参、生地黄、制附片、苦杏仁、生大黄等21味药，每丸含生药7.5g），每次1丸，每日3次，口服。治疗14例。结果：好转5例，显效、有效、无效各3例。[樊大学. 中药治疗胃癌14例小结. 国医论坛. 1994，(4)：28]

7. 龙血散

血竭、参三七、大黄、乌贼骨等。按一定加工工艺制成。消化道出血甚者三七、大黄增量；便干、腹胀者乌贼骨减量，大黄增量。每次2～4g，日3次，空腹服（或米汤少量调成糊状服）。服后不宜立即大量饮水。1个月为1疗程。部分病人加服汤药并外敷消瘤止痛膏，用3个疗程。共治疗晚期胃癌36例，1、2、3年生存率分别为44.4%、28%、16.7%；瘤体缩小18例。[顾奎兴，等. 龙血散治疗晚期胃癌36例临床观察. 江苏中医. 1999，20(3)：24]

第七节　上消化道出血

上消化道出血是指屈氏韧带以上的食管、胃、十二指肠、胰腺、胆道及胃－空肠吻合术后的空肠等部位病变引起的出血。分急性、间发性和慢性，临床以急性上消化道出血多见，为急诊常见病之一。引起上消化道出血的病因繁多，常见的有消化性溃疡，急性胃黏膜病变，食管胃底静脉曲张破裂，胃癌等。根据病变性质可将出血的病因分为炎症、损伤、血管、肿瘤因素及全身性疾病等。

上消化道出血以呕血、黑便为主要临床表现，常伴血容量减少引起的周围循环衰竭症状，属中医学“呕血”“便血”的范畴。

一、临床诊断

（一）辨病诊断

1. 症状

（1）呕血与黑便：是上消化道出血的主要临床表现。出血快而量大时常表现为呕血，呕血必伴有黑便，出血量较少时，可仅见黑便而不一定有呕血，若呕出鲜红色血液或血块，表示出血量大，在胃内停留时间短，如出血量少而慢，在胃内停留时间长，经胃酸作用呕血为咖啡色。一次出血量 50～70mL 即可出现黑便，典型黑便呈柏油样，系血液经肠内硫化物作用而致，当出血量大，肠蠕动强，在肠道停留时间短可排出暗红色稀便。

（2）失血性周围循环衰竭：上消化道出血量大，失血较快者，常出现心悸，恶心，乏力，口渴，出汗，黑蒙或晕厥等。下消化道出血后，病人常有便意，在排便或便后起立时晕厥倒地，应特别注意。病人脉搏细数，血压下降，收缩压在 10.6kPa 以下，呈休克状态。如短时间出血量过大，出血不止或未能及时补充血容量，将影响重要脏器供血，造成不可逆休克而死亡。

（3）氮质血症：临床症见恶心，呕吐，乏力，少尿、无尿等。上消化道大量出血后，血液蛋白的分解产物在肠道被吸收，致血中尿素氮升高，称为肠源性氮质血症。一般于出血后数小时血尿素氮开始上升，24～48 小时可达高峰。若无继续出血，1～2 天后即可降至正常。肾前性氮质血症是由于失血性周围循环衰竭造成肾血流暂时性减少，肾小球滤过率和肾排泄功能降低，以致氮质贮留，当休克纠正后，血中尿素氮可迅速恢复正常。若休克纠正，尿量正常，血尿素氮继续升高常提示上消化道继续出血或有再出血。如出血停止，血容量不足基本纠正而尿量仍少，血尿素氮持续增高，考虑由于休克时间过长或失血加重了原有肾病的肾脏损害，已发生急性肾功能衰竭。即肾性氮质血症。

（4）发热：多数病人大出血后 24 小时内发热，体温不超过 38.5℃，可持续 3～5 天，随后自行退热。

（5）血象：上消化道出血后均有急性失血性贫血，但在急性大出血的初期几小时内，由于血液稀释尚不充分，血红蛋白，红细胞计数，红细胞压积可无明显下降。3～4小时后才逐渐出现血红蛋白下降，其程度取决于失血的多少、速度和时间，出血后液体是否保持平衡状态及出血前有无贫血；网织红细胞数在出血24小时内即增高，出血停止1周后才恢复正常，若出血不止，网织红细胞数可持续升高；白细胞在出血后2～5小时增高，可达（10～20）$\times 10^9$/L，血止后2～3天才恢复正常。脾功能亢进者的细胞计数可不增高，临床应注意动态观察。

2. 体征

出血量少，可无明显体征，或见皮肤、黏膜、指甲、口唇等颜色苍白；出血量大则见周围循环衰竭体征：精神萎靡，烦躁不安，意识模糊，皮肤、四肢湿冷，静脉充盈差，脉细数，血压下降，心动过速，常有心音低钝，心律不齐，可有尿少、尿闭，亦可出现低热，呼吸急促等，并见原发病相应的体征。

3. 影像学检查

（1）上消化道内镜检查：能迅速明确出血部位及性质，并可行活检及止血治疗，近十余年来，急症内镜检查已被列入急性上消化道出血的首选诊断方法，其诊断正确率高达80%～90%，多主张在出血后24小时内进行，以提高诊断率。

（2）X线钡餐检查：是常用的传统检查方法，有诱发再出血的危险，应在出血停止，病情稳定后进行，气钡双重造影检查可提高诊断率，有利于对食管曲张、癌肿、溃疡做出鉴别诊断，对胃黏膜脱垂、食道裂孔疝的诊断优于胃镜。

（3）选择性动脉造影：适用于内窥镜检查不能确诊或不能耐受者，有活动性出血，出血量在0.5mL/min以上才能显示，造影剂自血管外溢，是发现血管病变的唯一方法，诊断阳性率高，不仅可确定出血部位，造影的同时还可行止血治疗。

（4）放射性核素检查：应用静脉注射^{99m}锝标记的胶体后扫描，以探测标记物从血管外溢的证据来发现活动性出血的部位，无创伤，比血管造影更灵敏。适用于出血部位不明，尤其是小量出血或间断出血的病例，有利于判断出血部位及进行手术探查，但不能确切定位，更不能确定病变的性质，但该方法简单，无创伤性，可作为选择性动脉造影的初筛方法。

4. 吞线试验

吞入长度约100cm的棉线，一端固定在患者的颊部，另一端系有小金属球，借其重量可经胃和幽门进入十二指肠，6～8小时后取出。直接观察血迹距门齿的距离，估计出血部位，适用于不能耐受X线、内镜或动脉造影检查的病人，应用此法可使部分病人免去血管造影等复杂的创伤性检查，对确定小肠出血的部位有一定意义，对手术探查有帮助，但不能判断出血病因。

5. 剖腹探查

经以上种种检查仍不能确定部位而出血仍继续不止，内科治疗无效时可行剖腹探查手术。

（二）辨证诊断

1. 胃热壅盛型

（1）临床表现：吐血色红或紫暗，胃脘胀满，灼热疼痛，常夹有食物残渣，口臭，便秘或大便色黑如漆。舌红，苔黄腻，脉滑数。

（2）辨证要点：吐血色红或紫暗，口臭，便秘。

2. 肝火犯胃型

（1）临床表现：吐血色红或紫暗，口苦胁痛，心烦易怒，寝少梦多，大便色黑或有呃逆，嗳气。舌红或红绛，脉弦数。

（2）辨症要点：吐血色红或紫暗，胁痛易怒。脉弦。

3. 气虚血溢型

（1）临床表现：吐血缠绵不止，时轻时重，血色暗淡，神疲乏力，胃痛隐隐，喜温喜按，纳呆，心悸，气短，面色苍白无华，大便色黑。舌质淡，苔白，脉细弱。

（2）辨证要点：吐血缠绵不止，血色暗淡，乏力，心悸。

4. 瘀阻胃络型

（1）临床表现：呕血，色紫黑，有瘀块和黑便，日久不愈，胃脘疼痛，痛有定处而拒按，或痛如针刺，面色暗黑，口渴，但欲漱水而不欲咽。舌紫暗或有瘀斑，脉涩。

（2）辨证要点：呕血，色紫黑，有瘀块，胃脘痛有定处，如针刺。舌质紫暗，有瘀斑，脉涩。

5. 阴虚火旺型

（1）临床表现：呕血，色红量多，反复不已，大便色黑而干，胃痛隐隐，面色潮红，盗汗，口干，消瘦，心烦少寐，头晕。舌红，少苔，脉细数。

（2）辨证要点：呕血，量多色红，五心烦热，盗汗。舌红，少苔，脉细数。

二、鉴别诊断

（一）与下消化道出血的鉴别

上消化道出血多表现为呕血和黑便，便血为柏油样，无血块，下消化道出血多表现为便血，便血特点为暗红色或鲜红色，不形成血块，出血部位的明确诊断需临床表现结合胃镜、全消化道钡餐、乙状结肠镜及纤维结肠镜检查、选择性动脉造影等手段。

（二）与呼吸道出血的鉴别

呼吸道出血多有肺部或心脏病史及体征，胸闷咳嗽，喉部瘙痒，咯血鲜红色，混有泡沫及痰，咯血后数日常有血痰，血液呈碱性反应，无黑便。

上消化道出血多有溃疡和肝病病史及体征，常先有恶心、上腹不适及呕吐，血色暗红或呈咖啡样，常混有食物残渣，血液呈酸性反应，呕血后数日内常有黑便。

大咯血时可咽入消化道引起呕血与黑便，需结合病史及相关检查予以鉴别。

三、治疗

（一）提高临床疗效的思路提示

1. 急则治其标，固本更重要

上消化道出血，量大急骤时，气随血脱，当以益气固脱止血为要，否则血去过多，形成血涸气竭，可危及生命，所谓急则治其标，治标虽为急，但是对于患者整体情况的维护更为重要，名医关幼波认为，血证，特别是对于急性大出血的病例，治标虽为急，应给予止血，但同时应固本扶正，否则血虽止而人已亡，止血何益？况且扶正固本，也是求其本，使之达到有效止血的目的，上消化道出血是由于络破血溢，血不循经，最易耗伤元气，以致气血两伤，尤以急性大出血为甚，往往引起脱证，长期慢性持续出血，正气日衰，临证时均应根据标本缓急，审因论治。

2. 治血必先治气

气为阳，血为阴，一阴一阳，互根互用，血病气必病，但气又是占主导地位的。气结则血凝，气迫则血妄行，气虚则血滞，甚则血脱，况气有余便是火，火盛则伤络失血，治疗宜先降其气，降气即所以降火。叶永清认为气有余者，应采用行气、降气之法调治，这是治血必先理气之法。气不足者，多采用血脱必先益气之法。血暴出致血脱气溃，血去无补阴之理，计在存阳，血脱有生血之机，必先补气。血脱必先补气，留得一分气，即留得一分血。赵献可谓“盖有形之血不能速生，无形之气所当急固。”说明血脱者宜先补气，血证虽有虚实之不同，而治气确为治血之要策。

3. 止血勿留瘀，祛邪勿伤正，以胃药收功

应用止血药物易造成局部瘀滞，久之形成瘀血，瘀血不去，新血不生，对气滞血瘀所致的出血，不可一味妄投止血之品，否则虽能暂止一时，但又造成新的瘀血产生，临证当选既能止血又能消瘀之品，如大黄、三七、泽兰、童便等，使瘀去而新生，损伤的络脉易于修复。上消化道出血初起多实，治当祛邪为主，但血之既动，血必耗，祛邪可伤正，当中病即止，否则易耗伤人体正气。血证后期，血止瘀去，胃气不能骤复，脏腑经络气血空虚，需调养脾胃，使脾胃渐旺，气血生化有源，胃气一回，血自循于经络。所以血止瘀去，还当以胃药收功。

4. 中西医结合，多途径，多方法治疗

中医辨证与西医辨病相结合，对提高急性上消化道出血的诊疗效果十分重要，通过现代医学检查，确定病因及部位，针对病因及部位进行治疗。并注意采取多途径给药方法，尤其是急性出血患者除静滴注射液给药外，局部用药亦有较好的止血功能，如中药口服、胃管注入、内窥镜下直视给药等，还可结合电外科技术、注射治疗、压迫止血等局部疗法，以提高治疗效果，减少复发。

（二）中医治疗

1. 内治法

（1）胃热壅盛型

治法：清胃泻火，凉血止血。

方药：大黄10g，黄芩10g，黄连6g，侧柏叶炭15g，栀子10g，大小蓟各12g，茜草根15g，生地黄15g，丹皮9g，白及12g。

恶心呕吐加竹茹、代赭石；泛酸嘈杂加乌贼骨、煅瓦楞；痛甚加元胡、三七粉。

（2）肝火犯胃型

治法：泻肝清胃，凉血止血。

方药：龙胆泻肝汤加减。

龙胆草10g，栀子10g，黄芩9g，柴胡9g，生地黄15g，丹皮9g，茯苓12g，白茅根15g，旱莲草10g，甘草6g，大黄6g。

胁痛甚可加郁金、香附；火邪较重，可加凉血止血之品，如十灰散、藕节、茜草；兼见黄疸可加用茵陈、黄柏、陈皮等清热利湿、退黄消积之品。

（3）气虚血溢型

治法：益气摄血，调补脾胃。

方药，归脾汤或补中益气汤加减。

党参10g，黄芪15g，白术12g，茯苓10g，当归12g，白及10g，升麻6g，仙鹤草10g，陈皮9g，阿胶10g（烊化）。

若出血量多，出现气虚血脱证，当用四逆加人参汤；若气虚欲脱用人参10g，煎汤频服；阳气暴脱用人参10g，附子6g，煎汤频服或灌服，也可用参附注射液20～30mL，加入葡萄糖注射液中静滴；津液耗伤，脉微欲绝者需给生脉或参脉注射液40～80mL，加入葡萄糖注射液静滴，或以生脉饮煎服。

（4）瘀阻胃络型

治法：活血化瘀，降逆止血。

方药：血府逐瘀汤加减。

桃仁10g，红花6g，当归10g，赤芍10g，川芎9g，牛膝15g，丹参15g，柴胡10g，生地黄15g，甘草6g，茜草10g。

胃脘刺痛者加蒲黄、穿山甲；出血不止加白及、云南白药；肝气郁结加金铃子散；心脾两虚加归脾汤。

（5）阴虚火旺型

治法：滋阴清热，凉血止血。

方药：茜根散合犀角地黄汤加减。

茜草根10g，侧柏叶20g，白芍15g，生地黄15g，麦冬15g，旱莲草10g，茯苓12g，三七6g，阿胶9g（烊化），牛膝15g，甘草6g。

气阴两虚加生脉散；潮热盗汗加煅牡蛎、地骨皮；咽干者加石斛、云参。

2. 外治法

（1）针刺疗法

①胃中积热：取穴中脘、内庭、合谷、曲池、内关、足三里。针刺用泻法。

②肝火犯胃：取穴中脘、合谷、曲池、太冲、阳陵泉、支沟。针刺用泻法。

③气虚血溢：取穴脾俞、胃俞、膈俞、气海、关元、三阴交、阴陵泉。针刺用补法。

④气随血脱：取穴百会、气海、人中、合谷、足三里、关元。针刺用补法。

⑤瘀阻胃络：取穴中脘、三阴交、膈俞、气海、关元、梁丘。针刺用平补平泻法。

⑥阴虚火旺：取穴曲池、合谷、中脘、太溪、三阴交。针刺用平补平泻法。

（2）梅花针：取穴人迎，从穴位中心向外周绕圆圈叩击。先叩右侧，再扣左侧。每侧约3~15分钟，治吐血暴作不止。

（3）灸法：取穴中脘、气海或关元、命门等，灸七壮。千金方载吐血可灸印堂百壮。

（4）耳针：取穴胃、肝、脾、皮质下、神门、交感、肾上腺。日1次，每次10~15分钟。

（5）穴位封闭：①阿托品或维生素 B_1 注射液，取穴胃俞、梁丘、足三里、内关等，每次2~3穴，每穴注入药物0.2mL。②维生素 K_3，仙鹤草素，取穴双侧足三里或气海。每日1次，每穴0.5mL。

（6）拔罐法：取穴中脘、气海，治脾胃虚寒所致的出血。

（7）贴敷法：用大蒜瓣4份和玄明粉1份，混合捣烂后取90g，用四层纱布包裹，贴敷脚底的涌泉穴并固定，于3~4小时后除去，每日贴敷1次，直到血止后才停。在贴药前，脚底心应先涂一层凡士林，以防足底起泡。

大黄、陈醋各适量。将大黄研为细末，以陈醋调成糊状，敷于脐部，盖以纱布，胶布固定，药干即换，治实热出血。

（三）西医治疗

上消化道出血的治疗原则为止血，补充血容量，根治病因并防止再出血。

1. 一般治疗

卧床休息，保持呼吸道通畅以防呕血时引起窒息，必要时吸氧，烦躁不安者肌注镇静剂，肝病者忌用吗啡、巴比妥类药物。大量出血时禁食，小量出血时可进适量流质食物，观察血压、脉搏、呼吸、体温、神志、颈静脉充盈度、呕血、黑便及尿量情况，动态观察血红蛋白、红细胞、红细胞压积、中心静脉压、尿素氮等。

2. 补充血容量

有休克表现者，应尽块补充血容量和纠正周围循环衰竭，输血是恢复血容量和有效循环的最佳方法，以新鲜全血为宜，因库血含氨量较多，使肝硬化患者诱发肝性脑病，所以可先输入平衡液或葡萄糖盐水、5% 葡萄糖盐水、10% 葡萄糖注射液、林格氏液及其他血浆代用品，注意防止输液输血过多、过快引起再次出血或急性肺水肿。

3. 药物治疗止血

（1）抑制胃酸分泌：给予静滴 H_2 受体拮抗剂或质子泵抑制剂，如甲氰咪呱，开始冲击剂量为 0.2g，然后 0.2g/4h 进行维持，或法莫替丁，开始冲击量为 10mg，然后 20mg/12h 进行维持，或质子泵抑制剂奥美拉唑，首剂为 80mg，静脉注射作为冲击量，以后每 12 小时进行维持，直至出血停止或允许口服为止，亦可给予雷尼替丁、兰索拉唑等。

（2）胃黏膜保护剂：硫糖铝 2g，溶于 10mL 水中，当胃管冲洗胃内使出血停止后，即向胃内注入 60mL 硫糖铝溶液，每 2 小时注入 1 次，持续 24 小时，次日减量为 20mL，第 3 天改为每 4 小时注入 10mL 或直至可以口服为止。亦可选用氢氧化铝凝胶、前列腺素 E 等。

（3）去甲肾上腺素：8mg，加入生理盐水 100mL 内，分次口服或做鼻胃管灌注。

（4）孟氏液：10% ~25% 的浓度，20 ~100mL 胃管内注入，或 5% ~10% 溶液 10 ~30mL 口服，然后用 5% 碳酸氢钠液 30mL 漱口。

（5）立止血：紧急止血时静脉及肌注各 1KU，以后每日肌注 1KU，用2 ~3 天。

（6）凝血酶：轻、中度出血 2000U，每 2 ~4 小时 1 次，重度出血 10000U ~20000U，每 1 ~2 小时 1 次，首剂加倍，血止后遂递减剂量，维持 3 ~5 次。应用时临时现配，溶于 50 ~100mL 生理盐水或冷牛奶中，口服或胃管内注入，禁止注射给药，避免加温和按触酸碱或重金属盐以防灭活。

（7）奥曲肽（商品名善得定）：以100μg加入25%葡萄糖液20mL中，缓慢静脉推注，然后以25～50μg/h的速度持续点滴24～48小时。或施他宁250μg静注后以250μg/h持续静脉滴注至出血停止。适用于治疗食管静脉曲张出血及消化性溃疡出血等。

（8）垂体加压素及其衍生物：可收缩肠系膜动脉和肝动脉，降低门脉压力，是治疗食管，胃底静脉曲张破裂出血的传统药物，还可治疗贲门黏膜撕裂、胃十二指肠溃疡、糜烂性胃炎致大出血。因本药对心脏血管的副作用大，应配合使用血管扩张剂如硝酸甘油、硝普钠、酚妥拉明。出血止后可口服心痛定、汉防已甲素以预防再出血，亦可选用心得安长期口服来降低门脉压力，预防食道胃底静脉曲张破裂出血或反复出血。

（9）其他：肝硬化肝功能不全，凝血酶原时间延长，血小板减少或肝功能障碍者，可酌情使用维生素K、6－氨基已酸、止血敏、止血环酸等。

4. 内镜下治疗

（1）局部喷洒药物法：给予8mg/100mL去甲肾上腺素液或5%孟氏液或凝血酶200～400U溶于10～20mL生理盐水中，亦可用凝血酶铁粉剂、组织黏合剂等，用生理盐水冲净血凝块后在距离病灶1～2cm处直接喷洒上述药物，直至显性出血停止。

（2）局部注射法：止血的药物有两类，血管收缩剂和硬化剂，可单独使用或联合应用，常用药物有肾上腺素，无水乙醇，5%鱼肝油酸钠，凝血酶，利多卡因，高渗盐水，肾上腺素混合液等，在出血灶周围分4～6点注射。

其他镜下止血法有激光光凝、高频电凝、微波凝固止血法等，亦可施用止血钳、食道静脉曲张套扎疗法。

5. 动脉灌注药物或栓塞物

用选择性动脉造影证实出血仍在继续后，由导管输注血管收缩药物，如肾上腺素、血管加压素等，使小动脉和毛细血管收缩止血，如出血仍不能止，再改为动脉栓塞疗法，可选用自身血凝块、明胶海绵、硅橡胶等，栓塞后20分钟重复造影，观察血止否，如出血未止或再出血，可加注加压素或栓塞药物，本法适用于内科治疗无效，又不能耐受手术的患者。

6. 三腔气囊管压迫止血

是控制食管下段和胃底静脉曲张出血的常规有效方法，初次呕血的止血成功率达90%，持续性呕血者用后的止血成功率下降。目前主张压迫止血后即拔除并行内镜下硬化或套扎疗法。

7. 分流术治疗

食管、胃底静脉曲张破裂大出血及反复出血，内科治疗不能停止者，可施行经颈静脉肝内门体分流术，本疗法损伤较小，并发症少，疗效确切。

8. 手术治疗

先止血，后择期手术，是上消化道大出血最理想的治疗程序，手术指征如下：

（1）出血量大，短期内出现休克或快速输血800mL以上，血压仍不稳定。

（2）经过相当时间的内科保守治疗无效，血红蛋白仍不见上升。

（3）反复大出血，且以往有多次出血病史者。

（4）年老患者及合并其他脏器如心、肾疾患或动脉硬化的患者。

（5）大出血合并穿孔或幽门梗阻者。

（6）介入治疗。

（四）中医专方选介

1. 清胃止血汤

大黄、黄芩、田三七、生蒲黄、乌药各10g，黄连5g，地榆炭、白及、乌贼骨各15g，甘草3g。呕血加栀子炭、血余炭；痛甚加元胡；肝火盛加龙胆草、川楝子；脾气虚去黄连、黄芩，加太子参、北黄芪。日1剂，水煎服，治疗1周。治疗42例，治愈37例，显效2例，好转1例，无效2例，总有效率95.2%。对比组21例，总有效率85.7%。[李顺民．清胃止血汤治疗上消化道出血63例临床疗效观察．中国中医急救．1997，6（1）：23]

2. 大黄止血散

每包含炒大黄3g，白及10g，海螵蛸15g，研末，过100目筛，混合制成散剂。每次1包，用生理盐水或凉开水送服，每日3次。如患者不能服药或频频呕血影响服药者，可插胃管，抽出胃内残血后予大黄止血散1包，加入生理盐水100～200mL拌匀，经胃管注入，每日3次，大便潜血3次阴转即停药。治疗25例，痊愈20例，有效3例，无效2例，总有效率92.0%，对比组27例，有效率88.9%，适用于胃、十二指肠溃疡及急性胃黏膜出血，观察到使用大黄止血散后，患者均在较短时间内排便，每日排便2～4次，这与炒大黄的轻泻作用有关，患者未感明显不适，短时间排便还能较客观、及时地了解出血情况，可用来判断病情，这也是大黄止血散优于西药组之处，加之其药源广，价廉，使用方便，尤适用于基层医院。[柯启贤．大黄止血散治疗急性上消化道出血的临床观察．新中医．1997，29（9）：40]

3. 泻心汤加味

大黄、黄连、仙鹤草各10g，黄芩12g，侧柏叶、丹皮、小蓟各15g。日1剂，水煎，口服或鼻饲，并输血；下胃管，先用冰盐水洗胃，再用大黄粉2g，白及粉4g，调成糊状注入，日3次，血止后停用；肝硬化食道下端静脉曲张破裂用三腔二囊管压迫止血；对症支持疗法。结果：治愈31例，有效3例。[梁晓鹰．泻心汤配合西药治疗急性上消化道大出血34例．云南中医学院学报．1996，19（4）：38]

4. 甘草人参汤

红参30g，切片，加水约0.8L，煎20分钟，加生甘草60g，水煎，取滤液，加水再煎2次，每次20分钟，取滤液约1L。日2～3剂，100mL/次，口服，重者频饮，时间、剂量不限，至血压稳定（收缩压>12kPa，舒张压>8kPa，脉压差>4kPa），心率<100次/分，肠鸣音<5次/分，血红蛋白上升，便血止；改用150mL/4小时1次，至大便隐血转阴3日，症状明显改善；再改为150mL/d，每日4次，用3～5日。并对症处理，禁食辛辣冷硬之品。用1周，结果：痊愈307例，显效33例，有效9例，无效13例。复发率10%。[陈天慧．甘草人参汤治疗上消化道大出血362例．中国中医急症．1998，7（5）：215～216]

第八节　功能性消化不良

功能性消化不良是一组临床常见的症候群。其病因可能是多方面的，与本病可能相关的因素有：①胃肠动力障碍；②精神因素。患者常有上腹部胀满不适，餐后饱胀，食欲不振，嗳气，恶心，呕吐，烧心，胸骨后隐痛或反胃等消化不良症状。经胃镜、上消化道钡餐、腹部B超和各项化验等检查而无局部和全身器质性病变的证据。症状呈反复或持续性，病程4周以上，占消化系统疾病20%～40%，按其临床表现，可分别归入中医学“痞满”“胃痛”“嘈杂”等病的范畴。

一、临床诊断

（一）辨病诊断

1. 症状与体征

功能性消化不良临床表现多样，缺乏特异性。常见症状有：上腹部胀满不适，早饱，食量减少，厌食，嗳气，恶心，呕吐，胃烧灼感，反酸及胸骨后疼痛等。一般无阳性体征。

根据其临床特点，1987年美国芝加哥召开的非溃疡性消化不良专题国际会议将其分为5种不同的类型：①溃疡样消化不良；②反流样消化不良；③运动障碍样消化不良；④吞气症；⑤特发性消化不良。目前国际工作会议将其分为运动障碍样型、溃疡型和不定型，如兼有以上几种类型的表现，可归为混合型。

2. 实验室检查

血、尿、便常规，空腹血糖，肝、肾功能检查及肿瘤标志物等，目的是排除器质性病变。

3. 影像学检查

胃镜检查排除食道炎，胃、十二指肠溃疡，糜烂，肿瘤及其他器质性病变，X线检查既可排除器质性病变，又可借助钡餐造影了解消化道功能。B超检查除外肝、胆、胰疾病，还可做液体胃排空的检查。

4. 胃运动功能试验

有条件可采用核素检查，胃肠测压，超声波阻抗技术，肌电描记及氢呼气试验法等测定胃排空功能，还可测定基础胃酸排出量和最大胃酸排出量。

诊断功能性消化不良临床缺少特异性的诊断方法，常用排除法确诊，以间断或持续上腹不适或疼痛一个月以上，又缺乏临床、生化、内镜、超声检查能解释症状的结果时，才可确诊为本病。全面检查的目的是排除器质性病变。

（二）辨证诊断

1. 肝胃不和型

（1）临床表现：脘腹胀满，攻撑作痛，两胁作胀，嗳气，厌食，时作太息，常因情志不畅而加重。苔薄白，脉弦。

（2）辨证要点：脘胁作胀，嗳气叹息。脉弦。

2. 饮食停滞型

（1）临床表现：脘腹胀闷或疼痛，按之尤甚，恶心欲呕，或吐出宿食积滞，厌食，嗳腐酸臭。舌苔厚腻，脉弦滑。

（2）辨证要点：腹满拒按，嗳腐酸臭，吐出宿食。

3. 肝胃郁热型

（1）临床表现：胃脘灼痛胀满，泛酸嘈杂，心烦易怒，口干口苦，大便干结。舌红，苔黄或薄黄，脉弦或弦数。

（2）辨证要点：胃脘灼痛，泛酸嘈杂，心烦。舌红，苔黄，脉弦数。

4. 寒热错杂型

（1）临床表现：胃脘痞满，隐痛，泛酸，烧心，恶心欲呕，纳呆，心烦口渴，或肠鸣下利。苔白或黄腻，脉沉弦。

（2）辨证要点：胃脘痞满，泛酸、心烦口渴，或肠鸣下利。苔白或黄腻，脉沉弦。

5. 脾胃虚弱型

（1）临床表现：胃脘痞满，食后尤甚，喜温喜按，腹胀，时缓时急，饥不欲食，恶心欲呕，气短乏力，体倦懒言，大便溏薄。舌质淡，苔薄白，脉沉细。

（2）辨证要点：脘痞喜温喜按，气短乏力，体倦，大便溏薄。舌淡，脉沉细。

二、鉴别诊断

（一）消化性溃疡

胃或十二指肠溃疡病人主要表现为上腹部疼痛，常伴腹胀，嗳气反酸、恶心呕吐、食欲不振等消化不良症状，内镜下可见溃疡灶，X 线检查可发现龛影，据此与功能性消化不良可鉴别。

（二）胃癌

发病年龄多在 45 岁以上，上腹部出现疼痛不适，食欲减退，恶心呕吐，消瘦，贫血，明确诊断依靠内镜及内镜下活检。

（三）胆石症、慢性胆囊炎

常有右上腹部疼痛和饱胀、嗳气，典型者餐后发作，腹部疼痛，疼痛从右肋缘放射至后背部，通过腹部B型超声和X线造影可以确诊。

另外，胃食管反流病，肠易激综合征，幽门梗阻，胰腺癌，胰腺炎，胃部手术后动力异常或胆汁反流，全身性疾病如糖尿病、进行性系统硬化症、长期服用影响胃动力功能的药物及精神因素、应激等，均可出现消化不良的临床表现，需注意加以鉴别。

三、治疗

（一）提高临床疗效的思路提示

1. 辨有邪无邪，调脾胃为先

功能性消化不良有虚实之异，有邪者为实，无邪者为虚，因此首当辨别邪之有无。如表邪未解，邪气内陷，阻遏中焦；饮食无度，积谷难消；情志不遂，气机郁结，升降失调皆属有邪。脾运不健，胃纳呆钝，则属虚证。

论其病因病机虽有虚实寒热之不同，但均与脾胃功能失调有关，故治疗本病，当以健脾为先。《冯氏锦囊秘录·杂证·脾胃方论大小合参诸方》云："脾胃虚则百病生，调理中州，其首务也。"实则以祛邪为主，虚则以扶正为先，总不离调理脾胃，脾健胃和，诸证悉除。

2. 审证论治，权衡消补

功能性消化不良的病因主要在于情志不和、饮食不节及劳倦内伤，病机为脾失健运、胃失和降，病位在脾胃肝，治疗原则当遵"实则泻之，虚则补之"大法，临证虽有虚、实、寒、热之不同，但多虚实夹杂，寒热互见，故需权衡邪正孰为主要矛盾，使补而毋滞，通而不伤，寓消于补，寓补于消。灵活运用，因证施治，方可取得疗效。

3. 中病即止，身心同治

《内经·五常正大论》云："大毒治病，十去其六，常毒治病，十去其七，小毒治病，十去其八，无毒治病，十去其九，谷肉果蔬，食养尽之，无使过之，伤其正也。"本病无明显器质性损害，临床常反复发作，经久不愈或时发时止，病久出现虚实转化，因误治引起的变证亦不少，中土不健，勿妄行克伐，更伤脾胃之气，立法选方宜顾护脾胃，以平和之剂，中病即止，辅以食疗及体育疗法。部分病例可能是抑郁症的消化系表现，治疗应进行精神分析，帮助患者分析可能的发病因素，向病人说明疾病性质，解除不必要的恐惧及顾虑，使之能正确对待本病，树立治愈疾病的信心，怡情自遣，宽怀调养，保持乐观情绪，可取得事半功倍的疗效。

（二）中医治疗

1. 内治法

（1）肝胃不和型

治法：舒肝理气，和胃降逆。

方药：柴胡疏肝散加减。

柴胡 10g，白芍 12g，枳壳 10g，香附 12g，川芎 10g，炙甘草 6g，郁金 10g，神曲 10g，栀子 9g。

嗳气者加沉香；气滞化火加左金丸；脾虚加白术、云苓等。

（2）饮食停滞型

治法：消食导滞。

方药：保和丸加减。

山楂 15g，神曲 10g，莱菔子 10g，陈皮 10g，云苓 10g，白术 12g，枳壳 10g，连翘 10g。

食积化热加黄连；大便秘结加大黄、槟榔；泛酸加浙贝母、煅瓦楞；脾虚加党参、黄芪。

（3）肝胃郁热型

治法：泄肝清热，和胃通降。

方药：化肝煎合左金丸。

白芍 15g，青皮 10g，陈皮 10g，丹皮 10g，栀子 6g，黄连 6g，吴茱萸 3g。

口干口苦甚加龙胆草、柴胡、麦冬；兼食滞加鸡内金、谷麦芽；湿浊内阻加厚朴花、砂仁；便秘加大黄；胃痛甚加元胡、佛手。

（4）寒热错杂型

治法：和中降逆消痞。

方药：半夏泻心汤加减。

半夏 10g，党参 10g，干姜 10g，黄芩 9g，黄连 3g，炙甘草 6g，陈皮 10g。

恶心呕吐加竹茹、砂仁；下利甚加车前子、云苓；反酸烧心明显加乌贼骨、煅瓦楞。

（5）脾胃虚弱型

治法：益气健脾，升清降浊

方药：补中益气汤加减。

党参 12g，黄芪 20g，白术 10g，当归 10g，升麻 3g，柴胡 3g，陈皮 10g，炙甘草 6g。

阳虚加附子或以理中汤温补；气滞酌加佛手、郁金；湿盛、脘闷、纳呆加茯苓、薏苡仁；腹胀、纳呆加砂仁、木香。

2. 外治法

（1）针刺治疗：取内关、中脘、胃俞、足三里为主穴，肝胃不和加肝俞、期门、太冲；饮食停滞加章门、内庭、天枢、下脘，均用泻法；脾胃虚弱加脾俞、关元，用补法。

（2）灸法：取中脘、足三里、内关、神阙，每日灸 1 次，每穴灸 3～5 壮，大便溏薄加关元。

（3）耳针：取穴脾、胃、肝、交感、皮质下、神门，毫针轻刺激，留针 15～30 分钟，每日 1 次，15 次为 1 疗程。或用王不留行籽贴压，每 3 天换 1 次，每日按压 10 次。

（4）推拿按摩：患者取仰卧位，在胃脘部环行按摩 10～15 分钟，然后按揉中脘、气海、天枢、关元、足三里、阳陵泉、三阴交各 100 次，每日 1 次。

患者取俯卧位，循足太阳经下至手少阳三焦经按摩 5～10 遍，然后按揉肝、脾、胃、三焦、肾俞 5 分钟。

患者坐位，取肩井、内关、合谷、足三里，用一指禅法，然后搓抹两肋，由上而下往返数次，胃脘灼痛，嗳气加内庭、太冲；食滞按大肠俞、脾俞、胃俞、足三里，并顺时针摩腹，肝胃不和以一指禅自天突向下至中脘穴治疗。脾胃虚弱取大椎、脾俞、胃俞，揉气海、关元、足三里。

也可自行按摩，以双手拇指按揉双侧足三里穴，顺时针、逆时针方向各揉 50 次，使局部有酸、麻、胀感为宜。

（5）穴位注射：取穴双侧足三里、内关或配合中脘，以维生素 B_1 针剂 100mg、维生素 B_{12}500μg，每穴注入 0.5mL，或以当归注射液 4mL、胎盘注射液 2mL，每穴注入 1mL，每日 1 次，10 次为 1 疗程。

（6）拔罐法：取穴脾俞、胃俞、三焦俞、气海俞、关元俞，或中脘、天枢、关元、气海，每次 3～4 穴，每日 1 次，10 次为 1 疗程。

（7）埋线疗法：取中脘透上脘，脾俞透胃俞或中脘透梁门，足三里透上巨虚，用2%普鲁卡因局部麻醉，将0～1号铬制羊肠线缝入，剪断肠线，埋入肌层，每次间隔30天。

（8）外用烫熨法：麸皮30g，生姜渣15g，拌匀炒热后用布包裹，揉熨患处。

（9）贴敷法：①吴茱萸、五倍子、公丁香、灵磁石、白芥子各等份，冰片、麝香少许，上药研末加酒调成黄豆大的药丸备用。主穴取足三里、天枢、中脘、关元，配穴取内关、大椎、脾俞、胃俞、大肠俞。常规外部消毒，压贴丸药于穴位，胶布固定，每天换药1次，5次为1疗程。②吴茱萸30g、丁香6g、胡椒30粒，研末调凡士林，敷脐部，每天换药1次。

（10）气功：能调理脾胃气机，促进胃肠功能恢复，可根据自身情况选鹤翔庄，聚气功等，最好在气功师的指导下进行。

（三）西医治疗

主要是针对不同症状采用相应的治疗措施。

1. 运动障碍型

给予胃动力药物：①多潘立酮，每次10mg，每日3次，餐前半小时服，能增加食管下括约肌张力，加强胃的收缩，提高胃排空力，还能协调胃、十二指肠运动，防止胆汁反流。②西沙比利，每次5～10mg，每日3次，餐前服。它可以增进胃十二指肠的收缩力与加强胃窦、十二指肠的协调，从而加快胃十二指肠排空，主动增加胃肠动力，但不影响胃酸分泌，对功能性消化不良有很好的疗效，为当前治疗胃肠动力障碍疾病的首选药物，副作用小，无药物耐受性，长期应用安全。另外可应用胃复安10mg，每日3次，或红霉素0.2～0.4g，每日3次。

2. 溃疡样型

给予抑酸剂及胃黏膜保护剂：

（1）H_2－受体拮抗剂：甲氰咪胍，每次200mg，每日3次；雷尼替丁，每次150mg，每日2次；法莫替丁，20mg，每日2次。

（2）质子泵抑制剂：奥美拉唑，每次20mg，每日1次；兰索拉唑，每日30mg，每日1次。

3. 反流样型

给予胃黏膜保护剂、抑酸剂及促动力药：用法同上，并可给予选择性胆碱能受体拮抗剂哌吡氮平，每次50mg，每日3次。

4. 吞气症的治疗

以精神疗法为主，嘱患者口含青果、麦冬，不断咽下唾液，以减少气体吞入。

5. 非特异型

予对症治疗，酌情应用抑酸剂、促动力药、胃黏膜保护剂。

6. 对幽门螺杆菌阳性者可行清除治疗

常用药物有羟苄青霉素，每次250~500mg，每日3次；甲硝唑，每次200mg，每日3次；三钾二枸橼酸络合铋，每次240mg，每日2次。亦可选用呋喃唑酮，每次100mg，每日3次；克拉霉素，500mg，2次/日。以上药物服用7~14天。推荐三联用药或四联用药，如铋剂+羟氨苄青霉素+甲硝唑+PPI。治疗方案见慢性胃炎。

（四）中医专方选介

1. 和胃健运汤

生黄芪15g，白芍30g，干姜30g，黄芩10g，川黄连3g，姜半夏12g，莱菔子10g，砂仁3g（后下），生山楂20g，生大黄4.5g（后下），生甘草3g。水煎2次，兑匀，每日早、晚餐前1小时服用。3周为1疗程。总有效率为93.3%。[尚云．和胃健运汤治疗非溃疡性消化不良的临床观察．中医杂志．1998，(3)：168]。

2. 失笑丸

枳实、白术各6~15g，半夏10g，黄连、党参各3~10g，干姜（或生姜5~15g）、甘草各3~6g，厚朴6~10g，茯苓15g，麦芽10~20g。反流样加吴茱萸、蒲公英；溃疡样加桂枝、白芍；运动障碍样加鸡内金；便秘加酒大黄或火麻仁；性急易怒加龙胆草、柴胡；口干，舌苔少加麦冬、石斛。日1剂，水煎服。用4周，显效占85.3%，有效9.3%，无效5.4%，总有效率94.6%，未见不良反应。[冯恩波．失笑丸治疗非溃疡性消化不良116例．北京中医药大学学报．1996，19（5）：40~41]。

3. 疏肝调胃汤

柴胡、香附、白术、法半夏各12g，郁金、佛手、茯苓、枳壳、蒲公英各15g，枇杷叶10g，甘草6g，陈皮9g。脾虚肝郁者加党参20g，砂仁（后下）

9g；肝胃郁热者加黄连6g，白花蛇舌草15g；胃阴不足者加麦冬12g，太子参20g，每日1剂，分2次内服。4周为1个疗程。显效率为58.21%，总有效率91.04%。[潘志恒，等．疏肝调胃汤治疗功能性消化不良67例临床观察．新中医．1997，29（12）：16]

4. 升阳益胃汤

黄芪30g，半夏、党参、炙甘草、白芍、防风、羌活、独活各9g，橘皮6g，茯苓、泽泻、柴胡、白术、黄连各5g，生姜5片，大枣2枚。肝胃不和加佛手、郁金；肝胃郁热加栀子、乌贼骨；中虚气滞加砂仁、麦芽；脾胃虚寒加干姜、桂枝；血瘀加元胡、当归、丹参。日1剂，用7～30日。总有效率98.33%。[郭龙．升阳益胃汤治疗中老年功能性消化不良临床疗效观察．中医药学报．1998，（5）：19～20]

5. 四磨汤

党参15g，乌药、柴胡、茯苓各12g，槟榔、沉香、白芍各9g，甘草6g。随证加减，日1剂，水煎服，4周为1疗程。总有效率95.56%。[刘同亭．四磨汤加味治疗非溃疡性消化不良临床研究．山东中医药大学学报．1999，（1）：39～40]

6. 四逆散

柴胡、白芍、枳实、甘草各12g。肝郁化火型加左金丸，即黄连9g，吴茱萸3g。日1剂，水煎，餐前服。1月为1疗程。总有效率88.8%。[赵志刚．四逆散治疗功能性消化不良80例．浙江中医杂志．1998，（11）：514]

7. 消痞除胀汤

砂仁（后下）10g，柴胡、枳壳、厚朴、丹参、鸡内金、木香、紫苏梗各15g，芒果核30g。每日1剂，加水600mL，煎至300mL，分3次口服，每次100mL，4周为1疗程。显效36例，有效15例，无效4例，总有效率92.73%。[陈培琼，等．消痞除胀汤治疗功能性消化不良55例疗效观察．新中医．1999，（11）：18]

第六章 小肠疾病

第一节 肠梗阻

肠内容物在肠腔内有通过障碍称为肠梗阻。是一种常见的急腹症。引起肠梗阻的因素很多，有些常同时存在着交叉影响，可见于多种疾病，因此其病因较为复杂，按基本的发病环节可归纳为五类：①管腔堵塞；②管腔受压；③肠壁病变，以上三类均属机械性肠梗阻；④血运障碍；⑤动力障碍。肠管发生梗阻后可引起一系列局部和全身的病理变化，临床上以腹痛、腹胀、呕吐、排便、排气停止为主要表现。

中医学在《内经》中即有类似肠梗阻的记载，后世医书对这方面的论述更多。按肠梗阻不同的病理阶段和主要临床表现可分别列入“腹痛”“呕吐”“便秘”等病的范畴。

一、临床诊断

（一）辨病诊断

1. 症状

腹痛、呕吐、腹胀和排气、排便等。

2. 体征

心率正常或加快；体温正常或略有升高，伴有严重休克时反而下降；腹壁紧张、压痛、反跳痛，可见肠型或蠕动波、肠鸣音亢进，且有气过水声或金属声；直肠指诊用来检查直肠是否有肿瘤，并查看指套是否有鲜血。

3. 实验室检查

（1）血液检查：肠梗阻早期正常，梗阻时间过久出现脱水时，可发生血液浓缩和白细胞增高，绞窄性肠梗阻时白细胞明显增高。

（2）血清电解质：二氧化碳结合力、血气分析、尿素氮、血球压积的测定可出现变化。

（3）血清无机磷：肌酸激酶及同工酶可出现异常。

（4）尿液检查：尿量减少，比重升高，多为1.025～1.030，pH值偏酸性。

（5）大便检查：镜检见大量红细胞，或隐血试验阳性，提示肠管有血运障碍。

4. 影像学检查

（1）肠管扩张是肠梗阻共有的X线征象，小肠梗阻并伴有结肠梗阻时，钡灌肠检查可有助于了解肠梗阻的部位及性质。

（2）B超检查，可见小肠明显增粗，肠管内可见液性暗区，有时扩张的肠管内可见气体反射。

（二）辨证诊断

1. 肠腑气滞型

（1）临床表现：胀重于痛，痛无定处，时痛时止，气聚则痛而见形，气散则平而无迹，气逆于上则呕吐频繁，气虚则全腹胀满，叩之如鼓。苔白，脉弦。

（2）辨证要点：胀重于痛，呕吐，腹胀如鼓。苔白，脉弦。

2. 肠腑血瘀型

（1）临床表现：痛重于胀，疼痛较剧，痛有定处，胀无休止，局部拒按，或可扪及肿块，或呕吐，便咖啡样物，或大便秘结。舌暗红，或有瘀斑，脉涩。

（2）辨证要点：痛重于胀，局部拒按，扪及肿块。舌暗红，或有瘀斑，脉涩。

3. 肠腑热结型

（1）临床表现：腹部绞痛阵作，拒按，腹胀痞满，全身发热，口渴唇燥，小便短赤，矢气不通，大便秘结，甚至神昏谵语。舌质红，苔黄干或燥，脉洪数。

（2）辨证要点：腹痛胀满，身热口干，尿赤便秘。舌红苔黄，脉洪数。

4. 肠腑寒凝型

（1）临床表现：发病急骤，腹痛剧烈，脘腹怕冷，面色青晦。舌质淡，苔薄白，脉沉紧或沉迟。

（2）辨证要点：腹痛剧烈，脘腹怕冷。舌淡，苔白，脉沉紧或沉迟。

5. 肠腑湿阻型

（1）临床表现：脘腹胀满，全腹拒按，水走肠间，漉漉有声，肠腔积液。苔腻，脉滑而实。

（2）辨证要点：腹胀拒按，肠鸣漉漉。苔腻，脉滑而实。

6. 肠腑食积型

（1）临床表现：多发于餐后，剧烈运动或进食过多油腻食物后突然腹痛不止，坐卧不安，频吐酸臭物。苔黄厚或腻，脉滑而实。

（2）辨证要点：餐后腹痛，嗳腐吞酸。苔黄厚或腻，脉滑。

7. 肠腑虫结型

（1）临床表现：腹痛，绕脐阵作，不痛时嘻笑如常，烦躁不安，可吐蛔虫，面色少华，身体消瘦，腹部可触及绳条状包块，压之变形，推之可动。苔薄，脉滑或弦。

（2）辨证要点：腹痛阵作，可吐蛔虫，腹部按之有块。苔薄，脉滑或弦。

二、鉴别诊断

肠梗阻有腹部疼痛，伴有呕吐，早期应与一些急腹症相鉴别。如胆道、泌尿系结石，卵巢囊肿、扭转等是以腹部绞痛为主，此外还要与急性胃肠炎、胰腺炎等相鉴别。

急性胃肠炎可有阵发性肠绞痛，肠鸣音增强，但胃肠炎的肠鸣音并无音调高亢，无金属音，临床表现以腹泻为主，呕吐较轻，腹部X线透视无气液平面。

卵巢囊肿扭转仅限于女性病人，下腹部疼痛剧烈，查体见下腹部有压痛，并可触及痛性肿物，阴道检查可触及一圆形、光滑、活动而有明显触痛的肿块，借助于B超及腹部平片可以鉴别。

胆道或泌尿系结石可出现腹部疼痛，甚至绞痛，或伴有呕吐，但查体可见莫菲氏征阳性，肾区叩击痛，或有泌尿系症状，B超、腹部平片可助鉴别。

急性胰腺炎可突然发生腹部疼痛，常伴有恶心、呕吐及发热，可有黄疸。严重者可有麻痹性肠梗阻，腹膜炎及休克。血清及尿淀粉酶升高，B超显像可见胰腺普遍增大，光点增多。

肠梗阻的诊断确定后，需进一步鉴别肠梗阻的类型。

（一）鉴别机械性肠梗阻和动力性肠梗阻

机械性肠梗阻发病急，有阵发性肠绞痛，腹痛时伴有肠鸣音亢进和非对称性腹胀，喷射性频繁剧烈呕吐，X 线检查梗阻上段的小肠充气扩张，具有多个液平面。而麻痹性肠梗阻起病稍缓，多继发于腹部感染、手术后和腹膜损伤出血之后，呈持续性腹部胀痛，可见肠鸣音消失、全腹均匀膨胀、溢出样呕吐，X 线示小肠、结肠普遍胀气扩张。

（二）鉴别单纯性肠梗阻与绞窄性肠梗阻

单纯性肠梗阻可采取非手术疗法而愈，而绞窄性肠梗阻则宜尽早施行手术，早期诊断和及时手术是降低病死率的关键。一般认为绞窄性肠梗阻有以下特点。

1. 急骤发生的腹部剧烈绞痛，疼痛为持续性或持续腹痛伴有阵发性加剧，痛常牵扯腰背部，病人辗转反侧，难以仰卧。

2. 腹部检查可见腹胀不对称，或可触及具有压痛且位置固定的包块，多出现局部腹膜刺激征，局部有压痛及肌紧张，肠鸣音由亢进转为减弱或消失。

3. 伴有呕血、便血、血性腹水，直肠指检发现血性黏液。

4. 有毒血症与休克表现，常有体温升高、脉搏增快及血细胞计数增加。

5. 脱水与电解质紊乱比单纯性肠梗阻明显，代谢性酸碱紊乱也明显。

6. X 线检查可见梗阻以上的肠管扩张，充满液体，状似肿瘤，在扩张的肠管间有腹水征。

7. 经积极的非手术治疗，症状体征无明显改善。

（三）鉴别肠梗阻的部位

主要是依靠临床的主要症状。高位小肠梗阻时呕吐早而频，肠绞痛与腹胀不明显；低位小肠梗阻时腹胀显著，肠绞痛明显，呕吐出现晚而次数少；结肠梗阻则以腹胀为突出表现，呕吐较轻或无呕吐，绞痛也不严重。X 线检查可帮助鉴别小肠梗阻和结肠梗阻，小肠梗阻后的气液平面多在腹中部，呈阶梯状排列，肠周有环状襞，结肠内无气体。结肠梗阻时在腹部周围可见到扩张的结肠和袋形，小肠内胀气多不明显，盲肠内有较大的液平面存在是大肠梗阻的特征。

（四）鉴别引起肠梗阻的原因

依目前最新材料看，肠梗阻以粘连、扭转、炎症及肿瘤为常见的原因，以往有手术史，则梗阻的原因以粘连最为可能，可有反复肠梗阻发作的病史，若每次发作时又合并腹膜刺激征与发热，则克罗恩病的可能性最大。新生儿肠梗阻以先天性肠道畸形多见，两岁以下的幼儿以肠套叠的可能性最大，还有嵌顿性腹股沟斜疝的发生率也高，老年人的梗阻多由结肠肿瘤、乙状结肠扭转、粪便堵塞所致。有心血管病史者可能是肠系膜血管栓塞。

三、治疗

（一）提高临床疗效的思路提示

1. 通下为主，攻补兼施

肠梗阻以痛、呕、胀、闭为临床主要见症，病在肠腑，以闭塞不通为其病理基础，因闭而生痛、胀、呕，故治宜通腑攻下，且一般采用峻下通里之法，因势利导，排除积滞以利解除梗阻。但通腑攻下之品，多为苦寒峻泻之品，易于损伤脾胃，阻遏气机，晚期伤津耗气，甚至加重休克而致亡阴亡阳之候，故治疗上除攻下通腑之外，还应保护脾胃，攻补兼施，特别是年老体弱者更多以润下或攻补兼施为宜。

2. 内外结合，双管齐下

肠梗阻系肠腑痞塞不通所致，肠腑闭阻，胃脘之气上逆而致呕吐，频繁剧烈的呕吐影响口服药物，故非口服药疗法在肠硬阻的治疗上发挥着重要的作用，故在注重内服药物治疗的同时，还应注意外治疗法（包括灌肠、针灸、按摩、手术等），只有这样，内外结合，协同作用，才能提高临床疗效。

3. 中西合璧，取长补短

肠梗阻是一种常见的急腹症。如果是单纯性肠梗阻，通过口服中药，灌肠及其他综合疗法，往往可取得较好疗效，经过几十年来中西医结合治疗的不断探索，肠梗阻的非手术治愈率已达 70% 以上。但是对疑有血运障碍的急性肠梗阻，特别是绞窄性肠梗阻，因其往往危及生命，故单纯的内科保守治疗，不是解决问题的唯一办法，还需手术治疗。另外胃肠减压，维持水电解质平衡，防止感染等配合中西医治疗，可取长补短，缩短病程，提高疗效。

（二）中医治疗

1. 内治法

（1）肠腑气滞型

治法：行气通下。

方药：硝菔通结汤（峻）及理气宽肠汤（缓）。

硝菔通结汤：鲜萝卜1000g，芒硝15g。

用法为将鲜萝卜切成碎块与芒硝一起置于500mL水中，浓煎成200mL，成人每日2~3剂，小儿每次5mL/kg，每日2~3次，口服或胃管注入。

理气宽肠汤：全当归25g，桃仁10g，乌药10g，青、陈皮各10g。

腹胀甚加厚朴；呕吐频加竹茹。

（2）肠腑血瘀型

治法：祛瘀通下。

方药：桃仁承气汤加减方，肠粘连缓解汤。

桃仁承气汤加减方：桃仁15g，当归20g，赤芍20g，红花10g，川厚朴15g，大黄15g（后下），芒硝10g（冲服）。

上方加水500mL，煎成200mL，每日1~2剂，分2~4次服。

肠粘连缓解汤：川厚朴25g，木香15g，乌药15g，炒莱菔子15~25g，桃仁15g，赤芍15g，芒硝10g（冲服），番泻叶15g（泡服）。

腹痛甚加元胡、制乳没；结块质硬者加生蒲黄、五灵脂。

（3）肠腑热结型

治法：泻热通下。

方药：复方大承气汤或大陷胸汤。

复方大承气汤：川厚朴25g，枳实25g，炒莱菔子45g，桃仁15g，赤芍15g，生大黄15g（后下），芒硝15g（冲服）。

煎法同上。口服或由胃管注入，也可灌肠以加强通下作用。

复方大陷胸汤：大黄15g（后下），川厚朴15g，枳实15g，芒硝15g，（冲服），甘遂末1.0g（冲服）。

热甚者加栀子、黄连等。

（4）肠腑寒凝型

治法：温中通下。

方药：三物备急丸（峻），巴豆散（峻），大黄附子汤加减（缓）。

三物备急丸：生大黄、生巴豆（去皮膜）、干姜各等份，研细末，装入胶囊，每粒胶囊含生药300mg，每次口服2粒。

巴豆散：巴豆去外壳和内皮，研成细末，加乳糖适量，混匀，装入胶囊，每囊含纯巴豆粉40mg。每次服2个胶囊（儿童体弱者减半），一般服后2～4小时内可大便4～6次，在3～5小时后根据患者反应确定是否再服。

大黄附子汤：大黄15g（后下），附子15g，细辛4g。

寒甚加干姜；腹胀加木香、芍药。

（5）肠腑湿阻型

治法：逐水通下。

方药：甘遂通结汤。

甘遂末0.5～1g（冲服），桃仁10g，赤芍15g，生牛膝10g，川厚朴15g，大黄15g（后下），木香10g。

（6）肠腑食积型

治法：消导通下。

方药：消导承气汤。

生大黄10g（后下），厚朴12g，枳壳10g，芒硝15g（冲服），当归15g，鸡内金6g，山楂10g，神曲10g，麦芽10g，莱菔子15～30g，陈皮6g，甘草6g。

（7）肠腑虫结型

治法：驱虫通下。

方药：驱虫承气汤。

生大黄10g（后下），玄明粉10g（冲服），槟榔10g，川楝子10g，乌梅15g，木香10g，苦参10g，川椒3g。小儿每日1剂，分3次服。

呕吐甚加生姜、代赭石、半夏；气虚加党参；中寒加炮姜、附子；热甚加金银花、黄芩。

2. 外治法

（1）针刺疗法：该疗法能调整胃肠的运动功能，增进胃肠道分泌和改善肠管血液循环等。

取中脘、天枢、足三里、内庭为主穴。腹痛加合谷、内关、腹结、大肠俞、脾俞；呕吐加曲池、内关透外关；腹胀取关元、气海；发热加曲池。每次取3～4穴，强刺激，以捻转手法为主，留针10～15分钟，如症状不缓解，隔2～3小时再针1次。

电针：取上述穴位两对（如双侧天枢、双侧足三里），给予电针刺激，强度以能耐受为度。留针20～30分钟。如症状不缓解，隔2～3小时可再行1次。

穴位注射：取足三里注射新斯的明，每侧0.25mg，用于肠麻痹。

耳针：取交感、大小肠、皮质下、腹部、神门等。每次选2～3穴，强刺激。

（2）推拿、按摩疗法：适用于腹胀不重，无腹膜刺激征的肠扭转、肠粘连和蛔虫性肠梗阻。患者仰卧位，于腹壁上洒少许滑石粉，如为蛔虫性肠梗阻，顺其梗阻肠段纵轴的两端按摩，促其松散；对肠扭转则应顺扭转相反的方向按摩，同时需配合体位的多次改变以促使回旋复位。

（3）颠簸疗法：适用于早期肠扭转病例。操作时病人取膝肘位或膝掌位，并加大膝肘间的距离，充分暴露下腹部，术者立于患者左侧，让病人放松腹肌，先做腹部按摩，然后两手合抱于病人腹下，托起腹部，突然放松，或左右振荡，力量和幅度逐渐加大，如此反复进行，一般每次约5～10分钟，可连续进行3次。重点颠簸脐部或脐下区，初时病人有疼痛感，但很快适应，通常在1～2次颠簸后就有轻快感，症状随之减轻，扭转解除1～2小时可有排气排便。

（4）肛管滴注：用大承气汤煎成200mL液体，患者取左侧卧位，以细肛管插入乙状结肠，每分钟60滴，6小时后可重复1次。适用于低位肠梗阻。

（5）灌肠：以中药煎剂、温盐水或肥皂水500～1000mL灌肠，可反复使用。适用于低位肠梗阻。

（6）外敷法：吴茱萸30g，莱菔子30g，大腹皮10g，炒热，用纱布包扎，外敷腹部，或逆时针方向推按，每次15～30分钟，每天2～3次。用于治疗粘连性肠梗阻。

（三）西医治疗

肠梗阻的治疗，在于缓解梗阻，恢复肠管的通畅，包括非手术和手术治疗。

1. 非手术治疗

（1）胃肠减压：通过放置胃管，减轻胃肠压力，可引出吞入的气体和滞留的液体，改善腹胀症状，还可以预防老年病人误吸的发生及有利于手术探查。对于麻痹性肠梗阻和单纯性的粘连性肠梗阻有时仅用胃肠减压与静脉输液就可治愈，另外还可通过胃管注入中药，避免服药引起的呕吐。

（2）矫正水与电解质的紊乱和酸碱失衡：失水和电解质丢失在急性肠梗阻时表现相当严重，故根据肠梗阻部位、时间长短以及化验检查来进行水与电解质的补充。单纯性肠梗阻给予常规补液，绞窄性肠梗阻和机械性肠梗阻的晚期，除补充等渗液体外，还应补充血浆及全血等。

（3）防治感染：应用抗生素。一般单纯性肠梗阻可不用抗生素，对绞窄性肠梗阻，应积极应用广谱抗生素，以减少或抑制细菌繁殖，特别是肠管坏死引起的腹膜炎，甚至毒血症时更应使用。

（4）解除梗阻：可根据不同病因采取相应的措施，如驱虫，使用乙状结肠镜插入或钡灌肠、空气灌肠等治疗乙状结肠扭转、肠套叠等。

2. 手术治疗

原则上适用于各种类型的绞窄性肠梗阻，肿瘤引起的肠梗阻，先天性肠道畸形以及采用非手术治疗无效的病例，手术方法根据梗阻原因的不同，大致有以下四种分类。

（1）粘连松解术、复位术：为解决引起梗阻的原因，可根据病因进行粘连松解，肠扭转、肠套叠复位术。

（2）肠袢间短路吻合术：若梗阻的原因不能解除，如癌肿、放射性肠炎、腹腔结核等引起的粘连十分严重，难以分离，可行短路手术。

（3）肠切除吻合术：如肿瘤梗阻所致的肠壁坏死，肠系膜血管栓塞导致的肠梗阻等，可行肠切除吻合术。

（4）肠造瘘术或肠外置术：一般适用于结肠梗阻，病人情况极差或手术过程中血压下降，虽经抢救而血压仍不能维持，合并有肠坏死，都宜用此法。

（四）中医专方选介

1. 通便排气露

大黄、番泻叶、木香各 15g，经酒精浸泡后，提取其有效成分，浓缩为 10mL，装入塑料囊内（形如开塞露）备用。应用时在肛门内注射 1 支，每 6 小时 1 次，持续 3 天。将 436 例病人随机分为预防组、治疗组、对照组，结果显示：预防组的有效率 100%，2 小时内肛门排气排便达 90%，治疗组达 81%，本方对观察对象无任何毒副作用。[王通泽．通便排气露．防治术后肠粘连的临床研究．河南中医．1994，14（4）：22]

2. 粘连松解汤

川厚朴、乌药、木香、赤芍、桃仁、莱菔子、番泻叶各9g，芒硝6g。每日1~2剂，水煎，胃管注入和保留灌肠。应禁食，配合其他对症处理。治疗42例，40例痊愈，中转手术2例。[姜玉楷．粘连松解汤为主治疗粘连性肠梗阻42例．山东中医杂志．1996，15（9）：403]

3. 理气导滞方

青皮、陈皮、制乳香、制没药、当归、大黄各10g，木香9g，川楝子12g，乌药15g，金银花、蒲公英各30g，根据病情，剂量酌情加减，日一剂，水煎服，总有效率94.9%。[李道云．理气导滞方治疗粘连性肠梗阻．安徽中医学院学报．1996，15（5）：27]

4. 自拟大全方

槟榔10g，全瓜蒌、茵陈各12g，番泻叶、陈皮各6g，苦楝皮9g，浓煎至150~200mL，熟豆油20mL送服。每日1剂，因呕吐不能口服者改成保留灌肠，主治小儿蛔虫性肠梗阻。[张若芬．小儿蛔虫性肠梗阻治验十三例．浙江中医杂志．1990，25（1）：12]

5. 益气松解汤

黄芪15g，党参12g，茯苓20g，制半夏12g，香附15g，乌药10g，炒枳实15g，槟榔10g，白芍15g，炙甘草5g，青陈皮各15g，煨姜6g。寒者加吴茱萸9g，川厚朴15g。瘀血加赤芍15g，桃仁10g；便秘加麻仁15g。主治粘连性肠梗阻。[林峰．益气松解汤治疗肠粘连5例报告．中医杂志．1984，(3)：44]

6. 单味番泻叶

番泻叶20~30g，加250mL开水，浸泡15分钟后饮用，起效最快为1小时，平均为3~5小时，可重复应用，每日2~3次饮用，直到泻下为止，以每日泻下3~5次为宜，以本品治疗肠梗阻，消除时间约为3~4天。对于肠腔畸形或肿瘤阻塞引起肠梗阻的患者效果不佳，低位肠梗阻的治疗效果优于高位肠梗阻。[李俐．单味番泻叶治疗急性肠梗阻．新中医．1995，(3)：41]

第二节　急性出血性坏死性肠炎

急性出血性坏死性肠炎是一种以急性出血坏死为特征的肠道非特异性炎症。本病的病因目前尚不完全清楚。本病曾被称作坏死性肠炎、出血性肠炎、肠坏死症等。临床以腹痛、腹泻、便血、发热、呕吐及腹胀为主要症状，严重者可发生小肠坏死、穿孔，甚者可导致腹膜炎、肠麻痹和中毒性休克，少数病例可表现为腹痛突然发作后休克。本病起病急骤，病情凶险，病变迅速，死亡率很高。本病属于中医学“脏毒”“肠风”“肠僻”“肠痈”“血症”等病的范畴。

一、临床诊断

（一）辨病诊断

1. 症状

（1）腹痛：为本病的首发症状，常突然腹痛，由轻渐重，初为阵发性，渐至持续性疼痛，阵发性加剧。腹痛常为绞痛，疼痛部位不定，与病变部位和范围有关，多在脐周或右上腹，渐遍及全腹部。腹痛常为本病贯彻始终的一个症状。

（2）腹泻：每日 2～10 次不等。初为糊状，渐至蛋花样，不久即为血性。无里急后重。

（3）便血：腹泻中多有便血，为血水样或果酱样，或有暗红色血块，有恶臭味。

（4）发热：一般为低热或中度热，也有达 40℃以上的高热。

（5）呕吐：呕吐频繁，呕吐物为咖啡样或血水样，常混有胆汁，部分病人可呕出蛔虫。

（6）腹胀：腹痛后即出现腹胀。

（7）其他：中毒症状严重者可出现抽搐、昏迷或四肢厥冷，皮肤可现暗紫花纹，血压下降，甚至休克。腹泻、便血严重者，可出现贫血、脱水和酸中毒。

2. 体征

腹部饱胀，有时可见肠型。早期或轻症患者触诊为腹部柔软，轻度压痛。并发急性腹膜炎时，有明显压痛，腹肌紧张，反跳痛或可触及压痛性腹块。有腹水时可叩出移动性浊音或抽出血性腹水。早期肠鸣音亢进，有肠麻痹及腹水时，肠鸣音减弱或消失。有肠梗阻时可闻及气过水声或金属音。中毒性休克时，精神淡漠、神志障碍、皮肤呈花斑状、肢端湿冷、血压下降。

3. 实验室检查

（1）血检查：白细胞计数增加，多为（15～30）$\times 10^9$/L，常有核左移现象，红细胞、血红蛋白及血小板常有不同程度的降低。血培养可有非特异性细菌生长。血沉可增快。

（2）粪检查：呈鲜红色或暗红色，常有大量红细胞，少量白细胞。潜血试验强阳性。大便胰蛋白酶活性显著降低。细菌培养可有大肠杆菌、葡萄球菌、链球菌等生长，厌氧菌培养偶可发现产气荚膜杆菌。

4. 影像学检查

（1）X线检查：以平片检查为主，可见小肠扩张引起的积气或液平面，肠坏死穿孔可有气腹征。急性期忌做钡餐及钡灌肠检查，以免发生肠穿孔。急性期后钡餐可见肠管狭窄、扩张、僵直、肠间隙增宽、蠕动减弱或痉挛，肠壁增厚、黏膜粗糙，可有肠囊肿样充气。

（2）腹腔镜检：适用于轻型病例。可见肠管充血、水肿、出血，肠壁粗糙、坏死、粘连等。腹腔穿刺液的淀粉酶值可大于500索氏单位。

X线检查及腹腔镜检查对本病诊断的参考意义较大。血、粪检查对本病的病因诊断参考意义较大。

典型病例根据症状、体征，结合辅助检查，诊断并不困难。某些不典型病例，诊断非常困难，误诊率较高。因此，对无便血等消化道症状的不典型病例，必须做肛指检查，如发现血便或腥臭稀便应怀疑本病；对大便隐血呈强阳性者，结合临床症状应考虑本病；不明原因的急性中毒性休克，如能排除其他急腹症或内科病，也应考虑本病。

根据临床表现，本病分为腹泻便血型、肠梗阻型、腹膜炎型、毒血症型。

（二）辨证诊断

本病初期多为里热实症，以邪实为主，证属实热蕴结，若不能及时控制病情发展，则可致热毒炽盛、内陷血分、耗血动血，证属热毒蕴结，或热毒蕴结肠胃，使腑气不通，证属阳明腑实。少数病例可因热毒炽盛、蒙蔽清窍，出现神昏谵语，证属热毒内闭，或出血过多，气随血脱，甚至亡阴亡阳，发生休克。本病后期，由于伤阴、失血、耗气，可出现气阴两虚。部分病例以气虚血瘀或脾胃虚弱为主要表现。

1. 湿热蕴蒸型

（1）临床表现：轻度腹部胀痛，阵发性加重，大便稀溏，形如黄酱，气味腥臭，便次频繁，发热身困，恶心呕吐，口渴不欲饮，小便短赤。舌质红，苔黄腻，脉滑数。多见于发病初期。

（2）辨证要点：大便溏稀、腥臭，发热身困。苔黄腻，脉滑数。

2. 热毒壅滞型

（1）临床表现：腹部胀痛剧烈、拒按、阵发性加剧，范围逐步扩大，大便带血，呈果酱色或洗肉水样，或便中有瘀血块，量多，气味腥臭，壮热烦渴，呕吐剧烈，呕吐物呈咖啡色。舌质红或绛，苔黄厚，脉弦数或滑数。本型多见于发病急骤者和发病初期未能引起重视或失治、误治后病情迅速发展者。

（2）辨证要点：腹部胀痛剧烈，利下血污腥臭，壮热烦渴。舌质红绛，苔黄厚，脉数。

3. 热毒结腑型

（1）临床表现：腹部硬满，撑胀难忍，腹痛剧烈，呈持续性，拒按，呕吐频繁，大便呈血水样，奇臭难闻，或肠道梗阻，欲下不得下，壮热。舌质红绛，苔黄厚腻，脉滑数或弦数有力。多见于平素体壮或阳盛患者。类似于现代医学的肠梗阻型。

（2）辨证要点：腹部胀痛难忍，疼痛剧烈，利下血水或无大便，壮热。舌质红绛，苔黄厚腻，脉数。

4. 热毒内闭型

（1）临床表现：发病急骤，腹痛剧烈，腹部胀甚，大便呈暗红色血水或夹有瘀块，腥臭难闻，呕吐频频，面色青灰，呼吸急促，壮热心烦，甚至昏不识人，谵语抽搐，四肢厥冷。舌质红绛或紫暗，苔黄燥或焦黑，脉弦数有力。

（2）辨证要点：壮热心烦，腹胀腹痛剧烈，便血腥臭及神志不清，谵语，抽搐。舌质绛紫，苔黄燥，脉弦数。

5. 气随血脱型

（1）临床表现：面色苍白或青灰，额汗如珠，精神萎靡，目合口张，气短不续，二便自遗，皮肤可见花斑。舌质淡紫，脉空虚或微细欲绝。

（2）辨证要点：大汗淋漓，面色苍白，精神萎靡。脉空虚或微细欲绝。

6. 气阴两虚型

（1）临床表现：腹痛腹泻减轻，便血量减少，热势大减，午后低热，口干欲饮，神疲纳呆。舌红少津，舌苔剥落，脉细数或虚数。

（2）辨证要点：腹痛腹泻，便血量和发热症状减轻，午后低热，口干欲饮。舌红少津，脉细数或虚数。

7. 脾胃虚弱型

（1）临床表现：面色萎黄，倦怠少言，腹胀纳差，大便溏薄，腹部隐痛。舌质淡，苔白，脉缓细。

（2）辨证要点：腹胀纳差，大便溏，腹隐痛。舌质淡，苔白，脉缓细。

二、鉴别诊断

本病起病急骤、发展迅速、病情复杂多变，临床症状与多种内科疾病及某些外科疾病十分相似，故误诊率较高，应注意鉴别。

（一）中毒性菌痢

起病较急性出血性坏死性肠炎更急，开始即出现高热、惊厥、神志模糊，严重者血压下降，休克，数小时后出现脓血样大便，次数频繁，量不多，黏液多，无明显腥臭味，常有明显的里急后重。大便培养可发现痢疾杆菌。

（二）急性克罗恩病

无季节性和地区性差异，多发于青壮年，发病部位多在回肠末端，腹痛以右下腹为主，血便少见，休克少见，约有3/4的病例为慢性、粘连、瘘管，经常复发。X线检查不一定有肠胀气及液平面这些典型的表现，病理上有非干酪样肉芽组织。

（三）腹型过敏性紫癜

以腹痛便血起病，但无腹泻与发热，中毒症状不重，待皮肤出现紫癜后，诊断更明确。

（四）绞窄性肠梗阻

腹痛突发而剧烈，腹胀呕吐更重，无排便排气，血便出现晚且量少。二者的X线腹片，也有助于鉴别。合并肠蛔虫症或呕吐者，要与胆道蛔虫、蛔虫性肠梗阻相鉴别。此外，本病还应与急性阑尾炎、肠套叠、急性胃肠炎等病相鉴别。

三、治疗

（一）提高临床疗效的思路提示

1. 清下合用是基本治疗方法

本病乃湿热毒邪蕴结肠腑所致，临床所见的腹泻、便血，表面现象是通达，但究其根本则是肠腑气机痞塞所致，应通因通用、因势利导。热为本病的重要病理特点，清热解毒乃通用之法。清热解毒与通下之法合用，能迅速消除肠道的湿热毒邪、瘀血，减轻或清除已吸收的毒素，有利于迅速控制病情，预防并发症，化险为夷，故清下合用是治疗本病的基本方法。

2. 注意活血化瘀药物的使用

本病的致病因素为湿热毒邪，湿热之邪易阻遏气机，气滞则血瘀，热易耗伤阴津，血液被火热之邪蒸灼浓缩，运行迟滞，阻塞脉络，故本病既有胃肠湿热火毒的表现，又有血脉瘀阻的症状。现代医学研究发现，本病的病理改变主要为肠壁小动脉内类纤维蛋白沉着、栓塞而致小肠出血和坏死。微循环障碍贯穿整个病程。活血化瘀类药物具有抗凝化瘀、疏通肠道微循环、改善组织缺氧、恢复肠壁正常的通透性、抑制变态反应、促进炎症吸收和消失的作用，与清热解毒药物配伍，可明显提高其杀菌能力；与益气药配伍，可明显提高人体免疫功能。恰当运用活血化瘀药物，不仅可以提高疗效，而且能够缩短疗程。

3. 采用中西医结合疗法

本病属于重症、急症，应立即控制病情。采用中西医相结合的疗法，在中医中药辨证施治的基础上，参考现代仪器的各种检查结果，辅以西医西药治疗，可较快控制病情发展，预防休克、肠穿孔等并发症的发生，降低死亡率。尤其是对于毒邪炽盛，合并有严重肠梗阻、肠坏死、肠穿孔及毒血症的患者，或正虚邪盛、气随血脱、合并休克者，更必须采取中西医相结合的疗法，必要时予以手术治疗。实践证明，中西医结合疗法，可以提高疗效，缩短疗程，降低药物的毒副作用，有效预防并发症，降低死亡率，能收到事半功倍的效果。

（二）中医治疗

1. 内治法

（1）湿热蕴蒸型

治则：清化湿热。

方药：葛根芩连汤加减。

葛根15g，黄芩9g，黄连9g，云苓6g，车前子6g。

湿重者加佩兰、猪苓；热重者，加大黄、栀子；兼食滞者，加焦三仙、莱菔子；腹部胀痛明显者，加木香、槟榔。

（2）热毒蕴滞型

治则：清热解毒，活血消肿。

方药：黄连解毒汤加减。

黄连15g，黄芩9g，黄柏9g，栀子9g，大黄6g，丹皮6g，赤小豆9g。

高热者，加服紫雪丹或牛黄清宫丸；腹痛剧烈者，加厚朴、木香、白芍；脓血较多者，加白头翁、冬瓜子；吐、下蛔虫者，加乌梅、川椒；便血较多者，加旱莲草、地榆炭或加服云南白药。

（3）热毒结腑型

治则：清热解毒，通腑泄浊。

方药：大黄牡丹皮汤合小承气汤加减。

大黄30g，丹皮9g，芒硝9g，桃仁9g，黄连12g，枳实6g，厚朴6g。

高热，神昏谵语者，加服牛黄清宫丸、安宫牛黄丸或紫雪丹；腹痛剧烈者，加元胡；腹胀严重者，重用厚朴，加莱菔子。本方易伤正气，应中病即止。

（4）热毒内闭型

治则：清热解毒，开窍镇惊。

方药：清营汤合黄连解毒汤加减。

犀角粉（冲）2g，生地黄12g，金银花9g，连翘12g，黄连9g，栀子15g，黄芩9g，丹参6g，郁金12g，石菖蒲9g。

抽搐者，加石决明、珍珠母；内热盛者，加生石膏；兼阴虚者，加玄参、麦冬；病情严重者，急服安宫牛黄丸或紫雪丹或至宝丸。

（5）气随血脱型

治则：益气固脱。

方药：独参汤（《十药神书》）。

人参30g。

四肢厥冷，口鼻气冷者，可用参附汤（《妇人良方》）或参附龙牡汤（《验方》）加减；气阴双亏，脉微欲绝者，可用生脉散加味。

（6）气阴两虚型

治则：养阴清热，健脾益气。

方药：增液汤合枳术丸加减。

玄参9g，生地黄12g，麦冬6g，枳实6g，白术15g，太子参9g，当归6g。

身热心烦，口干纳差，舌红苔燥，脉虚数者，可用竹叶石膏汤加减。

（7）脾胃虚弱型

治则：培补脾胃。

方药：四君子汤加减。

人参12g，云苓9g，白术9g，佛手6g，甘草5g。

心烦口干者，加连翘、生地黄；腹痛者，加香附、丹参；头晕乏力，大便失禁者，可用补中益气汤。

2. 外治法

（1）针刺治疗：以手足阳明经穴为主。腹痛者，选足三里、合谷、中脘、内关；腹胀明显者，取足三里、内关；呕吐者刺内关、中冲、气海；腹泻便血者，刺足三里透上巨虚，天枢透大巨，大肠俞透小肠俞；高热者刺大椎、曲池。均用泻法，每日针刺1～2次，或根据病情随时针刺。

（2）三棱针点刺：取曲池、尺泽、内庭点刺，出血2～3滴，隔日1次。

（3）灸法：厥逆者灸百合、关元、气海、神阙、足三里。疾病后期脾胃虚弱者，灸中脘、气海、神阙、足三里。每日1次，每次15～30分钟。

（4）耳针：取大肠、小肠、交感、神门、皮质腺、腹。每次取2～3穴，先针刺，然后埋耳针，每日按压3～5次。高热者，耳尖放血2～5滴。

（5）穴位注射：取脾俞、胃俞、中脘、足三里、内关，用山莨菪碱针剂2mg、阿托品、红花注射液、当归注射液等进行穴位注射，每次1～3穴。

（6）拔罐法：疾病后期脾胃虚弱者，取穴脾俞、胃俞、神阙、足三里拔罐，每次取2～3个穴位，每日1次。

（7）贴敷法：①大黄粉敷脐：大黄粉10g，以醋调成糊状，敷脐，每日1次，每12小时换药1次，连用3～5天。适用于以邪实为主的患者。②芒硝

200g，置于纱布袋内。

（8）发疱法：巴豆仁 3 粒，大黄 2g，合捣成膏，敷贴脐孔，胶布固定，无灼痛可坚持 12 小时取下，取下后如起水疱，在脐下方放液。

（三）西医治疗

1. 非手术治疗

目的在于增强机体抵抗力，纠正水、电解质、酸碱平衡失调，控制中毒症状，预防休克、肠穿孔等严重并发症。

（1）禁食：在本病治疗中起着相当重要的作用，应绝对做到。但整个病程，可以服中药。

（2）补液：补充水、电解质、维生素等，纠正酸碱平衡。本病以低血钾及代谢性酸中毒最为常见，应倍加注意。禁食期间，应补充葡萄糖、氨基酸等营养药，以维持机体需要。

（3）输血：便血严重者应及时输新鲜血。

（4）病因治疗

①抗感染治疗：抗生素应早期、足量、联合使用。一般选用对革兰氏阴性菌敏感的抗生素。甲硝唑对厌氧菌有较好的抗菌作用。国外应用产气荚膜杆菌抗血清 42000～85000U 静脉注射，疗效较好。合并蛔虫感染者，应驱虫。

②胰蛋白酶治疗：胰蛋白酶 0.6～0.9g，每日 3 次，口服。重者可另加 1000U，每日 1 次，肌注。

③抗变态反应治疗：色甘酸钠 100～600mg，日 3 次。

（5）抗休克治疗：是治疗成功的关键。应采取补液纠正有效循环血容量的不足，应用升压药和胆碱能受体阻滞剂等多种措施治疗。

（6）肾上腺皮质激素的应用：早期应用可抑制变态反应，改善和提高机体的应激能力，还能抗休克，但有加重肠道出血和促发肠穿孔的危险，应予注意。

（7）对症治疗：腹痛可用阿托品或山莨菪碱；腹胀明显者，可胃肠减压；便血严重者，可试用氨甲苯酸、立止血；高热烦躁者，可物理降温或用解热镇静剂。

2. 手术治疗

（1）手术指征：①肠穿孔、肠坏死致严重腹膜炎者；②经中西医结合保守治疗无效的肠梗阻；③反复大量肠出血，经中西医结合治疗无效者；④全身中毒症状无好转，局部体征持续加重；⑤不能排除其他外科的急腹症。

（2）手术方法：根据病人的具体情况，采用肠系膜封闭法或小肠减压术、穿孔修补术、肠切除术、肠外置术等。

（四）中医专方选介

1. 桃红解毒承气汤

大黄10～15g，川厚朴5～10g，桃仁5～10g，红花5～10g，赤芍10g，金银花15～30g，连翘10～15g，木香5～10g，槟榔5～10g。主治急性坏死性肠炎。[隋建屏，等．桃红解毒承气汤为主治疗急性坏死性肠炎36例报告．中西医杂志．1984，（9）：47]

2. 导毒化瘀汤

大黄（后下）、炒地榆、炒槐花、白头翁、丹皮、炒枳实各10g，黄连6g，甘草3g。腹胀甚者加木香、厚朴。[何建华，等．导毒化瘀汤治疗急性出血性坏死性肠炎．成都中医学报．1980，1（1）：40]

3. 黄连解毒汤合蚕矢汤加减

黄连6g，黄芩15g，黄柏10g，栀子10g，蚕砂20g，薏苡仁15g，木香6g，砂仁6g，金银花20g，地榆20g，三七粉（冲服）5g，木瓜12g，厚朴12g。[肖献珍．急性出血性坏死性小肠炎摘介．新中医．1982，（9）：28]

4. 桃核承气汤加减

桃仁、红花、大黄、芒硝、炙甘草、黄连、黄芩、金银花、枳实、莱菔子。高热烦躁者加水牛角、七叶一枝花、蒲公英；湿重者加佩兰、茵陈、薏苡仁；口渴者加葛根、石斛。[肖旭辉，等．桃核承气汤加减治疗急性坏死性肠炎22例临床体会．新中医．1984，（2）：34～35]

5. 云南白药保留灌肠

用云南白药0.4～0.6g，加生理盐水15～20mL，用14号导尿管插入肛门内约10～15cm处，接上装有药液的注射器，将药液缓慢注入后保持卧位片刻，每日1次，连用2～3天。[高耀华，等．云南白药保留灌肠治疗出血性坏死性肠炎30例．中医杂志．1999，5：314]

第三节　肠结核

肠结核是结核杆菌侵袭肠壁引起的一种肺外结核病，肠结核是进食带有结核杆菌的物质后感染肠道引起的。含有结核杆菌的痰是引起肠结核的主要原因，是一种慢性特异性感染性疾病。本病最常见于青少年，30 岁以下者约占 2/3，40 岁以下者约占 90%，女性略多于男性。

绝大多数病例继发于肠外结核病，尤其是肺结核。无肠外结核的肠结核，约占 10% 以下。

肠结核在临床上表现为腹痛、腹泻、便秘、腹部积块、潮热、盗汗等症状，属于中医“痨瘵”“泄泻”“癥积”等病的范畴。

一、临床诊断

（一）辨病诊断

1. 症状

（1）腹痛：疼痛的部位因病变所在的部位而异。

（2）腹泻：常与腹痛相伴，大便每日数次至数十次，半成形或水样，常有黏液。重度病人可有脓血便，量多、有恶臭味，或有“鸡鸣泻”。

（3）腹泻与便秘交替：常被认为是肠结核的典型症状。

（4）体重下降：因食欲不振，畏惧进食，食量减少而体重下降。

（5）结核病的毒性症状：低热、盗汗、虚弱等表现。

2. 体征

轻者无体征，依病变发生的部位、范围和程度而有不同的体征。常见者为右下腹可触及肿块，并有压痛。有肠梗阻、肠穿孔、限局性腹膜炎时，可出现有关体征，如肠鸣音亢进、肠型、局限性压痛和反跳痛以至全腹部压痛和反跳痛等。

3. 辅助检查

（1）实验室检查

①大便浓缩法检查结核杆菌和结核菌培养阳性率都不高，如为阳性将有助于诊断。

②PCR（聚合酶链反应）检查：粪便和血的结核杆菌检查均可为阳性。

③伴有肺结核的病人痰结核杆菌可以阳性。

④90% 病例血沉增快，结核菌素皮肤试验强阳性。

（2）影像学检查

①X 线检查：X 线钡剂造影检查对肠结核的诊断帮助较大。如 A. 肠蠕动过快，钡剂通过加速，有间歇性的张力亢进，形成的肠管分节过多，病变部

位黏膜皱襞僵硬和增厚；B. 回盲部病变处钡剂不停留，而病变的两侧则有钡剂停留，这是由于钡剂通过病变部位时出现激惹现象，钡剂随即排空，此征为 Stierlin 首先描述，故称为 Stierlin 征，但并非所有病例都具有；C. 小肠结核，当钡剂通过病变部位时可出现激惹现象，小肠动力加强，出现狭窄征象；D. 小肠有梗阻时，有肠管扩张和钡剂排空延迟和分节现象，钡剂呈雪花样分布，边缘锯齿状；E. 单纯见盲肠不充盈，多见于结核，但不易与其他性质的肉芽肿或恶性肿瘤相鉴别，如同时伴有升结肠缩短，则是结核常见的表现；F. 双重对比造影时，可见盲肠部位扭曲，回盲瓣可出现裂隙，为瓣膜收缩所引起，回肠末端出现宽底三角形，底向盲肠，被称为 Fleischner 征，为结核所常见。

②纤维结肠镜检查：可看到溃疡或增殖性病变。活检如发现结核性病变，则可确诊。

（二）辨证诊断

1. 脾虚气滞型

（1）临床表现：腹痛腹胀，肠鸣泄泻，腹痛，喜暖喜按，大便溏薄不实，面色萎黄，神疲乏力。舌淡胖，苔白，脉沉细无力。

（2）辨证要点：肠鸣泄泻，大便溏薄不实。舌淡胖，苔白，脉沉细无力。

2. 痰凝血瘀型

（1）临床表现：腹泄、便秘交替，腹胀腹痛，痛处不移，右下腹可触及包块。舌淡红，苔薄白，脉弦涩。

（2）辨证要点：腹泄、便秘交替，痛处不移。舌淡，苔薄白，脉弦涩。

3. 气阴两虚型

（1）临床表现：体倦乏力，头晕耳鸣，潮热盗汗，腹痛腹胀，大便不调。舌淡，苔薄白或少苔，脉细数。

（2）辨证要点：体倦乏力，潮热盗汗，大便不调。舌红，苔薄白或少苔，脉细数。

4. 脾肾虚寒型

（1）临床表现：腹痛腹泻，大便溏泻，或鸡鸣泻，纳减，倦怠，形体消瘦，肠鸣腹胀，形寒肢冷。舌淡苔白，脉沉细。

（2）辨证要点：大便溏泻，形寒肢冷。舌淡苔白，脉沉细。

5. 肝肾阴虚型

（1）临床表现：大便秘结，腹部隐痛、挛急，纳少，消瘦，低热盗汗。舌嫩红，苔少，脉弦细。

（2）辨证要点：大便秘结，低热盗汗。舌质嫩红，苔少，脉细。

6. 寒凝气滞型

（1）临床表现：腹痛甚，腹部可触及包块，大便频数但量少，或有脓血便，伴呕吐，畏寒。舌质暗，苔白，脉弦紧。

（2）辨证要点：腹痛甚，大便频数，量少。舌暗苔白，脉弦紧。

二、鉴别诊断

（一）与克罗恩病相鉴别

本病的临床表现，X 线征象与克罗恩病相似，依据以下各点可以相鉴别：①克罗恩病病程更加漫长，常呈缓解与复发交替的过程；②克罗恩病无结核中毒征象；③大便中查不出结核杆菌；④抗结核治疗无效；⑤X 线征象主要是回肠末端呈节段性。鉴别有困难时可借助肠镜以确诊。

（二）与结肠癌相鉴别

结肠癌发病年龄常在 40 岁以上，无结核病史及病灶，无结核中毒症状，进行性消瘦、贫血明显，肠梗阻症状出现较早。X 线检查表明病变局限，主要为钡剂充盈缺损。肠镜检查及活组织检查可确诊。

三、治疗

（一）提高临床疗效的思路提示

1. 遵循五项原则

（1）早期用药：可使抗结核药物易发挥杀菌和抑菌作用。

（2）联合用药：可达到多药协同作用，防止耐药菌的发生。

（3）适量用药：量过低则疗效差，且易产生耐药菌株；量过大可使毒副作用增大。

（4）规律用药：是治疗成功的关键。

（5）全程用药：疗程不足则易复发。

2. 要树立战胜疾病的信心

肠结核为慢性病，要鼓励患者树立战胜疾病的信心，应配合气功、太极拳等体育锻练方法以增强体质，提高机体对疾病的抵抗能力，长期用药时应注意勿伤胃气，可将药制成丸药，以图缓效。

（二）中医治疗

1. 内治法

（1）脾虚气滞型

治法：温阳健脾，理气燥湿。

方药：厚朴温中汤加味。

党参 18g，苍白术各 10g，干姜 10g，草豆蔻 6g，厚朴 6g，陈皮 10g，木香 6g，茯苓 15g，白扁豆 15g，炙甘草 10g，大枣 10g。

腹泻不止者，可加黄连、山药、赤石脂以燥湿涩肠；腹痛甚，加川楝子、元胡、三七粉以行气止痛；如兼见晨泄，腰酸肢冷者，为脾肾阳虚，可合用四神丸以温脾肾之阳气。

（2）痰凝血瘀型

治法：消瘀化痰，软坚散结。

方药：膈下逐瘀汤加味。

五灵脂 10g，当归 12g，川芎 10g，桃仁 10g，丹皮 6g，赤芍 6g，乌药 6g，元胡 10g，香附 10g，红花 10g，枳壳 10g，浙贝母 10g，牡蛎 15g，三棱 10g，莪术 10g。

纳差加砂仁、麦芽；大便秘结加芒硝以软坚通便。

（3）气阴两虚型

治法：滋阴益气，清热降火。

方药：知柏地黄汤加味。

生地黄 18g，山药 30g，山萸肉 10g，丹皮 12g，泽泻 6g，知母 10g，黄柏 10g，地骨皮 20g，太子参 30g，白薇 10g，炙鳖甲 30g，沙参 15g。

眩晕、头痛者加钩藤、牡蛎；潮热、咽干去泽泻、茯苓，加银柴胡、胡黄连；伴咳嗽加川贝母、百部；痰中夹血加白及、仙鹤草、三七粉。

（4）脾肾虚寒型

治法：补肾健脾。

方药：四神丸加减。

补骨脂10g，吴茱萸10g，肉豆蔻10g，五味子10g，云苓15g，白术10g，炮姜10g，制附子10g。

腰膝酸软者加桑寄生、杜仲；多梦易醒者加远志、酸枣仁。

（5）肝肾阴虚型

治法：益肾养阴。

方药：济川煎加减。

当归10g，怀牛膝15g，肉苁蓉10g，泽泻10g，升麻10g，枳壳10g，旱莲草30g，女贞子15g。

有瘰疬者，加夏枯草、穿破石、蜈蚣等；腹部触之有包块加龟板、鳖甲、水蛭等。

（6）寒凝气滞型

治法：温中散寒，理气导滞。

方药：阳和汤加减。

枳壳10g，麻黄10g，鹿角胶10g，肉桂6g，熟地黄30g，艾叶10g，炮姜3g，白芥子6g，香附15g，川楝子15g。

腹痛甚加乌药、元胡、郁金。

2. 外治法

（1）体针疗法：气滞血瘀型的腹痛取阿是穴、足三里、阳陵泉等；脾虚气陷之久泻，隔姜灸神阙、气海、关元等；血瘀痰凝之腹部包块，在局部隔蒜灸。

（2）耳穴压丸：可选用脾、胃、大肠、肾等穴，用王不留行籽贴压，每日刺激数次。

（三）西医治疗

1. 一般治疗

（1）膳食应以营养充分、易消化、少刺激的食物为宜。腹泻较明显者可采用少渣食物，有脂肪泻者减少脂肪饮食。

（2）补充维生素C和钙，吸收不良和脂肪泻者，需注射脂溶性维生素AD。

2. 药物治疗

（1）抗结核药：应根据药物敏感试验选择。用药过程中，应复查药物敏感试验。如出现耐药现象，应及时改换药物。

抗结核药物的抗菌作用取决于三个方面：

①病变中结核菌的代谢状态；

②细菌所处环境的氧供给及 pH 值；

③经实验证明，抗结核药物浓度达到最大药物浓度的 10 倍以下只起到抑菌作用。

20 世纪 90 年代结核的化疗原则主要是多药联合、给予合适的剂量（见表 6－1、表 6－2）。

表 6－1 抗结核药物的合理选择

	空洞内	闭合干酪病变内	巨噬细胞内
菌群大小	$10^7 \sim 10^9$	$10^4 \sim 10^5$	$10^4 \sim 10^5$
代谢和繁殖	活跃	缓慢或间断	缓慢
pH 值	中性或酸性	中性	酸性
有效药物和顺序	INH RFP SM	RFP INH	PZA RFP INH

表 6－2 常用抗结核药剂量

药　物	剂　量		
	每天（mg/kg） 儿童　成人	一周三次（mg/kg） 儿童　成人	一周二次（mg/kg） 儿童　成人
异烟肼 （INH）	10～20　5 最大剂量 300mg	20～40　15 最大剂量 900mg	20～40　15 最大剂量 900mg
利福平 （RFP）	10～20　10 最大剂量 600mg	10～30　10 最大剂量 600mg	10～30　10 最大剂量 600mg
吡嗪酰胺 （PZA）	15～30　15～30 最大剂量 200mg	50～70　50～70 最大剂量 300mg	50～70　50～70 最大剂量 400mg
链霉素 （SM）	20～30　15 最大剂量 100mg	25～30　25～30 最大剂量 100mg	25～30　25～30 最大剂量 150mg
乙胺丁醇 （EMB）	15～25　15～25 最大剂量 250mg	25～30　25～30 最大剂量 250mg	50　　50 最大剂量 250mg

肠结核的初治方案适用于肠结核初起或无耐药菌株感染者。

肠结核初治方案如下：

强化阶段——IRSZ　　2～3 个月

巩固阶段——IR　　3～6 个月

总疗程　　6～9 个月

目前认为，在抗结核药长程化疗方案用药期间，药物的副作用大且发生合并症的机会增多。因此提倡短程化疗方案，并制定了不同的实施措施（表6－3）。短程化疗方案被认为优点为疗程缩短，疗效提高，复发减少；减少耐药性的发生；副作用减少；复发者仍对原药敏感；病人方便。缺点为药价较贵，其远期疗效尚有待进一步观察。

表6－3　短程化疗方案及施用量

方药	促进实施措施
2SHTZ*/6THOD*	——初期住院
2HRS/4HR	——一般治疗每天或一周2次
1SHRZ/SHR	——第一月住院
1EHRZ/TEHZ$_2$	——初期住院，后督导服药
2$H_3R_3Z_3$*/4$H_3R_3Z_3$	——合作差者家访
2HRZ/4HR	——医务人员给药随访

*注明：2SHTZ为链霉素、异烟肼、乙硫异烟胺、吡嗪酰胺，每日服药，坚持2个月治疗；6THOD指乙硫异烟胺、异烟肼、隔日给药，坚持6个月；2$H_3R_3Z_3$为异烟肼、利福平及吡嗪酰胺，每周3次，坚持2个月治疗。

（2）静脉高营养：伴肠与肠之间或肠与皮肤之间有瘘管的病人可出现严重的营养不良，必要时需用静脉高营养以维持身体的需要。直至结核被控制，能进食维持身体需要的营养时为止。

3. 其他治疗

手术适应证：手术只限于合并症的治疗。包括以下情况：①结核溃疡发生穿孔；②局限性穿孔伴有脓肿形成或瘘管形成；③瘢痕引起狭窄或肠系膜缩短，造成肠扭曲；④局部的增殖型结核引起部分肠梗阻。手术前和手术后均需应用抗结核药物治疗。

（四）中医专方选介

少腹逐瘀汤加味

小茴香、干姜、元胡、五灵脂、没药、川芎、当归、蒲黄、官桂、赤芍、鳖甲、龟板。治疗增生型肠结核76例。气虚加黄芪、党参；便秘加麻仁、肉苁蓉；潮热盗汗加银柴胡、知母、牡蛎；五更泄泻合四神丸；腹胀加莱菔子、厚朴、槟榔；呕吐加清半夏、代赭石；湿重加苍术。结果痊愈70例，好转5例，无效1例。

第四节　病毒性胃肠炎

病毒性胃肠炎是由数种不同的病毒引起小肠急性炎症的一组疾病。

病毒性胃肠炎临床以大便频数，水样便或稀便，无脓血，呕吐伴腹痛、发热等为主要症状的疾病，归属于中医学“泄泻”“腹痛”“腹胀”等病的范畴。

一、临床诊断

（一）辨病诊断

1. 症状

腹泻，水样便或稀便，日数次或数十次，无脓血及黏液。恶心、呕吐、腹痛，多伴有头痛、发热等上呼吸道感染症状，严重者出现脱水、电解质紊乱及酸中毒。

（1）轮状病毒胃肠炎

A 组轮状病毒主要侵袭婴幼儿，潜伏期 2～3 天。起病较急，突然呕吐，继之腹泻，日十余次至数十次，水样便或黄绿色稀便，无脓血及黏液，有酸臭味。部分患儿伴有上呼吸道感染症状。吐、泻严重者可引起脱水、电解质紊乱和酸中毒。病程 3～7 天，少数可达 2 周。

B 组轮状病毒可感染任何年龄的人，但多为青壮年，潜伏期 3 天左右。突然出现严重的腹泻，日数次至十数次，水样便，无脓血及黏液。病程为 5～6 天，少数持续 2 周。

C 组轮状病毒主要侵袭儿童，症状以腹泻为主。

（2）诺沃克样病毒胃肠炎：潜伏期平均 24～48 小时（潜伏期时间范围是 4～77 小时），起病多较急。成年人表现为突然腹泻、腹痛，可有恶心、呕吐。腹泻为水样便或黄稀便，日数次至十数次。腹痛有时可呈剧烈绞痛，同时伴有食欲减退、全身乏力、头痛和低热。儿童则可首先出现呕吐，吐物为水样物，后出现腹痛，婴儿发病者少。病程 1～3 天。

（3）肠腺病毒胃肠炎：潜伏期平均 7 天（潜伏期时间范围是 3～10 天）。腹泻日数次至数十次，为稀水样便，2/3 以上的患儿伴有呕吐。发热者 2/5 在 38℃以上。发热持续 2～3 天，腹泻则持续 1～2 周，平均 8～9 天，少数患儿可持续3～4周。不少患儿可同时出现鼻炎、咽炎、气管炎等上呼吸道症状，甚至3%～6%的患儿出现肺炎。

（4）嵌杯状病毒胃肠炎：潜伏期1～3天。腹泻和呕吐为主要症状。儿童以呕吐为主要症状，可伴有恶心、腹痛等。成年人主要症状为腹泻，水样便，也可有恶心、呕吐和腹痛，少数人还有头痛和全身不适等。病程3～5天。

（5）星状病毒胃肠炎：潜伏期24～36小时。主要症状为腹泻，为稀水样便，可伴有呕吐、恶心、腹痛等，病情较轻。病程1～4天。

2. 体征

腹胀，有压痛，肠鸣音亢进。

3. 实验室检查

（1）血常规：白细胞总数正常或稍高。

（2）粪便常规：稀水样便、红细胞（－）、白细胞（－）。

（3）病原学检测

①电镜或免疫电镜：从粪便中直接查找病毒颗粒。

②酶联免疫吸附测定：检测粪便中病毒特异性抗原。

③PCR检测：从粪便中直接查找病毒。

（二）辨证诊断

1. 常证

（1）寒湿犯胃型

①临床表现：泄泻清稀，甚则如水样，起病较急，突然呕吐，腹痛肠鸣，脘闷食少。苔白腻，脉濡缓。若兼外感风寒，则恶寒，发热，头痛，肢体疼痛。苔薄白，脉浮。

②辨证要点：泄泻清稀，甚则如水样，突然呕吐，腹痛肠鸣。苔薄白或白腻，脉濡缓。

（2）湿热蕴结型

①临床表现：泄泻腹痛，泻下急迫，或泻而不爽，粪色黄褐或绿，气味臭秽，肛门灼热，食入即吐，呕吐物酸臭，烦热口渴，小便短黄。苔黄腻，脉滑数或濡数。

②辨证要点：泄泻腹痛，泻下急迫，粪色黄褐而臭，肛门灼热，呕吐物酸臭。苔黄腻，脉濡数或滑数。

(3) 食滞肠胃型

①临床表现：腹痛肠鸣，泻下粪便臭如败卵，泻后痛减，伴有不消化之物，脘腹痞满，常伴呕吐、恶心，嗳腐吞酸，不思饮食。舌苔垢浊或厚腻，脉滑。

②辨证要点：腹痛肠鸣，泻下粪便臭如败卵，泻后痛减，伴有不消化之物，呕吐物酸腐。舌苔垢浊或厚腻，脉滑。

(4) 肝气乘脾型

①临床表现：平时多有胸胁胀闷，嗳气食少，每因抑郁恼怒或情绪紧张发生腹痛泄泻。舌淡红，脉弦。

②辨证要点：每因抑郁恼怒或情绪紧张发生腹痛泄泻。舌淡红，脉弦。

(5) 脾胃虚弱型

①临床表现：大便时溏时泻，水谷不化，稍进油腻之物，则大便次数增多，干呕，呕吐物不消化，臭味不大，或吐清稀痰涎，饮食减少，脘腹胀闷不舒，面色萎黄，肢倦乏力。舌淡苔白，脉细弱。

②辨证要点：大便时溏时泻，水谷不化，呕吐物不消化，脘腹胀闷，乏力。舌淡苔白，脉细弱。

(6) 肾阳虚衰型

①临床表现：晨起腹痛，肠鸣即泻，泻后则安。舌淡苔白，脉沉细。

②辨证要点：晨起腹痛，肠鸣即泻，泻后则安。舌淡苔白，脉沉细。

2. 变证

(1) 伤阴证型

①临床表现：泻下无度，质稀如水，色黄混浊，小便短少，皮肤干燥或枯瘪，目眶及前囟凹陷，啼哭无泪，精神萎靡或烦躁不安，口渴引饮，齿干唇红。舌绛无津或起芒刺，脉细数。

②辨证要点：泻下无度，质稀如水，口渴引饮，皮肤干瘪。舌红少津。

(2) 伤阳证型

①临床表现：暴泻或久泻不止，便稀如水，面色苍白或青灰，表情淡漠，精神萎靡，哭声低微，四肢清冷。舌淡苔白，脉沉细欲绝。

②辨证要点：暴泻或久泻不止，便稀如水，面色苍白或青灰，四肢清冷。舌淡苔白。

二、鉴别诊断

（一）细菌性痢疾

常见于夏秋季节，多有饮食不洁史。有发热，大便次数增多，夹杂黏液脓血，腹痛，里急后重等症状。如为中毒性菌痢常发病即有高热，呕吐，神昏抽搐，无下痢。粪便镜检有大量红细胞、白细胞及脓细胞，如发现巨噬细胞更有助于诊断。大便细菌培养痢疾杆菌阳性。

（二）霍乱

该病大便呈水样或米泔水样，腹泻次数极多，常伴有呕吐，迅速出现脱水，有流行病学史，大便中找到霍乱弧菌可鉴别。

（三）致病性大肠杆菌性肠炎

多发生于5～8月份，起病较缓，开始为轻型，不发热，很少呕吐，逐渐发展为重型，发热、呕吐、脱水常同时存在。大便呈水样便，腥臭，有黏液。大便镜检有脂肪滴、黏液和少数白细胞。多发生于婴幼儿。

（四）伪膜性肠炎

是主要发生在结肠内的黏膜坏死性炎症病变，最常见的病因是难辨梭状芽孢杆菌的毒素。表现为严重腹泻及中毒症状，与本病相似，但伪膜性肠炎近期均应用过广谱抗生素，特别是有使用林可霉素或氨苄青霉素的历史，大便多有白细胞，有时可有伪膜，大便培养有难辨的梭状芽孢杆菌生长，也可查出细胞毒素，可用特异的毒素中和。乙状结肠镜看到黏膜坏死及伪膜，停用抗生素后病情很快好转。

三、治疗

（一）提高临床疗效的思路提示

1. 合理运用利湿及苦寒药物

病毒性胃肠炎的治疗宜加用利湿药物，但某些病毒性胃肠炎，尤其是轮状病毒性胃肠炎，因其暴泻，易伤阴，故应选用利湿而不伤阴的药物，如泽泻、猪苓、车前子等。本病多属于实证、热证，苦寒药物可以运用，但苦寒重剂易伤脾胃，故用时要慎重，宜选用寒水石，六一散等清热化湿之品。

2. 合理应用液体疗法

液体疗法是通过口服或静脉补液以纠正机体的水、电解质及酸碱平衡等方面的紊乱，从而维持内环境稳定。用此方法应注意以下几点：①全面掌握病史（包括治疗情况）、临床表现，用必要的实验室材料判断水电失衡的性质及程度；②熟悉常用的各种输液用制剂的组成、作用及适应证；③在制定液体疗法计划时，应包括使用液体的总量、组成、步骤、速度；④注意不同年龄患者的水、电解质方面的特点，注意心、肾、肺的功能状态，正确估计机体的自身调节能力；⑤输注过程中密切观察病情变化，必要时监测化验指标的变化，随时调整输液计划。

（二）中医治疗

1. 内治法

（1）常证

①寒湿犯胃型

治法：芳香化湿，解毒散寒。

方药：轻证用平胃散；重证用胃苓汤；兼风寒表证用藿香正气散加减。

轻证者用苍术20g，厚朴20g，陈皮20g，甘草6g。

重证者用桂枝10g，苍白术各10g，茯苓15g，猪苓10g，泽泻10g，厚朴10g，陈皮10g，甘草6g。

兼风寒表证用紫苏10g，白芷10g，藿香10g，厚朴10g，大腹皮30g，姜半夏10g，陈皮10g，茯苓15g，白术10g。

表寒重者加荆芥、防风。

②湿热蕴结型

治法：清热利湿。

方药：葛根芩连汤加减。

葛根30g，黄芩10g，黄连10g，甘草3g。

偏湿重者加薏苡仁、厚朴；夹食滞者加神曲、山楂、麦芽；如有发热，头痛，脉浮等风热表证，上方加金银花、连翘、薄荷等。如在夏暑之间，证见发热头重，烦渴自汗，小便短赤，脉濡数等，是暑湿入侵，表里同病，用新加香薷饮合六一散以解暑清热，利湿止泻。

③食滞胃肠型

治法：消食导滞。

方药：保和丸为主方。

神曲 10g，山楂 10g，莱菔子 10g，陈皮 10g，半夏 10g，茯苓 15g，连翘 10g。

如食滞重加大黄、枳实。

④肝气乘脾型

治法：抑肝扶脾。

方药：痛泻要方为主方。

白术 30g，白芍 30g，陈皮 15g，防风 10g。

如水泻者加炒升麻以升脾止泻。

⑤脾胃虚弱型

治法：健脾益气。

方药：参苓白术散为主方。

人参 10g，白术 10g，茯苓 15g，甘草 6g，砂仁 10g，陈皮 10g，桔梗 6g，扁豆 30g，莲子肉 10g，薏苡仁 30g，怀山药 10g。

若脾阳虚衰，阴寒内盛，亦可用附子理中汤；若久泻不愈，中气下陷，兼有脱肛者，可用补中益气汤，并重用黄芪、升麻、党参等。

⑥肾阳虚衰型

治法：温补脾肾，固涩止泻。

方药：理中汤合四神丸。

补骨脂 30g，肉豆蔻 30g，吴茱萸 10g，五味子 10g。

若年老体衰，久泻不止，中气下陷，宜加黄芪、诃子肉、赤石脂等。

（2）变证

①伤阴证

治法：育阴增液。

方药：益胃汤加减。

沙参 15g，麦冬 15g，石斛 15g，玉竹 15g，乌梅 15g，白芍 30g，甘草 6g。

②伤阳证

治法：回阳救逆。

方药：参附龙牡救逆汤加味。

人参 10g，附子 30g，龙骨 15g，牡蛎 15g，白芍 30g，炙甘草 30g。

2. 外治法

（1）药物外治：①吴茱萸、葱白等份，捣烂，食醋调成糊状，敷脐，外以胶布固定，1～2日换药1次。②五倍子、肉桂、冰片，每次各取15g，碾碎为细面，温开水调匀，敷于脐部，加以热熨。

（2）针灸疗法：①成人针刺上巨虚（双）、天枢（双）、足三里（双）。吐者加内关、中脘，以平补平泻手法，每日1次，连续2次。②小儿针刺合谷（双）、足三里（双）、承山（双）、长强，1寸毫针快速针刺，平补平泻，不留针，每日1次，重者连续3次，轻者隔日1次。③艾灸：取穴上脘、天枢（双）、关元、足三里（双）、隐白、脾俞，适用于病程较长者。

（3）拔火罐：用口径6公分的中型火罐，于肚脐窝处（相当于神阙穴，包括天枢穴处），拔一罐，隔1天或隔4天1次，往往1～3次即可减轻或痊愈。适用于大便溏薄，或为清冷之灰白色稀便，或为完谷不化之食物残渣。

（4）穴位封闭：①654－2足三里穴位封闭，小儿每次0.5～1mg/kg，成人10毫克/次，分注双侧足三里，每日2次，1～3日为1疗程。②维生素B_{12}注射液，足三里、天枢穴位封闭，取维生素B_{12} 500μg，分4份封闭天枢（双）、足三里（双），每日1次，连用3日。

（三）西医治疗

尚无特效抗病毒药物用于临床，应以对症治疗为主。

（1）一般状态好转，中毒症状消失，但腹泻不止者可用鞣酸蛋白0.1～0.3克/次，次碳酸铋0.2～0.6克/次，均每日3次，此外应用蒙脱石散，小儿1/2～1包/次，成人2包/次，每日3次，口服。

（2）腹痛严重者，可给予肠痛水，小儿0.5～1mL/（kg·d），成人30毫升/次。

（3）伴消化不良者，给予妈咪爱冲剂1包，或爱儿A颗粒1包，日3次，口服。

根据脱水程度、电解质及酸碱平衡紊乱的情况综合考虑给予处理：

（1）轻症者口服补液盐。

（2）脱水严重者需静脉补液，同时纠正酸中毒和电解质紊乱，要特别注意补钾。

（3）尽快使病人脱离酸中毒、严重脱水及电解质紊乱的状态，可降低死亡率。

液体疗法的具体应用：

（1）脱水、电解质紊乱及代谢性酸中毒表现。

①脱水的临床表现与脱水程度有关：一般将脱水分为三度（见表6－4）。

表6－4　脱水的临床分度

极度	失水占体重%	口干	眼球凹陷	前囟凹陷	眼泪	尿	皮肤弹性	周围循环	精神状态
轻	5	稍干	稍有	稍有	有	有	正常	正常	稍差
中	<10	较明显	较明显	明显	少	少	较差	四肢凉	萎靡或烦躁不安
重	>10	明显	明显	明显	无	极少或无	较差	血压低或休克	极萎靡重病病容

②电解质紊乱表现：低钾血症表现为全身无力，腹胀，原有营养不良者更易发生。查体可见肌张力减低，心音低钝，重者可出现奔马律，心律不齐，停搏而猝死。腹胀，肠鸣音减少或消失，膝腱反射迟钝或消失，心电图出现U波。

低钙血症和低镁血症表现为原有营养不良、佝偻病的患儿，在输碱性液后易发生手足搐搦或全身惊厥。查体可出现陶瑟征及腓反射阳性。重者可有喉痉挛，全身惊厥。婴儿手足搐搦少见。低镁血症常难与低钙血症鉴别，少数可有手足震颤。

③代谢性酸中毒表现：唇周灰暗或口唇呈樱红色，精神萎靡及呼吸深长。严重者可致昏迷。

（2）根据脱水的程度决定补液量：全国腹泻病诊断治疗方案（1992年）包括以下三个方面：①对于无脱水患儿应口服补液预防脱水。可用口服补液盐（ORS）、米汤或糖盐水，20～40mL/kg，4小时内服完，以后随时口服，能喝多少喝多少。②对于轻、中度脱水，可应用ORS或改良ORS纠正脱水。③对于重度脱水采用静脉补液。

在第一天的治疗方案中，应补充累积损失量、继续损失量和生理需要量三部分。对于等渗性脱水，其累积损失量的补充可参照表6－5。

继续损失量丢多少补多少，一般采用1/3张液体，生理需要量一般可用维持液（1/5张），按60～80mL/kg补充。这两部分可于12～16小时内缓慢滴入。

第二天以后的液疗主要是补充继续损失量和生理需要量，继续补钾，供给热量，根据病情一般可改为口服补液。

（3）在补充累积损失量时应根据脱水的性质决定补液的张力（渗透压）。

①脱水的性质根据失水和失钠比例的不同，分为三类（表6－6）。

表6－5　不同程度脱水的治疗原则

脱水程度	补液量（mL/kg）	补液途径	张力（渗透压）	时　间	补　钾	纠正酸中毒
轻	30～50	口服或静脉	1/2	8～12小时		
中 重	50～100 100～120	静脉 静脉	1/2～2/3 2/3	对重度脱水应先给2∶1等张含钠液20mL/kg，于1/2～1小时输入	见尿补钾，静点浓度为0.15%～0.3%	严重酸中毒另加5%碳酸氢钠50mL/kg，稀释后静点

表6－6　不同性质脱水的特点

类型	血清钠（mmol/L）	受影响部分	主要症状
等渗性脱水	130～150	细胞内外均等	重者循环障碍
高渗性脱水	>150	细胞内	神经症状
低渗性脱水	<130	细胞外	循环障碍

低渗性脱水：血钠浓度<130mmol/L，大便中钠排出量增多。多见于致病性及产毒性大肠杆菌腹泻及营养不良的小儿。由于细胞外液低渗，水转移到细胞内，脱水现象严重。

等渗性脱水：血钠浓度正常，130～150mmol/L，病程较短，大便含钠量亦较少，<20mmol/L，肾功能调节好。见于秋季腹泻。

高渗性脱水：血钠浓度>150mmol/L，大便丢失水较丢钠多，因高热或因病后滥用含钠液治疗所致。细胞外液高渗，使细胞内的水分转移到细胞外，脱水表现较轻，而神经系统症状表现明显。

②低渗性脱水，应补等张液或2/3张液；等渗性脱水，应补1/2张液或2/3张液；高渗性脱水，应补低张液（1/2张或1/3张，根据情况可减至1/8张）。

③常用溶液规格

2∶1液：0.9%氯化钠液2份，1.86%乳酸钠液或1.25%碳酸氢钠液1份。为等张液，所含钠离子与氯离子的比例为3∶2，与血浆含钠、氢离子的比例相似。

3∶2∶1 液：5% ~10% 葡萄糖液 3 份，0.9% 氯化钠液 2 份，1.86% 乳酸钠液或 1.25% 碳酸氢钠液 1 份，此为 1/2 张液。

3∶4∶2 液：5% ~10% 葡萄糖液 3 份，0.9% 氯化钠液 4 份，1.86% 乳酸钠液或 1.25% 碳酸氢钠液 2 份，此为 2/3 张液。

6∶2∶1 液：5% ~10% 葡萄糖液 6 份，0.9% 氯化钠液 2 份，1.86 克分子乳酸钠液或 1.25% 碳酸氢钠液 1 份，此为 1/3 张液。

4∶1 液：5% ~10% 葡萄糖液 4 份，0.9% 氯化钠液 1 份，为 1/5 张液。一般多用于生理需要量或维持液。

ORS 新配方：氯化钠 3.5g，枸橼酸钠 2.9g，氯化钾 1.5g，无水葡萄糖 20g，加水到 1000mL。

ORS 原配方：氯化钠 3.5g，碳酸氢钠 2.5g，氯化钾 1.5g，无水葡萄糖 20g，加水到 1000mL。

（4）纠正电解质紊乱及代谢性酸中毒

①纠正低血钾：重症腹泻常在补液后出现低钾，故应注意补钾。补钾应遵循以下几点：A. 有尿，肾功能好。B. 因钾为细胞内离子，应逐渐补充，至少补 2 天，可给 2 ~4mmol/（kg · d），分 3 ~4 次口服。C. 严重者静脉补钾，不大于 4mmol/（kg · d），成人 3 ~6g/d，浓度应小于 40mmol/L，一般浓度为 20 ~25mmol/L，如只静脉补钾，则应将时间延长到 3 天完成。静脉补钾浓度过高可致高血钾症，甚至死亡。D. 进食能恢复到正常的半量时应停止补钾。

②补钙和镁：有佝偻病及营养不良的小儿在纠正酸中毒后易有惊厥，可给 10% 葡萄糖酸钙 10mL，静滴或推入，可重复 1 ~2 次。如抽风不止或血镁低，可给 25% 硫酸镁，每次 0.2mL/kg，肌肉注射，1 日 2 ~3 次，至抽风停止。

③代谢性酸中毒的纠正：一般经过上述补液后，肾功能改善，酸中毒即可纠正。但如酸中毒严重，则应使用碱性药物。一般主张 pH 值 <7.30 时即补碱性液。

A. 在无化验条件或病情较重而化验结果尚未报告时，可用 5% 碳酸氢钠，每次 3 ~5mL/kg，或 11.2% 乳酸钠，每次 2 ~3mL/kg，计算给予，必要时可于 2 ~4 小时后重复应用。

B. 已知二氧化碳结合力，可按下列公式计算。

（40 – X）×0.5 × 体重（kg）=5% 碳酸氢钠毫升数

(40－X)×0.3×体重(kg)=11.2%乳酸钠毫升数

(注：X为患者的二氧化碳结合力)

C. 已知血气分析，可按剩余碱值计算。

(BE－3)×0.3×体重(kg)=应补碱性溶液的mmol数

5%碳酸氢钠1mL=0.6mmol

11.2%乳酸钠1mL=1mmol

D. 一般用等张含纳液，5%碳酸氢钠需稀释3.5倍，11.2%乳酸钠稀释6倍。病情危重或需严格限制水入量的患儿可减少稀释倍数或不稀释。

E. 机体有代偿和调节能力，可将碱性药物分次给予，密切观察病情，复查血气分析，大多数情况下，无需补足全量碱性药物而酸中毒即可纠正。首次补碱可给计算量的1/2，随时调整剂量，避免补碱过量。

F. 碳酸氢钠在体内发挥作用，有赖于CO_2经肺排出，若通气功能障碍，则碳酸氢钠难于发挥治疗作用，并因CO_2潴留，加重酸中毒。

G. 严重酸中毒，当pH<7.2时，可致小动脉扩张，心肌收缩无力，导致循环衰竭，此时无论何种病因，均可适量应用碱性液，使pH达到7.2～7.3。

H. 纠酸过程中，K^+进入细胞内，血清钾浓度下降，故应注意补钾。酸中毒纠正后，因游离钙减少而出现抽搐者，应补钙。

(四) 中医专方选介

1. 苍苓止泻口服液

由河南省中医研究院赵宪法教授研制，主要由苍术、茯苓、金银花、马鞭草、柴胡、黄芩、葛根、金樱子、青木香、槟榔、甘草等组成，具有健脾除湿、解毒止泻的功效。于1995年10月～1996年1月对该药进行了系统观察，并设立泻速停与思密达对照组，按中医辨证，选择湿热泄泻的病例，随机分组，共观察436例，治疗组明显优于对照组，并应用MA－104猴肾传代细胞进行对人轮状病毒Ⅰ型Wa株、3型Yo株的抑制试验，结果显示苍苓止泻口服液对其有较强的杀灭效果。对金黄色葡萄球菌、福氏杆菌、表皮葡萄球菌和大肠杆菌有较明显的抑制作用。此口服液尚有一定增强细胞抗病毒3型SAⅡ株的感染作用。该药对肠道平滑肌无兴奋或抑制作用，对乙酰胆碱、组织胺及氯化钡等引起的肠兴奋无拮抗作用。[肖和印，等. 苍苓止泻口服液治疗小儿湿热型泄泻301例临床观察. 中医杂志. 1998，(39)5：286]

2. 五味秋泻饮

土茯苓、白术、葛根、鸡内金、藿香。治疗秋季腹泻50例，痊愈48例。[袁立萍方]

3. 泽苓保赤饮

泽泻、猪苓、诃子、生姜、大枣、砂仁、白术、山药、扁豆、苍术。治疗秋季腹泻81例，效果良好。[田国桢方]

4. 协定处方

藿香、紫苏、黄连、木香、茯苓、猪苓、厚朴、橘皮、焦三仙等。治疗秋季腹泻。[唐方等方]

第七章 大肠疾病

第一节 阑尾炎

阑尾炎是指阑尾发生炎性病变，细菌侵入阑尾壁是急性阑尾炎发生的主要病因。细菌可通过血液循环或淋巴液到达阑尾。肠道寄生虫钻入阑尾腔后损伤黏膜，也使细菌易于侵入而继发感染，其致病菌多为肠道内的革兰氏阴性杆菌和各种厌氧菌。以持续性右下腹疼痛为主要临床表现，可分急性、慢性两类。急性阑尾炎是临床最常见的急腹症之一，居各种急腹症的首位，可发生于任何年龄，但多见于青壮年，男性发病率高于女性。病理变化分单纯性、蜂窝组织炎性和坏疽性三种，阑尾穿孔导致弥漫性腹膜炎是其严重的并发症。慢性阑尾炎不全都是炎性病变，还包括其他病理改变。

阑尾炎属于中医学“肠痈”的范畴。

一、临床诊断

（一）辨病诊断

1. 急性阑尾炎

（1）病史：本病多发生于青壮年，平均年龄为20岁左右，起病急，病程短，多无既往发病史。

（2）症状

①腹痛：多起于上腹部或脐周，开始不甚严重，呈阵发性，位置不定，数小时后（一般为2～6小时），腹痛转移并固定在右下腹部，疼痛多为持续性钝痛或胀痛，上腹或脐周的疼痛感逐渐消失。70%～80%的病人具有转移性右下腹痛之特点，少数病例一开始即表现为右下腹痛。

②胃肠道症状：恶心呕吐是本病仅次于腹痛的常见症状，或有食欲减退，

约30%的患者出现便秘或腹泻，有的屡有排便感，但排出粪便不多，或仅有少许黏液。

③全身症状：一般均较轻，主要为发热、头痛、乏力等。合并腹膜炎时，可有畏寒、高热、脉速等中毒症状。

（3）体征

①右下腹压痛：右下腹麦氏点（右髂前上棘与脐连线中外1/3交点）或马氏点（两髂前上棘连线中右1/3交点）有固定压痛，腹痛尚未转移时，压痛固定于右下腹。即使炎症扩散，仍以阑尾处压痛明显。

②腹膜刺激征：可有轻度右下腹腹壁紧张，反跳痛及肠鸣音减弱或消失。

（4）其他协助诊断方法

①结肠充气试验：双手按压左侧结肠，将肠腔内气体推向右侧结肠，引起右下腹疼痛为阳性。

②腰大肌试验：病人左侧卧位，右下肢向后伸，引起右下腹疼痛者为阳性。

③闭孔肌试验：仰卧位，右腿前屈90度并向内旋，引起右下腹疼痛者为阳性。

④直肠指检：直肠右前方有压痛为阳性，临床提示炎性阑尾位置指向盆腔或炎症已波及盆腔。

⑤蹲足跟征：令患者站起，足尖着地，足跟提起，然后足跟猛蹲地，出现右下腹疼痛为阳性，此征对轻型不典型阑尾炎常有鉴别意义。

（5）辅助检查

①实验室检查：一般均可发现血白细胞计数增高，中性粒细胞比数增多，约70%的患者白细胞计数在（10～20）$\times 10^9$/L，但有10%左右的患者低于10×10^9/L，嗜酸性粒细胞0.80～0.95，白细胞的增高不一定说明病情的严重性，但中性粒细胞增高对反映病变的严重性较有意义。

②影像检查

X线腹部平片检查：50%左右的病人可表现为右下盲肠或回肠末端有反射性肠腔积气或气液平面。

B超检查：由于阑尾充血和渗出性水肿，B超下阑尾呈低回声的管状结构，应用加压超声探头法可见B超下阑尾横切面呈同心圆状的靶样图像。

2. 慢性阑尾炎

（1）病史及症状体征：常具有典型的急性阑尾炎发作史，还有经常发作的右下腹间歇性轻度疼痛或持续性隐痛及不适感，常因剧烈运动、过久行走及饮食不节而引起或加重。阑尾所在部位的局限性压痛为重要体征，还可出现上腹部不适、泛酸、腹胀、便秘及排便次数增多等胃肠道症状。

（2）影像学检查：

X 线钡剂检查表现：①阑尾虽充盈但排空延迟；②阑尾不充盈或充盈不规则，呈分节状；③阑尾较固定或扭曲；④阑尾部位有压痛。

（二）辨证诊断

本病辨证应脏腑、气血、病因辨证相互结合，综合分析。脏腑辨证可知本病病变主要在大肠阑门部位，属腑病范围，以腑实为主。气血辨证当辨明腹痛的性质是气滞偏重还是瘀血为主。至于病因辨证，一方面要详细询问，分析起病的诱因，但更重要的在于审证求因，以辨明疾病的属性。

1. 急性阑尾炎

（1）瘀滞期

①临床表现：腹痛起始于上腹部或脐周围，随后转移到右下腹，呈持续性或阵发性，按之痛甚，不发热或有轻度发热，体温常在 38℃以下。伴脘腹胀满，恶心嗳气，或大便秘结，小便微黄。舌淡红，脉弦数。本型多见于急性单纯性阑尾炎或其他各类阑尾炎及阑尾周围脓肿炎症消退的后期。

②辨证要点：腹痛起始于上腹部或脐周围，随后转移到右下腹，按之痛甚。不发热或轻度发热。

（2）蕴热期

①临床表现：若病情进一步发展，腹痛及右下腹压痛加剧，腹皮绷急，右下腹或可扪及肿块，并出现反跳痛，发热，体温在 38℃以上。以实热为主者，见高热口渴、大便秘结，小便短赤。舌红、苔黄糙、脉弦数。以温热为主者，见胸脘痞闷、恶心呕吐、便溏不爽。苔黄腻、脉滑数。本型多见于化脓性阑尾炎，急性阑尾炎并发局限性腹膜炎及阑尾周围脓肿。

②辨证要点：腹痛及右下腹压痛加剧，腹皮绷急，出现反跳痛，发热较高，38℃以上。苔黄腻，脉弦滑数。

（3）热毒期

①临床表现：腹痛剧烈，全腹呈弥漫性压痛，反跳痛及腹皮绷急，高热持续不退，或有寒战，时时汗出，烦渴欲饮，面红唇干，腹胀，呕吐不食，大便秘结或似痢不爽，小便短赤或频数如淋，甚至全腹膨胀，频频呕吐，两

眼凹陷。舌质红，苔黄糙，脉细数。本型见于急性阑尾炎并发弥漫性腹膜炎。

②辨证要点：腹痛剧烈，全腹呈弥漫性压痛，反跳痛及腹皮绷急，高热持续不退，甚至全腹膨胀。舌质红，苔黄糙，脉细数。

2. 慢性阑尾炎

脾虚湿盛，气滞血瘀型

①临床表现：慢性发作，病情发展缓慢，右下腹隐痛，低热或无寒热，少气懒言，疲倦乏力，大便溏泻，小便清长。苔薄白腻，脉濡弦。

②辨证要点：病情发展缓慢，右下腹隐痛，少气，乏力，便溏。

二、鉴别诊断

（一）胃、十二指肠溃疡穿孔

起病急骤、剧烈，除右下腹有疼痛症状外，同时有上腹压痛，腹肌较紧张，有溃疡病史，X线立位透视或摄片检查可见腹腔有游离气体，腹腔诊断性穿刺可抽出血性液体。

（二）右侧输尿管结石

疼痛多呈阵发性绞痛，并向会阴部放射，右侧肾区有明显叩击痛，尿中多出现红细胞，B超及腹平片可发现右侧输尿管结石。

（三）急性胃肠炎

具有呕吐、腹泻、腹痛及腹部压痛等症状，与急性阑尾炎有相似之处，但急性胃肠炎临床以呕吐、腹泻为主，腹痛部位不仅仅局限于右下腹，压痛范围较广，多在脐周，一般无腹肌紧张，腹痛时常有排便感，便后腹痛缓解，听诊有阵发性亢进的肠鸣音，大便常规化验可有脓细胞。

（四）宫外孕破裂

腹痛常以下腹开始，有停经史，妊娠试验阳性，腹痛伴有急性失血症状，如头晕、心慌、脉速等，宫颈摇举痛阳性，腹腔或阴道后穹窿穿刺可抽出血性积液。

（五）急性输卵管炎或盆腔炎

有白带增多史，腹痛始于下腹部，呈双侧对称性触痛，常伴有腰痛。盆腔炎时后穹窿穿刺可抽出脓液，B超探查有液性暗区。

三、治疗

（一）提高临床疗效的思路提示

1. 早诊早治，选法得当

急性阑尾炎是最常见的外科急腹症，严重时可形成坏疽性穿孔性阑尾炎，使肠壁坏死，管壁穿孔，早期的明确诊断尤为重要，要做到早期诊断，及时治疗。其中手术治疗是较安全且最彻底的治疗方法，手术越早越简单安全，且术后并发症少，病人康复快，如诊断明确，应首选手术治疗。

对于妊娠妇女，年迈体弱，或患心血管疾病而不宜手术的患者，可选择保守疗法（非手术治疗），在联合运用抗菌素的同时，应配合中医行气攻下，清热解毒，活血化瘀之法。现代药物研究发现，清热解毒之品，对各种细菌和病毒有显著的抑制作用，可防止炎症扩散，使炎症得到有效控制；通里攻下之品，能增强肠道运动功能，促进肠管收缩，使其蠕动增强，有助于肠内容物及毒素及时排出，肠腔内压降低，有利于阑尾穿孔的愈合；活血化瘀之品，能改善病灶局部的血液运行，促进坏死肠组织的吸收及病变组织的修复，减少肠粘连等并发症的发生，加速病情好转。

2. 肠痈初发，通腑为先

中医学认为，本病初期，气滞食阻，湿热蕴积，肠腑传导失常，病理过程以肠道气滞血瘀为主要环节，病机在于“不通”。从临床观察来看，大便通利，可使腹痛减轻，压痛范围缩小，体温下降。通利越快，疗效越明显，若不得通利或通利不畅，则疗效不显著，病程拖长。本病“邪在于肠”，六腑以通为用，故应攻下通里，通利则邪有出路，是本病趋向好转的重要标志，是获愈的始动环节。治疗急性阑尾炎要首先解决“通”的问题，主张早攻早通，去菀陈莝，通里攻下之法，对于防止病情加重，缩短疗程，减少并发症的发生是极为重要的。

3. 清热解毒，重用早用

清热解毒是本病的重要治法，应抓住本病热毒为患的主要病理特性，适时而用。一是快上早用，病初瘀滞期虽热象不显，也应辅以清热解毒，温热期、热毒期即给予清热解毒治疗，才能有效控制病情的发展。二是足量重用，据药理研究，清热解毒之品均有抑菌抗感染的作用，量足药重，药能胜病，使炎症得以有效控制。三是要有足够的疗程，清热解毒之法应贯穿于治疗全过程，即使见效后也不应减量太快，以防炎症扩散或清除不彻底。在本病后期，尽管热象大减，也应继续使用，以免死灰复燃。但要注意苦寒太过，易伤脾胃，在运用过程中，应适当加用调理脾胃之品。

4. 活血化瘀、贯彻始终

活血化瘀之法应用于本病治疗的全过程，在瘀滞早期用元胡、丹皮、桃仁、大黄等，可防止病情向蕴热期发展，即使发展到蕴热期也较易控制。蕴热期及时应用活血化瘀之品，有防止包块及脓肿形成的作用。阑尾已形成包块时应用，可防止包块增大，减少脓肿形成。后期应用，通过改善血液动力异常、微循环障碍和病灶局部的血液运行，使肠蠕动加强，新陈代谢旺盛，促进坏死肠组织的吸收及病变组织的修复，可加速病情好转，减少肠粘连等并发症的发生。

（二）中医治疗

1. 内治法

（1）急性阑尾炎

①瘀滞期

治法：行气活血，通腑泄热。辅以清热解毒。

方药：阑尾化瘀汤（天津南开医院方）。

川楝子 15g，元胡 12g，丹皮 15g，桃仁 9g，木香 12g，金银花 30g，生大黄 15g（后下），蒲公英 20g。

气滞重者加枳壳、青皮、乌药；瘀血重者加红藤、赤芍、丹参等，或选用大黄牡丹汤（丹皮、大黄、桃仁、冬瓜仁、薏苡仁、赤芍、枳实、芒硝），亦可选用红藤煎（丹皮、大黄、红藤、乳香、没药、紫花地丁、金银花、甘草）。

②蕴热期（湿热期）

治法：清热解毒，行气活血，辅以通腑泄热。

方药：阑尾清化汤（天津南开医院方）。

金银花 50g，蒲公英 30g，丹皮 15g，生大黄 10g（后下），赤芍 12g，川楝子 12g，桃仁 15g，生甘草 6g。

热毒甚者加紫花地丁、白花蛇舌草；腹痛甚者加白芍；便结不通者加芒硝、莱菔子；湿重者加生薏米；有包块形成者加乳香、没药。

以实热为主者，选用大黄牡丹汤合黄连解毒汤加减；以湿热为主者，选用大黄牡丹汤合龙胆泻肝汤加减治疗。

③热毒期

治法：通腑泄热，清热解毒，辅以行气活血。

方药：阑尾清解汤（天津南开医院方）加减。

金银花 50g，蒲公英 30g，生大黄 20g（后下），冬瓜仁 30g，丹皮 15g，赤芍 15g，川楝子 10g，木香 6g，生甘草 6g。

热毒盛者加败酱草、红藤、紫花地丁；成脓者加皂角刺、生薏米；热盛伤阴者加生地黄、天花粉、麦冬；腹痛剧烈者加元胡、檀香、郁金、降香；大便似痢不爽者加槟榔、黄连、枳实；燥屎内结者加芒硝。

（2）慢性阑尾炎

脾虚湿盛，气滞血瘀型

治法：疏通导滞，理气行瘀。

方药：藿香正气散合红藤煎加减

藿香 12g，紫苏 12g，白芷 9g，桔梗 12g，白术 12g，厚朴 12g，半夏曲 9g，大腹皮 12g，茯苓 12g，陈皮 12g，红藤 15g，紫花地丁 15g，乳香 9g，没药 9g，大黄 6g（后下），玄胡 12g，丹皮 12g，金银花 15g，甘草 6g。

2. 外治法

（1）针刺疗法

①体针：取穴阑尾、足三里、阿是穴（痛点穴）。高热痛甚者加合谷、曲池、内庭、天枢；恶心呕吐加内关、中脘；腹胀者加大肠俞、次髎。

方法：强刺激，留针 20～30 分钟，每日 2～4 次。

②耳针：取穴阑尾、阑尾点、神门、大肠、交感，选用有明显反应的上述穴位 2～3 个，强刺激后留针 30 分钟。

（2）药物外敷法

①大蒜糊剂：大蒜、芒硝、大黄各 30g，先将大蒜、芒硝捣烂成糊状，敷于右下腹阑尾压痛点上，敷 2 小时后去药，再将大黄研为粉末，用醋调成糊状，敷于右下腹阑尾压痛点上，敷 6～8 小时，此为一个疗程，必要时可重复使用，敷药前皮肤局部衬一层凡士林油纱布，以防大蒜糊剂灼伤皮肤，用于治疗急性单纯性阑尾炎。

②金黄散：大黄、黄柏、姜黄、白芷各 6g，南星、陈皮、苍术、厚朴、天花粉各 10g。玉露散：芙蓉叶 30g。双柏散：侧柏叶 60g，大黄 50g，黄柏

30g，薄荷30g，泽兰30g。以上三方用水和蜜调成糊状，外敷右下腹，每日1～2次，用于阑尾脓肿或包块。

（三）西医治疗

1. 手术治疗

急性阑尾炎经抗炎治疗后一般可以消退，但四分之三的病人将会复发。手术治疗既安全又可防止复发，还能预防继发性腹膜炎。所以应以手术治疗为主，但手术方式随临床类型而不同。

（1）急性单纯性阑尾炎，早期切除阑尾。

（2）急性化脓或坏疽性阑尾炎，如腹腔感染重，又不局限时，可清除脓液后关闭腹膜，可在切口处放置乳胶片做引流。

（3）阑尾周围脓肿，手术方式以引流脓液为主。如阑尾已脱落，尽量取出，闭合盲肠壁。

2. 非手术治疗

适用于妊娠、年龄较大或由于心血管等疾病不宜手术的患者。

（1）抗菌治疗：早期应用新的广谱抗生素或联合应用青霉素类、庆大霉素、头孢类、氨基糖苷类、大环内酯类、喹诺酮类等。例如成人用量为庆大霉素20万U/d，氨苄青霉素4g/d，分3～4次用。2%甲硝唑500mL/d，静脉点滴，疗程3～5天。

（2）保留灌肠：对阑尾周围炎性包块或脓肿，可用40℃生理盐水200～300mL保留灌肠，每日1次。也可选用大黄、蒲公英、白花蛇舌草等中药煎剂保留灌肠。

（3）穿刺抽脓：阑尾周围脓肿包块张力较大，全身有中毒症状者，在叩诊及超声波诊断仪定位下穿刺抽脓，同时注入抗生素，脓腔较大者，应进行引流。采用非手术疗法后，若效果不明显或在短期内病情继续进展，应及时改用手术治疗，观察时间一般为24～48小时。

（四）中医专方选介

1. 复元通气散合补中益气汤加减

复发性阑尾炎缠绵难愈，日久致脾虚肠弱，清阳升举无权，湿毒气血胶着，瘀滞不散，复感外邪或内伤致气虚毒聚，属本虚标实之证。管氏扶正通气法，即用通气散毒，扶正升清之法治疗本病，方用复元通气散合补中益气汤加减（黄芪、白术、人参、陈皮、升麻、柴胡、当归、木香、茴香、青皮、炮山甲、白芷、漏芦、贝母、炙甘草等），治疗效果良好，总有效率达96.7%。[管济生．扶正通气法治疗复发性阑尾炎30例．实用中医内科杂志．1991，(1)：23]

2. 薏苡仁汤加减配合中药外敷

治疗阑尾脓肿，方药组成：薏苡仁50g，丹皮15g，赤芍12g，桃仁12g，大黄15~30g（后下），芒硝10g（冲服），金银花30g，蒲公英20g，广木香10g，生甘草6g。每日2剂，水煎，分4次服。本方清热解毒，活血化瘀，攻坚排脓。配合外敷药（大黄30g，没药10g，陈皮10g，冰片5g），共研细末，加入适量的凡士林油调成膏状，敷于患处，每日调换1~2次。适用于阑尾炎脓肿，治疗110例，治愈98例，好转12例，有效率100%。[周沛君．中药内服外敷治疗阑尾脓肿110例．湖南中医杂志．1992，(5)：42]

3. 阑尾炎汤

大黄12g（后下），丹皮12g，桃仁12g，冬瓜仁30g，芒硝6g（冲），蒲公英30g，败酱草15g，赤芍15g，川楝子12g。本方通腑泄热，清热解毒，行气活血。适用于阑尾炎初期的治疗。水煎，每日1~2剂，早晚分服。治疗85例，治愈59例，好转19例，无效中转手术7例，总有效率91%。[官玉琪，等．中药保守治疗急性阑尾炎85例．山东中医杂志．1993，(2)：35]

4. 通泻解毒汤

防风10~15g，两面针15~20g，九节茶9~12g，木芙蓉10~15g，大黄10~15g，灯心草3g，赤芍15g，元胡15g，蒲公英30g。水煎服，日服1剂。病重者，日服2剂，5天为1疗程。配合灭滴灵0.4g，每日3次，5天1疗程。治疗32例，治愈22例，好转7例，无效3例，总有效率90.8%。[曾亚庆．中西医结合治疗急性阑尾炎32例临床体会．实用中西医结合杂志．1993，(3)：180]

5. 三黄消痈汤

生大黄、丹参、枳实各50g，黄芩、金银花各60g，黄连30g，芒硝20g，呋喃唑酮0.1g×60粒，维生素$B_1$0.01g×60粒，以上药物共研细末，以蜜为丸，每丸重5g，每次3丸，每日3次。患处外敷蒲胆消炎膏（蒲公英100g，研末，用鲜猪胆汁调成糊状，摊于干净布块上备用），敷于患处，每日1次。46例全部治愈，有效率100%。[王明义．中西医结合内外合治急性阑尾炎46

例．陕西中医．1992，(6)：252]

6. 北京儿童医院拟方

阑尾合剂Ⅰ号：蒲公英、败酱草各30g，丹皮、赤芍、大黄各10g，用于瘀滞蕴热型；阑尾合剂Ⅱ号：金银花15g，蒲公英、败酱草、生石膏各30g，桃仁、大黄各10g，用于蕴热热毒型；阑尾脓肿合剂：金银花、蒲公英、败酱草、生石膏各30g，连翘、赤芍各15g，炒穿山甲、炒皂角刺、桃仁、大黄各10g，用于脓毒聚结型，经临床应用，效果良好。

第二节　溃疡性结肠炎

溃疡性结肠炎，是一种原因不明的，主要发生于直肠和结肠黏膜的非特异性炎症性肠病。临床以腹泻、黏液便、腹痛、里急后重等为主要症状，病程多较长，有反复发作的趋势。在中医古文献中，本病多在“肠僻”“痢疾”“泄泻”等病中论述。

一、临床诊断

（一）辨病诊断

1. 症状

本病临床表现较为复杂，病情轻重悬殊，一般发病缓慢，最初表现为腹泻及腹部隐痛等，以后症状逐渐加重，出现黏液血便，并见不同程度的全身症状。其表现可分为肠道症状、肠道外症状和全身症状。根据其症状、体征，结合内窥镜、实验室等检查结果，溃疡性结肠炎的诊断并不困难。

(1) 肠道症状：主要表现为大便异常和腹痛等。大便异常以腹泻为主，常为黏液血便、脓血便、水样便等。个别患者也可见便秘或便秘、腹泻交替出现。腹泻常反复发作，甚至长期迁延不愈，轻者每日2~5次，重者10余次，甚至20~30次。本病以黏液血便最为多见，据乔丽华等统计的国内文献报告1363例，有脓血黏液便者占91.20%，血便占1.98%，便秘占2.05%，腹泻便秘交替占2.79%。本病所见的腹痛多局限在左下腹或下腹部，有时可为全腹痛。腹痛一般出现在急性发作期，多为绞痛，有的缓解期仍可有腹部隐痛。许多患者有腹痛、腹泻、泻后痛减的特点。疼痛一般不甚，轻者可无腹痛。据乔丽华等统计，本病有腹痛者占80.26%。当腹泻次数较多，直肠黏膜充血水肿较重时，可见里急后重；当结肠功能紊乱时易出现腹胀，有时也可见到恶心、呕吐、纳呆等胃肠道症状。

（2）肠道外症状：是指本病发展过程中所引起的全身性系统损害而表现出的症状，这些症状的存在也是本病的特点之一。但国内本病患者的肠外表现比国外少见，且症状较轻。肠道外症状一般见于本病的急性期，尤其是病变范围较广泛，病情较重者更易出现。肠道外症状与肠道症状可同时出现，也可先后出现，其表现的轻重常与本病的活动程度有关。最常见的肠道外症状是关节症状、皮肤症状、肝损害症状等。关节症状约占本病的15% ~20%，表现为多关节疼痛，为非侵袭性，不遗留退行性变和功能障碍。皮肤症状多见于小儿患者，常见的皮肤损害有结节性红斑、脓皮症、坏死性丘疹等。肝脏损害的发生与本病病变程度及病变范围的变化是平行关系。肝脏损害所引起的病变常见的有脂肪肝、慢性活动性肝炎、胆管周围炎、肝硬化、原发性硬化性胆管炎、胆结石等。最常见的肝损害症状是肝区不适或疼痛等。据乔丽华等统计，1363 例中，肝肿大 15 例（1.10%），肝功能损害 11 例（0.81%）。此外，本病还可合并有眼病、杵状指、口腔溃疡、心血管病变、胸膜炎、慢性胃炎、缺铁性贫血、吸收不良综合征等肠外表现。

（3）全身症状：本病症状时轻时重，发作和缓解交替出现。缓解期症状较轻，多仅有轻度腹泻，常因情绪激动、过度劳累、饮食不当或继发感染等诱发，病程持续数月或数年。病程久者，患者可出现发热、消瘦、水肿、乏力等全身症状。发热如见于缓解期多为低热，见于急性活动期多为高热，甚至伴有寒战等。据乔丽华统计，本病伴发热者占3.08%，伴体重减轻者占10.20%，伴乏力者占8.66%，伴神经衰弱者占5.43%。

2. 体征

患者左下腹部或下腹部可有压痛，有的压痛部位可遍及全腹。如患者病情较重，并出现腹部压痛、反跳痛、腹肌紧张等，应注意并发急腹症如肠穿孔的可能。

3. 辅助检查

（1）实验室检查：①粪便检查：一般肉眼观察可见粪便中有血、脓及黏液。急性期做粪便涂片检查，镜下可见大量红细胞、白细胞、脓细胞及巨噬细胞。此时大便内溶菌酶常有所增加。粪便培养无致病菌。

②血液检查：病程较久、病情较重的患者多有轻、中度贫血，表现为血

色素低。白细胞多正常，重症者可明显升高，并可出现核左移及中毒颗粒等。血沉增快是本病活动期重要的标志之一。血清蛋白电泳检查也常作为了解本病活动性的重要指标，如 α_1 糖蛋白升高说明本病处在活动期，α_2 糖蛋白升高则反映病情缓解。重症患者可见血清电解质紊乱，低血钾最常见，低血钠次之，也可见低血镁。

③免疫学检查：体液免疫学方面，活动期进行免疫球蛋白测定可见 IgG、IgM、IgA 升高，尤以 IgG 升高最为多见。少数病例可见 IgA 和 IgG 急剧增高。抗大肠杆菌抗体的检测多为阳性。细胞免疫方面，部分患者可见 T 淋巴细胞百分数低于正常。E 玫瑰花形成试验，部分患者亦可低于正常。淋巴细胞毒性试验，可见上皮细胞被淋巴细胞毒素所破坏。

④病理检查：在病变处取活体组织进行病理检查可确定病变性质，对本病的诊断与鉴别诊断及早期发现癌变有重要意义。组织学检查可见黏膜有炎性细胞浸润，异型上皮细胞增生，腺体排列异常，上皮纤维化，隐窝脓肿形成等。应用擦拭法进行细胞学检查，活动期可见中性粒细胞、浆细胞、网状细胞、异型上皮细胞、多核巨细胞等有明显增加。

（2）影像学检查

①内窥镜检查：可行乙状结肠镜或纤维结肠镜检查。内窥镜观察可见病变肠段黏膜充血、水肿、粒状突起、多发性点状或斑片状浅小糜烂或溃疡，表面有黏液或黄白色苔附着，肠黏膜较脆弱，镜角擦过易出血。由于水肿和淋巴组织增生，有时可见假性息肉。在急性期，肠管僵直，缺乏膨胀性；缓解期可见肠管呈管状，直肠瓣变钝而不清晰。

②X 线检查：钡剂灌肠透视或摄片，可见病变肠段黏膜皱襞纹理紊乱，肠管边缘模糊，重者肠管边缘可见毛刺状或锯齿状变化。如有小的圆形充盈缺损，常为假性息肉，重者肠袋消失，肠管呈狭长的铅管状。

4. 分类

（1）按病情可分为轻、中、重三度。

①轻度：每日腹泻不超过 4 次，便血量少或无，病变范围局限于直肠和乙状结肠，脉率正常，无发热，体重减轻小于 3.5kg，血沉不超过 30mm/h。

②中度：介于轻度和重度之间。

③重度：腹泻每日超过 6 次，便血较多，腹痛较重，病变范围广泛，甚至波及全结肠，脉率常超过 90 次/分，体温 38℃，或超过 38℃，体重减轻超

过 7kg，血沉明显增快，多在 30mm/h 以上。

（2）按临床过程分型

①初发型：无既往史，初次发病者，病情轻重不同。

②慢性暴发型：多见，症状较轻，复发期与缓解期交替。以肠道症状为主，全身症状不明显。

③慢性持续型：症状持续半年以上，提示病变范围较广泛。严重者可发生中毒性巨结肠、肠穿孔等并发症。由于病情持久，患者可出现贫血、消瘦。死亡率、癌变率较高。

④急性暴发型：少见，起病急骤，多见于青少年患者。其肠道症状及全身症状均严重。

（3）按病变分期：可分为活动期和缓解期。

（4）按病变范围分类：可分为直肠炎、乙状结肠炎、左半结肠炎、右半结肠炎、区域性结肠炎、全结肠炎。

（二）辨证诊断

本病属中医学的“肠僻”“痢疾”“泄泻”等病的范畴。其致病多与外邪、饮食、情志、劳倦等因素有关。其诊断主要是依据病因、病症、病位、病性等进行辨证分型。其前提是应用四诊、八纲、气血、脏腑、病因辨证方法，全面分析病情，进行辨证诊断。根据患者不同的临床表现及病因病机、病位病性，在脏在腑，可将本病分为以下六种证型。

1. 湿热下注型

（1）临床表现：下痢赤白，腹痛，里急后重、肛门灼热，脘痞纳呆，身重倦怠，小溲短赤。苔黄腻，脉滑或濡数。

（2）辨证要点：下痢赤白，腹痛，里急后重。苔黄腻，脉滑或濡数。

2. 寒湿阻滞型

（1）临床表现：大便稀溏，夹有赤白黏液，白多赤少，里急后重，腹痛拘急，神疲乏力，腹胀不适，口淡乏味，纳差。舌淡胖，有齿痕，苔白，脉濡缓。

（2）辨证要点：大便稀溏，夹有赤白黏液，白多赤少，里急后重，腹痛拘急。舌淡胖，有齿痕，苔白，脉濡缓。

3. 气滞血瘀型

（1）临床表现：便下脓血黏液，时有紫、黑血块，里急后重，腹部胀痛，大便不爽，胸腹胀满，少腹下坠，嗳气食少。诸症常因情志不畅而加重。舌暗，苔白，脉弦。

（2）辨证要点：便下脓血黏液，时有紫黑血块，里急后重，腹部胀痛。舌暗，苔白，脉弦。

4. 脾肾虚寒型

（1）临床表现：久泻不愈，大便稀薄，带有黏液白冻，腹中隐痛，喜暖喜按，食少腹胀，倦怠乏力，四肢不温，甚者大便滑脱不禁。舌淡，苔白，脉沉细。

（2）辨证要点：久泻不愈，大便稀薄，带有黏液白冻。舌淡，苔白，脉沉细。

5. 寒热夹杂型

（1）临床表现：大便稀薄，时夹脓血、黏液，口苦而干，腹痛里急，畏寒，常时发时止，经久难愈。舌淡，苔腻，脉濡或虚数。

（2）辨证要点：大便稀薄，口苦而干，畏寒。舌淡苔腻，脉濡或虚数。

6. 阴血亏虚型

（1）临床表现：大便赤白黏垢，虚坐努责，腹痛绵绵，午后潮热，形瘦乏力，失眠盗汗。舌干红，少苔，脉细数。

（2）辨证要点：大便赤白黏垢，虚坐努责，腹痛绵绵，午后潮热。舌干红，少苔，脉细数。

二、鉴别诊断

（一）与慢性细菌性痢疾相鉴别

有明确的急性病史，粪便中能发现痢疾杆菌，抗菌治疗有效。

（二）与慢性阿米巴痢疾相鉴别

粪便中可检出溶组织阿米巴包囊或滋养体，抗阿米巴治疗有效，该病所形成的结肠溃疡边缘为潜行性，溃疡之间的结肠黏膜正常。

（三）与肠道易激综合征相鉴别

慢性病程，有间歇性腹泻伴腹痛，但粪便量少，有黏液便，里急后重，无血便、脓血便，发病与情绪关系密切，各项理化检查多正常，或仅 X 线检查提示结肠痉挛激惹。

（四）与结肠克罗恩病相鉴别

结肠克罗恩病又称肉芽肿性结肠炎，也属炎症性肠病。结肠克罗恩病常为缓慢发病，腹泻不重，粪便稀软，少有便血，多见便秘，腹痛多位于右下腹或脐周，常见肛周病变和瘘管。病变为节段性分布，常见于右侧结肠和回肠，也可累及其余结肠，直肠和乙状结肠较少有病变。内窥镜检查可见病变肠段有溃疡，溃疡周围黏膜正常，可见鹅卵石样增生改变。X线钡剂灌肠检查可见肠腔狭窄，肠袋形状不对称等。病理检查以淋巴组织肉芽肿样增生为主。

（五）与结肠癌相鉴别

多见于中年以后，通过指诊、X线钡剂灌肠及内窥镜等检查可发现肿块，通过活体组织检查可确诊。

三、治疗

（一）提高临床疗效的思路提示

1. 健脾祛湿乃治疗本病之大法

本病属中医泄泻、痢疾范畴，其病理基础为脾虚湿蕴，故健脾祛湿应为治疗本病的基本法则。治疗应以健脾燥湿为主，而利水之品用量宜轻。脾主运化而升清，清阳升则水湿化。欲使清阳升发，当扶土升阳，用健脾燥湿和性主升浮之品鼓动脾胃清阳之气上升。因此，治疗本病应健脾燥湿、祛风胜湿、淡渗利湿并用，广开湿邪之出路，同时还应注意湿从热化或湿从寒化的不同。

2. 行瘀导滞乃治疗本病之关键

本病是在脾虚湿蕴的基础上又加气血瘀滞所成。因此，治疗本病应以行瘀、导滞为法，气血调畅则诸症可消。正如《素问·病机气宜保命集》所论："行血则便脓自愈，调气则后重自除。"只有以活血行气之品使大肠气机通畅，瘀滞化解，血脉通利，才有利于邪去正复，营血充盈健运，肠中病损修复愈合。本病日久不愈，病久入络，湿邪内伏，常致血瘀、气阻，故活血祛瘀、行气导滞之法是治疗本病的关键。行瘀导滞具有去瘀生新，止痛敛疡之效，对缓解腹痛，促进肠内溃疡愈合有着重要的作用。

3. 扶土莫忘抑木，治虚仍需疏导

本病患者常伴有情志改变，如急躁易怒、多愁抑郁、善疑敏感等。情志

变化常为本病诱发或加重的因素。这与本病多存在肝郁气滞的病理变化有关。肝喜条达而恶抑郁，体阴而用阳。肝木条达，外可调畅气血，内能疏达脾土，助脾胃运化升降，下可调肠腑以助传导。若肝失条达，横逆克犯脾土，则致脾胃运化失司，气机升降失调，大肠传导失职，泄泻乃作。正可谓“肝强则脾盛”“肝为起病之源，脾为传病之所”。治疗不可一味温运补涩，应以疏肝扶脾为正法。临床常用酸甘阴柔之品以养肝之阴，缓肝之急，用甘补之品健脾培土，助脾运化，脾气健旺，清阳升而浊阴降，大肠气机调顺，泄泻乃止。本病以虚为本，但虚中夹实，治疗时还应注意疏泄导滞，活血祛瘀，非到滑脱不禁时，不可轻投收敛固涩之品。补益与疏导同用是治疗本病之又一要点。若纯以补益之法，则瘀滞难以消除，若单以行瘀导滞之品，又恐耗伤正气，只有补益疏导同用，待气壮血行，络通瘀祛，则邪易祛，疡易平，症易消。

4. 灌肠口服并用，治本兼顾治标

本病病变多位于直肠和乙状结肠，少数可上升累及降结肠甚或整个结肠，但仍以直肠及乙状结肠的病变为主。据黄乃健进行的 317 例纤维结肠镜观察结果显示，病变部位仅限于直肠者 154 例，乙状结肠与直肠同时受累者 103 例，不超过乙状结肠者 257 例，占 81.1%。病变主要集中在黏膜层，少数病例在黏膜下层，甚至肌层及浆膜层也可见炎性改变，因此本病多数具有病位较低，范围局限，病变较浅的特点。《景岳全书》中说：“广肠（即直肠）最近，药不易达。”由此可见，局部用药在本病的治疗中具有极为重要的意义。保留灌肠所灌注的药液主要分布于直肠和乙状结肠的黏膜表面，正符合本病的病变特点。灌入肠腔中的药液主要通过两个方面发挥作用。一方面，药物高浓度地直接作用于病变局部，有利于充分发挥药物的局部作用；另一方面，药物经直肠吸收后大部分绕过肝脏进入大循环，对全身发挥治疗作用。此法可避免药物经过肝脏的首过代谢，还可避免药物对胃肠道功能的干扰和胃酸或消化酶等对药物的破坏，又能防止口服中药汤剂时的苦涩感。因此，保留灌肠法既可起到与外治法相似的局部治疗作用，又可起到与内治法相似的整体治疗作用，并具有许多独特的优势。实乃内、外治并举，局部、整体兼顾之法。在治疗中，为了使药物能更充分地与肠黏膜表面相接触，增大局部作用力度和通过肠黏膜吸收较多药量，要求患者灌肠前尽量排空大便，同时应尽可能延长药液在肠腔中蓄留的时间，实验证明，药液在肠腔中保留 4 个小时以上即可充分发挥治疗作用，疗效与保留的时间成正比。但由于本病病因病机复杂，常同时涉及多个脏器，仅用灌肠难以达到彻底治愈的目的，因此治疗时应口服、灌肠并用，治标、治本兼顾。

5. 中西有机结合，实现优势互补

现代医学认为本病是一种原因不明的炎症性肠病，有关本病的病因学说有很多，但均无足够的证据阐明其病因，对本病的治疗也尚处于试验性阶段。近年来，多数学者倾向于本病属自身免疫性疾病，在治疗方面多用激素、水杨酸偶氮磺胺吡啶、免疫抑制剂等，虽取得了一定疗效，但应用中存在用药时间长、复发率高、副作用大等问题，也不容忽视。中医在认识和诊治疾病时注重整体观念，运用辨证的思维方式理解疾病，从某种意义上讲较为深刻全面，加之灵活多样的治疗方法，在治疗溃疡性结肠炎方面日益显示出良好的效果。尤其与西药配合应用，能明显地提高疗效，缩短疗程，减轻西药之毒副作用。因此中西医结合治疗溃疡性结肠炎具有更加广阔的发展前景。

（二）中医治疗

1. 内治法

（1）湿热蕴阻型

治法：清热利湿，行瘀导滞。

方药：芍药汤加减。

白芍15g，黄芩12g，黄连10g，当归6g，肉桂6g，甘草3g，木香10g，槟榔15g，大黄12g。

热重于湿，痢下赤多白少，兼身热、口渴喜冷饮者，加马齿苋、秦皮、败酱草、生地黄；湿重于热，下痢白多赤少，纳呆、腹胀者，加苍术、厚朴、陈皮、茯苓；血色鲜红、下痢频繁者，去大黄，加槐花、地榆、侧柏叶。

（2）寒湿阻滞型

治法：温化寒湿，活血理气。

方药：理中汤合胃苓散。

人参6g，白术9g，干姜6g，桂枝6g，苍术9g，茯苓12g，泽泻9g，厚朴9g，陈皮6g，当归12g，肉桂6g，甘草3g。

便中带血者，加三七、侧柏炭、阿胶珠；里急后重者加木香、槟榔。

（3）气滞血瘀型

治法：活血理气，散瘀导滞。

方药：少腹逐瘀汤加减。

当归9g，川芎6g，赤芍9g，肉桂6g，干姜6g，蒲黄9g，牛膝9g，延胡索6g，枳壳9g，木香6g，白术9g，甘草6g。

肛门灼热，舌红、苔黄、脉数者，去肉桂、干姜，加黄柏、秦皮、丹皮等；泻痢不止者，加诃子肉、五味子、乌梅等；纳呆、乏力、便溏者，加黄芪、白术、茯苓、芡实、山药等；里急后重者加升麻、柴胡等。

（4）脾肾虚寒型

治法：温补脾肾，涩肠止泻。

方药：真人养脏汤加减。

党参15g，白术10g，白芍药12g，当归10g，肉桂3g，肉豆蔻（面裹煨，去油）12g，诃子皮15g，罂粟壳12g，木香6g，甘草3g。

纳呆、气短、乏力者加黄芪、升麻、柴胡；脾阳虚甚者加干姜、附子。

（5）寒热夹杂型

治法：温中清肠，行瘀导滞。

方药：连理汤加减。

人参9g，白术12g，干姜9g，黄连9g，茯苓9g，木香6g，槟榔6g，当归12g，甘草6g。

下痢赤白脓血者，加秦皮、赤芍、地榆；泻痢滑脱者，加诃子、乌梅、石榴皮。

（6）阴血亏虚型

治法：养血滋阴，清肠止痢。

方药：驻车丸加减。

黄连12g，干姜6g，当归9g，阿胶9g。

津亏甚者加沙参、石斛；便中带血较多者加地榆、槐花、三七等；腹胀，大便不爽者，加木香、陈皮、枳壳。

2. 保留灌肠法

由于本疗法能使药物直达病所，充分发挥药力，故可取得较好的疗效，现已成为治疗本病的主要治法之一。灌肠的方法除用注射器和输尿管推注外，还可用点滴法进行保留灌肠。此法采用静脉输液的原理，可控制滴入肠腔的药液速度，一般滴速60滴/分左右，一次药量约200mL左右。目前国内应用的保留灌肠法就其用药而言可分为辨证用药、专方用药和中西医结合用药3类。

（1）辨证用药灌肠法：根据临床辨证，常用以下治法和方药。

①清热利湿：适用于湿热蕴阻型。方用秦艽椿皮汤或二黄三白汤加减。

②温化寒湿：适用于寒湿阻滞型。方用祛湿散寒汤加减。

③活血行气：适用于气滞血瘀型。方用行消汤加木香12g，枳壳15g。

④温补脾肾：适用于脾肾虚寒型。方用温补汤加减。

⑤养阴清肠：适用于阴血亏虚型。方用双止汤加减。

（2）专方用药灌肠法

①锡类散、云南白药、生肌散各1支，溶于水中，每晚睡前保留灌肠1次。卓焕慈等应用此法治疗7例，近期治愈1例，基本缓解4例，部分缓解2例。

②刘恩卿等用明矾合剂（明矾、苍术、苦参、槐花各15g，大黄10g）治疗355例，结果痊愈201例，基本治愈98例，好转49例，无效7例。

③朱孔金等用单味蒲黄，乙醇提取法制取浸膏灌肠，治疗36例，结果临床痊愈17例，显效9例，进步8例，无效2例。

④王碧慧应用溃结清粉（麝香、牛黄、红花、珍珠、血竭、枯矾、白及、青黛等）12g，加开水100mL左右，调为稀糊状，待温后保留灌肠，20天为1疗程。治疗33例，结果痊愈27例，好转6例。

（3）中西医结合用药灌肠法

①黄恒祥等用石榴青链液（石榴皮30～45g，青霉素160～240万单位，链霉素1.0g）保留灌肠，治疗25例，结果痊愈23例，好转2例。

②刘圣杰应用复方三黄液（黄芩、黄连、黄柏各15g，锡类散1支，2%奴呋卡因10mL，氟美松10mg），灌肠治疗35例，32例获愈，3例好转。

③葛洪亮等用复方鸦胆子汤（鸦胆子、马齿苋、盐酸小檗碱）灌肠治疗140例，痊愈105例，好转27例，无效8例。

3. 外治法

（1）塞药法：将具有清热解毒、凉血止血、化腐生肌等功效的肛门栓剂纳入直肠，药物溶化后直接作用于直肠黏膜，也可经直肠吸收而发挥治疗作用。适用于以直肠炎为主者。药物如阿胶栓、野菊花栓等。据郭松河报道，用阿胶栓治疗本病200例，结果显效118例，有效76例，无效6例。具体方法是，取阿胶块20～30g，放入茶缸内，隔水加热使之软化后，取出剪成1.5～2g的小段，然后再放入沸水中软化，取出用手捏成椭圆而光滑的栓剂。

每次塞入肛内1～2块，7～10天为1疗程。

（2）针灸法：运用针灸治疗本病，有调整肠道功能，提高机体免疫力的作用。

①针刺法：常用穴位为中脘、天枢、足三里、关元、大肠俞等，采用平补平泻手法，得气后留针30分钟。

②艾灸法：取穴天枢、关元、神阙、脾俞、大肠俞等，灸30～40分钟，15～20天为1疗程。

（3）穴位封闭法：应用维生素C注射液500mg，缓缓注入双侧次髎穴，针深6～8分，不一定刺入散孔，患者以骶骨为中心，有酸胀重麻的感觉，或向腰、少腹、下肢等处扩散，每周治疗2～3次。

（4）穴位埋线法：取穴天枢、足三里，用1～0号肠线做穴位埋藏，7～10次为1疗程，每次间隔3周。

（5）中药脐疗法：根据辨证选择不同方药制成的膏、糊等剂型，贴敷于脐部。此法对本病具有较好疗效。具体用法是：患者取仰卧位，暴露脐部，用75%酒精常规消毒脐及周围皮肤后，将药物敷于脐中，用无菌敷料、蜡纸覆盖脐上，外用胶布固定。用药后，可加艾灸15～20分钟。一般3天换药1次，10次为1疗程。常用配方如：①厚朴、枳壳、冰片各等量，共研细末；②乌梅、川椒、黄柏各等份，鲜生姜适量，前3味共研细末，加生姜共捣，制成糊膏状；③白胡椒6g，吴茱萸6g，共研细末，与蒸米饭同捣匀，制成2个圆饼；④吴茱萸3g，黄连、木香各6g。共研细末，水调为糊状。

（6）推拿法

①捏脊：患者取俯卧位，医者用双手拇指捏提起脊柱处皮肤，由腰骶部开始沿督脉向上捏提至大椎，每次反复3～5遍，每日1次，10次为1疗程。

②推摩腹部：患者取仰卧位，以手掌着腹，按顺时针方向推摩腹部，每次20遍，每日1次，15次为1疗程。此法患者可自己进行。

③揉脐：患者取仰卧位，以掌心揉脐部，可先按顺时针方向旋转按揉，再按逆时针方向按揉。各进行3～5分钟，每日1～2次。

④推按棘突：对于伴有胸椎关节紊乱的本病患者可用此法。具体方法是：患者俯卧于检查床上，医者位于患者左侧，用右手中指触及患者脊柱中线，由上而下滑行，找到略高棘突，用右手掌心按住，双手重叠向下快速一压，感到棘突微动，同时伴有响声即可。一般每周治疗2～3次，2～4周为1疗程。葛梦林等应用此法治疗157例慢性结肠炎患者，取得良好疗效。

（7）气功疗法：具有调气行血，疏通经络，祛除病邪，愈病强身的作用，对本病有良好的治疗效果。邓声华用云梦功治疗本病。具体功法如下：

①站势：两足分开，与肩齐宽，稍屈膝，两肘微曲，举至胸前，手心朝下，五指微屈。

②平坐势：平坐于椅凳的前方（会阴穴悬空不着凳），两掌轻搭两膝盖上。

以上两势均须宽松衣带，含胸拔背，闭目，舌抵上腭，全身放松，自然呼吸，心中意念有一轮红日在东方冉冉升起，斜照全身，四周百花齐放，香气盈盈归于气海，云中梦中，杂念不生。站势和坐势可交替进行，每日早晨、晚上坚持各练功 20～30 分钟。

（三）西医治疗

1. 一般治疗

轻、中度患者，进食高营养，易消化饮食；重症者应禁食，静脉给予营养要素。及时纠正水、电解质失衡和贫血、低蛋白血症。轻、中度患者应注意休息，防止过劳；重症患者应卧床休息。精神过度紧张者，可给小剂量镇静剂；腹痛者可加山莨菪碱、洛哌丁胺等，但应慎用。

2. 药物治疗

（1）水杨酸偶氮磺胺吡啶：适用于轻、中度患者，或用于间歇期以防复发，也可与肾上腺皮质激素并用治疗重症患者。剂量为发作期每日4～6g，4次/天，口服；病情缓解后改为每日 2g，分次口服，如此维持 1～2 年；也有主张服上述维持量 2 周，停药 1 周，交替用 1～2 年，以防止复发。近年来有此药的衍生物 5－氨基水杨酸问世，如美沙拉嗪、奥沙拉嗪作用较强，副作用少。

（2）肾上腺皮质激素或促皮质激素：适用于重症患者，可迅速缓解病情，但不能防止复发，疗程不宜超过 3 个月。常用方法有：口服泼尼松 20mg/d；静脉滴氢化泼尼松琥珀酸钠 40～60mg/d，疗程不超过 1 周。也可将氢化泼尼松磷酸盐 20mg 加入生理盐水 100mL 内，保留灌肠或直接注入，每日 1～2 次。

（3）硫唑嘌呤或巯嘌呤：适用于慢性持续性或反复发作的病例，特别是对于应用上述药物治疗无效者。一般用药每公斤体重每日 1.5mg，分 3 次口服，当白细胞总数减少至 5×10^9/L 以下时，应减半药量服用，白细胞总数低于 3×10^9/L 时应停药，总疗程半年至 2 年。可用小剂量的硫唑嘌呤与小剂量的肾上腺糖皮质激素联合治疗，可减少两药的副作用。

（4）抗生素：对继发感染者选用合适的药物进行抗感染治疗。

3. 手术治疗

（1）手术指征：①形成严重的并发症，如肠穿孔、扩张、梗阻、大出血等；②病情较重而药物治疗无效，或药物有严重的副作用；③因本病经久不愈，影响患者发育，或导致患者丧失劳动力；④有癌变危险，或已并发结肠癌者。

（2）手术种类

①结肠全切，回肠造口术：是溃疡性结肠炎的根治术式，疗效较满意。

②回肠断端造口术：此术式虽然简单，但因病变结肠仍在，中毒、出血等问题不能得到较满意的解决。因此，此术式只适用于因全身或局部原因不能行结肠大部切除的患者。

③回肠断端造口及横结肠或乙状结肠造口：适用于急性中毒性结肠扩张而又不能耐受结肠大部切除者。结肠造口后，可达到减压、防止穿孔的目的。经急症手术，待患者病情稳定后，根据需要再择期行二期手术。

（四）中医专方选介

1. 四君四草汤

党参 12g，炒白术 10g，茯苓 15g，甘草 9g，马齿苋 60g，铁苋 30g，马鞭草 30g，翻白草 30g，白芍 15g，当归 10g，木香 6g，槟榔 9g，生牡蛎 30g，合欢花 30g。本方疏肝健脾，清热解毒，理气和营，凉血止痢。适用于溃疡性结肠炎。水煎，每日一剂。共治疗溃疡性结肠炎 23 例，痊愈 10 例，基本缓解 8 例，缓解 3 例，无效 2 例，总有效率为 92%。[李发旺，等．四君四草汤治疗溃疡性结肠炎 25 例．实用中西医结合杂志．1992，（12）：744]

2. 愈肠汤

黄芪 20g，升麻 6g，黄柏 15g，蒲公英 30g，补骨脂 20g，五味子 15g，肉豆蔻 15g，吴茱萸 15g，仙鹤草 15g。本方清热解毒，益气养阴，适用于溃疡性结肠炎。水煎后每日 2 剂，第一剂分 2 次服，第二剂煎至 100mL 保留灌肠，每晚睡前 1 次，共治疗 23 例，治愈 18 例，好转 5 例，有效率 100%。[王琳，等．愈肠汤治疗溃疡性结肠炎 23 例临床观察．北京中医杂志．1991，（5）：30]

3. 补脾通用方

黄芪、党参、白术、山药、茯苓、白芍、山楂、木香、砂仁、甘草。本方健脾化湿，固肠止泻。适用于溃疡性结肠炎。水煎，每日 1 剂，分 2 次温服。共治疗 40 例，近期缓解者 28 例，部分缓解者 10 例，无效者 2 例，总有效率为 95%。[张祥德．补脾通用方治疗溃疡性结肠炎 40 例疗效分析．浙江中医杂志．1984，(11)：509]

4. 刘寄奴煎剂

刘寄奴、补骨脂、女贞子、吴茱萸、车前子、泽泻。本方温阳化湿，凉血止痢。适用于溃疡性结肠炎。水煎服，每日 1 剂。共治疗 46 例，痊愈 39 例，基本治愈 4 例，好转 3 例，总有效率 100%。[姜汉民．刘寄奴煎剂治疗溃疡性结肠炎 46 例疗效观察．中西医结合杂志．1984，(11)：671]

第三节　克罗恩病

克罗恩病是消化道慢性非特异性炎性疾病，其病因至今不明，本病可累及胃肠道任何部位，但以远端的回肠和结肠最为常见。表现为肉芽肿性炎性病变伴有溃疡与纤维组织增生，临床表现多样，部分可自行缓解，但多数患者迁延不愈，反复发作。曾先后被命名为非特异性局限性回肠炎，局限性结肠炎，肉芽肿性小肠结肠炎等。

克罗恩病临床以腹痛、慢性腹泻、腹部肿块、便血、发热等为典型症状。中医学虽无克罗恩病的病名，但根据不同的病理阶段和主要临床表现，可分别归属于“泄泻”“腹痛”“积聚”“便血”等病的范畴。

一、临床诊断

（一）辨病诊断

1. 症状与体征

克罗恩病的潜伏期较长，常为慢性发病，临床表现轻重不一，轻者仅有较少的腹部症状，重者往往有明显的全身症状和并发症。

(1) 腹泻：常见，占 80% ~90%，多数每日大便 2 ~5 次，常无脓血，黏液，无里急后重，而结肠受损者可有血便。

(2) 腹痛：占 80% ~90%，轻者仅感腹部不适及肠鸣，重者呈绞痛、多为阵发性，排便后缓解，进食后加重，常位于右下腹及脐周，压痛明显。易误诊为阑尾炎。

（3）腹部肿块：右下腹可扪及鹅卵大小的肿块，较固定。系肠粘连、肠壁和肠系膜增厚、肠系膜淋巴结肿大、内瘘和腹内脓肿等形成的炎性肿块。

（4）发热：占5%～40%，活动性肠道炎症及组织破坏后毒素的吸收均可导致发热，一般为低热或中等热度，常间接出现。

（5）便血：约占20%，本病偶可引起出血，甚至连续大量便血，与维生素K吸收不良及继发性肝损伤影响凝血因子的生成有关。

（6）其他症状：纳差、腹胀、恶心、呕吐、消瘦、乏力、头晕、贫血和低蛋白血症、营养障碍。口腔呈鹅口疮样溃疡，出现杵状指、关节痛、虹膜睫状体炎、皮肤溃疡等。

（7）并发症：肛周炎、肛裂、肛瘘、内外瘘管形成、肠梗阻、脓肿、消化道出血、胆石症、肾结石、吸收不良综合征等。

2. 辅助检查

（1）室验室检查

白细胞常增高，有不同程度的贫血，红细胞和血红蛋白降低，粪便检查可见红、白细胞，大便隐血试验可阳性；血清 α_2 球蛋白升高，血沉增快，此两项常用以估计病变活动程度；血浆白蛋白，血清钾、钠、钙和镁可降低，血浆凝血酶原时间延长；血清溶菌酶增高，但无特异性，和溃疡性结肠炎无鉴别意义。

（2）影像学检查

①胃肠道钡餐检查：可见病变呈节段分布，小肠黏膜增宽、扁平，甚至消失，并可见线型溃疡，卵石征和息肉状变，肠腔边缘有棘状壁龛，肠管狭窄程度不一，病变近段肠管有扩张和积液等肠梗阻的X线特征。钡灌肠检查示末端回肠黏膜皱襞增粗，并有刺激现象，结肠管腔缩小、狭窄并缩短。溃疡间有炎性息肉引起的充盈缺损，且可发现瘘管和肠梗阻等。

②内窥镜检查：可见黏膜充血、水肿、大小不等的溃疡，肠腔狭窄，肠袋改变，假息肉形成及卵石征。

（二）辨证诊断

1. 湿热蕴结型

（1）临床表现：肠鸣腹痛，大便量多，稀薄臭秽，或油腻，呈蛋花状，或夹有鲜血，肛门灼热肿痛，小便短赤，口苦口腻，胃脘痞胀，恶心纳呆。舌红，苔黄腻，脉濡数。

（2）辨证要点：腹痛，大便泻下臭秽夹鲜血，肛门灼热肿痛，口苦口腻。舌红，苔黄腻。

2. 气滞血瘀型

（1）临床表现：腹部积块，固定不移，腹部胀痛或刺痛，大便溏泻，或为黑便，形体消瘦，面色晦暗，嗳气纳呆，神疲乏力。舌质紫暗，或有瘀斑，脉细涩。

（2）辨证要点：腹部积块，有刺痛感，大便溏泻或为黑便。舌紫暗或有瘀斑，脉细涩。

3. 肝郁脾虚型

（1）临床表现：右少腹或脐周胀痛，痛则欲泻，便后痛减，大便稀溏，胸胁胀闷，嗳气食少，抑郁恼怒或情绪紧张时腹痛、腹泻复发或加重，矢气频作。舌质淡，苔薄，脉弦。

（2）辨证要点：右少腹或脐周胀痛，痛则欲泻，便后痛减，胸胁胀闷，抑郁恼怒时腹痛腹泻加重。脉弦。

4. 脾胃虚寒型

（1）临床表现：腹部隐痛，喜温喜按，肠鸣，久泻不愈，呕吐清水，食欲不振，面色萎黄，神疲乏力，四肢畏寒，少寐头晕。舌质淡，苔薄白，脉沉迟。

（2）辨证要点：腹部隐痛，喜温喜按，久泻不愈，四肢畏寒，神疲乏力。舌淡，苔白，脉沉迟。

二、鉴别诊断

（一）与肠结核鉴别

绝大多数继发于肠外结核，因此常有开放性肺结核，病变虽可涉及回肠末端，但同时多累及盲肠、升结肠，无节段性分布，瘘管形成较少，结核菌素试验阳性，抗痨治疗有效，组织学检查可见干酪性肉芽肿病变。

（二）与溃疡性结肠炎鉴别

克罗恩病与溃疡性结肠炎有许多相似之处，二者临床容易混淆，其不同之处：①克罗恩病常易累及回肠远端，并可累及整个消化道；而溃疡性结肠炎主要累及远端结肠，严重者可蔓延至全肠及回肠末端，但不侵犯小肠。②克罗恩病变累及肠壁全层，以肉芽肿为典型病变；而溃疡性结肠炎的病变表浅，主要累及黏膜层及黏膜下层。③克罗恩病的病变呈跳跃式；而溃疡性结肠炎病变则连续而均匀。④克罗恩病常并发瘘管及不完全性肠梗阻；而溃疡性结肠炎则少见。

（三）与急性阑尾炎鉴别

在急性阶段或位于回盲部首次发作的克罗恩病常易误诊为急性阑尾炎，但阑尾炎病人，一般以往无发热和腹泻病史，右下腹压痛局限，固定在麦氏点，白细胞计数明显增高。手术中如发现阑尾正常或病理改变很轻微时，应细致探查回肠末段，若充血水肿，病变上下段肠管正常或呈跳跃式改变，即为克罗恩病。

（四）与急性出血坏死性小肠炎鉴别

本病亦呈节段分布，临床表现和克罗恩病呈急性起病者相似。但本病多见于儿童及青年，有地区性和季节性，发病前有不洁饮食或暴饮暴食史，腹痛以右上腹、右中腹为主，便血多见，呈血水样或暗红色糊状粪便，且腥臭，本病中毒症状较明显，病程较短，很少复发。

（五）与盲肠癌鉴别

本病年龄多在40岁以上，病程呈进行性发展，右下腹常见包块，较克罗恩病为多，并有结节感，X线钡灌肠示盲肠有充盈缺损，纤维肠镜和活组织检查可发现癌瘤证据。

三、治疗

（一）提高临床疗效的思路提示

1. 谨守病机，辨证准确

本病主要病机是湿热蕴结于大肠，气血壅滞，大肠传导失常，而大肠主传导的功能有赖于脾胃的健运，大肠有病必延及中焦脾胃。少腹属肝，肝病必传之于脾，加之患者久病必多虚多瘀，往往易形成肝脾不和，升降失司，寒热不调，正虚邪实的局面。这就需要全面的分析，准确的辨证。

2. 证变法亦变，论治要周密

本病的病机多为湿热蕴结下焦，气血壅滞，正气虚衰。在施治时除了要紧紧抓住这个病机外，还要具体分析正邪力量的对比，或以祛邪为主，补虚为辅，或以补虚为主，兼以祛邪，或补消并用，做到证变法亦变。用药有效则应守方，不要轻率改变。

3. 扶助胃气，饮食有节

胃为水谷之海，胃气一虚，则五脏六腑化源匮乏。本病属胃肠病变，扶助胃气是自始至终应重视的关键环节，务必做到饮食有节，这是提高临床疗效的必备条件，否则会前功尽弃。

4. 内外合治，双管齐下

在整体辨证施治的同时，配合中药灌肠。内服可照顾机体的全局，外治灌肠能直接作用于病变肠道，保留时间长，浓度高，既有利于药物吸收和发挥作用，又能避免胃酸对药物的影响，使药物成分免受破坏，有利于局部炎症消退和病变修复，共达标本兼治之目的。

（二）中医治疗

1. 内治法

（1）湿热蕴结型

治法：清化湿热，理气和胃。

方药：白头翁汤加减。

黄连 6g，白头翁 15g，黄柏 12g，秦皮 12g，黄芩 12g，马齿苋 12g，赤芍 12g，槟榔 10g，陈皮 12g，焦山楂 12g，广木香 10g，甘草 6g。

若便下鲜血者加地榆 15g，藕节 12g，白及粉 6g，仙鹤草 12g，凉血止血；胃脘痞胀纳呆者加佛手 12g，炒枳壳 12g，焦山楂、焦神曲各 12g，理气健脾；小便短赤者加炒车前子 15g，六一散 30g，清热利尿，兼实大便；兼发热恶风之表证者，可配合用银翘散以疏风解表清热。

（2）气滞血瘀型

治法：理气活血，通络消积。

方药：膈下逐瘀汤加减。

五灵脂 10g，当归 15g，川芎 12g，桃仁 12g，红花 10g，赤芍 12g，乌药 12g，元胡 15g，制香附 12g，枳壳 12g，甘草 6g。

若肛门脓肿者加蒲公英、红藤、皂角刺以活血透脓；若女子闭经，加泽兰、益母草行气活血通经。

（3）肝郁脾虚型

治法：疏肝理气，健脾化湿。

方药：痛泻要方加减。

白术 12g，白芍 20g，防风 10g，陈皮 10g，茯苓 15g，枳壳 12g，乌药 12g，白扁豆 20g，木瓜 12g，薏苡仁 30g，炙甘草 5g。

若食少神疲，加党参、山药、焦山楂、焦神曲健脾助运；若腹痛较重，胸胁胀满，加柴胡、制香附、元胡疏肝理气；若泻下垢腻加黄连、败酱草清肠化湿；若便血鲜红，加仙鹤草、地榆凉血止血。

（4）脾胃虚寒型

治法：温阳散寒，健脾和胃。

方药：参苓白术散合附子理中汤加减。

党参 15g，白术 15g，茯苓 15g，陈皮 12g，山药 30g，白扁豆 15g，附子 6g，莲子肉 15g，砂仁 6g，薏苡仁 15g，甘草 6g，生姜 6g。

若久泻不愈者加用四神丸；若少寐头晕者加丹参、当归、夜交藤、合欢花养血宁心安神；食欲不振者加山楂、神曲、麦芽健脾和胃。

2. 外治法

（1）针灸

①体针：泄泻取脾俞、中脘、章门、天枢、足三里；腹痛取脾俞、胃俞、足三里、中脘、气海、关元；便血取足三里、三阴交、关元、阴陵泉。伴出血性休克者取人中、少商、合谷、涌泉、百会。

②耳针：泄泻取大肠、小肠、胃、脾、交感、神门；腹痛取交感、神门、皮质下、胃、脾、小肠；便血取皮质下、心、肾上腺、肝、脾、胃、十二指肠、神门。

（2）穴位埋线：选穴两组，一组，胃俞透脾俞（双）、中脘透上脘、天枢（双）；二组，同一组，去天枢，加大肠俞（双）、足三里（双），每隔 15～20 天，两组交替埋植 1 号羊肠线 1 次，10 次为 1 疗程。

（三）西医治疗

1. 一般治疗

主要是全身支持治疗，纠正营养不良，贫血，低蛋白血症。给于高热量、高蛋白，低脂肪，少渣易消化的饮食，并辅以大量维生素及抗贫血制剂。急性期患者不能进食和大量腹泻者，应给予营养要素或静脉高营养。长期患病、营养状况差者也应给予静脉高营养。有明显梗阻及严重失水时，需胃肠减压并纠正脱水及电解质紊乱。腹痛者可用阿托品或普鲁本辛。腹泻者，可用地芬诺酯 2mg，每日 3 次，口服。

2. 药物治疗

在急性活动期，适当用药可缓解症状，有促进食欲，改善一般状况的作用。在手术治疗时，应用药物可改善全身情况，为手术创造条件。

（1）免疫抑制剂

①肾上腺皮质激素：可缓解急性期的症状。急性期可采用强的松 10～20mg，每日 3 次，口服，或用相应量的氢化可的松静滴。直肠病变者可用强的松龙肛栓，每日 1～2 次，或用氢化可的松 25～50mg 保留灌肠，布地奈德的全身不良反应较少，疗效略逊于皮质激素，3 毫克/次，3 次/日，口服。

②硫唑嘌呤：每日 100～150mg，分次口服。疗效不如皮质激素，或效果不明显，副作用较多，而与激素合用，有减轻症状，增强疗效的作用。不良反应有骨髓抑制表现等，不耐受者可试换用甲氨蝶呤。

（2）抗菌素治疗：其作用机制，可能为杀灭肠道细菌，从而减少细菌产生的大量抗原并参与肠道的免疫反应，使病变好转，腹泻减轻。

①水杨酸偶氮磺胺嘧啶：活动期每日 2.0～4.0g，分次服用。必要时可加大剂量，国内一般维持量为 0.5～2.0g/d，应注意白细胞减少等磺胺类药物的副作用；美沙拉嗪能在回肠末段、结肠定位释放。

②甲硝唑：0.4g，每日 2 次。

（3）生物制剂：英夫利昔促炎性细胞因子拮抗剂试验证明对传统治疗无效的克罗恩病有治疗作用。

3. 手术治疗

不可能根治克罗恩病，但在内科治疗失败并伴有某些并发症时需要手术治疗。

（1）手术指征：①积极内科治疗后无效。②发生肠穿孔。③发生完全性肠梗阻。④腹腔脓肿，内外瘘。⑤消化道大出血，内科治疗无效。⑥并发癌肿。

（2）手术方式：①单纯病灶切除。②直肠结肠切除术或次全结肠切除术。③回肠造瘘术。

（四）中医专方选介

1. 痛泻要方加味

党参、白术各10g，茯苓、白芍各12g，陈皮、防风各6g，红藤、车前草各12g，生甘草6g。用法：每日1剂，水煎分服。本病多因饮食失调，致脾胃运化失司，日久积湿生热，湿热蕴阻肠腑而出现腹痛，泄泻，土虚木贼则腹胀、纳呆、形瘦、神疲。方用痛泻要方为主以补脾泻肝，加红藤清热解毒，车前草利尿，使湿热下行而出。终以人参健脾丸从本图治，使脾旺而不受邪，疗效得以巩固。［阎孝诚．中国特色医疗大全．石家庄：河北科学技术出版社，1997：145］

2. 薏苡附子败酱汤

生薏苡仁30g，制附子（先煎）6g，败酱草15g，党参12g，炒白术9g，川楝子6g，元胡6g，丹皮6g，赤芍、白芍各9g，砂仁5g，生甘草6g。本方化湿清热兼行瘀滞，辅以扶正理气止痛。适用于湿热蕴结肠道，气血壅滞的证型。水煎，每日1剂，早晚分服。［史于广，等．当代名医临证精华．慢性腹泻专辑．北京：中医古籍出版社，1988：169］

3. 连脂清肠汤

补骨脂、黄连、白术、茯苓、山药、白芍、甘草、防风、五灵脂。徐景藩认为，对本病当以健脾化湿为主，抑肝温肾，温中佐清，除其肠热，活血化瘀，通络消积。［史宇广，等．当代名医临证精华．慢性腹泻专辑．北京：中医古籍出版社，1988：145］

第四节　肠道寄生虫病

肠道寄生虫病是指寄生在人体肠道的虫类所引起的疾病。人体肠道寄生虫有多种，本篇重点介绍蛔虫病、蛲虫病、钩虫病。

肠道寄生虫病是临床的常见病，多发病。除引起胃肠道的症状外，还可引起严重的并发症，损害人体脏腑的气血，临床常见患者面黄肌瘦，精神萎靡，腹痛，喜食异物等症。由于感染寄生虫种类的不同及感染程度的差异，其临床表现也存在较大的差别，其治疗主要是杀虫驱虫以消除病因，健运脾胃以改善症状。

蛔 虫 病

蛔虫病是因蛔虫寄生于人体肠道而引起的一种寄生虫病，因误食被蛔虫卵污染过的生冷蔬菜、瓜果或其他不洁食物所引起。多见于儿童。临床以腹痛消瘦、食欲不振或嗜食异物等为主要表现，偶可引起胆道蛔虫、蛔虫性肠梗阻等严重合并症。

一、临床诊断

（一）辨病诊断

1. 症状和体征

（1）反复发作的脐周围疼痛，食欲不振，或有异食癖，可伴龋齿、恶心、呕吐，或吐蛔，面部偶可见白斑，巩膜可有蓝点，下唇内则有散在的白色小颗粒，轻度腹泻或便秘，也可发生营养不良或贫血。

（2）幼虫移行致肺部，可引起蛔虫性嗜酸性肺炎。表现为咳嗽、气喘、发热、皮疹等。幼虫移行至肝、脑、肾等处，亦可引起相应的症状，如肝脓肿、脑膜炎、癫痫、浮肿等。

（3）蛔虫钻入胆道，可引起胆道蛔虫病。表现为剑突下或右上腹阵发性剧烈绞痛，呕吐，可吐出胆汁或蛔虫，若继发胆道感染，可出现发热、黄疸。

（4）蛔虫扭结成团，可引起蛔虫性肠梗阻。表现为阵发性剧烈腹痛、呕吐、腹胀，腹部可扪及条索状包块，可见肠型，腹部透视可见肠曲充气或有液平面。

2. 实验室检查

（1）粪便中可查到蛔虫卵，用漂浮法可提高检出率，但仅有雄虫或为不成熟的雌虫时，粪便中可无虫卵。

（2）蛔蚴移行时，白细胞总数增高，为（15～20）$\times 10^9/L$；嗜酸性粒细胞明显增高，为0.03～0.06。

（二）辨证诊断

蛔虫病临床表现有轻有重，病势有缓有急，轻者可无症状，或偶有腹痛。重者可见腹痛剧烈，甚或吐蛔，出现蛔厥，虫瘕等并发症。

1. 虫踞肠腑型

（1）临床表现：脐腹疼痛，时作时止，嗜食异物，面部白斑，巩膜蓝斑，唇内有散在的白色小颗粒，或见吐蛔，大便不调，或大便下虫，食欲不振，面色萎黄，形体消瘦。苔薄腻或花剥，脉弦。

（2）辨证要点：脐周疼痛，时作时止，食欲不振或嗜食异物，面部白斑，或见吐蛔、便蛔。

2. 蛔厥型

（1）临床表现：突然右上腹剧烈绞痛，时作时止，痛引肩背，肢冷汗出，恶心呕吐，吐蛔，甚或出现黄疸，或见恶寒发热。苔黄腻，脉弦数。

（2）辨证要点：突然右上腹绞痛，时作时止，痛引肩背，甚或吐蛔。

3. 虫瘕型

（1）临床表现：突然剧烈腹痛，腹中可扪及条块状包块，腹部胀满，恶心呕吐，不能进食，大便不通。舌淡红，脉弦数。

（2）辨证要点：突然剧烈腹痛，腹内包块，腹部胀满，大便不通。

二、鉴别诊断

（一）与胃炎鉴别

胃炎是中上腹近心窝处疼痛，与饮食有密切关系，常伴嗳气、泛酸、脘腹痞满等症，常有多年病史，大便化验检查虫卵与胃镜检查有助于明确诊断。

（二）与阑尾炎鉴别

阑尾炎之腹痛初起多在上腹部或脐周，数小时后转至右下腹，并有固定压痛及反跳痛，或右下肢屈曲不能伸直，常伴发热、恶寒、恶心呕吐，血象检查可见白细胞升高，若阑尾周围脓肿形成，可于右下腹触及有触痛的包块。症状、体征、化验检查有助于明确诊断。

（三）胆道蛔虫与胆囊炎、胆石症鉴别

胆道蛔虫、胆囊炎、胆石症都有右上腹痛，但胆道蛔虫症多突然发作，呈钻顶样的绞痛，常伴有呕吐，可吐出胆汁和蛔虫，且腹痛虽非常严重，但多无腹肌紧张。急性胆囊炎多在饱食脂肪餐后发作，多伴有发热，寒战，黄疸，血象检查可见白细胞升高。胆石症多伴胆囊炎，发作时症状类似以上两病，B 超检查、胆囊造影、逆行胰胆管造影、腹部 CT 检查有助于明确诊断。

三、治疗

（一）提高临床疗效的思路提示

1. 驱蛔杀虫，不忘顾护中气

虫疾为患，多喜居肠道，吸吮水谷精微，耗伤气血，损伤脏腑，使脾胃虚弱，营养被耗，人体日渐消瘦，《奇效良方》云："脏腑不实，脾胃俱虚，杂食生冷肥甘油腻之物，或食瓜果与畜兽内脏遗留诸虫子类而生。"治疗时应在驱蛔杀虫药中，增加顾护中气之品。以防驱虫荡涤，损伤中气，临证驱虫当中病即止，处处顾护中气，脾胃强健，则虫体易除。

2. 中西合璧，提高临床疗效

蛔虫病的治疗主要是驱虫，中西药驱虫均有较好的效果，但西药驱虫剂多有不同程度的毒副作用，因此，对肝肾功能不良及体质弱的患儿可选用中药驱虫，对胆道蛔虫病的治疗，中药以安蛔驱虫为主，同时配合西药镇痛，解痉，对继发胆道感染者应配合抗生素控制感染；对蛔虫性肠梗阻（多为不完全性梗阻），治疗以承气汤驱泻虫体，或服生豆油，以帮助驱导蛔虫团，同时配合西医胃肠减压，注意纠正水、电解质紊乱和酸碱失衡，也可配合针灸治疗，通过综合治疗，可使梗阻缓解。

（二）中医治疗

1. 内治法

（1）虫踞肠腑型

治法：驱蛔杀虫，调理脾胃。

方药：使君子散加减。

使君子、槟榔各12g，白芜荑、鹤虱、苦楝根皮、雷丸各10g，甘草3g。

若大便干者，加大黄、青皮。驱虫后以异功散加减调理脾胃。

（2）蛔厥型

治法：安蛔定痛，驱除蛔虫。

方药：乌梅丸加减。

乌梅15g，黄连、黄柏各6g，川椒、干姜各5g，细辛、附子各3g。

出现黄疸及舌苔黄腻者，去附子、干姜，加茵陈、大黄、槟榔。

(3) 虫瘕型

治法：安蛔驱虫，润下通便。

方药：乌梅丸合小承气汤加减。

乌梅12g，枳实、厚朴各10g，黄连、黄柏、川椒各6g，大黄、芒硝各5g，甘草3g。

2. 外治法

(1) 针灸疗法

①蛔虫病可指压灵台、至阳两穴。其方法为病人俯卧，术者用双手拇指按压，手法由轻至重，直至腹痛缓解为止。

②胆道蛔虫症，可针刺迎香（透四白）、足三里、胆俞、鸠尾。呕吐加内关；疼痛不止加中脘。手法宜取泻法。留针30分钟。

③耳针取左耳郭相应部位针刺。

④拔罐时，对应腹痛部位，在背部拔罐，或在腹痛部位拔罐也可。

(2) 腹部热熨法：取食盐500g（糠麸亦可），加入食醋50～100mL，放锅内炒热，用两层纱布包裹，令病人仰卧屈膝，放于腹部热敷，冷后再加温，约1小时左右。适用于蛔虫引起的虫瘕证（蛔虫性肠梗阻）。

用大黄、芒硝各50g，冰片15g。共研细末，和醋调匀，外敷痛处。治疗小儿胆道蛔虫症。

(3) 推拿疗法：揉外劳宫，推三关、摩腹、揉神阙，用于蛔虫性腹痛。按压上腹部剑突下（以压痛点为准），采用一压一推一松手法，连续推压7～8次后重压1次，如此反复进行，用于胆道蛔虫病；用掌心以旋摩法按顺时针方向按摩患儿腹部，手法由轻到重，用于蛔虫性肠梗阻。

(三) 西医治疗

1. 驱虫治疗

(1) 枸橼酸哌吡嗪（驱蛔灵）：为临床常用驱虫药，毒性低，疗效高。剂量为每日150mg/kg，最大量每日不超过3g，空腹，1次顿服或睡前服。连服2日，不必加服泻药，如重复使用，需间隔2周。

(2) 广谱驱虫药甲苯咪唑，剂量为每次500mg，1次顿服，或每次100mg，日服2次，连服3天。未治愈者，可于3周后重复，进行第2疗程。阿苯达唑400mg，1次服；头孢噻啶：500mg，1次服，儿童为每次10mg/kg，日1次。

（3）丙硫咪唑（肠虫清）：剂量为每次 400mg，1 次顿服。如需重复使用，需间隔 3 周。2 岁以下小儿禁用。

（4）左旋咪唑：剂量为每日 1.5～2mg/kg，1 次顿服，连服 2 日。必要时可于 1 周后按相同剂量重复 1 次。

（5）苦楝皮：成品为川楝素片。成人 200～250mg，空腹顿服，目前较少应用。

2. 并发症的治疗

（1）胆道蛔虫病：首先采用内科治疗，治疗原则是镇痛、解痉、驱虫、控制感染。常用 10% 硫酸镁 5～10mL，每日 3 次。维生素 K_3，每次 4～8mg，肌肉注射，每日 3 次。继发胆道感染者，应用抗生素，内科疗法无效者，必要时可行手术治疗。

（2）蛔虫性肠梗阻：不完全性肠梗阻，可先采用内科治疗。行胃肠减压，纠正水、电解质紊乱和酸碱失衡，缓解后驱虫治疗。以氧气驱虫效果好，给氧量按每岁 100～150mL 计算，最大量不超过 1500mL，20～30 分钟内注完。完全性肠梗阻应及时行外科手术治疗。

3. 对症治疗：腹痛可用阿托品、颠茄等以缓解疼痛，出现过敏症状者，可用脱敏药，如扑尔敏等。

（四）中医专方选介

1. 新加乌梅汤

治疗胆道蛔虫病，其药物组成：乌梅 30g，川楝子 15g，茵陈 20g，郁金 15g，土黄连（三颗针）25g，五灵脂 10g，藿香 10g，广木香 10g 等 8 味中药。用法：每日 1 剂，煎煮 2 次，每次用水 500mL，煎至 250mL，治疗 136 例，治愈 132 例，无效 4 例。方中乌梅味酸，有安蛔作用；茵陈、郁金利胆，可加速蛔虫从胆管中排出；川楝子、五灵脂有较强的杀虫止痛作用；藿香止呕；木香理气；土黄连苦寒，能清热下蛔，尤其是土黄连（三颗针）不宜用其他药物替代，因为土黄连中小檗碱的析出，加强了清热、抗炎、安蛔、下蛔之功效，所以“新加乌梅汤”经过严密的组方，达到了安蛔止痛，清热利胆，止呕排蛔的作用。［张治国．新加乌梅汤治疗胆道蛔虫病．中国中医药信息杂志．1999，（5）：64］

2. 利胆驱蛔汤

治疗胆道蛔虫症，本方组成：乌梅 30g，白芍 20g，枳壳 18g，花椒、槟榔、延胡索各15g，大黄、郁金各12g，木香10g，食醋50mL，每日1剂。方中乌梅味酸，配食醋更增安蛔止痛之效，酸味对胆囊有收缩作用，可促进胆汁排泄，又能驱除蛔虫，与辛辣之花椒合用以制蛔止痛；大黄泻下通腑；槟榔驱除蛔虫；郁金、木香、枳壳行气利胆止痛，可解除胆道痉挛，使胆汁分泌量增多；延胡索、郁金、白芍活血理气，缓急止痛，全方集酸、辛、苦味之品以驱蛔杀虫，疏肝利胆，通降胃气，故用之收效甚好。[王康民．利胆驱蛔汤治疗胆道蛔虫症．新中医．1999，(8)：19]

3. 生大黄

生大黄解痉止痛作用治疗80例胆道蛔虫症的临床观察。共80例患者，分两组，治疗组48例，治疗用生大黄碾粉，每天0.5kg，分3次口服，3天为1个疗程，根据病情轻重，有无呕吐、合并感染等，给予适量的补液，纠正电解质失衡，加用抗生素，以控制预防胆道感染。对照组32例，用山莨菪碱，硝苯啶，维生素K_3等药物解痉止痛，另外，给予补液、抗感染、纠正电解质失衡等治疗，3天为1疗程。治疗结果：治疗组48例中，显效35例，好转12例，无效1例，总有效率为97.9%，均无不良反应。对照组32例中，显效无，好转23例，无效9例，总有效率71.9%，治疗组疗效明显高于对照组。[吴中卫，等．生大黄解痉止痛作用治疗80例胆道蛔虫症的临床观察．中医药研究．1997，(3)：28]

4. 下虫丸

苦楝根皮15～30g，芜荑9g，贯众9g，雷丸9g，使君子肉6～9g，(炒黄后嚼服)，每日1剂，连服3天。如有脐周痛，可加木香10g，元胡12g等；舌苔腻、纳呆，可加陈皮、青皮各10g。治愈率92.5%。[朱大年．下虫丸加减治疗蛔虫病．上海中医药杂志．1984：11]

5. 胆道驱蛔方

治疗胆道蛔虫病100例，本方由乌梅、川椒、槟榔、大黄及左旋咪唑（冲服）组成。每日1剂，空腹服。方中乌梅味酸制蛔，川椒味辛伏蛔，槟榔、大黄味苦下蛔，使胆道上段及胆囊收缩，促进胆汁排泄，迫使蛔虫随胆汁退出胆道，在大黄的导泻作用下加速排出体外。而左旋咪唑能使蛔虫麻痹，与中药起协同作用。经治疗，腹痛消失，最短2小时，最长3天，2天治愈率97%，无1例出现不良反应。[吴来好．胆道驱蛔方治疗胆道蛔虫病100例疗效观察．北京中医．1991，4：46]

6. 胆道驱蛔定痛汤

使君子、乌梅、川椒、雷丸、槟榔、川楝子、生白芍、枳壳、青皮、元胡、生甘草。治疗100例胆道蛔虫病，服1剂治愈者80人，2剂治愈者12人，3剂治愈者8人，疗程最短者1日，最长者5日。［孙克良．中医治疗胆道蛔虫病100例．浙江中医学院学报．1985，（1）：22］

7. 梅椒二黄汤

黄连2g，川椒5g，乌梅、使君子肉、鹤虱、生大黄（后下）各10g。1剂水煎2次成200～300mL药液。分次频服，每日1剂。共65例，治愈62例，占95.4%；好转3例，占4.6%。服1剂治愈者16例，2剂治愈者33例，3剂以上者13例。未见不良反应。［秦亮．梅椒二黄汤治疗小儿胆道蛔虫症65例．天津中医．1990，7（2）：15］

蛲虫病

蛲虫病是蛲虫寄生于人体肠道而引起的寄生虫病。是由于吞入有感染性的蛲虫卵所致。临床以肛门及会阴附近瘙痒为特征，好发于2～8岁集体机构中的儿童，流行极广，无季节性。

自隋朝以来，中医对蛲虫病的观察和认识就有较详细的记载。《诸病源候论九虫证》中就有“蛲虫至细微，形如菜虫也，居胴肠间”的描述。蛲虫体小色白，形细小如线头，长不过寸，故俗称“白线虫”。蛲虫病古今同名，与西医学的蛲虫病一致。

一、临床诊断

（一）辨病诊断

1. 症状与体征

（1）多数患儿无明显症状，仅在雌虫爬到肛门周围产卵时，感到肛门或会阴部瘙痒，以致引起夜睡不安，遗尿，或出现交叉擦腿的动作。

（2）可出现食欲减退，恶心呕吐，腹痛腹泻等消化道症状，但一般较轻微。

（3）蛲虫偶可侵入邻近器官，引起异位并发症，如外阴炎、阴道炎、输卵管炎、阑尾炎以及尿频、尿急等症状。

（4）患儿夜间入睡后，可在肛门附近见到蛲虫。

2. 实验室检查

在清晨起床前，用肛门棉试子拭抹肛门皱襞处，直接取标本进行镜检，或用透明胶纸黏拭肛门皱襞处黏贴虫卵后做镜检，可查到蛲虫卵。

（二）辨证诊断

蛲虫病较轻者，一般无明显的全身症状，仅有肛门瘙痒及由于蛲虫刺激而产生的局部症状。若病程较久，可耗伤气血，亦可蕴生湿热，从而引发一些全身症状，以脾胃虚弱为主，一般较轻微。

1. 虫扰魄门型

（1）临床表现：肛门及会阴部瘙痒，夜间为甚，睡眠不安，伴尿频或遗尿，肛周红赤，粪便一般无异常。

（2）辨证要点：肛门及会阴部瘙痒，夜间为甚，粪便下虫。

2. 脾胃虚弱型

（1）临床表现：食欲不振，形体消瘦，面色萎黄，睡眠不安，肛门及会阴部瘙痒，或见腹痛，喜咬指甲，可伴尿频或遗尿。舌质淡，苔白，脉弱。

（2）辨证要点：食欲不振，面色萎黄，肛门及会阴瘙痒。舌淡。

二、鉴别诊断

与阴囊肛门湿疹鉴别：肛门湿疹与蛲虫病均可出现肛门瘙痒感，肛门湿疹见于肛门、阴囊、会阴等处，出现红斑、丘疹、水泡、脱屑、糜烂、渗出、剧痒，但肛门周围未发现蛲虫，肛周取标本镜检未发现蛲虫卵。蛲虫患者的肛门和会阴瘙痒，以夜间尤甚，可伴食欲减退、恶心呕吐、腹痛等消化道症状，肛门附近可发现蛲虫，肛周取标本镜检，可查到蛲虫卵。

三、治疗

（一）提高临床疗效的思路提示

1. 内外合治，以图效捷

治疗蛲虫病，内服药以杀虫、驱虫、止痒为主，使蛲虫在体内无生存环境以排出体外。由于蛲虫常寄生在人体盲肠、结肠、直肠、肛门等处，故在内治的同时，积极配合外治疗法，使药力直达病所，并增加药效的持续时间，内外合治，以图效捷。

2. 重视预防，避免重复感染

本病重复感染的机会较多，在药物治疗的同时，必须重视与预防相结合。患儿应勤剪指甲，保持手的清洁，勤洗勤换内裤、被褥，且需煮沸消毒或在日光下暴晒，以杜绝再感染。

3. 杀虫驱虫，勿忘顾护脾胃

蛲虫病的主要治疗方法为杀虫、驱虫、止痒。在杀虫的同时还要顾护脾胃，蛲虫寄生在肠内可损伤脾胃，影响气机，日久耗伤气血，而且驱虫药多有一定的毒副作用，也可损伤脏腑，耗伤气血，故治疗蛲虫病要杀虫驱虫，但勿忘顾护脾胃，只有脾胃健运，气血充盛，才能驱虫外泄，使治疗效果更佳。

（二）中医治疗

1. 内治法

（1）虫扰魄门型

治法：杀虫驱虫止痒。

方药：化虫丸加减。

槟榔、鹤虱、苦楝根皮、百部、使君子各 10g，黄柏、苍术各 6g，甘草 3g。

腹痛加青皮、白芍；尿频加滑石、木通。

（2）脾胃虚弱型

治法：健脾驱虫。

方药：五味异功散加减。

白术、党参、陈皮、茯苓各 10g，槟榔、使君子、百部各 6g，甘草 3g。

食少加砂仁、佛手；腹痛加白芍、木香。

2. 外治法

（1）熏洗：苦楝根皮 20g，鹤虱 15g，蛇床子 15g，生百部 15g，野菊花 15g，生甘草 5g。加水煎沸 3 ~5 分钟。坐浴熏洗，每晚睡前 1 次。

（2）灌肠：百部 150g，苦楝根皮 60g，乌梅 9g，加水 1200mL，煎至 400mL 左右，过滤后于每晚用 20 ~30mL 保留灌肠。连续 3 次为 1 疗程。

（3）涂敷：百部 50g，苦参 25g。共研细粉，加凡士林适量，调成软膏，晚上睡前用温水洗肛门后涂药膏。每晚 1 次，连续 7 次为 1 疗程。

（三）西医治疗

1. 药物治疗

（1）扑蛲灵（恩波维铵）：为治蛲虫的首选药，剂量为每次 5～7.5mg/kg，1 次顿服，必要时 2～3 周后重复 1 次。

（2）枸橼酸哌吡嗪（驱蛔灵）：为目前驱蛲虫较有效的药物，毒性低，剂量为每日 50mg/kg，早晚分 2 次服，连服 7～10 天，1 日总量不超过 2g。其后每周服药 2 日，每日剂量同上，连服 4 周。

（3）双羟萘酸噻嘧啶（抗虫灵）：为肠道广谱驱虫剂。剂量为每日 5mg/kg，睡前 1 次顿服。

（4）丙硫咪唑：剂量为每次 200～400mg，1 次顿服。为防止再感染，服药后间隔 1 周再服 100～200mg，2 岁以下小儿禁用。

2. 局部治疗

每次排便后或晚间，用温水洗净肛门，用 2% 白降汞软膏或 10% 氧化锌油膏，涂抹于肛门周围皮肤上，或用蛲虫软膏注入并涂抹于肛门，可止痒杀虫，并减少自体感染。

（四）中医专方选介

1. 十味驱虫散

槟榔 15g，使君子仁 15g，雷丸 9g，大黄 9g，芦荟 6g，榧子 6g，二丑 9g，苦楝根皮 12g，雄黄 2g，芜荑 6g，共研细粉，口服，每次 12g。百部米醋液（百部 50g，米醋 100mL，先将生百部加水，浓煎至 500mL，再加米醋摇匀即成）每次用 40mL，每晚保留灌汤 1 次，外涂雄黄膏适量，治疗 40 例，均痊愈。[李乾构，等．中医胃肠病学．蛲虫病篇．1995，（7）：342]

2. 驱蛲虫汤

槟榔 20g，川楝子 15g，细辛 1g，百部 10g，乌梅 6g，大黄（后下）8g，使君子适量（不入汤剂，炒熟去壳食仁）。加水煎至 60mL，每日 1 剂，晨起空腹先食炒熟的使君子仁，1 岁 2 粒，2 岁 4 粒，其余按年龄每增加 1 岁加服 2 粒。随后服中药汤剂，药后 1 小时进食，连服 3 日，同时外用杀蛲药棉塞肛。结果 90 例患者中 87 例治愈，好转 3 例，治愈率 96.6%。[朱小晓．中药治疗小儿蛲虫病 90 例．广西中医药．1988，11（6）：19]

3. 榧黄散

用榧子（去壳取肉焙干）、生大黄各等份。研末，开水冲服，日服 3 次，每次（年龄+1）×0.4g，连服1周。共治96例，镜检蛲虫卵为阴性87例，镜检蛲虫卵较前减少9例。［秦亮．榧黄散治疗小儿蛲虫病96例观察．黑龙江中医．1991，（5）：31］

钩虫病

钩虫病是钩虫寄生于人体小肠引起的肠道寄生虫病，临床以贫血、营养不良、异食癖、胃肠功能紊乱为主要特征。寄生于人体的钩虫主要有十二指肠钩虫及美洲钩虫两种，我国华北、华东地区以十二指肠钩虫感染为主，华南及西南地区以美洲钩虫感染为主。

由于钩虫病在临床上以面色萎黄、浮肿、食欲减退，体虚乏力为主要表现，其证候与中医文献中的“懒黄病”“黄胖病”“桑叶病”“黄肿病”等相似。

一、临床诊断

（一）辨病诊断

1. 症状与体征

（1）钩蚴引起的症状与体征：钩蚴侵入皮肤，数分钟或数小时后，皮肤有痒疹及丘疹，局部有灼热或奇痒感，1~2天内变为水泡，常于数日内消失，继之侵入血液循环可引起蠕蚴移行症，感染钩蚴3~5天，可出现咳嗽发热，嗜酸性粒细胞增多症。

（2）成虫引起的症状与体征：主要表现为贫血和营养不良。症见面色萎黄，皮肤干燥，毛发枯黄稀疏，精神萎靡，表情淡漠，四肢无力，心悸气短，水肿。发病初期可食欲亢进，继之食欲减退，腹部隐痛不适，有异食癖，腹泻或便秘，严重者可有便血。贫血严重者可发生贫血性心脏病，甚至发生心力衰竭。

2. 实验室检查

（1）血化验检查：小细胞低色素性贫血，嗜酸性粒细胞轻、中度增高，血沉增快，血清IgE、IgG和α_2球蛋白显著增高。

（2）粪便检查：便潜血阳性，粪便直接涂片镜检可查到钩虫卵。

（二）辨证诊断

本病辨证以气血不足，脾虚湿困为主，虽有湿热虫毒，总为虚多实少，其早期可有皮肤瘙痒，日久渐见黄胖虚肿。

1. 初期

（1）虫毒犯表型

①临床表现：皮肤丘疹或水疱疹，糜烂、流水，局部瘙痒难忍，遇热更甚，畏寒发热。苔薄黄，脉浮或浮数。

②辨证要点：皮肤丘疹或水疱疹、糜烂、流水、红肿、瘙痒。

（2）虫毒犯肺型

①临床表现：咳嗽声嘶，重者发热气急，气喘，痰中带血。舌偏红，苔白或黄腻。

②辨证要点：咳嗽、气喘、痰中带血。

2. 后期

（1）脾虚湿滞型

①临床表现：面黄虚浮，脘腹胀满，时有腹痛，好食懒动或嗜食异物，大便溏泄，精神疲惫。舌淡，苔微腻，脉濡。

②辨证要点：面黄虚浮，便溏懒动，嗜食异物。

（2）气血亏虚型

①临床表现：面色虚黄浮肿，甚则下肢浮肿，食欲不振，头晕目眩，心悸气短，毛发稀疏，肌肤不泽，神倦乏力。舌淡胖，边有齿痕，脉细弱。

②辨证要点：面色虚黄浮肿，头晕心悸。脉细弱。

二、鉴别诊断

与营养性贫血鉴别：营养性贫血与钩虫病的成虫期均可表现为贫血和营养不良，症见面色萎黄或苍白，倦怠无力，精神不振，食欲减退，表情淡漠，水肿等贫血症状。但钩虫病有接触钩蚴，皮肤瘙痒及咳嗽发热的病史，粪便镜检可查到钩虫卵，血液中嗜酸性粒细胞增多。出现营养性贫血，血液化验可见红细胞、血红蛋白明显减少，经补充铁剂、叶酸、维生素 B_{12} 的治疗后，贫血明显改善，大便镜检未发现钩虫卵。

三、治疗

（一）提高临床疗效的思路提示

1. 杀虫补虚，视证而定

钩虫病的治疗以驱虫杀虫、补虚为根本大法。轻证宜先杀虫驱虫，再补虚扶正；重证则需杀虫补虚并治，标本兼顾；对脾胃受损，气血虚甚者，应先调理脾胃，补益气血，然后再驱虫杀虫。

2. 钩虫浮肿，应补虚健脾扶正

钩虫病后期，常因虫毒久踞，耗伤气血，损伤脏腑，脾肾虚损，无力蒸腾运化水液，水湿停聚，造成面目浮肿，其治需补益脾肾，资助气血，脾肾强健，气血充盈，则水肿自消。

3. 中西合治，杀虫绝根

中药杀虫剂多作用缓慢，性质平和，须多次运用，攻效方宏。在中药治疗的同时，可配合西药杀虫剂，联合用药，以增强杀虫之力，多次反复驱虫，杜绝其根源，以提高临床疗效。

（二）中医治疗

1. 内治法

（1）初期

①虫毒犯表型

治法：疏风解毒，杀虫止痒。

方药：钩蚴感染基本方（全国中医内科学会协定方）加味。

百部15g，苦参30g，僵蚕10g，蝉衣6g，荆芥10g，蛇床子12g，防风10g，黄柏10g，金银花12g，连翘10g，白鲜皮15g，甘草6g。

可配合外治法：5%硫酸炉甘石洗剂或1%樟脑酊涂擦局部。

②虫毒犯肺型

治法：解毒杀虫，宣肺止咳。

方药：贯众汤合三拗汤加减。

贯众15g，榧子10g，槟榔15g，百部6g，苦楝根皮12g，僵蚕12g，炙麻黄6g，射干10g，贝母10g，炙苏子12g，使君子10g，杏仁10g，甘草3g。

痰热盛者，加瓜蒌、桔梗、牵牛子12g。痰湿盛者，加陈皮、白芥子；哮喘者加代赭石、葶苈子；痰中带血者加仙鹤草、白茅根。

（2）后期

①脾虚湿滞型

治法：健脾益气，化湿消积。

方药：贯众汤合香砂六君子汤加减。

贯众15g，榧子10g，槟榔15g，百部6g，苦楝根皮12g，使君子10g，茯苓15g，党参12g，白术12g，砂仁6g，木香10g，鸡内金10g。

大便稀溏者，加炒苍术、焦山楂、焦神曲；湿滞者加陈皮、苍术；浮肿者加泽泻、车前子。

②气血亏虚型

治法：健脾益气养血。

方药：十全大补汤加减。

党参、黄芪、茯苓、熟地黄各12g，白芍、当归、川芎、陈皮各10g，白术15g，砂仁6g，甘草6g。

浮肿明显者加猪苓、泽泻、附子；心悸气短者加炒枣仁、五味子、煅龙骨。

2. 外治法

（1）皮肤热敷法：用毛巾2块，浸入53～56℃的热水中，趁热取出一块，挤成半干，敷于虫邪侵入部位，每半分钟调换1次，反复热敷10～15分钟，注意避免烫伤。

（2）局部外敷法：用15%噻苯咪唑油膏，5%硫酸炉甘石洗剂，2%～4%碘液涂抹患处。

（三）西医治疗

1. 一般治疗

（1）纠正贫血：给予口服铁剂，同时服用稀盐酸和维生素C，严重贫血者可少量输血。

（2）改善营养状况：给予高蛋白、富含维生素的膳食。

（3）防止并发症：继发感染者及时用抗生素控制感染。伴心力衰竭者，应采用输血、利尿等措施，强心药不宜过早使用。

2. 药物治疗

（1）羟基萘酸酚乙胺（灭虫宁）：为广谱抗肠虫药，以抗钩虫效果最好，剂量可按每岁0.2～0.3g计算，15岁以上用成人量（3～5g），清晨服药，服药前半小时口服或肌肉注射氯丙嗪0.5～1.0mg/kg，以消除呕吐反应，服药10～15天后检查粪便，如未驱尽，可重复用药1次。

（2）双羟萘酸噻嘧啶（抗虫灵）：对十二指肠钩虫疗效好，剂量为每次10mg/kg，1次顿服。

（3）甲苯咪唑：多用于年长儿，一般不用于婴幼儿。剂量为每次100～200mg，每天2次，连服3天。

（4）左旋咪唑：具有用量小，副作用少和疗效好的优点，对营养不良的患者及婴幼儿均宜。剂量为每次1.5～3mg/kg，每晚顿服，连服3日为1疗程，必要时可连服两个疗程。

（5）丙巯咪唑：剂量为每次400mg，1次顿服，2岁以下的小儿禁用。

（四）中医专方选介

1. 马齿苋方

广东揭阳县人民医院报道，用鲜马齿苋驱除钩虫，成人90g，加水2碗，慢火煎，剩100mL药液，去渣后加白醋15mL，白糖15g。每天晚上睡前服。共治41例，服药7～10天，粪检，虫卵阴转者36例，有效率87.8%。[广东省揭阳县人民医院门诊部．马齿苋治疗钩虫病41例观察．新医药学杂志．1973，（8）：30]

2. 周玉麟验方

周玉麟提出用越婢加半夏汤、小青龙汤、金沸草散、定喘汤加减可治疗钩虫性气管炎，治疗40例，均获得满意疗效。并认为有低热者加连翘、黄芩、知母等效果更好。[周玉麟．钩虫性气管炎40例临床观察及中医学类似钩虫病记载摘要．中医杂志．1966，（7）：13]

3. 王氏验方

王氏对钩蚴感染的分型治疗，收到较满意的效果。基本方：百部15g，苦参、僵蚕各10g，蝉衣3g，甘草5g。方中百部为润肺止咳，消痰杀虫的要药，苦参以清利湿热为其专长，又能凉血解毒，驱风杀虫。僵蚕、蝉衣疏风清热，治皮肤瘙痒，皆为杀虫解毒之要药。临床根据不同症状进行化裁，收效甚佳。

第五节　大肠肿瘤

大肠肿瘤是指发生于盲肠到肛门之间的各种肿瘤，以及与大肠肿瘤密切相关的瘤样病变等。大肠肿瘤可分为良性、恶性两大类，大肠良性肿瘤又可分为大肠息肉和大肠息肉病两类，大肠恶性肿瘤主要指大肠癌、大肠平滑肌肉瘤、大肠纤维肉瘤、大肠恶性淋巴系统肿瘤、类癌等。

中医学对大肠肿瘤的记述，最早见于约成书于春秋时期，我国最古老的医书《五十二病方》，其中描述的“牡痔”与直肠息肉相似，“牡痔有嬴肉出，或如鼠乳状，末大本小，有孔其中”。成书于战国时代的《黄帝内经》中有许多与大肠肿瘤有关的记载，如《灵枢·水胀》中的“息肉”“肠蕈”，《灵枢·刺节真邪》中的“肠瘤”“昔瘤”，均系肠道肿瘤的古病名。据陈寿（公元233～297年）所著《三国志·华佗传》记载，东汉末年的杰出医家华佗已能对发生于肠道中的病变进行剖腹手术，并成功地通过口服“麻沸散”进行麻醉。书中记载“若病结积在内，针药所不能及，当需刳割者，便饮其麻沸散，须臾便如醉死，无所知，因破取。病若在肠中，便断肠湔洗，缝腹膏摩，四五日瘥，不痛，人也不自寤，一月之间，即平复矣”。清·《外科大成》中对肛管直肠癌的特征进行了具体描述。书中写道：“锁肛痔，肛门内外如竹节锁紧，形如海蜇，里急后重，便粪细而带扁，时流臭水，此无治法。”该书中所载“悬胆痔，生于脏内，悬于肛外”则是对直肠息肉的描述。

大肠息肉及大肠息肉病

息肉的概念所指甚广，凡赘生于人体腔道内的各种肿瘤均可称作息肉。如《说文解字》说：“息，寄肉也。”从现代医学观点来看，息肉是黏膜上形成的异常突出物。因此息肉这一病名仅反映肿块的外形，并不反映其实质。现代医学中“息肉”与“息肉病”的概念有所不同，息肉指数量少，病变区域局限者，其中又有单发和多发的区别；息肉病则指息肉数量甚多，病变区域广泛，伴有综合症者。有人将息肉数量在100个以上者称息肉病，100个以下，非单发者称多发性息肉。大肠息肉及息肉病在中医古文献中有息肉痔、葡萄痔、悬肛痔、樱桃痔、垂珠痔等名称。

一、临床诊断

（一）辨病诊断

根据患者的临床症状、体征、内窥镜及钡剂灌肠检查结果，结合活组织病理检查，对本病的诊断并不困难。

1. 症状体征

大肠息肉常见的临床表现为便血、肠道症状、脱出和全身症状等。

（1）便血：一般便血量少，多为手纸见血，或粪便表面有血迹，也有大便时滴血者。血色鲜红或暗褐，有时带黏液。大便带血是管状腺瘤最常见的症状，约占90%以上；绒毛状腺瘤也可见便血，但多为黏液血性便；88%～100%的幼年性息肉可有便血；家族性腺瘤息肉病多可见黏液血便。

（2）脱出：直肠息肉蒂较长时多可脱出肛外。息肉脱出有时仅露于肛口，有时连同部分蒂部一起脱出肛外。如息肉较大，脱出后须手托还纳，偶可嵌顿于肛外。高位息肉常不能脱出。

（3）肠道症状：常表现为腹泻、里急后重等。部分管状腺瘤患者可见轻度腹泻，黏液便，排便不畅，便条变细，腹痛等症状。据统计，幼年性息肉患者中5%～19%可见腹泻，2%～13%可有便秘。腹泻是家族性腺瘤息肉病的主要症状，常表现为黏液血便，还可有腹痛、里急后重等症状。

（4）全身症状：息肉数量较多，病程较久者，可出现贫血、消瘦等全身虚弱的表现。大量排泄黏液者，可发生低钾性心律紊乱或四肢软弱无力，易疲劳等症状。青少年患者可影响身体发育。

2. 辅助检查

（1）望诊：如直肠息肉能脱出肛外者，可嘱患者下蹲努肛使息肉脱出肛外后进行观察。

（2）指诊：如息肉不能脱出，可做指诊检查。低位息肉多可触及。触摸时应细心，手指所及范围的肠腔周壁均应触及，以免遗漏。触摸时也可令患者用力努肛，此时有些高位息肉可下移而被触及，有时须变换体位进行指诊。指诊前应嘱患者排空大便。

（3）窥镜检查：通过乙状结肠镜或纤维结肠镜可直接观察息肉外貌、数量、位置等情况。窥镜下可见管状腺瘤表面光滑，大小不一，小如豌豆、樱桃，大如杨梅、胡桃，直径一般为0.5～1cm左右，颜色较正常黏膜稍红，有蒂或无蒂，蒂长短不等，粗细不均。绒毛状腺瘤表面有许多乳头或绒毛状突起物，其形状差异很大，有的为圆形，仅表面不平，有的分叶，呈菜花或海蜇状，多为单发，体积较大，临床所见的巨大息肉属此类者多，一般为无蒂基广，如将黏膜牵下，则可有蒂，此蒂较粗。较大的绒毛状腺瘤表面常附有较多黏液。幼年性息肉多有蒂，呈半球形，色红，表面光滑，与腺瘤不易区别。增生性息肉，大小一致，窥镜可见黏膜呈半球状隆起，一般直径约0.5cm，无明显蒂。家族性腺瘤息肉病可表现为肠腔黏膜上散布着许多大小不等的息肉，有的基底宽阔，有的生有长蒂，息肉呈粉红色或紫红色，圆形或卵圆形，有的数个分散，有的群生密集，多不胜数。

（4）X线钡剂灌肠：钡灌肠前，先以温热的生理盐水清洁灌肠，清除结肠内的粪便和气体。为使检查结果更为可靠，清洁灌肠后可嘱患者休息1小时左右，以有利于清洁灌肠所致的肠管刺激得以恢复，所灌钡剂应较稀薄。X线钡剂灌肠检查可分作3步观察，即钡剂灌入后，先行检查；钡剂排出后复查对照；最后行肠管气钡双重对比检查，可获清晰影像。

（5）病理检查：凡发现息肉，应常规取活组织做病理检查，以明确病变组织的性质。

（二）辨证诊断

1. 湿热下注型

（1）临床表现：黏液血便，里急后重，大便不爽，息肉表面糜烂、渗液、色紫暗，下腹部胀痛，脘闷，呕恶。舌红，苔黄腻，脉滑数。

（2）辨证要点：黏液血便，里急后重，息肉表面糜烂、渗液、色紫暗。舌红，苔黄腻，脉滑数。

2. 气虚下陷型

（1）临床表现：神疲乏力，纳呆便溏，面色萎黄，腹痛绵绵，黏液血便，便次多，息肉脱出，难以还纳。舌淡苔白，脉细弱。

（2）辨证要点：神疲乏力，纳呆，面色萎黄，息肉脱出，难以还纳。舌淡苔白，脉细弱。

二、鉴别诊断

大肠息肉的鉴别诊断，主要是多发性息肉的初发期与慢性结肠炎进行鉴别。两者均可出现成片的粒状突起区，但前者可见有成形之息肉突入肠腔，而后者多伴有黏膜充血、水肿，甚至有糜烂或溃疡。此外，低位可脱出肛外的息肉应与内痔相鉴别。两者均有肿物脱出和便血症状，一般息肉便血量很少而内痔较多，息肉质地较韧而内痔柔软。望诊或窥镜检查可见息肉头部多呈球形或卵圆形，色淡红，常有一细蒂，根部多在直肠内，而内痔呈结节状隆起，无蒂，色紫红或鲜红，根部在齿线上的直肠柱带区。

三、治疗

（一）中医治疗

1. 内治法

根据临床辨证分型，可选用不同的方剂进行治疗。如属湿热下注型，治以清热利湿，活血散结，方用椿皮酒醋煎加减，或秦艽苍术汤加减。如属气虚下陷型，可选用补中益气汤加减。内服药物治疗大肠息肉，其疗效目前尚难确定。炎性息肉，通过服药多可消失，多发性息肉黏膜充血肿胀时，服药后能使炎症减轻或消退。

2. 外治法

临床常用的外治法为保留灌肠法。此法适用于多发性息肉而不宜手术者，尤其是对微小无蒂者疗效更佳，或用于黏液血便较重者，该法目的在于缓解临床症状，控制病变的发展，对于有恶变趋势的息肉应尽早手术处理。直肠多发性息肉可用复方乌梅汤保留灌肠，每日 1 ~2 次；如临床症状较轻者可治以散结消肿，方用行消汤保留灌肠；如兼腹泻，便中带有黏液脓血者，应治以清热燥湿，收敛止血，可用二黄三白汤保留灌肠。

（二）西医治疗

由于大肠息肉尤其是腺瘤有发生癌变的可能，故一经确诊，就要及早予以去除。去除息肉的方法很多，目前临床较为常用的方法主要是内镜下的各种摘除法。有电凝摘除术、结扎疗法、套扎疗法、注射疗法、钝剥法、经腹大肠息肉切除术。

1. 电凝摘除术

本术式利用高频电在电流通过人体时，仅产生热效应不产生神经效应的原理，达到切除息肉的目的。纤维结肠镜下大肠息肉电凝摘除术的应用，使许多大肠息肉患者免除了剖腹手术的痛苦。本术式所用的器械主要有高频电发生器及其凝切附件、圈套器、热活检钳和电凝止血器等。其适应证为：①带蒂（包括亚蒂）息肉；②直径 <2cm 的宽基息肉，用圈套器能够套住者；③无蒂小息肉可用热活检钳或电凝器电凝摘除者。本疗法的禁忌证为：①有纤维结肠镜检查禁忌者；②出血性疾病未临床治愈者；③装有心脏起搏器者；④直径 >2cm 的宽基息肉，尤其是易恶变的绒毛状腺瘤；⑤集簇存在的多发性息肉，电凝不易彻底摘除者，或虽有息肉病，但对发生出血的息肉可以电凝切除以止血；⑥恶性息肉。

操作方法：电凝前应清除息肉周围之粪水及黏液，置换肠内积气，暴露息肉，并使息肉与周围肠壁无接触。将圈套器经活检孔插入，于息肉附近张开圈套，使息肉套入，收缩圈套，勒住息肉蒂部，适当注气，调节息肉位置，使息肉与镜头间距在 2cm 以上，息肉头部与周围肠壁无接触。打开高频发生器的电源开关，先凝后切，或使用混合电流，烧灼息肉蒂部，使息肉脱落，并取出。息肉脱落后，一般不出血，若有出血，可用热活检钳电凝止血，也可用 5% 孟氏溶液喷洒止血。息肉脱落后局部常遗留有浅表溃疡，多在一周左右愈合。

注意事项：①圈套息肉时，定位要准，操作要轻，以免误伤黏膜；②通电时勿使息肉头部接触肠壁而使肠壁发生灼伤；③切勿烧灼过深，以免肠壁穿孔；④烧灼后，应详细检查是否已全部勒除，创面有无出血。

术后处理：①退镜过程中应尽量抽出肠内积气；②病位较高，或体积较大，或范围较广的大肠息肉经电凝切除后，应留院观察数日；③术后应给半流质饮食 3 ~5 天，必要时给缓泻剂；④术后应卧床休息 1 ~2 天。

2. 结扎治疗

适用于低位带蒂能脱出肛外的息肉。

操作方法：直肠息肉易脱出者，可在自然脱垂下单纯结扎或贯穿结扎。结扎后息肉不必剪下，纳入肛内使其自行脱落。如欲剪除，应防止结扎线滑脱。不能脱出时，可在麻醉后结扎。具体方法是，患者取截石位，常规消毒，局部浸润麻醉，肛门松弛后，进行肠腔内消毒，肠内指诊找到息肉后，轻轻将其钩出肛外，如不成，可借助肛门拉钩将息肉用组织钳夹住，牵引出肛外。用两把血管钳交替钳夹，并向外引出息肉蒂根部，将息肉蒂根部贯穿结扎，并在扎线稍下处注入适量硬化剂，最后将结扎后的息肉纳回肛内。肛内注入适量九华膏或纳入一枚痔疮栓。

注意事项：①如为多个息肉，应使其全部脱出肛外，固定后再分别结扎处理；②结扎部位应尽量接近息肉蒂的根部。

术后处理：①术后半流质饮食 3 天，控制大便 1 天；②术后应避免剧烈活动和大便干燥。

3. 套扎疗法

适用于距肛缘不超过 30cm，直径在 1.5cm 以内的单发或多发直肠、结肠息肉。该疗法是根据结扎法的原理，在套扎内痔疗法的基础上发展而来。具有操作简便，不用麻醉，治疗范围大，患者痛苦小等优点。

操作方法：嘱患者排空大便，必要时清洁灌肠。患者取膝胸位，用直肠镜或乙状结肠镜寻找息肉，右手持套扎器，直视下将套扎圆筒对准息肉顶部，用负压将息肉吸入筒内，当筒口边缘对准息肉根蒂时，扣动扳机使胶圈套扎于息肉的根蒂基底部。观察若无出血，即可退出套扎器和镜筒。

注意事项：①如为多发息肉，应先处理最高处息肉，由上而下逐个套扎。②如息肉根蒂较粗，可用 2 个胶圈同时套扎以加强套扎力量。③如息肉体积较大，可分次、分部位套扎，最后套扎根蒂部。④如套扎后发现息肉基底部黏膜有损伤而出血，可在出血部位再套扎一胶圈。

术后处理：①一般不需卧床休息，但不宜剧烈活动。②注意排便情况，尤其是习惯性便秘者，应服用适量的润肠药物。

4. 注射疗法

适用于病位较低，虽有蒂但不能脱出肛外或无蒂者。应用药物为硬化剂或坏死剂，如无蒂基广多选用硬化剂，将药物注入其基底部，使其硬化萎缩；如有蒂，多选用坏死剂，将药物注入其根蒂部，使其坏死脱落。

操作方法：取截石位，常规消毒，局部浸润麻醉，肛门松弛后，用肛镜暴露息肉。如为广基小息肉，可直接将硬化剂注入息肉体内，注药应表浅，刺入不可过深，以注药时息肉膨胀为宜，注药量以使息肉充盈苍白为度，一般每个息肉的用药剂量约 0.5mL。如为带蒂息肉，应将坏死剂注入息肉根蒂部，注意避免刺入周围正常组织。

术后处理：应用注射疗法后，应嘱患者卧床休息 1 天，控制大便 1 天。防止便秘及便时过于用力，可每日服适量的润肠药物。

5. 钝剥法

又称指抹疗法。适用于低位、单发、有蒂的幼年性息肉。具体方法是：

指诊触及息肉后，用食指尖由上方勾压住息肉蒂部，向后下方挤拉使其断离，取出肛外。能脱出之息肉则用手指直接抹其蒂部使其脱落。如蒂部较粗，血运较好时不宜采用，否则，可致大出血。

6. 经腹大肠息肉切除术

适用于病位在腹膜返折以上，息肉蒂较粗或为广基息肉，难以经纤维结肠镜摘除者。

操作方法：连续硬膜下麻醉或全麻下，常规消毒铺巾，取剖腹探查切口，进腹探查找到息肉后，如息肉有蒂，在息肉旁的结肠带上做一纵切口，由切口挤出息肉，将息肉由根部结扎切除，切口横行缝合。如息肉无蒂，沿息肉环周做梭形切口，将息肉连同部分肠壁一并切除，切口予以横行缝合。

术后处理：术后持续胃肠减压，禁饮食 1～2 天，给予加强支持疗法，应用抗生素。

7. 高频电凝灼除法

8. 高频电凝热活检钳法

9. 活检钳除法

10. 激光气化法和微透热法

适用于无需留标本者。

11. 黏膜剥离嵌除法

适用于直肠扁平息肉或早期癌变者。

12. “密接”摘除法

适用于长蒂的大息肉。

13. 分期分批摘除法

适用于多发息肉者。

大 肠 癌

大肠癌是我国常见的恶性肿瘤之一。大肠癌之病因及发病机理目前尚未明了，临床以腹痛、便血、大便习惯改变、大便性状改变等为主要临床表现。病位较低者，后期可致肛肠狭窄而见大便困难，故中医古文献中有“锁肛痔”之称。如清《外科大成》中记载“锁肛痔，肛门内外如竹节紧锁，形如海蜇，里急后重，便粪细而带扁，时流臭水，此无治法”。此外，古文献有关“肠僻”“痢疾”等的论述，有的亦与大肠癌有关。

一、临床诊断

（一）辨病诊断

本病的诊断主要依据患者的症状、体征及直肠指诊、内镜及病理检查等。当患者出现便血、肛门下坠、大便习惯改变等早期症状时，即应对其进行仔细的直肠指诊检查。隐血试验也是早期发现直肠癌的方法之一。如怀疑肠腔内有病变，应进一步选择钡剂灌肠、透视、窥镜检查等方法，如发现病理增生物，应取活组织做病理检查，病理结果是确定诊断的重要依据。

1. 症状体征

大肠癌临床常可出现便血、直肠刺激征、肠腔狭窄梗阻症状、转移征象等。

（1）便血：为大肠癌早期出现的症状，也是最常见的症状。约有80%～90%的直肠癌患者可有便血。初期便血量较少，有时仅在隐血试验中才能发现。血色红，可与大便相混，亦可附于粪便表面。此时，易误诊为内痔。随着部分癌肿发生溃疡，继发感染，甚至出现坏死，便血量可逐渐增多，并常为黏液血便或脓血便，此时易误诊为痢疾，但所便脓血有特殊臭味，可资鉴别。

（2）直肠刺激征：表现为排便习惯改变，如便次增多，大便不爽，或便秘，或便秘腹泻交替出现，同时可有下坠、里急后重。此类症状常在病变早期即可出现。

（3）肠腔狭窄梗阻症状，见于病变后期，由于癌肿的环形生长，导致肠腔缩窄，开始可表现为大便变形或变细，进一步加重可出现恶心、呕吐、腹痛、腹胀、排便困难等症状。

（4）转移征象：当病变侵及骶神经丛，可出现下腹及腰骶部疼痛；侵及肛门括约肌，可引起肛门疼痛，排便时疼痛加剧，部分患者可发生肛门失禁；当病变侵及泌尿系器官时，可出现尿频、尿急、尿痛和排尿不畅；当转移至肝脏时，可出现肝肿大和黄疸；腹内广泛转移可扪及出现腹内肿块及腹水征等。

2. 辅助检查

（1）指诊：以其简便有效成为诊查本病的重要手段之一。指诊可触及范围在6～8cm，大部分大肠癌都发生在这一范围内。据统计，70%以上的大肠癌均可通过此项检查而触及。临床上发生的误诊、漏诊也多与忽视指诊有关。指诊时，患者一般取侧卧位即可。如指诊不理想，怀疑病位较高时，可嘱患者改变体位。通过指诊可了解肿块的部位、大小、形态、质地、活动度、肠腔狭窄度等情况。

（2）望诊：发生于肛管部的癌肿常暴露于外，眼观可见肛管或肛周肿块形状不规则，边缘隆起，中心有溃疡且不平整。也有低位直肠癌能脱出肛外，可在脱出状态下直接观察。

（3）内窥镜检查：常用乙状结肠镜或纤维结肠镜进行检查。内窥镜是一种比较确切的检查方法，可在直视下观察到病变部位、大小、形态、颜色等情况，且能借助内窥镜取活组织做病理检查，因此是目前大肠癌检查诊断最常用的手段之一，正确率可达95%以上。

（4）X线钡剂灌肠透视：该检查只要肠道准备充分，诊断正确率可达85%左右。大肠癌钡剂灌肠造影，主要X线征象为：①充盈缺损；②黏膜有局限变形；③反复透视可见“苹果心”似的充盈缺损，每次透视所见的黏膜变形部位不变。

X线对区别肿物的良、恶性也可提供参考依据：①病变超过5cm者，多为恶性；②表面光滑的病变多为良性；③环状缩窄的常为恶性；④基底部狭小，特别是真正带蒂的肿瘤常为良性。应用此检查法时，如做气钡双重对比造影检查，则更能发现较小的癌肿，提高诊断率。

（5）大便隐血试验：因其简便易行而常作为普查可疑人群的手段。检查前3天必须禁止食用含有过氧化酶的食物（如肉类、鱼类等），以免产生假阳性。目前国内外采用“试纸法”检查大便隐血，对院外患者进行普查和筛选，单次检查出的阳性率可达50%～60%。

（6）癌胚抗原（CEA）检测：癌胚抗原系一种糖蛋白，在大多数大肠癌患者的血液中可以发现这种抗原。由于CEA对大肠癌的诊断缺乏特异性，故目前主要用于疑有大肠癌患者的诊断，或作为大肠癌术后复发的指标。此外CEA亦可用来探查一些癌前病变是否已有恶变。

（7）组织学检查：具有决定性的诊断意义。可经窥镜钳取活组织做病理切片，亦可在术中切取肿瘤组织或可疑淋巴结做冰冻切片。该检查不仅可明确肿瘤性质、组织学类型及恶性程度，同时还可以决定治疗方案。

（二）辨证诊断

1. 气血瘀滞型

（1）临床表现：郁闷不舒，腹胀腹痛，痛有定处，便血暗红，局部肿块，坚硬如石。舌质紫暗，或舌边有瘀斑，脉细弦或细涩。

（2）辨证要点：腹胀腹痛，肿块坚硬。舌紫暗，脉弦或涩。

2. 湿热毒蕴型

（1）临床表现：发热，脘腹疼痛，痞满不适，食欲不振，腹泻与便秘交替出现，里急后重，肛门灼痛，黏液脓血便，气味腥臭难闻，小便黄赤。舌质红，苔黄腻，脉濡数或弦数。

（2）辨证要点：脘腹疼痛，里急后重，黏液脓血便。舌红，苔黄腻，脉濡数。

3. 气血虚衰型

（1）临床表现：形体消瘦，面色苍白无华，神疲倦怠，气短乏力，肛门坠胀剧痛。舌质淡，苔薄白或花剥，脉沉细无力。

（2）辨证要点：面色苍白无华，气短乏力。舌淡，苔薄白，脉细无力。

4. 脾肾阳虚型

（1）临床表现：面色萎黄无华，形瘦如柴，腰膝酸软，或有阳痿，形寒肢冷，气短乏力，腹痛纳差，大便溏薄或五更泻，小便清长。舌质淡胖，苔白，脉沉细弱。

（2）辨证要点：腰膝酸软，形寒肢冷，腹痛纳差。舌质淡胖，苔白，脉沉细弱。

5. 肝肾阴虚型

（1）临床表现：头晕目眩，腰膝酸软，或胁肋疼痛，形体极瘦，面色无华，耳鸣盗汗，五心烦热，口苦咽干，大便秘结，小便短赤。舌质红，苔黄而光剥，脉细数。

（2）辨证要点：头晕目眩，腰膝酸软，耳鸣盗汗，便秘尿赤。舌质红，苔黄，脉细数。

二、鉴别诊断

（一）肠炎、痢疾

慢性结肠炎、溃疡性结肠炎、痢疾均可见腹痛、腹泻、里急后重、大便脓血等症状，临床与大肠癌有许多相似之处，易于误诊。临床鉴别主要依据病史，借助于窥镜检查和病理检查等。

（二）大肠息肉及息肉病

大肠息肉及息肉病有时也可见腹痛、血便、黏液脓血便，与大肠癌症状相似，但通过内镜检查及取活组织行病理检查，一般都能明确诊断。

（三）内痔

无痛性便血是内痔的主要症状，也是大肠癌早期常见的症状，因此，大肠癌被误诊为内痔在临床并不鲜见。内痔便血常血色鲜红，或附于粪便表面，或为便后滴血或射血；大肠癌便血，血色多晦暗，常与粪便相混，或带黏液。内痔多无其他兼症，大肠癌多伴大便习惯改变、大便性状改变、腹痛、腹胀、肛门下坠不适等。此外，直肠指诊、窥镜检查和活组织病理检查均对鉴别诊断有重要意义。

三、治疗

（一）提高临床疗效的思路提示

大肠癌病因病机复杂，目前尚无根治方法，临床应给予综合治疗。各种疗法中手术疗法甚为关键，尤其对于早中期的大肠癌患者，适时进行手术常能达到满意的疗效。术后合理选用化疗、放疗方法，并配合中医药进行系统治疗，对提高远期疗效及 5 年生存率有重要作用。中医治疗大肠癌主要以扶正祛邪，调整阴阳为总纲。通过扶正以提高机体的抗癌能力，恢复脏腑的正常功能，改善全身状况，减轻临床症状，提高患者生存质量。通过祛邪，抑制杀灭癌组织，促使癌灶缩小和局限，控制病情发展，延长患者生命。病之早期，气血尚充，脏器尚实，病灶局限，治疗以攻邪为主，同时适当配合扶正之品；病之中期，邪气亢盛，正气不足，但未至衰败，治疗应攻补兼施；病至晚期，正气虚弱，毒邪四散，脏腑、气血衰败，治疗应以扶正为主，兼以祛邪消瘤。此外，中医药在配合手术治疗及减轻放、化疗的毒副作用方面发挥着重要作用。

（二）中医治疗

1. 内治法

（1）气滞血瘀型

治法：行气化瘀，解毒消癥。

方药：桃红四物汤加减。

桃仁、红花各9g，当归12g，赤芍、丹参、郁金各9g，香附6g、川楝子12g，陈皮9g，枳壳15g，败酱草、白花蛇舌草各12g，三棱、莪术各9g。

便血多者加三七粉、地榆、白及等；里急后重甚者加槟榔、木香；便秘者加肉苁蓉、郁李仁、火麻仁；腹胀重者加厚朴、莱菔子；气短、乏力、纳呆、自汗者加黄芪、人参、白术、薏苡仁；腹痛重者加乳香、没药、延胡索。

（2）湿热毒蕴型

治法：清热利湿，解毒散结。

方药：黄连解毒汤与地榆槐角丸加减。

黄连12g，黄柏15g，栀子、大黄各9g，地榆、槐角、苦参、败酱草各15g，白头翁、土茯苓、生薏苡仁各12g，红藤、桃仁、虎杖各9g，厚朴12g，生甘草6g，白花蛇舌草15g，半枝莲12g。

腹胀满、恶心欲吐者，加柴胡、半夏、竹茹、瓜蒌等；腹泻者加诃子肉、赤石脂、薏苡仁、山药等；便秘者加芒硝。

（3）气血虚衰型

治法：益气养血，扶正祛毒。

方药：人参养荣汤加减。

人参、黄芪各12g，白术、茯苓各9g，当归、白芍、熟地黄、阿胶、鸡血藤、女贞子、菟丝子各12g，五味子、枸杞子各9g。

食少纳呆者加鸡内金、神曲、山楂、麦芽；脘腹胀满者加木香、川厚朴、枳壳；浮肿者加泽泻、木通、猪苓；腹泻者加山药、薏苡仁、扁豆。

（4）脾肾阳虚型

治法：温补脾胃，涩肠止血。

方药：四神丸与参苓白术散加减。

补骨脂15g，吴茱萸6g，肉豆蔻9g，五味子12g，炮干姜9g，人参15g，黄芪12g，白术、茯苓、山药各15g，薏苡仁12g，乌梅9g，砂仁6g，三七粉6g。

脘闷、纳呆、腹胀者，加木香、砂仁、陈皮、半夏、竹茹、神曲等；腹泻重者，加赤石脂、椿根白皮、罂粟壳等；中气下陷者，加升麻、柴胡、枳壳；出血多者，加十灰散。

（5）肝肾阴虚型

治法：滋补肝肾，育阴清热。

方药：知柏地黄丸加减。

知母、黄柏各9g，熟地黄15g，山萸肉、丹皮各9g，山药、女贞子、旱莲草、炙鳖甲、枸杞子、地骨皮各15g，川牛膝9g。

长期低热不退者，加银柴胡、青蒿、胡黄连；伴血虚者，加当归、阿胶、鸡血藤；便血者，加地榆、槐角、三七粉；便秘者加郁李仁、柏子仁、枳实、桃仁；腹泻者，加诃子、椿根白皮。

2. 外治法

其他对大肠癌有辅助治疗作用的方法还有很多，如针灸、气功、敷药、熏洗、塞药、保留灌肠、食疗等。针灸、气功治疗大肠癌，主要通过全身心的调整，提高免疫功能，改善机体状态，从而达到减轻症状、延长生命、提高生存质量的目的。对于位置较低的直肠肛管癌，可用敷药法，如应用皮癌散、二味拔毒膏，直接将药物涂敷于患处。此外，根据病情还可选用熏洗法、塞药法、保留灌肠、食疗等。这些治法对缓解症状，减轻痛苦有一定的作用。

（三）西医治疗

1. 手术疗法

目前手术疗法仍是治疗大肠癌疗效最为可靠的方法，因此本病一旦确诊，应尽早进行手术治疗。术前患者多已存在严重的营养不良，心理负担也很重，而各类大肠癌根治术均较复杂，手术创伤较重，死亡率、术后并发症发生率均较高（分别为1%～4%、25%～60%），因此，必须进行全面、充分的术前准备，加强支持疗法，改善机体营养状况，纠正水电解质失衡，全身应用必要的抗菌药物，做好肠道准备，同时还应注意做好患者的心理准备工作。应根据病变部位和发展阶段的不同，选用不同的手术方式。早期大肠癌，病变局限于黏膜和黏膜下，可采用根治性局部切除；进展期的大肠癌，病变已侵及肌层以外，有淋巴转移但无远隔转移者应积极进行适当扩大范围的根治性切除；晚期大肠癌已失去手术根治的时机，常采取姑息性手术。发生于盲肠、升结肠、结肠肝曲的进展期大肠癌，应采用右半结肠切除术，切除范围包括盲肠、升结肠、右 1/3 横结肠和末段回肠，并将与横结肠相连的相应的大网膜一并切除；发生于横结肠的进展期大肠癌采用横结肠癌根治术，切除范围包括横结肠、结肠肝曲和结肠脾曲，清除大网膜，必要时还应切除升结肠上部和降结肠上部；发生于降结肠以及降结肠、乙状结肠交界处的进展期的大肠癌可采用左半结肠切除术，切除范围包括横结肠的左1/3、结肠脾曲、降结肠和乙状结肠的上 2/3，完整切除左 Toldt 筋膜、上 2/3 的乙状结肠系膜和左 1/3 的横结肠系膜与大网膜；发生于进展期的乙状结肠癌应行乙状结肠癌根治术，切除范围包括癌肿及距癌肿边缘 10cm 以上的肠管，完整切除乙状结肠系膜；发生于腹膜折返以下的进展期直肠癌、肛管癌，可行腹会阴联合切除术，切除全部直肠、肛管以及距癌肿上缘 15cm 以上的肠管，设置永久性腹部人工肛门；发生于距肛缘 8cm 以上的直肠癌可行经腹直肠切除术，切除范围包括癌肿及癌肿近侧 15cm 以上的直肠和乙状结肠、癌肿远侧 2～3cm 的直肠，若侵及邻近脏器，应行该脏器的合并切除，充分切除乙状结肠系膜和直肠两侧 3cm 以上的盆腔筋膜，直肠切除后，行结肠直肠端端吻合或侧端吻合。为了保证手术的根治性，提高 5 年生存率，无论采用何种术式，大肠癌根治术均应遵循以下几个原则：①全面探查，以防遗漏其他伴发病变；②无菌操作，避免医源性扩散；③整块切除，防止术后局部复发；④彻底清扫淋巴结，达到根 3 式切除术的要求。

2. 化疗

可分为单纯化疗和配合手术化疗两类。

（1）单纯化疗：主要适用于不能手术或术后复发者。患者无明显恶液质，心、肝、肾功能无明显异常，血色素在 90g/L 以上，白细胞在 $4.5\times10^9/L$ 以上，血小板在 $100\times10^9/L$ 以上。

①Mayo 方案：CF 200mg/（m^2·d）、5－Fu425mg/（m^2·d）静脉注射，周一至五，每四周重复 1 次，用 6 次。

②以奥沙利铂为主的方案：FolFox、FolFox4 等；以开普拓为主的化疗方案：FoLFIRI 等。

③FVC 方案：5－FU 500mg、VCR 1mg、CCNU 120mg 静脉注射，每周 1 次。口服，每 6 周 1 次。

(2) 配合手术化疗：主要用于手术探查前及手术切除后的患者。具体方案如下。

①术前化疗（姑息手术）：5－FU，750～1000mg 静滴，每天 1 次，连续 3 天，休息 1 周后手术。

②术中化疗：5－FU，500mg，静滴 1 次。

③切除术后化疗：术后 2 周开始，5－FU，500mg 静脉注射，每周 1 次，10 次为 1 疗程，术后 2 年内间歇用 4～5 个疗程。

3. 放射治疗

主要用于配合手术治疗直肠癌、肛管癌。实践证明，放射治疗对直肠癌、肛管癌具有一定的疗效，与手术疗法配合应用，可明显提高 5 年生存率。目前多采用高能射线（如$^{60}C_0$、加速器）进行放疗。具体方案如：术前于腹部凸形前后野相对照射，包括原发灶及区域淋巴结引流部位，上界达腰 2，下界达闭孔底，剂量为 4000rad/4～4$\frac{1}{2}$w，前野剂量占 2/5，后野占 3/5，放疗后 4 周手术。术后仍按上述方案进行。

4. 冷冻治疗

用于治疗肛管直肠癌，能使肿瘤坏死脱落，瘤体明显缩小或消失，大便次数减少，黏液血便和里急后重等症状减轻或消失，疼痛缓解，梗阻解除。术前应用可以防止术中癌细胞扩散，减少手术时的失血量，可以增加病人自身的抗体效价。一般采用 S－107 型和 YDZ－11 型低温治疗器，并选择大小适度的炮弹式冷冻头。治疗时先将冷冻头紧压肿瘤组织，然后开始致冷，冷冻几秒钟后，冷冻头便和肿瘤组织发生紧密粘连，随即形成一边界清楚的白色冰球，冰球向四周扩大，并超越冷冻头，接触面直径为 1cm 左右。每次治疗需有 3 个冻融期，冷冻 3 分钟，间隔 20～30 分钟，作为自然复温时间，若瘤体较大，也应在瘤体各部位按顺序分别冷冻。若肠腔已成狭窄，应先在低部位冷冻，然后向最高部位冷冻，每隔 5～7 天冷冻 1 次。

（四）中医专方选介

1. 肠瘤平

党参、白术、茯苓各 12g，甘草 6g，藤梨根、水杨梅根、虎杖根各 30g，山楂肉 30g，鸡内金 6g。脾虚气滞加广木香 12g，天仙藤 12g，大腹皮 15g；湿热下注加薏苡仁 30g，白头翁 15g，凤尾草 30g；肝肾阴亏加枸杞子 15g，熟地黄12g，山萸肉12g，并随证加减。水煎，一剂2煎，各取汁50mL，分2次口服。配合手术、化疗，共治疗大肠癌31例，1、3、5年生存率分别为100%、80.6%、64.5%。[郭勇，等．肠瘤平治疗大肠癌的临床与实验研究．中医杂志．1993，34（8）：481]

2. 消瘤净

三七、天龙、桂枝、地龙等。由上海中医学院制药厂加工。片剂，每片含生药1.5g。每日3次，每次2～3片，饭后服用。共治疗肠道癌肿61例，其中大肠癌5例。全部病例均经辨证施治后配合消瘤净连续治疗6个月以上。手术者31例，未手术者30例。治疗期间均未应用放射治疗和化学药物治疗。结果，1、2、3年生存率分别为58%、42.9%、30%。[钱伯文．以辨证施治配合“消瘤净”治疗61例肠道癌肿的疗效观察．上海中医药杂志．1988，(7)：6]

第六节　直肠肛门疾病

直肠肛门疾病包括痔、肛裂、肛门直肠脓肿等。在中医文献中统称为“痔疮”“痔瘘”。

痔

痔是人体直肠末端和肛管皮肤下静脉丛发生扩张和屈曲所形成的血管瘤样改变。现代医学对痔的病因仍未完全阐明，内痔是黏膜下层血管的瘤样改变。外痔是肛管和肛缘皮下静脉曲张及结缔组织的增生。混合痔是同时兼有内痔、外痔两种特征的病变。痔是一种常见的多发病，民间有“十人九痔”之称。中医学对痔的定义，《增韵》谓“隐疮也”。

一、临床诊断

（一）临床分类与诊断

现代医学的痔分类，根据痔发生的部位和症状的不同，分为内痔、外痔、混合痔三种。

1. 内痔

位于齿线以上，由痔内静脉丛扩大和曲张而形成，表面盖以黏膜。内痔多采用三度分期法。

（1）第一期内痔：常以出血为主要症状。便血，可有手纸带血，滴血或射血。成人约有60%以上都患有内痔，相当一部分人无出血症状而进入第二期。

（2）第二期内痔：主要症状为排便或腹压增加时使内痔脱出，但便后或腹压降低时可自行还纳复位。有的患者伴有便血、下坠等症状。

（3）第三期内痔：内痔易脱出，不能自行还纳，需要缓慢用手托回。三期内痔痔核体积增大，有不同程度的纤维化，黏膜变厚，表面粗糙，不易出血。

2. 外痔

位于齿线以下。临床病理表现为血栓性外痔、静脉曲张性外痔，结缔组织性外痔，炎性外痔。

（1）血栓性外痔：由于排便用力过猛，抬举重物，活动过于激烈，或咳嗽过甚等原因致齿状线以下肛门静脉丛破裂，在肛缘形成皮下出血。好发于肛缘左右两侧（3、9点）。初起为血栓外痔炎性水肿，疼痛较重，可扪及圆形血栓。

（2）静脉曲张性外痔：是齿线以下痔外静脉丛曲张，在肛门缘形成圆形、椭圆形的柔软肿块。轻者，平时突出不明显，当排便或下蹲腹压增加时可以突出增大；重者，平时病变突出或脱出，常会并发痔嵌顿、外痔发炎水肿。本病一般不出血、不疼痛，仅觉肛门坠胀或有异物感。

（3）结缔组织性外痔：又称皮痔和皮赘痔。肛门局部淋巴回流受阻引起炎性水肿，炎症消退后，结缔组织增生、肥大而导致本病，一般无明显症状。

（4）炎性外痔：常由肛缘皮肤损伤和感染引起。多呈急性炎症，以红肿，疼痛为主要表现。

3. 混合痔

在齿线上下同一方位，痔内静脉丛和痔外静脉丛扩大曲张，彼此联合，括约肌间沟消失，有内、外痔的特征。其症状有便血、内痔脱出、黏液溢出、肛门瘙痒、疼痛等。

（二）辨证诊断

1. 内痔

其临床症状主要是出血、脱出、黏液外溢及疼痛，证候分类如下。

（1）风伤肠络型

①临床表现：大便带血，滴血或喷射状出血，血色鲜红，或有肛门瘙痒。舌红，苔薄白或薄黄，脉浮数。

②辨证要点：大便带血，血色鲜红。

（2）湿热下注型

①临床表现：便血色鲜，量多，肛内肿物脱出，可自行还纳，肛内灼热。舌红，苔黄腻，脉滑数。

②辨证要点：肿物自肛门脱出，可自行还纳。

（3）气滞血瘀型

①临床表现：肛内肿物脱出，甚或嵌顿，肛管紧缩，坠胀疼痛，甚则肛缘有血栓、水肿，疼痛明显。舌质暗红，苔白或黄，脉弦细涩。

②辨证要点：肛内肿物脱出，坠胀疼痛。

（4）脾虚气陷型

①临床表现：肛门坠胀，肛内肿物外脱，需手法复位，便血少或无，面色少华，头昏神疲，少气懒言，纳少，便溏。舌淡胖，边有齿痕，舌苔薄白，脉弱。

②辨证要点：肛门坠胀，肛内肿物外脱，需用手法复位。

2. 外痔

其临床症见肛缘皮肤损伤或感染或突发青紫色肿块，疼痛明显或坠胀。

（1）气滞血瘀型

①临床表现：肛缘肿物突起，排便时可增大，有异物感，可有刺痛或坠痛，局部可触及硬性结节。舌紫，苔淡黄，脉弦涩。

②辨证要点：肛缘肿物突起，局部可触及硬性结节，有异物感，可有刺痛。

（2）湿热下注型

①临床表现：肛缘肿物隆起，灼热疼痛或有渗水，便干或溏。舌红，苔黄腻，脉弦数。

②辨证要点：肛缘肿物隆起，灼热疼痛。

（3）脾虚气陷型

①临床表现：肛缘肿物隆起，肛门坠胀，似有便意，神疲乏力，纳少便溏。舌淡胖，苔薄白，脉细无力。多见于经产妇，老弱体虚者。

②辨证要点：肛缘肿物，有坠胀感，神疲乏力，老弱体虚者。

3. 混合痔

具有内痔和外痔共有的临床特点，好发于3、7、11点处。辨证诊断参照内痔、外痔。

二、鉴别诊断

便血、脱出和肿物是痔的主要症状，常与下列疾病混淆，应予鉴别。

（一）肛乳头肥大

起于齿线与肛管直肠柱之连接端，为黄白色乳头状物。因慢性炎症刺激导致增生肥大。大的有根蒂，有时大便时可脱出肛外。质硬，形小，不出血。

（二）息肉病

息肉多生于直肠黏膜，附着于直肠壁上。单发息肉多带细长蒂，表面红嫩，易出血，多见于儿童，可脱出肛门外。多发息肉，体小，广泛分布于肠壁，色鲜红，易出血，可有家族史。确诊需做病理组织学诊断。

（三）肛裂

大便时带血，疼痛或伴有外痔，但出血很少，突垂的外痔上方肛管有纵形裂口。

（四）直肠脱垂

脱出物为直肠黏膜或直肠，有螺旋状或环状皱褶，色淡红，一般无出血。

（五）直肠癌

癌体质坚硬，形状不整齐，表面有溃疡，可见脓血及黏液，经病理组织学检查即可确诊。

（六）下消化道出血

溃疡性结肠炎、家族性息肉病等，常有不同程度的便血，需做纤维结肠镜检查、粪便致病菌培养及钡剂灌肠双重造影等。

三、治疗

（一）提高临床疗效的思路提示

1. 内外兼治，全身治疗与局部治疗相结合。针对引起痔的内因、外因，辨证施治，既根治痔又调整机体的全身性失调，要取得良好的近期与远期疗效。

2. 针对具体病理改变，选用适宜的方法。以每一例患者的具体体征和病变为依据，选择能保证疗效和安全的方法。

（二）中医治疗

内痔、外痔、混合痔的分型均以病机为据，故辨证施治合而论之。

1. 内治法

（1）风伤肠络型

治法：清热凉血祛风。

方药：凉血地黄汤加减。

细生地黄 15g，当归尾 10g，地榆炭 20g，槐角 20g，黄连 15g，天花粉 10g，升麻 9g，赤芍 15g，枳壳 10g，荆芥炭 15g。

若大便秘结可加大黄、芒硝；出血甚者可加三七、藕节炭。

（2）湿热下注型

治法：清利湿热。

方药：止痛如神汤方合地榆散加减。

秦艽 15g，桃仁 10g，皂角刺 10g，苍术 15g，防风 9g，黄柏 10g，当归 15g，泽泻 10g，槟榔 12g，大黄 15g，地榆 5g，茜草根 10g，黄芩 10g，黄连 10g，山栀 10g，茯苓 12g，薤白 9g。

（3）气滞血瘀型

治法：理气活血化瘀。

方药：活血散瘀汤加减。

当归 20g，赤芍 15g，桃仁 15g，大黄 10g，川芎 12g，苏木 10g，丹皮 12g，枳壳 10g，瓜蒌仁 10g，槟榔 10g，木香 12g，元胡 15g。

（4）脾虚气陷型

治法：补气升提。

方药：补中益气汤加减。

黄芪 15～20g，甘草 5g，人参 10g，酒当归 10g，橘皮 6g，升麻 3g，柴胡 3g，白术 10g。

2. 外治法

（1）贴敷法：以药物敷于患处，如五倍子散、黄连膏、九华膏、金黄膏等，具有消肿止痛等作用。

（2）熏洗法：以药物加水煮沸，先熏后洗，或用毛巾蘸药液趁热敷于患处，冷则更换。此法具有活血消肿，止痛收敛之功效。常用方有五倍子散、苦参汤等。

（3）针刺法：取攒竹、燕口、龈交、白环俞、长强、承山为主穴，每次选1~2个，用提插补泻法，留针30分钟，隔10分钟行针1次。每日针治1次，1周为1疗程。

（4）痔点挑治疗法：一般可在上起第七颈椎棘突平面，下至第二骶椎平面，两侧至腋后线的范围找痔点，其特点是：形似丘疹，突出于皮肤，如针头或粟米粒大，圆形，略带光泽，颜色可为灰白、棕褐或淡红色，压之不褪色。应选用其中明显的1、2点进行治疗。常规消毒局部，局麻后用普通手术刀片剔开表皮，伤口与脊柱平行，长约0.5cm，挑治深度约0.2~0.3cm。挑治时针尖与脊柱平行，从浅向深部挑，一般可挑出白色纤维物20~30条，把每条纤维挑断，然后用创可贴外敷。

（5）按摩和气功疗法：临睡前清洗肛门，用手按摩长强穴，疏通经络，改善肛门血液循环；另一种是运用意念，向上提肛，每日做3次，每次做30下，可防治痔疮、脱肛、肛门松弛、排便无力等病症。

（6）枯痔疗法：将含有腐蚀、收敛的药物直接涂于痔的表面，或插入痔核内，使痔干枯、坏死、脱落，以达到治愈的目的。据临床观察，笔者认为此法副作用大，并发症多，疗效不如他法操作简便，故多不用。

（三）西医治疗

目前，临床上没有统一的标准疗法，大至可以参照以下方案。

内痔：一期、二期——可采用注射、套扎、冷冻等疗法；三期

混合痔

外痔：血栓型、纤维化——可采用手术疗法（外剥内扎、切除术等）

急性炎症期：应采用保守疗法。

1. 保守疗法

适用于痔的急性炎症期，可用0.1%高锰酸钾溶液温水坐浴。肛管内注入

消炎止痛的油膏或栓剂，可起润滑消炎的作用。

2. 注射疗法

注射宜在局麻下进行，使肛管括约肌松弛。先行指检，轻扪直肠左侧、右前及右后，感觉有无小动脉搏动，如果扪到搏动，则在其周围注射硬化剂。在上述三处各注入约2～3mL硬化剂，然后牵开肛管，暴露痔块，在齿状线上用针头刺入痔体，抽出回血后注入硬化剂（约1～2mL）至痔块膨胀变白。如果一次注射效果不理想，可在一周后重复一次。如果痔块多，也可分2～3次注射。

常用的硬化剂有5%石炭酸植物油、5%鱼肝油酸钠及4%明矾水等。

3. 手术疗法

非手术疗法无效，痔块脱出较重的病例，手术是应选择的治疗方法，局部应用长效止痛药，可使病人减少痛苦，对有指征的病人宜施行手术。

（1）结扎疗法：在痔块深部用粗丝线贯穿结扎，使痔块缺血坏死而脱落，以后创面逐渐自行愈合。此法操作简单，效果切实可靠。结扎可在局麻下进行，使肛管括约肌松弛，显露痔块，用组织钳提起，在其根部用弯止血钳夹紧。在钳下将皮肤剪一裂口，可以使根部变窄，便于结扎，并可留一引流口以减轻术后疼痛。从此裂口进针向钳下的痔根部及其四周组织注射长效止痛剂，然后用圆针粗线贯穿钳下痔根部一或二次，行“8”字结扎。术后用凡士林纱条引流，无菌纱布压迫，宽胶布固定。术后每日坐浴及应用抗生素以防感染，更换敷料至痊愈。

（2）痔切除术：可在骶管麻醉或局部麻醉下进行。显露痔块后做与肛缘相垂直，围绕痔块的棱形切口。切开皮肤及黏膜后将曲张静脉团细致分出，直至显露肛管括约肌。缝合齿状线以上的黏膜，齿状线以下的皮肤切口不缝合。术后用凡士林纱布条引流，无菌纱布压迫，宽胶布固定。

（四）中医专方选介

1. 便后洗方

红花、防风、川椒、五倍子各15g，黄柏、金银花、苦参各30g。本方具有消肿止痛，促进伤口愈合的功能。适用于炎性外痔、内痔嵌顿、血栓痔。水煎熏洗。便后先熏后洗30～40分钟。痔术后熏洗368例，有效率为95.5%。［胡伯虎，等. 实用痔瘘学. 北京：科学技术文献出版社，1988：139］

2. 活血消肿汤

防风、秦艽、当归、桃仁、赤芍各15g，黄柏、苦参、苍术各20g，大黄、芒硝各30g，明矾20g。本方具有消肿、止血的作用。适用于内痔、外痔、混合痔。上述药物加水2000mL，文火煎30分钟，先熏后洗，每次20分钟，每日2次，6天为1疗程。治疗炎性混合痔46例，男30例，女16例。本组治疗1个疗程后，39例患者的痔核萎缩消失。[刘清德，等．活血消肿汤治疗炎性混合痔．中国肛肠病杂志．1998，3：45]

肛　裂

肛裂是齿线以下肛管皮肤的纵形溃疡，呈棱形或椭圆形，以周期性的肛门疼痛为特点。其形成原因：①外伤；②感染；③解剖因素。

中医学多将肛裂归为痔，称为“钩肠痔”“裂痔”等。

一、临床诊断

（一）辨病诊断

1. 症状与体征

询问病史，有典型的疼痛周期。局部检查可见肛管后正中部位的肛裂“三联征”，可明确诊断。其临床表现是疼痛、便血和便秘。

（1）疼痛：是肛裂的主要症状。肛裂的疼痛呈周期性，即开始排便就疼痛，排便后有一短暂的疼痛减轻的间歇期，接着又出现更加剧烈的持续性疼痛，可达数小时至一日，形成所谓的“肛裂疼痛周期”。肛裂的排便疼痛一般认为是创伤性疼痛，便后持续疼痛是内括约肌痉挛所致，直至括约肌疲劳，疼痛才能缓解。

（2）便血：由于粪便损伤创面所致。一般出血量不多，为鲜血点滴而下或手纸带血。

（3）便秘：多为直肠型便秘。因肛门疼痛，患者恐惧排便，结果使粪便在直肠内停留过久，水分被更多地吸收，大便更加干硬，便秘又可使肛裂加重，形成恶性循环。

2. 临床分类

肛裂分类法较多，目前国内外尚无统一方法，现将主要分类介绍如下。

（1）我国1975年全国肛肠学术会议将肛裂分为早期和晚期两类。国外将其分为急性期和慢性期两类。

①早期和晚期分类法

早期肛裂：裂口新鲜，尚未形成慢性溃疡，疼痛较轻。

晚期肛裂：裂口已形成棱形溃疡，并伴有皮赘、哨兵痔、肛乳头肥大、周期性疼痛。

②急性期和慢性期分类法

急性期肛裂：病程短，仅在肛管皮肤上有一棱形溃疡，裂口新鲜，底浅，创缘软而整齐，无瘢痕形成，有明显触痛。

慢性期肛裂：病程长，溃疡底部深，边缘增厚，质硬，不整齐，基底有梳状硬结，裂口上端伴肛乳头肥大或肛窦炎，下端有哨兵痔和潜行性瘘道。

（2）1991 年桂林全国肛裂专题会议制定的标准为四期分类，后修改为三期分类。

①四期分类法

一期，初发肛裂：即新鲜肛裂或早期肛裂。肛裂皮肤有表浅损伤，创口周围组织基本正常。

二期，单纯肛裂：肛管已形成溃疡性裂口，但尚无合并症，无肛乳头肥大、哨兵痔及皮下瘘。

三期，三联肛裂：裂口呈陈旧性溃疡，合并肛乳头肥大及哨兵痔。

四期，五联肛裂：裂口呈陈旧性溃疡，合并肛乳头肥大、哨兵痔、皮下瘘和肛隐窝炎。

②三期分类法

一期肛裂：肛管皮肤全层裂开，形成炎症性溃疡，溃疡底部清洁，边缘整齐、质软，无并发症或伴轻度肛窦炎、肛乳头炎。

二期肛裂：溃疡底部呈灰白色，边缘增厚，不整齐，质硬，呈潜行性。肛管弹性减弱，但能松弛，并发哨兵痔，肛乳头肥大，肛窦炎等。

三期肛裂：溃疡如二期，肛管纤维化，狭窄，并发哨兵痔，肛乳头肥大及皮下瘘等。

（二）辨证诊断

1. 血虚肠燥型

（1）临床表现：大便干燥，数日一行，便时疼痛、瘙痒，下血少或无，口干咽燥，五心烦热。舌红，少苔或无苔，脉细数。

（2）辨证要点：便时疼痛，下血或无，口干咽燥，五心烦热。舌红少苔或无苔，脉细数。

2. 湿热蕴结型

（1）临床表现：便时腹痛不适，排便不爽，肛门灼痛，时有鲜血或带脓液。苔黄厚腻。

（2）辨证要点：肛门灼痛，时有鲜血或带脓液。

3. 燥火便结型

（1）临床表现：大便秘结坚硬，便时肛门剧痛，便后稍有减轻，继则持续疼痛数小时或整日不减，鲜血随粪便点滴而下，不敢进食。舌苔黄燥，脉数。

（2）辨证要点：便时肛门剧痛，便后稍有减轻，继则持续疼痛数小时或整日不减。

二、鉴别诊断

（一）肛门皲裂

最易和肛裂混淆。皲裂是发生在肛缘和肛管外皮肤的浅表开裂，裂口可发生在肛管任何部位，局限于皮下，不波及肌层。裂口多发，几处裂口可同时存在，多见于肛门皮肤病。排便时虽有疼痛，但没有持续性痉挛性的剧痛，局部常可见到丘疹、角质化和增生等皮肤病变。

（二）溃疡性肠炎

常可并发肛门周围炎、肛裂、肛瘘和内痔。肛裂的特点是肛裂较浅，多见于肛门两侧，伴有脓血便、腹泻和腹痛。

（三）肛门结核

溃疡形态不规则，边缘潜行，疼痛轻，无皮赘外痔，在病理切片中，可见结核结节及干酪样坏死。

（四）肛门皮肤癌

溃疡形态不规则，表面凹凸不平，边缘隆起，质硬，并有奇臭味和持续疼痛，病理切片中可见癌细胞。

三、治疗

（一）提高临床疗效的思路提示

1. 软化大便，制止疼痛，中断恶性循环，促进创面愈合。

2. 区别肛裂的不同病变，是合理施治、确保疗效的关键。如急性肛裂与慢性肛裂的治疗原则不同，慢性肛裂不经手术难以自愈。

（二）中医治疗

1. 内治法

（1）血虚肠燥型

治法：养血润燥通便。

方药：润肠丸加减。

当归 20～30g，生地黄 15～30g，麻仁 20～30g，桃仁 20～30g，黑芝麻、肉苁蓉、制首乌各 20g，枳壳 15g。

若阴虚内热，心烦，口干，脉细数加玄参、麦冬、知母以滋阴润燥，清热生津。

（2）湿热蕴结型

治法：清化湿热，润肠通便。

方药：止痛如神汤。

秦艽 15g，桃仁 10g，皂角刺 10g，苍术 15g，防风 9g，黄柏 10g，泽泻 10g，当归尾 15g，槟榔 12g，熟大黄 15g。

（3）燥火便结型

治疗：泻热通便。

方药：凉血地黄汤合麻仁丸。

川芎 12g，当归 10g，白芍 15g，甘草 6g，生地黄 15g，白术 10g，茯苓 10g，黄连 15g，地榆 20g，人参 10g，山栀 15g，天花粉 15g，麻仁 20g，大黄 15g，杏仁 9g，枳实 9g，厚朴 9g。

2. 外治法

（1）针刺疗法：取长强、承山、白环俞。一般以长强为主穴，每次留针 10～15 分钟，强刺激 1 次。

（2）中药熏洗：方用苦参 30g，川椒 10g，当归 15g，红花 10g，川乌 15g，首乌 15g，细辛 15g。水煎，熏洗 20 分钟。

（3）腐蚀疗法：可用红升丹、红粉等腐蚀药物，用棉签蘸少许敷于裂口，每日 2 次，腐脱肛裂表面的陈旧组织，使之成新鲜创面。再用生肌玉红膏上药，直至愈合。

（4）局部封闭疗法

①长效止痛液封闭法：0.2% 复方亚甲兰 10mL，局部常规消毒后距肛缘下端 1cm 处进针，针头由浅入深达肛门括约肌，沿肛裂基底部做扇形注射，每次 5 ~ 10mL，每周 1 次。

②激素封闭法：取强的松龙注射液 1mL，加 2% 普鲁卡因或利多卡因 3 ~ 5mL 配成混悬液，在肛裂基底部做扇形注射，每周 1 次。

直肠肛门周围脓肿

直肠肛门周围脓肿是指直肠肛门组织内或周围间隙内发生急慢性感染，发展成为脓肿。但由于发生的部位不同，有不同的名称。如于肛门旁皮下，称为肛门旁皮下脓肿；于坐骨直肠窝，称为坐骨直肠窝脓肿；于骨盆直肠间隙，称为骨盆直肠间隙脓肿；于直肠后间隙，称为直肠后间隙脓肿。

直肠肛门周围脓肿临床以肛门疼痛、坐卧不安、发热、全身倦怠、大便困难为主要症状。如骨盆直肠间隙或直肠后间隙脓肿，常有下腹部疼痛和骶骨尾部疼痛。中医学将直肠肛门周围脓肿归于肛门痈疽的范畴，有“脏毒”“跨马痈”“悬痈”等名称。

一、临床诊断

（一）辨病诊断

直肠肛门周围脓肿的诊断以局部检查为主，辅以体征及实验室检查。

1. 肛门旁皮下脓肿：发生于肛门周围皮下组织内，一般不大，主要症状是肛周持续的跳动性疼痛，大便、受压及咳嗽时加重，行动不便，坐卧不安，全身感染的症状不明显。局部检查可见局部红、肿、热、痛，伴有硬块和触痛，可有波动感，必要时可行穿刺证实。

2. 坐骨直肠窝脓肿：位于肛门与坐骨结节之间，多由肛腺感染穿破联合纵肌及外括约肌而进入坐骨直肠间隙而成。脓肿范围较肛门皮下脓肿广泛且深，容积约 60 ~ 90mL。初期只感肛门不适或微痛，逐渐伴有全身感染的症状，如发热、乏力、畏寒、头痛、恶心等。局部症状逐渐加重为明显跳痛，有时有反射性排尿困难，直肠指诊时患侧有压痛性肿块和波动感。

3. 骨盆直肠间隙脓肿：位于提肛肌以上，腹膜以下。局部症状不明显，有时仅有直肠下坠感，排便时尤感不适，有时排尿困难。常无定位症状，全身感染的症状明显。肛门指诊可触到患侧直肠壁处有浸润变硬、压痛、隆起及波动感。诊断主要靠穿刺抽脓，必要时做肛管超声波检查协助诊断。

4. 直肠后间隙脓肿：在直肠后骶骨前，上为腹膜，下为提肛肌。症状与骨盆直肠间隙脓肿相同，直肠内有明显的坠胀感，骶尾部可产生钝痛，并可放射至下肢。在尾骨与肛门之间，有明显的深部压痛。肛门指诊可查到直肠后方肠壁处有触痛、隆起和波动感，必要时穿刺诊断。

（二）辨证诊断

直肠肛门周围脓肿发生的部位不同，症状也多有差异。但统属中医“痈疽”的范围，按中医辨证诊断应首先辨虚实，其次辨部位，后者在辨病诊断中已论述。

1. 实证

（1）热毒蕴结型

①临床表现：肛门周围突然疼痛，持续加剧，局部红、肿、热、痛，触痛明显，质硬，坐卧不安，伴有恶寒，发热，便秘溲赤。舌质红，苔黄，脉数。

②辨证要点：肛门周围突然疼痛，局部红肿热痛，触痛明显，质硬，肛周红肿，按之有波动感或穿刺有脓。

（2）火毒炽盛，肉腐成脓型

①临床表现：肛门肿痛剧烈，痛如鸡啄，夜寐不安，伴有恶寒发热，便秘，小便困难，肛周红肿，按之有波动感或穿刺有脓。舌质红绛，苔黄，脉弦数。

②辨证要点：肛门痛如鸡啄，小便困难，肛周红肿，按之有波动感或穿刺有脓。

2. 虚证

（1）阴寒凝滞型

①临床表现：肿门肿块，红肿热痛不明显，成脓较慢，全身倦怠，畏寒肢冷。苔白滑，脉迟缓。

②辨证要点：肿块红热痛不明显，成脓慢，畏寒肢冷。

（2）气血两虚型：

①临床表现：肛门肿块，坠胀明显，疼痛轻微，局部红肿，溃后久不收口，溃口凹陷，少气懒言，面色苍白。舌质淡红，脉细弱。

②辨证要点：肛门肿块，坠胀明显，局部红肿，溃后久不收口，溃口凹陷。

二、鉴别诊断

直肠肛门周围脓肿在诊断中应注意与以下疾病相鉴别。

（一）毛囊炎

好发于尾骨及肛门周围，有排脓的外口和短浅的窦道，特征是在外口有毛发和小毛囊。

（二）化脓性汗腺脓肿

多在肛门与臀部皮下，脓肿较浅而病变范围广，病变区皮肤变硬，有多个疮口，疮口间可彼此相通，形成皮下瘘道，但瘘道不与肛门齿线与直肠相通，有广泛的慢性炎症。

（三）骶骨前畸胎瘤

临床有时与直肠后间隙脓肿相似，其特点是直肠后肿块光滑，无明显压痛，有囊性感及分叶。X 线检查可见骶骨前有肿物，将直肠推向前方或一侧，可见散在的牙齿等钙化阴影。

三、治疗

（一）提高临床疗效的思路提示

1. 脓肿一旦形成，应及时切开排脓，切口要大，引流应通畅，脓腔应充分打开，不要留下死腔。

2. 对肛提肌以下的脓肿，要争取找到原发病灶，一次手术处理彻底。对肛提肌以上的脓肿，处理要慎重，不能轻易一次性切开，如果切断了肛门括约肌深部或肛提肌，就会引起肛门失禁，造成严重的问题。最好先切开引流，待炎症消退，形成肛瘘，位置固定之后再做手术。

（二）中医治疗

1. 内治法

（1）热毒蕴结型

治法：清热解毒，软坚散结。

方药：黄连解毒汤加减。

黄连9g，黄芩6g，黄柏6g，栀子9g。

若大便秘结者可加大黄以泻下实热；若口干，渴欲冷饮，苔黄燥者，合用龙胆泻肝汤。

（2）火毒炽盛，肉腐成脓型

治则：清热解毒，托毒溃脓。

方药：仙方活命饮加减。

白芷、贝母、防风、赤芍、生归尾、甘草、皂角刺、穿山甲、天花粉、乳香、没药各6g，金银花、陈皮各9g。

若脓成难溃，可合用透脓散。

（3）阴寒凝滞型

治则：温经散寒，和阳散结。

方药：阳和汤加减。

熟地黄30g，肉桂3g，麻黄2g，鹿角胶9g，白芥子6g，姜炭2g，生甘草3g。

若脓肿已溃，去麻黄加黄芪、人参。

（4）气血两虚型

治则：补益气血，消散和血。

方药：八珍汤合阳和汤加减。

人参3g，当归10g，川芎5g，白芍8g，熟地黄15g，白术10g，茯苓8g，甘草5g，陈皮3g，黄芪5g，皂角刺、乳香、没药、金银花各3g。

2. 外治法

采用敷药治疗，清热解毒，软坚散结，使脓肿局限、消散或破溃，或用丹药提脓、化腐、生肌，或促使脓成，及早手术。

外敷药在应用时，根据病情发展的不同阶段，所用药物亦有所不同。

初期：实证可用金黄散、五妙散、黄连膏；虚证可用冲和膏。

脓成期：宜早期切开引流。

溃破期：脓未净时，用红粉纱布条或五五丹纱布条化腐排脓；脓净后改用玉红膏纱条或生肌散以生肌敛口。如日久成瘘，则按肛瘘处理。

（三）西医治疗

1. 非手术治疗

（1）应用抗生素，根据不同的致病菌株，选用敏感的抗生素，联合应用二三种。

（2）温水坐浴，局部理疗。

（3）口服缓泻剂或石蜡油以减轻病人排便时的疼痛。

2. 手术治疗

诊断一旦明确，必须手术切开治疗。浅部脓肿可行放射状切口，深部脓肿应行弧形切口，避免损伤括约肌。

肛门周围脓肿在局麻下就可进行，取折刀位或侧卧位，在波动最明显的部位做放射切口，剪除切口周围皮肤，使切口呈椭圆形，无须填塞以保证引流通畅；坐骨肛管间隙脓肿，要在腰麻或骶麻下进行，在压痛口处用粗针头先行穿刺，抽出脓液后，在肛缘处行平行于肌缘的弧形切口；骨盆直肠间隙脓肿要在腰麻或全麻下进行，切开部位因感染部位的不同而不同，须分开脓腔内的纤维间隔。留置胶管或油纱条引流，敷料包扎不宜太紧。①源于括约肌间的感染，经直肠手术时应在肛门镜下行相应部位的直肠壁切开引流，若经坐骨直肠引流，日后易出现肛管括约肌外瘘；②源于经括约肌肛瘘的感染，应行肛周引流，若经直肠壁切开引流，易导致难以治疗的肛管括约肌上瘘；③其他部位的脓肿，若位置较低，在肛周皮肤上直接切开引流；若位置较高，则应在肛镜下切开直肠壁或经阴道后穹窿切开引流。

术后处理：酌情应用抗生素及缓泻剂，每次便后用1∶5000的高锰酸钾液坐浴，换药。术后5～7日渐撤引流纱条或胶管，直至痊愈。

3. 急性肛裂和慢性肛裂的治疗

（1）急性肛裂的治疗：①应用1∶5000的高锰酸钾温水坐浴，敷以消炎止痛膏或栓剂，保持局部清洁。②口服缓泻剂或石蜡油，使大便松软、润滑以利排出。多吃蔬菜水果纠正便秘。③侧卧位，局部用普鲁卡因麻醉，先以二食指逐渐扩张肛管，继则进入四指慢慢扩张，使肛门括约肌松弛，可立即止痛。扩肛后裂口创面扩大开放，创面新鲜，引流通畅，促进愈合。但此法可并发出血、肛周脓肿、痔脱垂及暂时大便失禁，且复发率高。

（2）慢性肛裂的治疗：可选用手术治疗。常用的手术方法有以下两种。

①肛裂切除术：在局麻或腰麻下对肛裂行棱形或扁形切口，切除全部前哨兵痔、肥大肛乳头、肛裂及四周和深部的不健康组织直至暴露肛管括约肌。垂直切断部分肛门外括约肌的皮下部，创面敞开引流，换敷料至愈合，缺点为愈合较慢，肛门脓肿、肛门狭窄和肛门失禁发生率高，现已很少使用。

②肛管内括约肌切断术：可降低平均肛管最大静息压，但可引起约30%的病人肛门失禁，肛管内括约肌为环形的不随意肌，它的痉挛收缩是引起肌裂疼痛的主要原因，手术可在局部麻醉、骶尾麻醉或硬膜外麻醉下进行。手术方法：开放式括约肌切断术，是在肛管一侧距肛缘1～1.5cm做切口，达内括约肌下缘，确定括约肌间沟后，分离内括约肌至齿状线，剪断内括约肌，然后括张至4档，电灼或压迫止血后缝合切口，可一并除去肥大乳头、前哨兵痔，肛裂在数周后自行愈合，该方法治愈率高，愈合快，但手术不当可导致肛门失禁；皮下内括约肌切断术，先摸到括约肌间沟，将刀刺入到内、外括约肌间，由外向内将括约肌切断，优点是避免了开放式切口，但有切断肌不够完全、术后易出血的缺点。

（四）中医专方选介

1. 痔科Ⅰ号方

麝香0.5g，冰片7.5g，象皮30g，石决明60g，煅石膏30g，珍珠0.45g，海螵蛸60g，轻粉60g，紫贝齿60g，川黄柏30g，共研细末备用。适用于无脓腐创面。具有消肿止痛，生肌收口的作用。

2. 痔科Ⅱ号方

生肌散100g加雷米封20片，共研细末备用。适用于结核性肛周脓肿及肛瘘术后。具有生肌、抗痨作用。

3. 痔科Ⅲ号方

乳香30g，没药30g，儿茶15g，香白芷15g，煅龙骨30g，海螵蛸30g，血竭6g，珍珠3g，冰片3g，轻粉3g，玄胡30g，郁金30g，共研细末备用。适用于创面鲜红、疼痛、无脓液者。具有活血止痛，生肌收口的作用。

以上三方均摘自［张振勇，等．杨干亭肛肠病术后换药经验．中国肛肠病杂志．1999，3：19］

第八章　胃肠道感染性疾病

第一节　幽门螺杆菌感染

螺旋杆菌样微生物早在十九世纪初即于动物黏膜组织中发现，二十世纪早期于人类黏膜组织中检出。但由于种种原因一直被忽视，直到 1983 年 Marshall 和 Marren 从人的胃黏膜标本中成功地分离出幽门弯曲菌（后改称为幽门螺杆菌，简称 HP），才引起人们的重视。目前认为 HP 感染与胃炎、胃溃疡、胃癌等关系密切。

本病属中医学“胃脘痛”的范畴。其主要表现为上腹部不适，痞满或疼痛，伴腹胀、纳差、泛酸或口干等。

一、临床诊断

（一）辨病诊断

1. 临床表现与体征

本病潜伏期 2～7 天。HP 感染对大多数病人表现为隐匿型，常无胃炎的急性期表现，直接表现为慢性胃炎或消化性溃疡的临床症状。

HP 感染的急性胃炎，表现为上腹部痉挛性疼痛，腹胀，晨起恶心、呕吐，有饥饿感，食后又感上腹饱胀，呕吐的胃内容物无酸水。患者有明显的口臭，呼气有异味，无腹泻及发热。

HP 感染的慢性胃炎主要表现为上腹部疼痛，不适和饱胀。多数病人有一过性上消化道出血，有时伴有反酸及上腹嘈杂等。上腹部疼痛与进食无关，若有消化性溃疡形成，则常呈与进食有关的规律性疼痛。部分病人上述症状呈持续性，或时有时无或呈周期性。

2. 辅助检查

（1）细菌培养：有两种接种技术，即直接用胃黏膜标本划种到固体培养基上，或将胃黏膜标本研磨成匀浆后接种。本菌对营养要求不高，一般的营养琼脂即可。但相对湿度要求在90%以上。接种后置微氧条件下，37℃孵育，一般48～72小时后观察结果。

（2）细菌涂片：将活检标本黏膜直接涂抹于清洁的载玻片上，经干燥固定后，革兰氏染色或Giemsa染色。油镜下镜检，发现HP者为阳性。

（3）组织切片染色：取活检组织置于福尔马林液中固定，石蜡包埋后将组织做Giemsa染色，油镜下镜检，发现HP者为阳性。

（4）尿素酶试验：将活检组织块直接插入固体的或液体的尿素酶试剂（尿素、缓冲液、酚红指示剂）内，于一定时间内试剂变成红色，为尿素酶试验阳性，不变色者为阴性。因幽门螺杆菌能产生大量的尿素酶，此酶能将试剂中的尿素水解而使试剂变成碱性，故而酚红指示剂由浅黄色变成红色。

（5）^{13}C－尿素呼气试验：将75mg粉末状^{13}C－尿素溶于200mL不含碳酸的橘子水内。采集基线呼气样本后，让病人喝下含^{13}C－尿素的橘子水，30分钟后收集呼气做测定样本，用红外能谱仪测定服^{13}C－尿素前后的呼气样本。测定呼气样本的^{13}C原子半度值超过基线呼气样本百万分之五的（5/百万），为幽门螺杆菌阳性。本试验为一种可靠、准确、安全、简单而又实用的检测方法。

（6）^{14}C－尿素呼气试验：给病人口服^{14}C－尿素。若病人有幽门螺杆菌感染，20分钟后在病人呼出的气体中有$^{14}CO_2$，且在100分钟内，以恒定的比值增加。若无HP感染，则无$^{14}CO_2$呼出。此试验安全，重复性好，但需一定条件，因而不易推广使用。

（7）^{15}N尿素法：本方法用稳定性核素^{15}N－尿素检测HP感染。通过测定尿氨中^{15}N半度和排出率，可了解^{15}N－尿素在胃内的分解情况，从而确定有无HP感染。其敏感性及特异性均较高，重复稳定性良好。尤适于监测评价药物消除HP的疗效。

（8）血清学检查：病人血清中可能存在特异性抗菌抗体（IgG，IgA），还可有尿素酶抗体。可用经超声波处理制备的抗原素测定病人的血清抗体。但目前尚无公认的最佳测试方法。

（9）粪便中检测HP抗原：通过双抗体夹勺法检测粪便中的HP抗原是较

理想的测定非侵入性 HPV_3 的方法，资料显示敏感性为96.1%，特异性测值和阴性预测值分别为96.1%和98.5%。操作方法简便、省时，不需昂贵仪器，在HP感染的流行病学调查、儿童检测消化不良或内镜检查前筛查，对治疗和复诊等诸多方面具有较好的应用价值，尤其适用于婴幼儿HP感染的检测。此外，还有聚合酶链反应（PCR），原位鉴定技术等。PCR技术被认为是特异性最强，敏感性最高的方法，但价格昂贵，不适宜在基层推广。

（二）辨证诊断

1. 脾胃虚寒型

（1）临床表现：胃脘部隐痛，缠绵不已，喜温喜按，空腹痛甚，得食痛减，多食则脘腹痞胀，泛吐清涎或酸水，四肢不温，倦怠乏力，大便溏薄。舌质淡，苔薄白，脉虚弱或沉细。

（2）辨证要点：胃痛隐隐，口干咽燥。舌质红，无苔，脉细数。

2. 胃阴不足型

（1）临床表现：胃痛隐隐，灼热不适，嘈杂似饥，口干咽燥，大便干结。舌质红，少津，或光剥无苔，脉细数。

（2）辨证要点：胃痛隐隐，口干咽燥。舌质红，无苔，脉细数。

3. 脾胃湿热型

（1）临床表现：胃脘部不适，灼热，痞满或疼痛，口干苦，腹胀纳少，大便不畅，小便黄。舌质红，苔黄腻，脉濡数或滑数。

（2）辨证要点：胃脘部疼痛，灼热，口干苦。舌红，苔黄腻。

4. 肝胃不和型

（1）临床表现：胃脘胀痛，拒按，攻撑窜动，牵引背胁，每因情志不遂而痛作，嗳气频繁，大便不畅。舌质淡，苔薄白，脉弦。

（2）辨证要点：胃脘胀痛，拒按，攻撑牵引背胁，大便不畅。脉弦。

二、鉴别诊断

幽门螺杆菌感染与急慢性胃炎，消化性溃疡关系密切，且与胃癌的发生有关。这些病的鉴别诊断请参阅相关章节。

三、治疗

（一）提高临床疗效的思路提示

1. 当辨寒热虚实

本病的临床辨证当分寒热虚实。凡病程短，病势急迫，暴痛剧痛，痛处拒按，得食痛甚，空腹痛减，大便不畅，脉实有力者属实证；凡病程长，痛势缓慢，隐痛绵绵，痛处喜按，空腹痛甚，得食痛减，大便溏薄，脉弱者为虚证；凡胃痛喜温，遇冷加剧，口不渴，呕吐清涎，便溏，舌淡苔白者为寒；凡胃痛灼热，口干苦，吞酸，便秘，舌红，苔黄者为热。

2. 治宜通降调气

本病之病因虽有多种，但其病机演变终致胃气郁滞，失于和降，不通则痛。故治疗应以通降调气为基本原则。通降者，乃疏其壅塞，消其郁滞；调气者，乃调畅气血，调和升降，调理脾胃。胃为受盛之腑，以通为用，以降为顺。但“通”不能局限于狭义之法，而应从广义的角度去正确理解和运用“通”法。结合具体证型，如脾胃虚寒，温阳健脾即为通；胃阴不足，养阴益胃即为通；脾胃湿热，清热化湿即为通；肝胃不和，疏肝理气即为通。

（二）中医治疗

1. 内治法

（1）脾胃虚寒型

治法：温阳健脾。

方药：黄芪建中汤。

黄芪15g，白芍15g，桂枝6g，炙甘草12g，生姜3片，大枣3枚，饴糖9g。

若泛酸者，去饴糖，加吴茱萸、瓦楞子、乌贼骨、白及以暖肝温胃制酸；若吐清水较多，或胃中漉漉有声可加干姜、陈皮、半夏、茯苓以温胃化饮；若疼痛较甚者，可加元胡以缓急止痛；若痛止而胃部仍有不适感，可用香砂六君子汤以善其后；若脾气虚寒，不能摄血而见黑便呕血者，可加黄土汤以温脾摄血。

（2）胃阴不足型

治法：养阴益胃。

方药：叶氏养胃汤合芍药甘草汤加减。

沙参12g，玉竹12g，石斛12g，天花粉12g，麦冬15g，白芍15g，乌梅6g，木瓜6g，甘草6g。

若肝肾阴虚明显可加一贯煎以滋肾养肝；若阴虚胃火上炎，出现口干、舌红、牙痛者，可加石膏、知母、竹叶、生地黄以清胃泄热，甘寒养阴；若纳少者，可加谷麦芽以醒脾悦胃；若胃中嘈杂，吞酸者，可加左金丸以辛开苦降，制酸和胃；若阴虚火炎，灼伤胃络而见出血者，加阿胶、生地黄炭、丹皮炭及少量大黄以滋阴降火，宁络止血；若阴虚气血不畅，可加佛手、甘松、当归、赤芍、丹参等行气活血；若大便干结者，加火麻仁、瓜蒌仁润肠通便。

（3）脾胃湿热型

治法：清热化湿。

方药：连朴饮加减。

黄连9g，半夏9g，槟榔9g，川厚朴12g，陈皮12g，知母12g，草豆蔻12g，川楝子12g，元胡12g，芦根15g，谷麦芽各15g，吴茱萸3g，甘草6g。

若呃逆、嗳气者加降香、旋覆花、代赭石以顺气降逆；吐酸烧心者加煅瓦楞、乌贼骨以制胃酸；恶心、呕吐者加竹茹、藿香以清热化湿止呕；痛连两胁者加柴胡、木香、香附以疏肝理气解郁；合并溃疡者加乌贼骨、浙贝母以促进溃疡愈合。

（4）肝胃不和型

治法：疏肝理气。

方药：柴胡疏肝散加减。

柴胡9g，川芎9g，芍药12g，香附12g，陈皮12g，枳壳12g，郁金12g，青皮12g，甘草6g。

若胀痛较甚者，可加川楝子、元胡、木香、佛手以加强理气止痛之力；嗳气频繁者，加沉香、旋覆花、代赭石以加强顺气降逆之力，或用沉香降气散；泛吐酸水者，加左金丸、乌贼骨、川贝母、瓦楞子以和胃制酸。

2. 外治法

（1）针刺：取脾俞、胃俞、中脘、章门、足三里为主穴。脾胃虚寒者加关元、气海；肝胃不和者加太冲、阳陵泉；脾胃湿热者加内庭、太白。实证者予捻转泻法，虚证者用补法。

（2）灸法：取中脘、气海、足三里、脾俞、胃俞。用艾条悬灸，每穴5～10分钟，或隔附子饼灸，每穴灸3次，每日1次，15天为1疗程。

（3）穴位注射：取脾俞、胃俞、中脘、内关、足三里穴。用黄芪注射液、1%普鲁卡因注射液、复方当归注射液、胎盘组织液或维生素类注射液，每穴注射2mL，每日或隔日1次，15天为1疗程。

（4）拔罐：选用上腹部和背部穴位拔火罐，应用针灸后进行，适用于脾胃虚寒证。

（5）贴敷法：葱头连须30g，生姜15g，共捣烂炒热，布包，趁热敷患处，每日数次，用于脾胃虚寒证。

（三）西医治疗

治疗幽门螺杆菌感染主要有以下几种方案。HP的清除是指治疗结束时复查HP为阴性，HP的根除是指疗程结束，停止抗HP药物1个月后复查HP为阴性。

1. 单药治疗

单药治疗HP感染的疗效欠佳，但副作用小。对HP的根除率为：次枸橼酸铋为20%，羟氨苄青霉素为19%，呋喃唑酮为10%，甲硝唑为6%，奥美拉唑20mg/d，用药4周，清除率为83.3%，而呋喃坦啶，交沙霉素，氯洁霉素，螺旋霉素等清除率均为零。单独使用大环内酯类时疗效不佳，且很快产生耐药性。

2. 双药治疗

（1）羟氨苄青霉素500mg，4次/天，加他咪唑500～1000mg，2次/天，连用7～8天。对他咪唑敏感的HP根除率为65%～76%，而耐药者为0%。

（2）羟氨苄青霉素500mg，4次/天，用16天，加甲硝唑500mg，3次/天，前10天用。对甲硝唑敏感的HP根除率为95%，而耐药者为29%。

（3）胶体次枸橼酸铋（CBS）120mg，4次/天，用药14天，加羟氨苄青霉素500mg，4次/天，用药7～14天。HP的根除率为45%。

（4）胶体次枸橼酸铋120mg，4次/天，加他咪唑500mg，2次/天，用药4～8天。对他咪唑敏感的HP根除率为54%～60%，而耐药者为0%。

（5）碱式水杨酸铋，第1周用2.7g/d，后3周改为0.9g/d，在第2及第3周加用呋喃唑酮500mg/d。HP的根除率为95%。

（6）奥美拉唑40mg，1次/天，加羟氨苄青霉素750mg，2次/天，用药

14 天。HP 的根除率为 54% ~62%。

（7）奥美拉唑 40mg，1 次/天，加克拉霉素 500mg，1 次/天，用药 14 天。HP 的根除率为 80%。

3. 三联疗法

（1）胶体次枸橼酸铋 120mg，4 次/天，加羟氨苄青霉素 500mg，4 次/天，加他咪唑 500mg，2 次/天。用药 4 ~7 天。HP 的根除率为 50% ~59%。对他咪唑敏感者为 60% ~71%，耐药者为 0%。

（2）胶体次枸橼酸铋 120mg，4 次/天，加羟氨苄青霉素 500mg，4 次/天，加甲硝唑 500mg，3 次/天。用药 10 ~14 天。对甲硝唑敏感的 HP 根除率为 91% ~96%，而耐药者为 63% ~71%。

（3）胶体次枸橼酸铋 120mg，4 次/天，加红霉素 500mg，4 次/天，加甲硝唑 500mg，3 次/天。用药 7 天。对甲硝唑敏感的 HP 根除率为 50%，耐药者为 50%。

（4）胶体次枸橼酸铋 120mg，4 次/天，加甲硝唑 400mg，3 次/天，加四环素 500mg，4 次/天。用药 14 天。HP 的根除率为 80% ~92%。

（5）胶体次枸橼酸铋 120mg，4 次/天，用药 28 天，加甲硝唑 400mg，3 次/天，第 1 周用药，再加四环素 500mg，3 次/天，第 1 周用药。对甲硝唑敏感的 HP 根除率为 92%，耐药者为 55.6%。

（6）羟氨苄青霉素 1g/d，用药 28 天；加硫糖铝 4g/d，用药 28 天；再加甲硝唑 750mg/d，用药 14 天。HP 的根除率为 89%。

（7）硫糖铝 1g，4 次/天，加甲硝唑 400mg，3 次/天，加四环素 500mg，4 次/天。用药 7 天。HP 的根除率为 50%。

（8）三钾二枸橼酸络合铋 120mg，阿莫西林 250mg，甲硝唑 200mg，每日 4 次，连服 2 周，再口服叶酸 5mg，每日 3 次，连服 12 周。HP 的根除率为 78.6%。主要用于治疗感染 HP 的慢性萎缩性胃炎。

（9）奥美拉唑 20mg，加甲硝唑 400mg，加克拉霉素 250mg，均为每日 2 次，7 天为 1 疗程。HP 的根除率为 90% 以上。

（10）奥美拉唑 20mg，加羟氨苄青霉素 1000mg，加克拉霉素 500mg，均为每日 2 次，7 天为 1 疗程。HP 的根除率为 90% 以上。也可用呋喃唑酮 100mg，每日 2 次替代甲硝唑，从而减弱其副作用而不影响疗效。

（11）雷尼替丁加甲硝唑，再加克拉霉素或四环素或羟氨苄青霉素或呋喃唑酮。用药 14 天。HP 的根除率为 89%。

4. 四联疗法

过去的标准三联疗法耐药率逐渐增高，目前推荐四联疗法：标准剂量质子泵抑制剂 + 标准剂量铋剂 + 两种抗菌药物。奥美拉唑、次枸橼酸铋、甲硝唑、四环素，四药合用，其 HP 的根除率高达 95% 以上。在各种治疗方案失败后仍有效。但在国外，该方案的应用价值仍有争议，国内尚无临床验证报告。

由上可知，单用一种药物所获得的 HP 根除率较低，联合用药，HP 根除率较高。目前多采用“第二届全国幽门螺杆菌专题学术研讨会关于幽门螺杆菌若干问题的意见”中推荐的治疗方案，即有机铋剂，抗泌酸药（包括质子泵抑制剂或 H_2 受体拮抗剂）加两种抗生素。质子泵抑制剂有奥美拉唑，兰索拉唑等。H_2 受体拮抗剂有西咪替丁、雷尼替丁、法莫替丁、尼扎替丁等。具体方案如下：

（1）铋剂加质子泵抑制剂加甲硝唑（或呋喃唑酮）加四环素（或羟氨苄青霉素）。

（2）质子泵抑制剂加铋剂加阿莫西林加克拉霉素或左氧氟沙星、呋喃唑酮。

（3）铋剂加质子泵抑制剂加四环素加甲硝唑或呋喃唑酮。

但应用以上药物时应注意以下几点。

（1）服药方法对疗效有影响：质子泵抑制剂在饭前 30 分钟用效果最佳，铋剂和抗菌药在餐间给药可取得最佳杀菌作用而又可减少胃肠反应。四环素片不要用糖衣片。

（2）甲硝唑和克拉霉素易发生耐药性，故使用含甲硝唑的方案时应询问其甲硝唑用药史，估计有耐药可能者应换用不含甲硝唑的治疗方案。

（3）有青霉素过敏史者忌用含阿莫西林的方案，发育期儿童禁用含四环素的方案。

（4）其副反应，一般有金属味觉或口酸，口苦（多由甲硝唑，克拉霉素引起），恶心，食欲减退，腹泻，皮疹和铋剂引起的黑便。

（5）抗 HP 治疗前应做药物敏感试验，以决定治疗方案。如 HP 对青霉素类最为敏感；对氨基苷类、四环素类、绝大多数头孢菌素类、氟嗪酸、环丙氟哌酸、红霉素、利福平高度敏感；对大环内酯类、硝基咪唑类、呋喃类、氟哌酸、氯霉素等中度敏感；对磺胺类、万古霉素等耐药。治疗溃疡病的药物中铋盐对 HP 有中度的抗菌活性，硫糖铝可抑制 HP 对黏膜上皮细胞的附着和生长。而西咪替丁、雷尼替丁、法莫替丁、生胃酮等无抗 HP 活性的作用。

（四）中医专方选介

1. 胃炎冲剂

水菖蒲 30g，丹参 220g，没药、玄胡、砂仁、广木香、麦冬、鸡内金各 15g，痢特灵、维生素 B_6 各 300mg。制成冲剂 20g。每日 1 剂，分 2～3 次饭后服。治疗 52 例，对幽门螺杆菌杀伤的有效率为 8.3%。此方主要治疗幽门螺杆菌感染性慢性胃炎。[普长兰．胃炎冲剂治疗幽门螺杆菌感染性慢性胃炎 52 例疗效观察．中西医结合杂志．1989，9（12）：722]

2. 胃炎宁

每 100mL 内含：蒲公英 30g，地锦草 15g，徐长卿、蓬莪术各 10g，广木香 6g，吴茱萸 3g，生甘草 12g。每日 20～30mL，每日 3 次，饭后口服。治疗 40 例，总有效率为 92.5%。此方主要治疗幽门螺杆菌阳性的胃炎、溃疡病。[张伯朋，等．胃炎宁、痢特灵治疗幽门螺杆菌阳性的胃炎、溃疡病观察．中西医结合杂志．1989，9（10）：599]

3. 苦参芍药汤

生白芍 15g，炙甘草 10g，石菖蒲 10g，青木香 6g，苦参 15g，乌贼骨 10g。胃部灼热，口苦苔黄者，加黄连、麦冬；胃寒冷痛，舌淡苔白者，加吴茱萸、干姜；胃虚隐痛，纳呆便溏者，加党参、炒白术；气滞甚者，加沉香、乌药；疼痛剧烈者，合用金铃子散；久痛入络者，加刺猬皮、九香虫。每日一剂，水煎，分 2 次温服。取样检验，证实幽门螺杆菌试验阴性为有效。治疗 80 例，总有效率 86%。[段柏林．苦参芍药汤治胃幽门螺杆菌感染 80 例临床观察．江西中医药．1998，29（4）：25]

4. 消疡丸（由河南中医学院第一附属医院制剂室提供）

苍术 12g，厚朴 10g，半夏 10g，陈皮 10g，生磁石 6g，生大黄 6g，白及 10g，硇砂 0.2g。每瓶 60g，每次 6g，每日 3 次，半空腹温开水送服。治疗 110 例，HP 感染的阳性率由 85% 下降到 28.75%，总有效率 93.7%。[魏明．消疡丸治疗十二指肠溃疡的临床观察．中医杂志．1998，39（8）：478]

5. 健胃汤

藿香、党参、白术、茯苓各 15g，蒲公英 20g，炙甘草 10g。脾虚胃蕴湿热型加黄连6g；脾胃阴虚型加白芍15g，沙参30g。水煎服，每日1剂。其中幽门螺杆菌阳性93例。治疗96例，总有效率91.6%。[邱志楠，等.健胃汤治疗慢性萎缩性胃炎96例疗效观察.新中医.1998，30（2）：25]

第二节 细菌性痢疾

细菌性痢疾是由痢疾杆菌引起的急性肠道传染病，以结肠黏膜的炎症和溃疡为基本病理变化，主要临床表现为全身中毒症状、发热、腹痛、腹泻、里急后重和排泄黏液及脓血便。本病轻重悬殊，轻者可自愈，重者可发生呼吸衰竭、循环衰竭而致死亡。本病属中医学“痢疾”范畴。古代尚有“肠僻”“赤利”“热利”“下利”“滞下”“痢”等名称。

一、临床诊断

（一）辨病诊断

1. 症状与体征

该病潜伏期为数小时至7天，多数为1～2天。由于痢疾杆菌的菌株众多，且人体反应性各不相同，故临床症状多种多样。根据病情轻重和缓急，通常将本病分为急性和慢性两类。发病急、病程短者为急性菌痢，临床较多见；若治疗不彻底，病程超过2个月以上者为慢性菌痢。

（1）急性菌痢：根据全身毒血症和肠道症状的严重程度又可分为四型，即：轻型、普通型、重型、中毒型。

①轻型（非典型）：全身症状轻，多无全身中毒症状，不发热或微热。腹痛不著，轻度腹泻，呈水样或糊状便，每日3～6次，不超过10次。粪便内含少量黏液，肉眼观察无脓血，显微镜下可见少数红、白细胞。里急后重不明显或没有，或有恶心、呕吐，病程为3～7日，可不治自愈，亦可演变为慢性。易被误诊为肠炎或结肠炎，常成为痢疾的传播者。查体：左下腹明显压痛。

②普通型（典型）：有全身中毒症状，起病急骤，体温一般在38～39℃或更高。早期有恶心、呕吐，继而出现持续性腹痛，阵发性加剧。一般便前加重，便后暂时缓解。大便频数，每日10～30次或30次以上。初期排出糊状或稀水样便，以后逐渐转为黏液或脓血便，量少，有时纯为脓血或呈黏冻

状，里急后重较显著。病程持续10～15天，大多数可缓解或恢复，少部分病人可转为慢性菌痢。病程中一般失水不明显，少数病人，尤以老年人和儿童容易发生脱水、酸中毒和电解质紊乱，甚至发生继发性休克。个别急性期和恢复期的病人，大关节可出现渗出性关节炎，与痢疾的病情无相关性，大多是病原菌引起的变态反应，用强的松治疗可痊愈。

③重型：多有严重的中毒及肠道症状。起病急骤，高热，伴恶心、呕吐，脓血黏液便，大便次数可达30次以上，甚至大便失禁，偶尔排出片样伪膜。腹痛剧烈，里急后重显著，常伴脱水、酸中毒、电解质紊乱、周围循环衰竭，病人出现四肢厥冷、意识模糊、谵妄或惊厥、血压下降以致休克。

④中毒型：多见于2～6岁的儿童、青年人，老年人亦可发病。起病急骤，高热，体温达39.5℃以上，个别体温不升或低温，精神萎靡，面色青灰，四肢厥冷，呼吸微弱而表浅，反复惊厥，神志不清，皮肤发花，指甲的毛细血管充盈时间延长，呼吸衰竭或循环衰竭，出现休克和昏迷。早期胃肠道症状常不明显，腹泻、呕吐亦不严重，甚至无腹痛与腹泻。大便次数不一定很多，性状亦未必是脓血便，呕吐物可呈咖啡色。用直肠试液或生理盐水灌肠后才能发现黏液，显微镜下可见红、白细胞。此型病死率可达20%以上。临床主要以重度毒血症，休克和中毒性脑炎为表现，故可分为三种类型：休克型（即周围循环衰竭型），脑水肿型（即呼吸衰竭型）和混合型。

A. 休克型：以感染性休克为主要表现。早期为微循环障碍，表现为面色苍白、四肢厥冷、呼吸急促，血压正常或偏低、脉压差小，脉细数；后期出现微循环瘀血缺氧，口唇及指趾甲紫绀，皮肤花纹，血压下降甚或测不出，气急加重，并可出现心肾功能不全的症状，少尿或无尿，伴不同程度的意识障碍。肺循环衰竭可引起肺水肿或肺不张，患者突然呼吸加快，呈进行性呼吸障碍，直至呼吸停止，实为呼吸窘迫综合征。

B. 脑水肿型：是中毒性痢疾最严重的表现，以严重的脑部症状为主。多数患者无肠道症状而突然起病，由于脑血管痉挛，引起脑缺氧、脑水肿、颅内压增加或脑疝，并出现中枢性呼吸衰竭。早期出现频繁的呕吐、嗜睡、面色苍白、反复惊厥、血压正常或稍高；后期则昏迷、瞳孔大小不等，对光反射迟钝或消失，眼球下沉（落日眼）。呼吸深浅不匀，节律不齐，呈双吸气或叹气样呼吸，常因呼吸骤停死亡。

C. 混合型：是最为凶险的类型，具有周围循环衰竭与呼吸衰竭的综合临床表现。

（2）慢性菌痢：其发生有以下几种原因：急性期延误治疗或治疗不当、营养不良、胃酸过低、胆囊炎、肠道寄生虫病、福氏菌感染等。由于未能彻底消灭结肠黏膜中的病原菌，慢性菌痢常有间歇性的排菌现象。患者除有痢疾症状外，尚有头晕、失眠、健忘等一般症状和肠功能紊乱现象。根据临床特征分为三种类型：慢性隐匿型、慢性迁延型、慢性菌痢急性发作型。

①慢性迁延型：急性菌痢发作后，迁延不愈。有轻重不等的肠道症状，如腹痛、腹胀、腹泻、大便不成形或稀便，便下黏液或附有少许脓血等，或腹泻与便秘交替进行。粪便呈长期间歇性排菌，也是重要的传染源。长期腹泻导致营养不良、贫血、乏力或维生素缺乏症。

②慢性菌痢急性发作型：半年内有急性菌痢史。急性期过后症状不明显，可因进食生冷食物、受凉或劳累等诱因而引起急性发作，但症状较急性期轻，表现为腹痛、腹泻和脓血便，但发热等全身毒血症症状不明显。

2. 并发症

急性期可并发中耳炎、皮肤感染、口角炎等。中毒症状严重者可出现麻痹性肠梗阻，腹泻严重者可出现水、电解质紊乱，中毒型菌痢可因呼吸衰竭、反复惊厥等出现中毒性脑病。溃疡较深者可出现肠出血，腹泻频繁者可发生脱肛。

慢性期可因营养不良和免疫力低下并发营养不良性水肿、贫血、维生素缺乏症、神经官能症、佝偻病、脚气病等。此外还可并发志贺菌血症，多见于儿童，病死率较高，合并菌血症时症状较严重。

恢复期有时可见多发性、渗出性的大关节炎，关节红肿，常见于膝关节，其次为肘和踝关节。

有些病例开始时出现类白血病反应，继而出现溶血性贫血和DIC，部分病例可出现急性肾功能衰竭，并发溶血性尿毒综合征，预后差。

3. 辅助检查

（1）实验室检查

①血象：急性菌痢者白细胞计数增多，约（10～20）$\times 10^9/L$。中性粒细胞增高，核左移。慢性菌痢可有轻度贫血。

②粪便检查：典型病例的粪便中无粪质，量少，呈鲜红黏冻样，无臭味。镜检可见大量脓细胞、分散的红细胞，若发现巨噬细胞，则更有助于诊断。粪便培养可检出痢疾杆菌，标本采集宜挑选脓血黏液部分，早期多次培养或

选用适当的培养基可提高阳性率。培养阳性者宜做常规药物敏感试验和菌群鉴定。若已用抗菌素治疗或标本采集不当，搁置太久，培养结果常不理想。

③免疫学检查：荧光抗体染色法可寻找粪便中痢疾杆菌抗体成分，对大便培养阳性率不高的慢性病例有一定价值，较细菌培养灵敏。国内采用免疫荧光菌球法，方法简便，灵敏性与特异性均高，采样后 8 小时即可做出诊断。国外发明了不少检测粪便中志贺菌属抗原的免疫学技术，如荧光抗体染色法、玻片固相抗体吸附免疫荧光技术，对流免疫电泳法等，均有快速、敏感、简便等特点，但其敏感性和特异性有待于进一步改进和提高。此外还有粪便凝集试验、增菌乳胶凝集法、免疫染色法等，均有利于早期诊断。近年来，有人以葡萄球菌协同凝集实验作为菌痢的快速诊断手段，皆因其具有良好的敏感性和特异性。

④特异性核酸检测：采用核酸杂交或聚合酶链反应可直接检查粪便中的痢疾杆菌核酸，具有灵敏度高、特异性强、快速简便、对标本要求较低等优点。

（2）影像学检查

①乙状结肠镜检：急性期可见肠黏膜弥漫性充血、水肿、大量黏液脓性分泌物及细小的浅表溃疡，有时有伪膜形成。慢性期可见肠黏膜充血，水肿较轻，散在的粗糙颗粒，可见溃疡、疤痕和息肉。肠镜直视下，自病变部位刮取分泌物做细菌培养，阳性率高于粪便培养。

②X 线钡餐造影检查：慢性患者可见肠道痉挛、肠蠕动减慢、袋形消失、肠腔狭窄、肠黏膜增厚或呈节段状。

（二）辨证诊断

1. 湿热痢

（1）临床表现：腹痛，泻下赤白或黏冻或脓血，有臭味，里急后重，肛门灼热，小便短赤，舌质红，苔黄腻，脉滑数。兼表证者，则伴发热恶寒，头身困重，脉浮。热重于湿者，则痢下赤多白少，或色绛红，伴身热，口渴喜饮；湿重于热者，则痢下白冻或白多赤少，伴身热不扬，口渴不思饮，胸脘痞闷，恶心食少，舌苔白腻。夹食滞者，则腹痛拒按，痢下不爽，苔腻脉滑。若湿蕴化热，热毒郁结肠中腐烂者，痢下如“鱼脑”，腐臭逼人，腹痛如刀割。

（2）辨证要点：痢下赤白黏冻，有臭味，肛门灼热，尿短赤。舌红，苔黄腻，脉滑数。

2. 寒湿痢

（1）临床表现：腹痛拘急，痢下赤白黏冻，白多赤少，或纯为白冻，里急后重，脘闷纳呆，头身困重，口黏不渴，舌质淡，苔白腻，脉濡缓。若湿邪偏重夹食滞者，痢下白多赤少，腹痛胀闷，里急后重较甚，舌苔厚腻而垢。若寒积偏胜者，面色青灰，肢冷，腹痛，痢下脓血，滞而不爽，苔白腻。若寒湿损伤脾阳者，痢下不止，状如鸭溏，畏寒不渴，四肢欠温，腹中微痛，苔薄白，脉沉迟。

（2）辨证要点：痢下赤多白少，或纯为白冻，脘闷，头身困重。

3. 疫毒痢

（1）临床表现：发病急骤，痢下鲜紫脓血，腹痛剧烈，里急后重较湿热痢为甚，或伴壮热，口渴，头痛，烦躁，恶心呕吐，甚则神昏，谵语，抽搐惊厥。舌质红绛，苔黄燥，脉洪大而数。

（2）辨证要点：痢下鲜紫脓血，腹痛，里急后重较剧，壮热烦躁。

4. 阴虚痢

（1）临床表现：下痢日久，赤白夹杂，或脓血黏稠如冻，量少难出，脐腹疼痛绵绵，虚坐努责，食少，心烦，口干，午后低热，神疲乏力。舌质红绛，苔少或舌尖红，乏津，脉细数。

（2）辨证要点：痢下赤白，或脓血黏稠，虚坐努责，口干。舌质红绛或舌尖红。

5. 虚寒痢

（1）临床表现：下痢日久，泻下稀薄，夹有白冻，甚则滑脱不禁或脱肛，腹痛隐隐，喜按喜暖，腰酸，肢冷畏寒，食少神疲，口淡不渴。舌质淡，苔薄白，脉细数。

（2）辨证要点：痢下稀薄或白冻，或滑脱不禁，腰酸肢冷，食少神疲。

6. 休息痢

（1）临床表现：下痢时作时止，缠绵日久不愈，发作期腹痛，里急后重，大便夹有白冻或呈赤色。休止期倦怠乏力，嗜卧怯冷，腹胀纳呆，舌质淡，苔薄白，脉濡软或虚数。若湿热征象明显，症见痢下赤白，腹痛，里急，舌苔黄腻；若寒湿征象明显，痢下白冻涩滞，腹痛肢冷，舌苔白腻；若虚实夹杂，寒热互见，症见久痢不愈，时轻时重，下痢脓血或赤白夹杂，或下痢清稀，腹中隐痛，口干口苦，心烦欲呕。舌苔黄或白，脉沉弦。

（2）辨证要点：痢下时发时止，经年不愈。

7. 噤口痢

下痢不能进食，或呕不能食。有虚实两类。

（1）实证

①临床表现：下痢，胸脘痞闷，呕逆不食，口气秽臭。舌苔黄腻，脉滑数。

②辨证要点：呕逆不食。舌苔黄腻，脉滑数。

（2）虚证

①临床表现：下痢，呕恶不食，或食入即吐，精神疲乏，舌淡，脉细弱。若呕吐频繁，耗伤胃阴者则面红，唇干口燥，舌质红绛，无苔，脉细数。若胃气腐败，元气欲脱者，则下痢无度，水浆不入，肢冷，脉微，为病势危重。

②辨证要点：呕恶不食，食入即吐，精神疲乏。舌淡，脉细弱。

二、鉴别诊断

（一）急性菌痢需与下列疾病鉴别

1. 病毒性肠炎

多见于婴幼儿，由肠道病毒引起。起病急，常伴有上呼吸道症状，起病当日即有腹泻，大便呈水样，偶带黏液。病原繁多，以新轮状病毒、轮状病毒、诺瓦克病毒多见，此外还有星状病毒、腺病毒等。做粪便、血液等病原学检查，结合流行病学，可确诊。

2. 沙门菌属肠炎

临床上常见的有鼠伤寒沙门菌、肠炎沙门菌、婴儿沙门菌、纽波特沙门菌等。病程短，多有恶寒、发热 2 ~ 4 天。鼠伤寒沙门菌感染则发热期长，毒血症较重。常集体发作，呕吐较甚，大便次数每日十几次，多呈水样，草绿色或黄绿色，可带黏液，极少有脓血和里急后重。粪便的细菌培养可分离出沙门菌，可作为确诊依据。

3. 大肠杆菌肠炎

有些大肠杆菌能侵袭肠壁，为侵袭性大肠杆菌肠炎，其临床表现似菌痢，有发热和黏液便。有些能产生肠毒素，为产肠毒性大肠杆菌肠炎，表现为水样腹泻，伴呕吐、腹痛。确诊主要依靠细菌培养或血清型及肠毒素测定。

4. 出血性肠炎

常发生于夏秋季节，青少年多见。急性发作，表现为呕吐、腹痛、腹胀、腹泻、发热等，大便以典型的血便为特点，全身毒血症症状较重，短时间内可出现贫血、衰竭和休克。本病临床以肠出血为主。大便培养可有革兰氏阳性球菌，部分有变形杆菌、产气荚膜杆菌，而菌痢的大便可培养出各型的痢疾杆菌，这是两者的主要区别。

5. 空肠弯曲菌肠炎

发病季节与年龄和菌痢相似，有发热、腹痛、腹泻，无里急后重，大便呈水样便、黏液血便或血便，伴明显呕吐，病程 1～5 天，可自限。少数病人有家禽、家畜接触史。镜检粪便可见红、白细胞、吞噬细胞。除大便培养外，可采用特殊厌氧环境分离病原菌，或做血清特异性抗体检测以确诊。

6. 阿米巴痢疾

潜伏期长，呈散发性，起病缓慢。少有毒血症症状，全身症状较轻，不发热或低热。里急后重感较轻或无，腹痛多在右侧，右下腹压痛明显。腹泻次数较多，大便呈暗红色，典型病例呈果酱样，味腥臭，黏液或血常附着在成形或半成形的粪便表面或在便后出现。镜下可见成堆的红细胞、脓细胞，白细胞较少，有夏科雷登结晶，可找出溶组织阿米巴滋养体。

7. 霍乱

流行病学资料非常重要，病人来自疫区或有接触史。起病急，先泻后吐，无发热、腹痛、里急后重，大便开始呈黄水样，后转为米泔水样，大便培养可分离出霍乱弧菌。

（二）中毒性痢疾需与下列疾病鉴别

1. 流行性脑脊髓膜炎

有头痛、高热、寒战、呕吐、烦躁等表现，有颈项强直等脑膜刺激征，可反复惊厥。皮肤黏膜有出血点。脑脊液检查白细胞及中性粒细胞数目明显增高，蛋白增多，糖耐量减少。本病由脑膜炎双球菌引起，细菌涂片或培养可发现致病菌。冬春季节多发病，2～4 月为流行高峰，通过飞沫传播，带菌者为传染源。

2. 流行性乙型脑炎

常急性起病，突然高热、头痛、呕吐、惊厥、昏迷等。有脑膜刺激征。

脑脊液检查：白细胞数目增多，蛋白轻度增高，糖正常或升高。夏秋季节发病多，由蚊传播，儿童发病率高。补体结合试验阳性，免疫荧光试验可检出病毒抗原。

3. 脑型疟疾

为恶性疟疾的凶险发作，起病缓急不定，常有剧烈头痛、高热、寒战、恶心呕吐、谵妄、抽搐、惊厥、昏迷等表现。有脑膜刺激征、颅内压增高等神经系统体征。脑脊液检查：脑脊液压力增高，嗜酸性粒细胞增高，生化检查大多正常。周围血涂片可查出疟原虫即能确诊。

4. 热射病

亦称中暑高热，为重症中暑。以高热、无汗、昏迷为特征，往往在高温环境下工作数小时后发病。可有预兆，亦可突然发病。体温在40℃～42℃以上。结合季节、气温、工作环境和临床表现即可诊断。

5. 脊髓灰质炎

以肢体的迟缓性瘫痪为临床特点。瘫痪出现前有发热、咽痛、厌食、腹泻、肢痛等，有脑膜刺激征。一年四季均可发病，但以夏秋季为多。半岁～5岁儿童发病率高。由脊髓灰质炎病毒引起，生活接触及污染食品经口感染为主要传播途径。有条件时可做病毒分离，早期及恢复期双份血清测定补体结合抗体或中和抗体，效价递增4倍以上者，可确诊。

以上这些疾病，一般粪便或灌肠排出液中查不到大量的脓细胞。对疑难危重病例，大便不能证实是菌痢的时候，应做脊液检查，以明确或排除神经系统疾患。

（三）慢性菌痢应和下列疾病相鉴别

1. 直肠癌和结肠癌

直肠癌主要表现为便血、排便不畅和里急后重等；结肠癌主要表现为腹泻、贫血、营养不良、体重减轻等。凡遇慢性腹泻病人，应常规进行肛指检查，或做直肠镜、乙状结肠镜等检查，以排除癌肿。

2. 非特异性溃疡性结肠炎

以慢性反复发作的腹泻，伴黏液脓血便、低热、贫血为主要症状。是一种自身免疫病，病程长。纤维结肠镜检可见黏膜充血、水肿、表面粗糙，有散在的糜烂、溃疡，黏膜松脆易出血。

三、治疗

（一）提高临床疗效的思路提示

1. 逆流挽舟，攘外安内

《医门法律·痢疾门·痢疾论》曰：“外感之气热而成下痢，其必从外而出之，以故下痢必从汗先解其外，后调其内。首用辛凉以解其表，次用苦寒以清其里，一、二剂愈也。失于表者，外邪但从里出，不死不休，故虽百日之远，仍用逆流挽舟之法，引其邪而出之于外，则死证可活，危证可安。”寒暑、湿热疫毒之邪由表入里，阻滞肠道，若能将邪由里引表逐出体外，则三焦得以宣通，邪去而肠道自安，此即逆流挽舟之意。不论病之新久，病程长短，只要是痢疾夹表邪或表邪陷于内，表里俱急，均可用此法，通过疏解表邪，或表里双解而攘外安内。临证时还需辨明其表邪属风、寒、暑、湿等何种病邪。根据具体情况，采用不同的治法，如辛温解表、辛凉解表、消暑祛湿解表等，使邪外出而滞自去。若其人正衰邪盛，可加人参之类以扶正祛邪。

2. 调气行血，导滞化瘀，当辨虚实盛衰

《河间六书·滞下》曰：“调气则后重自除，行血则便脓自愈。”本病乃浊邪壅塞肠中，传导失司，脉络受损，气血凝滞，肉腐血败所致。调气则可使气机宣通，腑气得畅，后重自除；和血则可使脉络通畅，瘀血得化，则便脓自愈。然调气之法，不可一味使用槟榔、枳实、木香、青皮等，当辨其虚实；行血之道，也不可一味使用当归、红花、丹参之类，当审其盛衰。病初起时，浊邪蕴结肠中，泻下黏滞不爽，正气未伤，可予木香、槟榔之类以调气导滞，用当归、赤芍之类以行血化瘀，即所谓通因通用也。若火热甚则加清热之品以清调；若湿甚，则加燥湿之品以燥调；若食滞者，则加消导之品以消调。若病情迁延日久，则有伤阴伤阳耗气耗血之变。伤阳者，宜用温阳之品以温调；伤阴者，宜用滋阴之品以润调；耗气者宜用益气之品以升调；耗血者，宜用补血之品以补调。

3. 急开支河，慎利小便

痢疾初起，湿热壅盛肠道，弥漫三焦，气化失常，膀胱郁热，水道不利。当此之时，可予利小便而实大便之法，使湿热之邪从小便而解，此为急开支河之法。《平治荟萃·痢疾》中说：“泻痢不分，两证混合，治湿热不利小便，非其治也。”但在临证中还须详察病之新久和阴液盛衰，不可一味利小便。因

痢疾一证，多因湿热胶滞，气血凝结，倾脂刮液而生，易致阴津枯涩。暴痢属疫毒炽盛者，若过利小便，致津枯液竭，热必煽风动火，内陷心肝，变生痉、厥、脱证；若属噤口痢者，过利小便，必致胃阴枯竭，胃气衰败，致阴竭阳亡之变；属湿热寒湿痢者，过利小便，则津液愈枯，滞涩愈盛，而致病情缠绵难愈；若患者素体阴虚，或久痢者，过利小便，则虚者更虚，气阴难复，终成危候。

4. 攻下通腑，勿恋苦寒

《万病回春·痢疾》中曰："太抵治痢疾一、二日，元气未虚，治宜疏通积滞，此通因通用之法。"若确诊为痢疾初起，正气壮实者，用苦寒攻下，通因通用，无可非议。但痢疾一证，气属湿热，若以寒攻下，热易速去，然湿性缠绵，难以显效。且大苦大寒之品易克伐正气，致气血衰败。故临证时须详察病情之轻重、病邪之性质、机体之强弱，不可一味妄攻。表邪甚者，不可妄攻，以免邪陷入内，变生不测。应结合病性选用寒下、润下、补下等。用药不可太过，时间不宜太长，中病即止，注意保存正气。

5. 顾护胃阴，调补脾肾

胃乃仓廪之官，水谷之海，气血生化之源。历代医家治痢都十分重视胃气，认为"能食者痢易治，不能食者痢难治"。痢疾一证，最易耗伤阴津，若阴津枯竭，无以润养脏腑，则病必难愈。故临证时须处处注意顾护胃阴。

痢疾日久，脾易受损，进而及肾，脾肾虚弱，气血亏乏，不能濡养温运肠道，则痢疾更难治愈。《医宗必读·痢疾》曰："痢之为证多本脾肾""在脾者病浅，在肾者病深，肾为胃关，开窍于二阴，未有久痢而肾不损者，故治痢不知补肾，非其治也。"故调补脾肾在治疗中起重要作用。

6. 涩肠止痢，升提固脱

前代虽有"痢无止法"之说，但实际上是对肠中积滞，湿热系病邪内蕴者而言，但对痢疾日久，肾虚滑脱不禁，或中气下陷者，则可予收涩止痢之品，同时加用升提固脱，益气举陷之品。否则痢下无度，正气愈亏，甚则气血阴阳俱亏，恐出现亡阴亡阳之证，危及生命。

7. 虚实错杂，攻补兼施

一般而言，暴痢初起，多为实证，宜通之。久痢不愈，或阳虚、或阴亏、或气衰、或血耗，终成虚证，宜补之。然初痢未必全实，久痢未必全虚，常虚实错杂。故治疗时，或先消后补，或通塞为治，或攻补兼施，助正以祛邪。

治疗之初，切不可纯用滋腻、温燥、固涩、升提之品。若邪不除而先补益，必致邪不解，正更虚，此为邪不受补也。

（二）中医治疗

1. 内治法

（1）湿热痢

治法：清热利湿，行气导滞。

方药：芍药汤加减。

黄连、黄柏、黄芩各10g，秦皮、白头翁、赤芍、槟榔各15g，当归、木香各12g。

若初起兼有表证，见恶寒，发热，头身疼痛，用活人败毒散以解表达邪；若风寒束表，可用银翘散清热解表；若夏季暑湿困表者，可用藿香正气散，或用藿香、佩兰、荷叶、香薷等以芳香透达；若表邪未尽，里热已盛者，用葛根芩连汤加减以解表清里；若表证已解，痢犹未止，可加香连丸以调气清热；夹食滞者，可加莱菔子、神曲、山楂以消导；积滞较甚者，可用调胃承气汤加槟榔以破积通腑；热重于湿，症见高热，口渴，肛门灼热，舌红苔黄，脉滑数，可合用白头翁汤以加强清热解毒之力；湿重于热者，症见白多赤少，胸脘痞闷，发热不著，用胃苓汤或不换金正气散以加强温化湿浊之力；血热瘀阻，腹痛较甚者，可酌加地榆、桃仁、丹皮等以凉血行瘀；热毒蕴结，肠中腐烂，可用解毒生化汤（金银花、白芍、甘草、三七、鸦胆子）。

（2）寒湿痢

治法：温化寒湿，调气和血。

方药：胃苓汤加减。

陈皮、苍术、厚朴、甘草各12g，白术、白芍、茯苓、当归各15g，炮姜、木香、桂枝各6g。

兼表证者，可用藿香正气散或干葛平胃散以疏表解肌；若暑季感寒湿者，可用纯阳正气丸合藿香正气散以祛暑解寒，化湿止痢；湿偏盛，症见脘闷腹胀，头身困重，痢下稀薄，白多赤少，可加炒车前子、泽泻、炒白术以健脾化湿；寒偏盛，症见里急腹痛拘急，形寒肢冷，可加肉桂、附子以温阳散寒；食滞者，加炒山楂、炒麦芽、建曲以消导积滞；呕吐者，加制半夏、生姜以和胃降逆；因贪凉饮冷而致者，加草豆蔻、砂仁温中散寒。

（3）疫毒痢

治法：清热解毒，凉血开窍，息风止痉。

方药：白头翁汤加减。

白头翁30g，秦皮、生地黄各18g，黄连、黄柏、丹皮、赤芍各9g，金银花、苦参、当归各15g。

高热神昏者，可加服水牛角30～60g，或犀角粉2g，或合用犀角地黄汤，另服紫雪丹或至宝丹以清营凉血，解毒开窍；痉厥抽搐者为热盛动风，加钩藤、石决明以镇肝息风止痉，另加服止痉散或羚羊角粉冲服；正虚邪陷，内闭外脱，症见面色苍白，四肢厥冷，汗多喘促，脉微欲绝，可急服参附汤以回阳救逆，并配合针刺人中、内关等穴；腹痛剧烈，大便不爽者，可加生大黄以荡涤解毒，或用大承气汤通下秽浊积滞；热毒消灼，阴液将竭者，急用西洋参配三鲜汤（鲜生地黄、沙参、石斛）以养阴液。

（4）阴虚痢

治法：养阴清肠，泄热止痢。

方药：驻车丸加减。

黄连、阿胶各12g，当归、白芍、瓜蒌各15g，炮姜3g。

痢下血多者可加丹皮、赤芍、旱莲草以凉血止血；阴虚较甚者，可加石斛、沙参、生地黄、麦冬以养阴生津；湿热未清而见口苦，肛门灼热者，可加黄柏、秦皮以清热燥湿。

（5）虚寒痢

治法：温补脾肾，收涩固脱。

方药：真人养脏汤加减。

党参、白术各15g，肉桂1.5g，罂粟壳、肉豆蔻各6g，当归、诃子、炒白芍各12g。

久痢，脾虚，气陷脱肛者，可用补中益气汤以益气补中，升清举陷；虚寒较著者，可加附子片、干姜以温阳散寒；积滞未尽者，可加枳壳、山楂、神曲以消导积滞；中气下陷而致虚坐努责者，可用三奇散以益气升举，或用五倍子煎汤熏肛门；下痢不禁，且厥且痢，宜用参附龙牡汤合桃花汤固脱回阳。

（6）休息痢

①发作期

治法：温中清肠。

方药：连理汤加减。

党参、干姜、白芍各12g，黄连、木香各6g，白术、当归、地榆各15g。

偏湿热者，可加白头翁、黄柏等清热利湿，但苦寒之品不可太过，以免苦燥伤阴，寒凉伤阳；偏寒湿者，可加苍术、草果仁等温化寒湿；脾阳虚极，积滞不化，可用温脾汤以温脾逐积；虚寒夹杂，寒热互见，久痢不止者，可用乌梅丸加减以温脏散寒，化湿止痢，以达虚实兼顾，寒热并治之目的；若病由饮食不当引发者，可加服保和丸以消积导滞；因思虑劳心诱发者，可合归脾丸以养心健脾，补益气血；因郁怒诱发者，可合痛泻要方以抑肝扶脾；若痢下不止，时作时息，色如果酱者，可用鸦胆子仁治疗，成人每日3次，每次15粒，饭后服用，连服7～10天（胶囊分装）。

②休止期

治法：调理脾胃。

方药：香砂六君子汤加减。

党参、白术、茯苓、陈皮各12g，半夏、木香各6g，砂仁4.5g。

偏于脾虚而便溏者，加山药、薏苡仁、扁豆以健脾利湿；偏于肾阳虚者，加肉豆蔻、补骨脂、吴茱萸以温肾止痢；夹有肝气乘脾者，加白芍、防风以缓肝；中气下陷者，改用补中益气汤以补气升举。

（7）噤口痢

①实证

治法：泄热和胃，苦辛通降。

方药：开噤散加减。

大黄、人参、黄连、半夏、荷叶各6g，石菖蒲、麦冬、陈皮各15g。

若胃阴大伤，舌红绛而干，脉细数，方中去人参、陈皮，加西洋参、石斛、麦冬以养阴生津护胃；若呕吐频繁或呃逆、口噤绝粒不进者，此为胃气衰败，宜重用人参加麦冬、石斛以扶气养阴，佐加佩兰等芳香化浊；若热毒炽盛、上攻胃口，急宜泻火解毒，降逆通下，用大黄黄连汤加白头翁、竹茹等治疗。

②虚证

治法：健脾和胃，降逆止呕。

方药：香砂六君子汤。

党参、白术、茯苓、陈皮各12g，半夏9g，木香、砂仁各6g，石菖蒲15g，生姜汁5mL。

胃阴耗伤，用益母汤加怀山药、石斛、天花粉等滋养胃阴；若下痢无度，饮食不进，四肢不温，甚则胃气衰败，元气欲脱，急用独参或参附汤浓煎顿服，以益气回阳救逆。

2. 外治法

（1）针刺法：取天枢（双）、关元、足三里（双）、气海、上巨虚（双）为主穴。发热者加大椎、曲池、风池；湿重者加阴陵泉；恶心呕吐者加中脘、内关；腹痛者加三阴交、中脘；里急后重者加下脘、照海；泻痢不止者配止泻穴（脐下两寸半）。每次选主穴2～3个，配穴1～2个，用提插配合捻转泻法，留针30～60分钟，每隔15分钟行针1次，每日针刺1次，10天为1疗程。慢性痢疾宜针脾俞、胃俞、肾俞、大肠俞、三阴交、足三里，采用平补平泻法或补法。

（2）电针：取足三里、三焦俞、天枢为主穴，根据病情加配穴。针刺得气后，用电针仪通电30～40分钟，每日治疗1～2次，10天为1疗程。

（3）灸法：取神阙、关元、气海、脾俞、肾俞、大肠俞、胃俞、足三里等穴。每次选2～3穴，用大艾炷隔盐灸或艾条温和灸。每次3～5壮，每日1～2次。适用于慢性痢疾久不愈者。

（4）耳针：取小肠、大肠、胃、直肠下段、神门、交感、脾、肾等穴，一般留针10～20分钟，每次选穴3～5个，每日1次，10天为1疗程。也可用贴耳穴法，将王不留行籽置于上述穴位，胶布固定。每日按压3～7次，2～3日1换。

（5）穴位注射：①穴取长强、天枢（双）、足三里（双），用仙鹤草素注射液注入长强穴2mL，黄连素注射液注入天枢、足三里各2mL。每日1次，3天为1疗程。②穴取下脘、天枢、气海、足三里（双），皮试后，用0.25%普鲁卡因分别注入3mL，每日1次，3天为1疗程。

（6）灌肠疗法：①用白头翁15g，黄柏、黄连各10g，煎水200mL，保留灌肠，每日1次，7天为1疗程，用于急性菌痢。②用10%大蒜浸出液100～200mL，保留灌肠，每日1次，7天为1疗程。用于急、慢性菌痢。③大黄20g，赤芍30g，煎汁150mL，分2次保留灌肠，每日2次，同时煎服葛根汤。治疗急性痢疾。

（7）敷脐疗法

①将军丸：取大黄30g，黄连、木香各等量。将三药研成细末，用食醋调

和，制成厚泥状，捏成圆形弹子大药丸备用。取药丸1枚，纳入脐孔中，纱布敷盖，胶布固定。每日换药1次，5天为1疗程。治湿热痢。

②止痢散：取木香、丁香、杏仁霜、巴豆霜、巨草霜、肉蔻霜、炮姜炭、木鳖仁炭各等份，将诸药研成细末，备用。每次取药末3~5g，填入脐孔中，纱布覆盖，胶布固定，每日换药1次，5天为1疗程。治寒湿痢。

③久痢丸：取公、母丁香各6g，香木鳖2个，将诸药研成细末，再用麝香0.3g，用米醋调匀，制成厚泥样，做成梧桐籽大的药丸备用。每天取药丸1枚，纳入脐中，治久痢不止。

④阳和膏：1张，加入丁香、肉桂少许，贴脐部，治寒湿痢。

（三）西医治疗

1. 急性菌痢的治疗

（1）一般治疗：患肠道传染病，病人应进行胃肠道隔离，消毒处理粪便，直至症状消失后一周，大便培养连续两次阴性为止。发病早期应卧床休息，以流质或半流质饮食为宜。忌食生冷、多渣、多油、粗纤维或刺激性食物，少食牛乳、蔗糖、豆制品等易产气和增加腹胀的食物。视具体情况逐渐过度到正常饮食。

（2）对症治疗

①脱水的纠正：呕吐不能进食或有脱水者，应予补液。口服补液应采用世界卫生组织（WHO）推荐的口服补盐溶液（ORS），配方为氯化钠3.5g，碳酸氢钠2.5g，氯化钾1.5g，葡萄糖20g，加开水1L。此溶液可用于预防脱水和补充体液或电解质的缺乏，适用于所有腹泻疾病的各年龄组患者。

对于反复呕吐，脱水严重者，则应静脉补液。一般按脱水程度可分为轻、中、重度脱水。轻度脱水即缺水量为体重的2%左右，主要表现为口渴；中度脱水即缺水量为体重的6%左右，临床表现除口渴外，尚有“三少一高”症状，即唾液少，汗少，尿少，尿比重高，且有唇舌皮肤干燥，皮肤弹性差，眼球稍凹陷，脉搏增快。重度脱水即缺水量为体重的10%左右，除上述症状加重外，还可出现高热、谵妄、代谢性酸中毒、血压下降、意识模糊甚至昏迷。

按脱水性质又可分为高渗性脱水（即单纯性脱水）、低渗性脱水（即缺钠性脱水）、等渗性脱水（混合型脱水）。高渗性脱水主要通过胃肠道或肠道外的输液来补充水分；低渗性脱水则以补充生理盐水为主；等渗性脱水以补充

5%葡萄糖生理盐水或平衡盐液为主。每日补液量的多少，需根据具体情况而定。注意应使血压维持在正常范围，成人每日尿量在1200mL以上为宜。

②酸中毒的纠正：菌痢发生严重脱水、休克及缺氧等都可导致酸碱平衡失调。一般表现为代谢性酸中毒，轻者仅有疲乏无力、头晕及食欲不振，重者可出现呼吸深而快，心音减弱，血压下降，意识障碍甚至昏迷。一般予碱性溶液治疗，常用药有碳酸氢钠、乳酸钠等。

③低钾血症的治疗：血清钾低于3.5mmol/L为低血钾，轻度表现为乏力，恶心，呕吐，腹胀，重者神志淡漠，极度无力，呼吸浅表，脉搏无力，血压下降及心律失常。血清钾浓度稍低于3.5mmol/L为轻度缺钾，每日补氯化钾3g；血清钾浓度为2.5mmol/L，为中度缺钾，每日补氯化钾6g；血清钾浓度低于1.5mmol/L左右，为重度缺钾，每日补氯化钾9g。此外，尿量正常者，还要加上每日钾的生理需要量，相当于氯化钾3g，补钾应采用静脉和口服相结合较为安全。

④痉挛性腹痛的治疗：可用胆碱能神经阻滞药或腹部热敷。因腹泻实际上是机体防御功能的一种表现，且可排除一定数量的致病菌和肠毒素，故不宜长期使用解痉剂或抑制肠蠕动的药物，以免延长病程和排菌时间。特别是对有高热、毒血症或黏液脓血便的患者，更应避免使用。此类药物主要有：阿托品、颠茄、杜冷丁、吗啡、可待因、樟脑酊、苯乙哌啶、盐酸氯苯哌酰胺等。

（3）抗菌治疗：为避免发生慢性菌痢，减少恢复期带菌，保证临床疗效，使用抗菌药物时应注意以下几点：根据当地流行菌株药敏试验或患者大便培养的药敏结果，选择较敏感的抗菌药物；选择易被肠道吸收的口服药物，病重或口服吸收不良者应加用肌肉注射或静脉滴注抗菌药物；原则上菌痢的疗程不宜短于5～7天，以减少恢复期带菌；抗菌药物的疗效考核应以粪便培养转阴为准。

常用抗菌药物有以下几类：

①磺胺类药物：对痢疾杆菌有抑制作用。因痢疾杆菌对磺胺类药物易产生耐药性，服药一周或长时间以后，其疗效降低。与抗菌增效剂（TMP）联合应用时，磺胺类药可重获抗菌能力。目前常用药为复方新诺明（每片含SMZ400mg、TMP80mg）。成人及12岁以上儿童每次2片，每日2次，首次加倍，早、晚饭后服用，儿童酌减，疗程1周。有严重肝病、肾病、磺胺过敏史或白细胞减少症、孕妇均应忌用。用药期间应注意观察血象，多饮水，以

免磺胺结晶在尿中析出而损害肾脏。其他磺胺类药物还有：磺胺异恶唑（SIZ）为短效药，1～2克/次，4次/天，首次加倍；磺胺脒（SG）2～3克/次，3～4次/天；磺胺嘧啶4g/d，分四次服，加等量苏打，首次加倍。

②四环素类药物：目前应用的四环素类药物有四环素、土霉素、强力霉素、二甲胺四环素等。因致病菌对四环素类耐药者日益增多，故临床已很少应用。但在一些边远地区，耐药菌较少的地方仍可选择使用。土霉素成人0.5克/次，4次/天；强力霉素0.1克/次，2次/天，首次加倍。

③氯霉素类药物：因氯霉素使用后有骨髓抑制作用，有发生再生障碍性贫血的可能，故现已很少应用，一般剂量为1～2g/d，分四次服。

④喹诺酮类药物：此类药物对多种引起肠道感染的菌属均有良好的杀灭作用，且无毒副作用，是目前成人菌痢的首选药物。如氟哌酸（诺氟沙星），成人：0.2～0.3克/次，2～4次/天；吡哌酸：0.4～0.5克/次，2～3次/天或1克/次，2次/天，口服。疗程均为5～7天。而依诺沙星、氧氟沙星、培氟沙星、环丙沙星，每日皆为600mg，分2次口服。疗效3～5天。需静脉给药者，可用环丙沙星20mg加入5%葡萄糖或生理盐水50～100mL，于30～60分钟内滴注完毕，每日2次。此类药物的副作用有：食欲不振、恶心、嗳气、头痛、失眠，一过性血清转氨酶增高，尿素氮和嗜酸性粒细胞增加，还可影响儿童骨骼发育。故学龄前儿童、孕妇及哺乳期妇女禁用。

⑤氨基苷类药物：此类药物有庆大霉素、链霉素、卡那霉素、妥布霉素、丁胺卡那霉素等。链霉素已少用，庆大霉素、丁胺卡那霉素和妥布霉素仍较常用。一般庆大霉素8万U/次，2～3次/天，肌注，或16～24万U加生理盐水250～500mL滴注。丁胺卡那霉素0.2～0.4克/次，2次/天，肌注，或加生理盐水中滴注。妥布霉素16万U加生理盐水250～500mL滴注。疗程均为5～7天。因此类药物有耳毒性和肾毒性，故使用时应注意，儿童慎用或忌用。

⑥广谱半合成青霉素类药物：此类药物有氨苄青霉素、羟氨苄青霉素、呋苄青霉素、氧哌嗪青霉素等，其在结肠中溶度较高，致病菌对其敏感。常用的有氨苄青霉素0.25～1.0克/6小时，肌注，或1～2克溶于100mL生理盐水溶液中静滴，1小时滴完，2～4次/天。需做药敏试验，肌注部位宜深以减轻疼痛；氧哌嗪青霉素3～6克/次，2次/天，加生理盐水250mL静滴。

⑦头孢菌素类药物：头孢菌素目前已发展到第四代，国内可供使用的有第一、二、三代。第一代头孢菌素主要作用于革兰氏阳性球菌，第三代头孢菌素主要作用于革兰氏阴性杆菌，第二代头孢菌素作用介于第一、三代之间。

第三代头孢菌素的肾毒性较第一、二代弱，在治疗菌痢中显示出很大作用。此类药物有先锋必、复达新、菌必治、西力欣等。常用先锋必（头孢哌酮）2～4g/d，分成等量，每12小时肌注1次，严重者可用8g/d，或用1～2g溶于20～100mL的稀释液中，15分钟～60分钟滴入，1次/6小时；若直接静注，每日最大量为2g。复达欣（头孢他啶）1.5～6g/d，分2～3次深部肌注或静脉滴注。菌必治（头孢三嗪）1～2g/d，深部肌注或静脉滴注，重者2～4g/d。西力欣（头孢呋肟）0.75克/次，3次/天，肌注或静脉给药，严重者可用至3～6g/d。

⑧其他药物：如痢特灵（呋喃唑酮）0.2克/次，2次/天，疗程5～7天。长期使用可引起末梢神经炎。磷霉素钠2～6g/d，静脉滴注，与喹诺酮类药物联合应用有协同作用。

以上抗菌素应用时，一般剂量要充足，用药3天后若无效，可改用其他药物，或联合用药，不必频繁更换药物。

2. 中毒性菌痢的治疗

中毒性菌痢是细菌性痢疾的危重临床类型。其来势迅猛，发展快，病情严重，死亡率很高，必须采取综合性治疗措施进行抢救。分述如下：

（1）抗菌治疗：因抗药菌株增多，宜选用两种抗生素联合用药，一般用庆大霉素或丁胺卡那霉素与氨苄青霉素合用，此外也可用第三代头孢菌加头孢哌酮、头孢他啶（复达欣）、头孢噻肟等。具体用法见“急性菌痢治疗”部分，待中毒症状好转后，按一般急性菌痢治疗，但应先采用静脉给药，情况好转后改为口服，总疗程7～10天。

（2）控制高热与惊厥的治疗：高热易引起惊厥而加重脑缺氧和脑水肿，故可用物理降温，同时用1%的温盐水做流动灌肠，可酌用退热剂。无效或伴躁动不安，反复惊厥者，可予人工冬眠方法，一般用氯丙嗪和异丙嗪各1mg/kg肌注，必要时静脉滴注，30分钟后疗效不明显，可加大剂量，按2mg/kg重复1次，病情稳定后，延长至2～6小时注射1次，一般5～7次即可停止。用药时间应掌握在8～24小时内，同时配合物理降温，尽快使体温保持在37℃左右。若抽搐不止者，可予安定0.3mg/kg肌注或静注。

（3）防止循环衰竭的治疗

①扩充血容量，纠正酸中毒，维持水和电解质平衡：因有效循环血量减少，为防止休克，应首先补充血容量，快速滴注低分子右旋糖酐或糖盐水，

首剂10～20mL/kg，全日总液量为50～100mg/kg，直至休克症状得到改善。若吐泻严重，酸中毒明显，可予5%碳酸氢钠溶液，成人每次250～500mL，小儿每次5mL/kg滴注或快速静滴。以后根据血气检查结果适当调整用量，低钾者需补钾。根据病情掌握液体总量及补液速度。

②应用血管活性药物：若患者出现面色苍白、口唇紫绀、四肢发凉、血压下降，在扩充血容量、纠正酸中毒的同时，为解除微小动脉痉挛，可用扩血管药如山莨菪碱，成人剂量10～20毫克/次，儿童0.3～0.5mg/kg，或阿托品，成人1～2毫克/次，儿童每次0.03～0.05mg/kg，缓慢静脉推注，视病情可酌加药量或重复给药，轻者每隔30～60分钟给药一次，重者每隔10～20分钟给药1次，待面色红润，四肢温暖，血压回升后可停药。一般用3～6次即可奏效。或阿托品，成人1～2毫克/次，儿童每次0.03～0.05mg/kg。若上述方法治疗后，血压仍未回升，则可加用缩血管药物以升压，如多巴胺、间羟胺等。也可以改用酚妥拉明加去甲肾上腺素静滴，或用异丙肾上腺素0.1～0.2mg，加入5%葡萄糖液200mL内静滴，可以加强肌收缩力，对一些高阻低排的休克有一定效果。但休克早期应用此类药物也可加重微循环障碍，弊多利少，故一般可用甘露醇（20%），每次1g/kg，可以吸收组织间隙的液体，起到扩容作用，也可防止脑水肿的进展。

③强心治疗：心功能不全，有左心衰或肺水肿时，可予西地兰治疗。

④激素治疗：早期应用激素可较快地缓解高热和感染中毒症状，防止病情加重，常用氢化可的松和地塞米松。如氢化可的松，每日5～10mg/kg，地塞米松0.5～1.0mg/kg，加入生理盐水或葡萄糖中静脉滴注。

⑤防止脑水肿和呼吸衰竭：对脱水和酸中毒不明显的患者，应早期控制过多含钠的溶液，可预防脑水肿。当出现呼吸衰竭时，应快速输入20%甘露醇或25%山梨醇，每次1g/kg，每6～8小时1次。病情好转后可予50%葡萄糖交替使用，直至脑水肿的症状消失。此外，还应保持呼吸道通畅，用鼻导管或面罩吸氧，必要时酌情应用呼吸兴奋剂，如山梗菜碱、尼可刹米等肌注或静推，对于危重病人应予呼吸监护，气管插管，或用人工呼吸器辅助呼吸。

⑥其他措施：若出现DIC时，可用肝素抗凝疗法，并注意预防和纠正肾功能衰竭，防止并发症。

3. 慢性菌痢的治疗

需要长期、系统、综合的措施治疗，分述如下：

（1）抗菌治疗：根据药敏试验，选用适当的抗生素，或选用过去没有用过的有效的抗菌药物，应联合应用两种不同类的抗生素，剂量要充足，疗程要较长，一般为 10 ~ 14 天，且需重复 1 ~ 3 个疗程，可供选用的抗菌药物同“急性菌痢”。

（2）局部灌肠治疗：使较高浓度的药物直接作用于病变部位，以增强杀菌作用，并可刺激肉芽组织增生。一般做保留灌肠，常用药物有：0.3% 黄连素 50 ~ 100mL，5% 大蒜浸液 100mL，0.5% ~ 1% 新霉素 100 ~ 200mL，1% ~ 2% 磺胺溶液 200mL，1∶5000 呋喃坦啶淀粉浆液 50 ~ 100mL，0.1% 卡那霉素溶液 50mL，顽固病例可用庆大霉素 24 ~ 32 万 U，土霉素片 1.0g，灭滴灵片 0.4g，地塞米松 5 ~ 100mg 加生理盐水 50 ~ 100mL，制成浆液，以上药物均每晚 1 次，10 ~ 14 天为 1 疗程。亦有人主张灌肠溶液中加入 0.25% 普鲁卡因 10mL，氢化可的松 25mg 或泼尼松 20mg，可提高疗效。

（3）肠道菌群失调的处理：由于久痢后体质下降，精神紧张，或长时间应用各种抗生素，会引起肠道菌群失调。它破坏了肠道菌群的平衡，如大肠杆菌数量减少可给予乳糖和维生素 C，或口服枯草杆菌片，或用枯草杆菌溶液 100 ~ 200mL 灌肠，每晚 1 次，2 ~ 3 周为 1 疗程；肠球菌减少可给予叶酸；球菌/杆菌比例增加，甚至有较多葡萄球菌时可口服氟哌酸；真菌较多或有隐孢子虫时可口服大蒜素。饮用乳酸杆菌或牛乳制品，或口服乳酶生，或用培菲康 3 ~ 5 粒/次，2 ~ 3 次/天，丽珠肠乐 2 粒/次，2 ~ 3 次/天，亦可调整肠道菌群，使之恢复正常。

（4）肠功能紊乱的处理：肠道菌群失调，可引起腹胀、腹痛、腹鸣、消化不良、腹泻与便秘交替等肠功能紊乱现象。应根据情况予以调整，酌情选用镇惊、解痉和收敛药，可予乳酶生或小剂量异丙嗪，或用 0.25% 普鲁卡因液 100 ~ 200mL 保留灌肠。限制乳类、豆制品和动物蛋白食品，配合针灸、理疗、穴位注射或埋线等方法，有利于早日康复。

（5）免疫治疗：应用自身菌苗或混合菌苗，以前者为最好。隔日皮下注射 1 次，剂量从每日 0.25mL 开始，逐渐增至 2.5mL，10 ~ 14 天为 1 疗程。同时加用左旋咪唑，每周 2 次，每日 3 次，每次 50mg，可增加疗效。菌苗注入后，可致局部充血，血流增加，白细胞吞噬作用增强，亦可使抗生素易于进入病变部位而发挥作用。

（6）营养疗法：一般宜进食易消化、富含营养的食物。应供应大量的维生素，尤其 B 族维生素和维生素 A，尽量供给热量，补充适当的蛋白质，以每日 3～5g/kg 为宜。忌食油腻、生冷、刺激性的食物，不宜长期禁食，尤不能反复禁食。每次饭前半小时可先予消化酶类药物如胃蛋白酶、多酶片等帮助消化。通过以上合理的饮食安排，使病人在短时间内改善营养状况，是疾病早日治愈的关键所在。

（四）中医专方选介

1. 虎杖地榆汤

虎杖、地榆各 20g，焦山楂、金银花各 18g，海蚌含珠 24g，水煎，每日 1 剂，早晚分服。治疗急性菌痢 65 例，显效 30 例，有效 31 例，无效 4 例，有效率为 93.8%。[许耀恒．虎杖地榆汤治疗急性细菌性痢疾 65 例疗效观察．北京中医．1985，16（4）：19]

2. 菌痢方

白头翁 20g，葛根、槟榔各 15g，秦皮、黄柏、黄芩、乌药各 10g，黄连、木香、甘草各 5g。水煎，每日 1 剂，分早晚服。治疗急性菌痢 250 例，治愈 245 例，占 98%，有效 4 例，无效 1 例。［谌宁生．菌痢方治疗急性菌痢附 250 例疗效观察．湖南中医杂志．1986，2（6）：15］

3. 痢疾合剂

白头翁 18g，黄柏 30g，马齿苋 15g，竹茹 15g，地榆 12g，木香 12g，杭白芍 12g，生石膏 15g，炙甘草 10g。治疗急性菌痢 90 例，治愈 100%。[李兴华．痢疾合剂治疗急性菌痢 90 例疗效观察．中医杂志．1981，22（7）：34]

4. 归香止痢汤

当归、白芍各 30g，广木香、莱菔子、槟榔各 9g，水煎服，每日一剂，日服两次。此方为贾舜卿的祖传秘方。[程爵棠，等．百病中医集验高效良方．北京：学苑出版社，1996：206]

5. 归芍汤

当归、白芍、黄芩、葛根、枳壳、木香、槟榔、莱菔子各 10g，甘草 6g。每日 1 剂，水煎，早晚分服。治疗 50 例，有效率 100%。[李瑾．归芍汤治疗急性细菌性痢疾 50 例．陕西中医．1997，18（7）：312]

6. 治湿热痢方

藿香、枳壳、川厚朴各 5g，紫苏 4g，炒白术 7.5g，茯苓 10g，大腹皮 7.5g，木香 4g，炒黄连 1.5g。水煎服，每日 1 剂。［陈平．中药治病医方精

选.广东：岭南美术出版社，1998：103]

7. 神效汤

铁苋菜、凤尾草、马齿苋、叶下珠（鲜草）各50g，血痢用前两味，细菌性痢疾用后二、三味，红痢加红糖，白痢加白糖，胃虚寒者去马齿苋。水煎内服，急性痢三剂愈，慢性痢疗程加倍。[张俊庭，等.现代中医特色医术荟萃.北京：世界图书出版公司北京公司，1995：59]

8. 秦皮汤

秦皮30g，白头翁30g，红藤60g，败酱草60g，马齿苋60g，凤尾草60g，赤芍20g。水煎服，每日1剂。[张俊庭，等.现代中医特色医术荟萃.北京：世界图书出版公司北京公司，1995：60]

第三节　阿米巴痢疾

阿米巴痢疾是溶组织内阿米巴原虫寄生于人体结肠内引起的传染性疾病。临床多表现为腹痛、腹泻、里急后重、排暗红色果酱样便等痢疾症状。易于复发，转变为慢性，部分病例阿米巴原虫可由肠壁经血流、淋巴或直接迁移至肝、肺、脑等器官，形成脓肿，致肠外阿米巴病。此不在本章讨论范围内。

本病属于中医学“痢疾”的范畴，归属“久痢”“休息痢”的范围。以大便次数多、腹痛、里急后重、下痢赤白脓血为主要临床表现。

一、临床诊断

（一）辨病诊断

1. 症状与体征

该病潜伏期长短不一，数日至数月，一般1~2周。据临床表现一般分为以下四型。

（1）无症状型（原虫携带状态）：感染者无任何临床症状，不影响日常工作，仅在粪便检查中发现包囊。此型的危害在于因排出包囊而造成疾病传播。原虫在肠腔中生长，无抗体形成，呈携带状态。肠道溃疡小而表浅时，虽有组织受累和抗体形成，却不产生症状，呈隐匿型感染。在某些因素作用下可引起严重的阿米巴痢疾或肝脓肿。

（2）普通型：由于病变广泛程度的不同，病情轻重不一。轻者仅有大便习惯改变，或偶有便血，病变局限于盲肠、升结肠。典型表现为起病缓慢，体温正常或低热。从腹痛腹泻开始，大便次数逐渐增多，每日 10 次左右，量中等，色暗红，呈果酱样，混有黏液和脓血，有腥臭味，全身症状轻微。发作时腹胀，轻中度腹痛。上述症状持续数日或数周可自行缓解，但若未及时治疗，可复发。

（3）暴发型（中毒型阿米巴肠病）：此型很少见，一般见于体弱、营养不良、孕妇或服用激素者。临床表现为恶寒，高热，急性起病，大便次数增多，一日可达数十次，甚至失禁，呈血水样或水样，奇臭，伴呕吐，腹痛，里急后重。中毒症状严重，伴有不同程度的脱水与电解质紊乱，出现谵妄、休克、虚脱。查体有弥漫性腹部压痛，肝肿大常见。镜检有大量阿米巴滋养体。本型易并发肠出血及肠穿孔，病死率很高。如不积极抢救，可于 1 ~2 天内因毒血症或衰竭而死亡。

（4）慢性型：常因普通型病人未经治疗或治疗不彻底而致。症状时轻时重，迁延不愈，或持续存在，反复发作。间歇期可无任何症状，或有腹胀，腹痛，轻度腹泻，或腹泻与便秘交替出现，甚至出现痢疾样症状。大便可成形，或为糊状，一日数次，带少量黏液和血液，有臭味。镜检有较多包囊。当患者因饮食不当、受凉、疲劳等因素使抵抗力减低时，可急性发作，排出痢疾样大便，内含较多滋养体。久病者常伴贫血、消瘦、乏力、营养不良、维生素缺乏、神经衰弱等。查体可扪及肿大的肝脏及肥厚的结肠并伴有压痛，本型易并发阑尾炎及肝脓肿。

2. 并发症

分肠道并发症和肠外并发症两类。

（1）肠道并发症

①肠出血：发生率约 1%，因肠道病变广泛，溃疡侵入肠壁血管时可引起便血，根据被损害血管的大小而异。若腐蚀大血管时则致大出血。虽少见，一旦发生，病情危急，可致休克。

②肠穿孔：是最严重的并发症，发生率为 1% ~4%。多见于暴发型及有广泛结肠溃疡的患者。穿孔部位多在盲肠、阑尾和升结肠。急性穿孔较少见，一般急性起病，有腹痛、腹泻病史，中毒症状严重，可形成弥漫性腹膜炎，预后较差。慢性穿孔多见于慢性病例，大多无剧烈腹痛，穿孔发生的具体时间难以确定，全身情况逐渐恶化，有肠黏膜时可形成局部脓肿或内瘘。

③阑尾炎：盲肠是阿米巴病的好发部位，因而很容易蔓延至阑尾。一般急性或缓慢起病，临床症状与一般阑尾炎相似。有慢性腹泻或阿米巴肠病病史者，大便中能找到阿米巴滋养体，有助于鉴别诊断。

④肉芽肿：亦称阿米巴瘤。为大肠壁的炎性假瘤。好发于回盲部，其次为乙状结肠或直肠。以局限性腹痛和大便习惯改变为特点。一般无腹泻，可诱发肠套叠及肠梗阻。腹部检查可扪及可活动的有触痛的块状物，酷似结肠癌。本病可同时与结肠癌合并存在，需加区别。

⑤肠狭窄、肠息肉、肠梗阻：由于肠道溃疡的纤维组织修复，可形成肠道狭窄及息肉，并可由此引起急性或慢性肠梗阻，出现阵发性腹痛、呕吐、腹胀、肠鸣音亢进等症状。

⑥直肠瘘管：多为直肠－肛门瘘管，也可发生直肠－阴道瘘管，管口有粪。

（2）肠外并发症：阿米巴滋养体亦可自肠道经血流－淋巴蔓延至远处器官而引起各种肠外并发症。其中以肝脓肿为最常见，其次如肺、脑、心包、腹膜、泌尿道、生殖系统、皮肤、胆囊及胃等均可被累及，形成脓肿或溃疡。有臭味的脓液流出，若只做手术治疗，不做病原治疗则容易经常复发。

3. 辅助检查

（1）实验室检查

①血常规：周围血中白细胞总数和分类正常。暴发型和有继发细菌感染时白细胞总数及中性粒细胞比例增高。慢性患者可有轻度贫血。部分患者可出现血液嗜酸性粒细胞增多。

②粪便检查：肉眼观察呈暗红色果酱样。粪质较多，含血和黏液，有腥臭。镜检可见成串聚集的红细胞，少量的白细胞，有时可见夏科雷登结晶体。找到溶组织阿米巴滋养体时方可确诊。可用生理盐水涂片法、包囊浓集法、汞碘醛离心沉淀法，取粪便镜检，查找阿米巴滋养体。

③血清学检查：主要用于肠外阿米巴病。使用提纯的阿米巴滋养体的抗原，采用间接血凝，免疫荧光，酶联免疫吸附试验等法，检测患者血清中的抗体，其敏感性、特异性均很高，阳性率可达98%～100%。

④分子生物学检查：可采用DNA探针杂交，聚合酶反应（PCR）技术检测粪便标本中溶组织内阿米巴滋养体的DNA，阴性有助于本病诊断。采用不同的3种做聚合酶链反应，还可区分致病性溶组织内阿米巴感染与非致病性

迪斯帕内阿米巴感染。

（2）影像学检查

①乙状结肠镜检查：适用于临床不能确诊的病例。可直接观察黏膜状况，溃疡形态。在2/3有症状的病人中，可见大小不等的口小底大的散在溃疡，表面覆有脓液，边缘整齐，稍充血，溃疡间黏膜正常。从溃疡处刮取内容物做镜检，可发现滋养体。取活组织检查，对于其他疾病尤其是直肠癌的鉴别诊断有决定意义。

②X线钡剂灌肠检查：可发现病变部位有充盈缺损、痉挛及壅塞现象，虽无特异性，但有助于阿米巴瘤与肠癌的鉴别。

4. 诊断性治疗

一般用于临床上高度怀疑而上述各种检查不能确诊者。可选用抗阿米巴药物治疗，如疗效显著则有助于诊断。

（二）辨证诊断

1. 急性期

（1）湿热壅滞型

①临床表现：腹痛腹泻，便次增多，大便呈暗红色果酱样，腥臭异常，里急后重，发热口干，头身重痛，胸闷纳呆。舌质红，苔黄腻，脉滑数。

②辨证要点：泻下暗红色果酱样便，腥臭发热，口干，胸闷。舌质红，苔黄腻，脉滑数。

（2）寒湿困脾型

①临床表现：多为慢性期急性发作者。症见：腹部隐痛，以便下脓血和黏液为主，里急后重不明显，食少，体倦肢冷。舌质淡，苔白腻，脉细。

②辨证要点：腹部隐痛，食少，体倦肢冷。舌质淡，苔白腻，脉细。

（3）热毒上蒙型

①临床表现：持续发热，头痛，项强，伴恶心，呕吐，口干苦，渐神昏谵语或惊厥抽搐，或腹痛下痢。舌质红绛，苔黄燥，脉洪数。

②辨证要点：头痛项强，神昏谵语。舌红绛，苔黄燥。

2. 慢性期

（1）脾胃气虚型

①临床表现：腹泻反复发作，稍进生冷、肥腻之品则大便次数增多，呈糊状或稀便，或夹有少许黏液，纳少，体倦乏力，或有轻微腹痛。舌体胖，

边有齿痕，苔薄白，脉细或缓。

②辨证要点：稀便或糊状便反复发作，体倦乏力。舌淡胖，有齿痕。

（2）胃阴不足型

①临床表现：久痢不止，口干，或伴干呕，不能进食。舌质红绛而少津，苔薄而干，脉细数。

②辨证要点：久痢不止，干呕。舌质红，脉细数。

（3）脾肾阳虚型

①临床表现：大便滑脱不禁，下痢白冻，四肢不温，腰疼怕冷，倦怠少食。舌质淡，苔白，脉沉细或弱。

②辨证要点：大便滑脱不禁，腰疼怕冷，四肢不温。脉沉细。

二、鉴别诊断

（一）细菌性痢疾

参阅“细菌性痢疾”。

（二）血吸虫病

本病急性期和慢性期均有痢疾样腹泻。主要特点为有间歇性腹泻，肝脾肿大，血中嗜酸性粒细胞及白细胞增多，粪便中可找到血吸虫卵或孵化出的毛蚴。肠黏膜活检可发现血吸虫卵，并有流行区疫水接触史。

（三）慢性非特异性溃疡性结肠炎

临床上与慢性阿米巴病难以区别。多次病原体检查阴性，血清阿米巴抗体阴性，特效治疗无效时，可考虑本病。

（四）结肠癌

患者年龄较大。与慢性阿米巴病一样，均有腹痛、腹泻、脓血便等表现。乙状结肠镜、活组织病理检查及钡剂灌肠等检查有助于诊断。

（五）肠结核

大多有原发结核病灶存在。患者有消耗性发热、盗汗、营养障碍、消瘦等。粪便多呈黄色，稀粥样，带黏液而脓血较少。腹泻与便秘交替出现。胸片及胃肠 X 线钡餐检查有助于诊断。

（六）急性坏死性出血性肠炎

该病起病急，有急性腹痛、腹泻、发热。大便呈血水样，有恶臭。颇似暴发型阿米巴肠病。但其呕吐、腹胀明显，里急后重少见。病程约一周，后期可出现麻痹性肠梗阻。查体：腹部压痛明显，可有腹肌紧张，反跳痛。腹部X线检查呈动力性肠梗阻征象。

三、治疗

（一）提高临床疗效的思路提示

1. 急者祛邪，须辨寒热

本病急性期多属实证，为外感湿热、寒湿疫毒之邪所致。故治疗应以祛邪为主。湿热壅滞者治以清热凉血，解毒化湿。若过用苦寒攻伐，则易损伤正气，导致正虚邪陷。此为“热证未已，寒证复起”，故治疗时应中病即止。寒湿困脾则以健脾化湿为主。

2. 益气养阴，扶正祛邪

痢久不愈，损伤脾胃，而致脾胃气虚；浊邪化火易伤阴液，导致胃阴不足，余邪留恋。故治宜攻补兼施。在益气养阴的同时，予以祛湿除邪之品，使正胜而邪却。

3. 温补脾肾，收敛止泻

本病之后期，易致脾肾阳虚，关门不固，甚则出现滑脱不禁。治疗时当于温补脾肾之时，酌加收敛止泻之品，否则正气愈亏，下痢无度，出现亡阴亡阳之重症。

（二）中医治疗

1. 内治法

（1）急性期

①湿热壅滞

治法：清热化湿，凉血解毒。

方药：白头翁汤加减。

白头翁30g，黄柏12g，黄连9g，厚朴9g，藿香9g，鸦胆子10粒，甘草6g。

其中鸦胆子去油研碎，装胶囊吞服，或用上述煎剂送服。若见发热、口干者加连翘、葛根以清热滋阴；腹痛甚者加白芍、元胡以缓急止痛；恶心呕吐者加竹茹、生姜、法半夏以和胃降逆；便下不爽者加枳壳、木香行气宽中；

大便血色紫、新鲜、量多者加仙鹤草、地榆凉血止血。

②寒湿困脾

治法：健脾化湿，调气和营。

方药：连理汤加减。

党参15g，茯苓15g，白术15g，苍术12g，当归12g，地榆12g，黄连9g，赤芍9g，木香9g。

③热毒上蒙

治法：清热解毒，开窍镇惊。

方药：白头翁汤送服紫雪丹。

白头翁30g，秦皮12g，金银花12g，葛根12g，黄柏12g，黄连12g，栀子9g。送服紫雪丹。

若惊厥者加钩藤、石决明、羚羊角粉等以息风止痉；热甚发斑者，可加白茅根、广角粉以凉血止血。

（2）慢性期

①脾胃气虚

治法：健脾和胃，化湿止泻。

方药：四君子汤合香连丸加减。

党参15g，白术15g，茯苓15g，白头翁15g，薏苡仁15g，谷麦芽各15g，黄连9g，木香6g。

若情志不畅，肝气乘脾者加白芍、防风、乌梅以柔肝；纳呆者，加白豆蔻、鸡内金、焦山楂以和胃助消化。

②胃阴不足

治法：养阴益胃。

方药：麦门冬汤加减。

麦冬20g，沙参15g，太子参30g，山药30g，石斛15g，白头翁15g，竹茹12g，白芍12g，地榆12g，半夏6g。

若呕吐不止，汤药不能进者，可选用玉枢丹0.3g，磨汁送服；纳呆不食者加谷麦芽、鸡内金以健脾开胃。

③脾肾阳虚

治法：温补脾肾，散寒止泻。

方药：真人养脏汤加减。

赤石脂12g，补骨脂12g，肉豆蔻12g，白术12g，党参12g，炮附子9g，干姜9g，罂粟壳12g，诃子9g，木香9g，肉桂6g。

若兼见腹胀或腹痛，纳减不适，可加当归、川芎、赤芍以养血和血；久痢气陷，导致少气脱肛，可加大党参、白术用量，并加黄芪以增强益气健脾之力。

2. 外治法

（1）针灸疗法：参照“细菌性痢疾”。

（2）贴敷法：止痢膏贴敷：取肉桂、砂仁、胡椒、枯矾等量，共研细末，用黄酒适量，调匀，制成稠膏状备用。将药膏适量涂满患者脐孔，用纱布覆盖，外缚以温灸炉，纱布固定，每天换药1次，3～5天为1疗程。治疗休息痢属脏腑虚寒者。

（3）灌肠疗法：①10%大蒜浸出液100～200mL，保留灌肠。每天1～2次，7～10天为1疗程。②白头翁、铁苋菜、苦参各30g，金银花、连翘各15g，再加水至500mL，浓煎成150mL保留灌肠，每日1～2次，7～10天为1疗程。③白花蛇舌草45g，白头翁30g，加水至600mL，煎至200mL，加入山莨菪碱30mg，扑尔敏12mg，保留灌肠，每日1～2次，7～10天为1疗程。④鸦胆子20～30粒，捣碎，以1%碳酸氢钠200mL制成浸液，保留灌肠，每日1次，7～10天为1疗程。

（三）西医治疗

1. 一般治疗

（1）急性期应卧床休息，给予流质、半流质、少渣、富含营养、易消化的食物。肠道隔离至症状消失，或大便连续三次找不到滋养体和包囊。

（2）慢性患者和排包囊者，应注意避免刺激性食物，不饮酒。注意纠正肠道菌群失调。虚弱、营养不良者应加强营养。

2. 对症治疗

暴发型应及时抢救，脱水者给予静脉补液，注意水、电解质平衡。高热者给予物理降温或药物降温，并选用抗生素控制感染。出现循环衰竭、休克时要及时处理，并酌情加用血管活性药物，必要时输血。

3. 抗病原治疗

非致病性阿米巴感染，血清抗体阴性者不需治疗。而所有致病株感染，即使无症状，均应治疗。对侵入组织的阿米巴有杀灭作用的药称组织内杀阿米巴药，如吐根碱（盐酸依米丁），去氢吐根碱（去氢依米丁），氯喹，四环素。对肠腔内的阿米巴有杀灭作用的药物称肠内抗阿米巴药，如双碘喹啉，氯碘喹啉，二氯散（糖酯酰胺或安特酰胺），对二甲苯氯醋胺，喹碘方（药特灵，安痢生），安痢平。对肠内外均有抗阿米巴作用的药物有甲硝咪唑（灭滴灵），甲硝磺唑。另有一些抗生素主要通过抑制肠道共生菌而影响阿米巴原虫的生长繁殖，对阿米巴肠病伴有细菌性混合感染时效果良好，如巴龙霉素，土霉素，强力霉素，红霉素等。在治疗过程中，常联合用药，疗效显著。常用治疗方案如下：

（1）急性阿米巴肠病：宜选用肠内抗阿米巴药，同时加用组织内抗阿米巴药。

①首选二氯尼特：成人 0.5 克/次，3 次/天，连服 10 天，或对二甲苯氯醋胺，成人 1.5 克/次，顿服或 24 小时内服完。或双碘喹啉 0.6 克/次，3 次/日，连服 15 ~21 天为 1 疗程。加服四环素 0.25g 或 0.5g，每日 4 次，10 天为 1 疗程。以后用氯醛，口服，第 1、2 天，1 ~1.5g/d；再以后，0.5g/d，分 2 次口服，服 7 ~14 天。

②甲硝唑：成人 0.4 ~0.8g，每日 3 次，10 ~20 天为 1 疗程。加服四环素 1 ~2g/d，连服 5 天，可提高疗效。也可用甲硝磺唑代替甲硝唑，每日 2g，顿服，连服 3 ~5 天，疗效佳，副作用小。

③巴龙霉素：成人 0.5g，每日 4 次，7 ~10 天为 1 疗程，继服氯喹或灭滴灵。

④四环素：成人 2g/d，分 4 次口服，连服 2 天后，改为每日 0.3g，2 ~3 周为 1 疗程。再加服双碘喹啉 0.6g，每日 3 次，连服 15 ~21 天为 1 疗程。必要时可间隔 2 ~3 周服第二疗程。

⑤安痢平：与其他抗阿米巴药物合用。必要时可连续给予两个疗程。

⑥吐根碱类：如去氢吐根碱，剂量 1mg/（kg · d），但成人不超过 60mg/d，每日 1 次或分两次做深部皮下注射，连服 6 ~10 天为 1 疗程。如需重复治疗，至少应间隔 30 天。

以上药物治疗无效时，可用吐根碱，甲硝唑，四环素联合应用。疗程结束后，每日查大便 1 次，连续查 3 日，以确定是否需要重复治疗。

（2）暴发型阿米巴肠病：①首选甲硝唑与二氯散或双碘喹啉连用 21 天；②次选甲硝唑或吐根碱与抗生素，如阿莫西林 0.5g，3 次/日，连服 7 ~10 天；诺氟沙星 0.3g，2 次/日，连用 7 ~10 天，或巴龙霉素，四环素等。

(3) 慢性阿米巴肠病

①目前选用双碘喹啉：0.6g，每日3次，连用15~20天，可间隔2~3周再服1疗程。

②喹碘方：0.5~1.0g，每日3次，连用7~10天。必要时可间隔1周后再服1疗程。二氯尼特0.5g，每日3次，连服10天。对二甲苯氯醋胺1.5g，1次顿服。

③卡巴坤：0.1~0.2g，每日3次，连服10天。必要时可间隔10天再服第2疗程。

(4) 轻型和无症状型：对于轻型或无症状的包囊携带者，二氯尼特，对二甲苯氯醋胺，甲硝唑，双碘喹啉，喹碘方等均可选用。

4. 并发症的治疗

由于并发症均由阿米巴滋养体所引起，因此对有并发症的患者均应采用高效、高速的灭滴灵治疗。有细菌混合感染时加用适当的抗生素，肠出血者应及时输血，肠穿孔者应及时进行手术治疗，并应同时给予灭滴灵及抗生素治疗。

（四）中医专方选介

1. 解毒生化丹

金银花20g，生杭白芍15g，甘草6g，三七末3g，鸦胆子10枚（龙眼肉包）。先将三七末、鸦胆子用温开水送服，后将全药煎汤温服，每日1剂，早晚分服。治疗急性阿米巴痢疾24例，治愈23例，无效1例，总有效率95.8%。[陈勇．解毒生化丹治疗急性阿米巴痢疾24例疗效观察．北京中医．1987，6（4）：44]

2. 新加白头翁汤

白头翁、黄连、当归、白芍、鸦胆子、苦参、木香、槟榔、生地黄炭、葛根、地榆炭、甘草。湿热甚者，白头翁加量，另加金银花；热重于湿者加黄柏、黄芩；湿重于热者加苍术、厚朴、茯苓、藿香；夹积滞者，痢下不爽，加大黄、枳实。每日1剂，口服，分3次煎服，并保留灌肠1次。治疗阿米巴痢疾50例，治愈45例，显效5例，总有效率100%。[左勇义．急性阿米巴痢疾50例疗效观察．上海中医药杂志．1989，7（9）：4]

3. 内外合治方

铁苋菜60g，苦参45g，白头翁30g，常山12g，香附12g，毛冬青18g，黄芪18g，大黄10g，藿香10g，白术10g，山药10g，川芎15g，山楂15g，党参15g，首乌15g，茯苓15g，丹参24g，厚朴9g，甘草9g。水煎服，每日1剂，每4小时服150mL，连服14天。同时用白花蛇舌草45g，白头翁30g，加水600mL，煎成200mL药液后，加入654－2，剂量为30mg，扑尔敏12mg，灌肠，隔日1次。治疗慢性阿米巴痢疾60例，56例痊愈，3例好转，1例无效，总有效率为98.3%。[高文武．中西医结合治疗慢性阿米巴痢疾．河北中医．1985，(3)：封四]

4. 清理肠道汤

小条芩12g，赤白芍各15g，粉丹皮12g，桃仁泥12g，生薏苡仁30g，冬瓜子30g，马齿苋30g，败酱草30g。此为印会河治久痢经验方。［单书健，等．古今名医临证金鉴．腹泻痢疾卷．北京：中国中医药出版社，1990：395］

5. 清肠解毒汤

白头翁30g，黄芩15g，黄连9g，鸦胆子、厚朴、藿香各9g，水煎服，每日1剂，每日2次。主治阿米巴痢疾。［程爵棠，等．百病中医集验高效良方．北京：学苑出版社，1996：207～208］

6. 治休息痢方

诃子15g，椿根白皮75g，母丁香20粒，共研细末，醋煮米糊为丸，如梧桐子大，每服三四十丸，陈米汤入醋和少许送下，每日2次。［陈平．中药治病医方精选．广东：岭南美术出版社，1998：104］

第四节　伤　寒

伤寒是由伤寒杆菌引起的急性消化道传染病。典型的临床特征是持续发热、相对缓脉、全身中毒症状、腹部不适、脾脏肿大、玫瑰疹、白细胞减少等。部分病例可并发肠出血或肠穿孔。主要病理变化是持续菌血症，全身网状内皮系统中大单核细胞（巨噬细胞）有增生性反应，尤以回肠下段的淋巴组织增生坏死为显著。

伤寒属于中医学的“湿温”范畴。是一种发生于夏秋雨湿季节的由湿热病邪引起的急性外感热病。其特点是发病缓慢、病势缠绵、病程较长、脾胃症状明显。初起主要表现为身热不扬，身重肢倦，胸闷脘热，口不渴，苔腻，脉缓等。

一、临床诊断

（一）辨病诊断

1. 症状与体征

据其临床表现，分为典型伤寒、不典型伤寒、儿童伤寒、老年伤寒、再燃与复发。

（1）典型伤寒

①初期（侵袭期）：相当于病程的第 1 周。起病缓慢，发热是最早出现的症状，体温呈梯形上升，于 5 ~7 天内达 39℃ ~40℃。发热前可有畏寒，少有寒战。退热时出汗不多，同时伴有神经系统及消化道症状，如全身不适、头痛、乏力、肌肉酸痛、失眠、食欲减退、腹部不适、便秘等。部分病人首先表现为咽痛、咳嗽等，以咽炎、支气管炎、肺炎开始，呈急骤发病。

②极期：相当于病程的第 2、3 周，有伤寒的典型表现，易发生肠出血、肠穿孔等并发症。具体有如下表现。

A. 高热：持续高热达 40℃以上，多数呈稽留热型，少数呈弛张热或不规则热型，一般持续 10 ~14 天。

B. 循环系统症状：常有相对缓脉出现。由于内毒素的作用，使迷走神经兴奋性增高而交感神经兴奋性受抑制所致。如患者体温 40℃以上而脉搏仅在 90 ~100 次/分之间，称相对缓脉。儿童若并发中毒性心肌炎时，相对缓脉不明显。重症患者可出现脉快而弱，甚至血压下降而致循环衰竭。

C. 神经系统中毒症状：是由于伤寒杆菌内毒素作用于中枢神经系统所致。表现为对周围事物漠不关心、表情淡漠、精神恍惚、反应迟钝、耳鸣、重听、嗜睡或失眠。重者可有震颤、撮空、谵妄、昏迷或出现脑膜刺激征（虚性脑膜炎）。少数病例可出现偏瘫，四肢紧张，或精神分裂症。这些症状多随体温下降而逐渐恢复。

D. 消化系统症状：食欲不振明显，腹部不适，腹胀，便秘或腹泻，舌质红，苔厚腻，舌尖和舌缘无苔，重者舌呈煤烟色，唇焦舌燥，即所谓伤寒舌。右下腹可有轻度压痛。

E. 肝脾肿大：由于致病菌侵犯全身网状内皮系统，使之增生所致。从病程的第 6 天开始，有 60% ~80% 的患者出现脾肿大，质软或伴压痛。30% ~40% 的患者肝脏亦肿大，质软或伴压痛。若出现黄疸或肝功能有明显异常者，常提示有中毒性肝炎存在。

F. 玫瑰疹：由于伤寒杆菌进入毛细血管丛释放出内毒素，致局部毛细血管扩张和充血，皮肤出现淡红色小斑丘疹，直径约2～4mm，压之褪色，多在10个以内，分批出现，主要分布在胸部、腹部、背部及四肢。约经3～5天即自行隐退，一般于病程的第7～13天出现。此对临床诊断有很大价值。

③缓解期：相当于第4病周。随着人体对伤寒杆菌免疫力的逐渐增强，患者病情逐渐好转，体温出现波动并开始下降，症状逐渐减轻，肿大的脾脏亦开始回缩。但因患者消瘦虚弱，易出现肠出血、肠穿孔或其他并发症，仍应警惕。

④恢复期：相当于病程的第5周。体温降至正常，临床症状、体征均消失，食欲恢复，约需1个月左右可完全恢复健康。

（2）不典型伤寒：由于抗菌药物和预防接种的广泛应用，同时由于早期治疗及不规则用药，使典型的伤寒病例很难见到，而不典型伤寒反而增加，临床又可分为五种类型。

①轻型：最多见。全身毒血症状轻，稽留高热少见，相对缓脉、玫瑰疹、肝脾肿大亦少见。病程短，约1～3周可痊愈。多见于发病前曾接受伤寒菌苗注射者或发病初期已用过有效抗菌素的治疗者。由于病情轻，症状不典型，易漏诊或误诊。

②顿挫型：初期病情重，但恢复快，1～2周自愈。多见于儿童及有部分免疫力的成人。

③迁延型：由于机体免疫功能低下，发热持续不退，可达45～60天之久，而其他症状并不很重，病程可迁延数月之久，伴有慢性血吸虫病的伤寒患者常属此型。

④逍遥型：临床症状极轻，体征也不明显，能坚持日常工作，患者常不自知，部分患者以肠出血或肠穿孔为首发症状。

⑤暴发型：起病急骤，高热、毒血症状严重，常累及神经系统及心血管系统。表现为畏寒、高热、休克、中毒性脑病，中毒性心肌炎，中毒性肝炎，甚则并发DIC。若不及时抢救，可在1～2周内死亡。多见于感染严重，机体免疫力差的患者。

（3）儿童伤寒：儿童年龄越大，临床表现越似成人，年龄越小，症状越不典型。以轻型和顿挫型较多见。常起病较急，可持续发热，多呈弛张热型或不规则热型。胃肠道症状较明显，如呕吐、腹泻等。相对缓脉不明显，玫瑰疹少见，中毒症状多数较轻，肝脾肿大较常见。病程一般较短，有时仅2～3周即自然痊愈。易并发支气管肺炎，但较少发生肠出血、肠穿孔等肠道并发症。

婴幼儿伤寒，一般起病急、病情重，常伴呕吐、惊厥、高热、腹胀、腹泻等。多并发支气管炎或肺炎。病死率高。

（4）老年伤寒：体温多不高，临床症状多不典型，神经及心血管系统症状严重，易并发支气管肺炎，心功能不全，持续的肠功能紊乱和记忆力减退，病程迁延，恢复缓慢，病死率较高。

（5）再燃与复发：再燃是指患者进入恢复期前，即发热2～3周，体温渐下降而未达正常时，又重新上升，持续5～7天后才正常，此时症状随之加剧，可能与菌血症尚未被完全控制有关。复发指退热1～3周后，临床症状再次出现，其原因是病灶内的细菌未完全消灭，当机体抵抗力低下时，伤寒杆菌再度繁殖，再次侵入血流，多见于抗菌治疗不彻底者。复发的病情较初发者轻，病程较短，并发症较少。个别病人可有两次以上的复发。

2. 并发症

（1）肠出血：常见的并发症，发生率约1.5%～2.4%，多发生在病程的2～3周，是肠壁溃疡侵蚀血管所致。腹泻、饮食不当常为诱因。出血量多少不等，少者可无症状，或仅有头晕、脉搏加快、粪便隐血试验阳性。大量出血时，体温骤降后回升，出现脉搏细速、血压下降、头晕、面色苍白，烦躁、冷汗等休克表现。粪便呈黑色或紫红色血便，腹部多无特殊体征。

（2）肠穿孔：最严重的并发症，发生率为1.4%～4%。多见于病程的第2～3周。是肠壁溃疡侵蚀浆膜所致。饮食不当、滥用泻药、排便用力、治疗性灌肠，钡餐检查或肠胀气等为诱发因素。穿孔部位多在回肠末端，亦可见于结肠和其他肠段，穿孔数目多为1个，少数2～3个，表现为突然腹痛，以右下腹为主，伴恶心、呕吐、冷汗、脉细数，体温与血压下降，即休克期。1～2小时后，症状暂时缓解，即平静期。不久体温又迅速回升，并出现腹胀，持续性腹痛，腹壁紧张，腹部广泛压痛及反跳痛，肠鸣音减弱至消失，肝浊音区消失等腹膜炎征象。X线检查膈下有游离气体，白细胞数增高伴核左移，即腹膜炎期。

（3）中毒性心肌炎：发生率为3.5%～5%，多见于病程的第2～3周，伴有严重毒血症。表现为第一心音低钝，心律不齐，早搏，奔马律，血压降低等。心电图有异常表现，如低电压、心律失常、传导异常、ST 段及 T 波改变。这些症状体征及心电图改变随病情好转而恢复正常。

（4）中毒性肝炎（伤寒性肝炎）：发生率为 12% ~60%，多见于病程第 1 ~2 周。表现为肝肿大，肝区压痛，少数有轻度黄疸，肝功能损害，随着病情好转，肝肿大及肝功能可在第 2 ~3 周内恢复正常。个别患者可因深度黄疸而并发肝性脑病，危及生命。

（5）支气管炎或支气管肺炎：支气管炎多见于病程早期。支气管肺炎多见于极期和病程后期。病变过程中常有咳嗽、咯痰、肺部啰音等表现，通常为继发感染所致，偶尔由伤寒杆菌引起。

（6）肾小球肾炎：伤寒患者的肾脏损害是由内毒素作用或免疫复合物沉积所致。其蛋白尿发生率大于 40%，管型尿少见。

（7）溶血性尿毒综合征：一般于病程的第 1 ~3 周起病，以急性溶血性贫血、急性肾功能衰竭、血红蛋白尿为主要临床表现。血小板明显减少，周围血中出现破碎的红细胞，可能是由于伤寒杆菌内毒素诱使肾小球微血管内凝血所致。

（8）其他：除上述并发症外，还可引起急性胆囊炎、阑尾炎、急性胰腺炎、心内膜炎、心包炎、血小板减少性紫癜、脑膜炎、脑炎、脊髓炎及精神神经病变，而中耳炎、乳腺炎、睾丸炎、血栓性静脉炎、肛周脓肿等均少见或罕见。

3. 实验室检查

（1）常规检查

①血象：白细胞减少，一般在（3 ~5）$\times 10^9$/L，中性粒细胞减少，嗜酸性粒细胞减少或消失，单核细胞增多。可能是由于骨髓粒细胞系统受细菌毒素的抑制，粒细胞分布异常及破坏增加所致。嗜酸性粒细胞计数随病情好转而逐渐恢复正常，复发时再度减少或消失，这对诊断和估计病情发展有一定的参考价值。极期嗜酸性粒细胞大于 2%，绝对计数超过 40 个的患者可除外伤寒，但合并血吸虫的患者例外。不典型伤寒的白细胞计数不减少反而增高。

②尿常规：高热时可有轻度蛋白尿。

③粪常规：有 10% ~20% 的病例有黑粪或肉眼血便，粪便隐血试验阳性者多。

（2）细菌学检查

①血培养：是确诊伤寒的依据，病程的第 1 ~ 2 周阳性率最高，可达 80% ~90%，以后逐渐减少，第 3 周降为 30% ~40%，第 4 周一般为阴性。复发时亦呈阳性。为提高阳性率，采血量应为 5 ~ 10mL，并于体温的上升阶段，应用抗生素前做血培养。对已用药者可用血块培养法，以弃去血清中所含的抗生素。

②骨髓培养：由于骨髓中的巨噬细胞摄取的病原菌较多，故阳性率较血培养高，且出现早，持续久。不论病程早或晚均宜应用。第 1 周阳性率可达 90%，第 5 周仍可达 50% 左右。尤适用于已用抗生素治疗，血培养阴性的患者。

③粪便培养：从潜伏期起，整个病程均可出现阳性。第 1 周时阳性率为 10% ~15%，随着病程进展，排菌量增多，第 3 ~ 4 周阳性率最高可达 80%，第 6 周后阳性率迅速下降，2 ~ 3 个月后尚有 5% ~10% 的患者继续排菌。2% ~3% 的患者排菌可达一年，成为慢性带菌者，甚至终身排菌。为提高阳性率，宜选择新鲜粪便，且勿混入尿液。

④尿培养：早期常为阴性，后期阳性率较高。病程的第 3 ~ 4 周阳性率为 25%，细菌在尿中间歇存在。采样时应避免粪便污染。

⑤组织培养：玫瑰疹的刮取物或活检切片，也可获阳性培养。

⑥十二指肠引流胆汁培养：有助于诊断和发现带菌者，但操作不方便，不易被病人所接受，故目前已很少用。

（3）免疫学检查

①肥达氏反应：即伤寒血清凝集试验。试验采用已知的伤寒杆菌菌体抗原，鞭毛抗原，包括副伤寒杆菌的甲、乙、丙鞭毛抗原，测量病人血清中各种相应抗体的凝集效价，即化验单上分别以 O、H、A、B、C 表示凝集试验中伤寒杆菌的菌体抗原，鞭毛抗原，副伤寒杆菌甲、乙、丙鞭毛抗原的相应特异性抗体。通常在第 1 病程末即第 7 ~ 10 天出现阳性，且阳性率逐周递升，第3 ~4 周可达 90%。病愈后可持续存在数月之久，有少数病人抗体很迟才升高或整个病程抗体效价很低。一般“O”凝集效价≥1∶80，“H”凝集效价≥1∶160为阳性。如果只有“O”抗体增高，而“H”抗体不高，可能为伤寒早期。只有“H”抗体增高，而“O”抗体不高，可能曾感染伤寒杆菌或注射伤寒菌苗。病程中应逐周复查，若效价逐渐升高，或恢复期效价上升 4 倍以上时，其诊断意义较大。约 10% 的病人肥达氏反应始终为阴性，婴幼儿多见。

有10%～20%可出现假阳性反应。早期应用抗菌药物治疗，细菌迅速被消灭，抗体常不增高，可出现假阴性反应。接种伤寒者可出现阳性反应。由此可见，肥达氏反应对诊断伤寒的价值是有限的。

②被动血凝试验：用伤寒杆菌菌体抗原致敏红细胞，使之与被检血清反应。根据红细胞凝集状况判断有无伤寒特异性抗体存在。急性期的阳性率在90%以上，假阳性率约5%，可用于早期诊断。其特异性与敏感性优于肥达氏反应。

③酶联免疫吸附试验：用酶促反应的放大作用来显示初级免疫学反应，既可检测抗原，又可检测抗体，阳性率达90%。其方法简便快速，敏感性和特异性均高，可替代肥达氏反应作为伤寒的早期快速诊断。

④协同凝集试验：利用金葡菌的葡萄球菌A蛋白（SPA）与抗体ZgG的Fc段结合的原理，先用伤寒抗体致敏带有SPA的金葡菌，然后与抗原发生反应，根据金葡菌的协同凝集情况判断结果，其阳性率为81%～92.5%，特异性为94%～98%。

⑤免疫荧光试验：用伤寒杆菌菌体Vi悬液做抗原进行间接免疫荧光抗体检测，阳性率可达90%以上，假阳性率低。

⑥杀菌抗体试验：用该法检测患者血清中的伤寒杀菌抗体，可用于早期诊断。

⑦对流免疫电泳：本方法可用于血清中可溶性伤寒抗原或抗体的检测。操作简便，便于基层推广，特异性高，但敏感性低，可用于伤寒的早期诊断。

（4）分子生物学诊断方法

①DNA探针：用DNA制备的诊断试剂，用于检测或鉴定特定的细菌。其特异性很高。

②聚合酶链反应：其检出率较DNA探针高100～10000倍。

（二）辨证诊断

1. 湿郁卫气（湿重于热）型

（1）临床表现：身热不扬，午后热甚，恶寒，头身困重，胸闷脘痞，纳呆，不欲饮水，小便短少。舌质淡，苔白腻，脉濡缓。

（2）辨证要点：身热不扬，头身困重，胸闷脘痞。苔白腻，脉濡缓。

2. 湿热中阻（湿热并重）型

（1）临床表现：发热持续不退，汗出不解，渴不多饮，脘痞呕恶，大便稀溏，小便短赤。舌质红，苔黄腻，脉滑数。

（2）辨证要点：脘痞呕恶，便溏，发热。舌红，苔黄，脉滑数。

3. 热重于湿型

（1）临床表现：高热汗出，面赤气粗，口渴欲饮，身重脘痞。舌质红，苔黄微腻，脉滑数。

（2）辨证要点：高热，口渴，汗出。脉滑数。

4. 化燥入血型

（1）临床表现：灼热烦躁，腹痛，便下鲜红。舌质红绛，苔黄，脉数。

（2）辨证要点：灼热，便下鲜红。舌质红绛。

5. 余邪未净型

（1）临床表现：身热已退，脘中微闷，知饥不食。舌质红，苔黄腻，脉数。

（2）辨证要点：脘闷，知饥不食。舌苔黄腻。

二、鉴别诊断

（一）伤寒病早期与其他疾病相鉴别

1. 病毒感染

发热而提示无感染病灶。发热可长达 10 ~ 14 天或更长，白细胞总数不高，肥达氏反应和细菌培养阴性，一般无伤寒的特征性表现，肝脾不大。

2. 疟疾

发热，体温每日波动较大，发热前有畏寒或寒战，热退时汗出较多，脾肿大，质地坚硬，进行性贫血，白细胞总数不高，血片或骨髓片检查可发现疟原虫，抗疟治疗有效。

3. 钩端螺旋体病

近期有与疫水接触史，起病急，表现为畏寒，发热，结膜充血，全身酸痛，尤以腓肠肌与腰背肌的疼痛与压痛为著。腹股沟淋巴结肿痛，尿少或尿闭。尿常规检查发现蛋白、红白细胞和管型。白细胞总数偏高，见核左移，血沉加快。血尿接种豚鼠可分离出钩端螺旋体。

（二）伤寒的极期与其他疾病相鉴别

1. 革兰氏阴性杆菌败血症

起病急，不规则发热，伴寒战、多汗，全身中毒症状较重，皮肤常见出血点，易发生休克，持续时间较长。白细胞总数不高，但中性粒细胞比例增高，血培养可检出致病菌。该病常见于老年人、小儿或免疫功能不全者，可发生于胆道、泌尿道、肠道等原发感染灶。

2. 粟粒性肺结核

有结核病史，长期不规则发热，盗汗，呼吸道症状突出，如呼吸急促，脉搏增快，紫绀等。胸片显示粟粒性病变，血沉加快，结核菌素试验阳性，痰涂片及培养可见抗酸杆菌。抗痨治疗有效。

3. 斑疹伤寒

起病急，寒战高热，脉快，剧烈头痛，皮疹于第5～6日出现，数量多，分布广，色暗红，压之褪色，退疹后有色素沉着，病程约2周。白细胞总数大多正常，外斐氏反应阳性。

4. 恶性组织细胞病

病程进展快，不规则高热，进行性贫血、出血、消瘦。淋巴结及肝脾肿大。病程约数月，外周血象出现全血细胞显著减少，骨髓检查可发现恶性组织细胞。

5. 布氏杆菌病

以长期发热，呈波状热，多汗，关节疼痛为其特征，伴肝脾肿大，粒细胞正常或低下，血、骨髓、脓液培养可发现布氏杆菌。一般兽医和牧区人的发病率高。

6. 何杰金病

发热，其热型多样，多汗，肝脾及淋巴结肿大，无明显的毒血症状。白细胞不高，淋巴结病理检查可确诊。

三、治疗

（一）提高临床疗效的思路提示

1. 分利湿热，辨其轻重部位

本病乃湿热为患，但湿热的偏盛，病变部位，要首先分清，这是提高临床疗效的关键所在。具体辨治应注意以下几个方面。

（1）祛除上焦湿热：本病初起，湿重于热。既有湿郁肌表之卫分表证，又有湿遏脾胃之气分里证，属卫气同病。故治疗宜以化湿为主，使湿去热孤。常用的化湿法有芳香化湿、淡渗利湿等。芳香化湿，开泄肺气，使表湿疏解；淡渗利湿，调运脾胃，使阻于气分之里湿从小便尽去。即华岫云曰："若湿阻上焦者，用开肺气，佐淡渗，通膀胱，是即启上闸，开支河，导水势下行之理也。"但要注意，此时应禁用辛温发汗，苦寒攻下，滋养阴津之法。若将头身困重，恶寒少汗，误作伤寒，治以辛温发汗，则易致湿热上蒙清窍而出现神昏、耳聋。若将胸闷，脘痞误认为是积滞，治以苦寒攻下，则易损伤脾胃阳气，致脾气下陷，洞泄寒中。若将午后热盛，误认为是阴虚而治以滋润阴津，则更使湿邪腻滞不化，病情迁延难愈。

（2）清化中焦湿热：中焦若湿邪偏盛，则治宜苦、辛、温、燥为主，适当佐以清热。若湿邪化热，热势渐增，治以苦辛寒与苦辛温同时并用。若湿邪渐退，热重湿轻，则以苦泄清热为主，佐以化湿。因中焦湿中蕴热，故不可早投寒凉，使气机郁闭，湿浊难化，病程迁延。

（3）祛除下焦湿热：若湿邪偏重，流注下焦，则治以淡渗利湿为主。若湿浊无由以泄，则上干心脏，蒙蔽清窍，阻遏小肠，泌别失职，则化为尿毒，入侵血分，血毒上脑，其症极危。故急予通窍开闭，利尿逐毒之法。

（4）关注湿邪燥化：在湿温病的发展过程中，若湿随热化，热势渐盛，湿邪渐消，可出现但热无湿之证，为湿邪燥化。燥化之后，热入营血，易致肠络损伤，出现阴血内溢而见便血。其治疗既要遵循"入血就恐耗血、动血，直须凉血散血"之原则，又须加用清肠热，止血溢之品。此外还要注意湿邪是否完全燥化，若尚有未尽之湿，则不宜只用纯润之品，以免助湿恋邪，而应以轻清芳化之品，涤除余邪。

2. 中西合治，疗效显著

从现代医学角度看，本病是由伤寒杆菌引起的，其严重者可并发肠出血或肠穿孔。故在临床中选择有效、足量的抗菌素是非常重要的。为提高疗效，抗菌素应联合应用，再配合中医辨证治疗，不失为一条综合治疗的有效方法。

（二）中医治疗

1. 内治法

（1）湿郁卫气（湿重于热）型

治法：芳香辛散，宣化表里湿邪。

方药：藿朴夏苓汤加减。

藿香15g，半夏9g，茯苓15g，杏仁15g，生薏苡仁15g，厚朴12g，白豆蔻9g，泽泻12g，猪苓12g。

若表邪较甚，证见恶寒而无汗者，可加苏梗、桔梗、葱白、生姜之类宣肺透表；兼湿滞经络，身体酸楚作痛，加炒防己、秦艽等以通经络之湿滞；若温邪化热，症见心烦口渴，小便短少而热痛，可加连翘、栀子、芦根、瞿麦等轻清之品以宣泄郁热，淡渗利湿，或用三仁汤加减，在化湿之时泄湿中之热；若湿热郁蒸发黄，可酌加茵陈、栀子等清热渗湿，利尿退黄。

（2）湿热中阻（湿热并重）型

治法：芳辛通降，清热利湿。

方药：王氏连朴饮。

黄连6g，厚朴12g，石菖蒲12g，半夏6g，淡豆豉12g，栀子9g，茵陈15g，黄芩12g，滑石12g，木通9g，连翘12g。

若呕吐较甚者，加姜汁、竹茹；若兼见咽喉肿痛或身目发黄，为湿热并重，交相蕴蒸，酿成热毒，可用甘露消毒丹加减以清热解毒化湿；若兼见腹痛不食，大便溏垢如败酱，便下不爽，此为湿热积滞，郁阻胃肠，肠腑传导失司所致，可用枳实导滞汤加减以导泻湿热积滞；若兼见神识昏蒙，似清似昧，时或谵语，此为湿热酿蒸痰浊，蒙蔽心包所致，用菖蒲郁金汤加减以清热化湿，豁痰开窍。

（3）热重于湿型

治法：清泄胃热，兼化脾湿。

方药：白虎加苍术汤加减。

生石膏30g，知母15g，苍术12g，甘草6g，粳米6g，黄连9g，连翘10g，茵陈15g，川厚朴12g。

兼呕逆者，加半夏，竹茹；兼肢体酸楚者加桑枝、秦艽；若见烦躁不安，胸腹斑点隐隐，舌质红绛，苔黄滑而腻，此为热盛陷营，湿邪未化，加犀角、丹皮、白薇等，以凉营解热。

（4）化燥入血型

治法：凉血解毒，止血。

方药：犀角地黄汤加减。

犀角6g，生地黄15g，丹皮6g，赤芍6g，紫草12g，连翘15g，金银花15g，茜草根12g，地榆炭12g，侧柏炭12g。

若灼热不已，烦躁不安，小便短赤者，可加栀子、醋炒大黄、黄连；若神昏狂躁或谵语，甚则昏愦不语、皮肤斑点紫黑，此为湿热化燥，内陷心包，用清宫汤送服安宫牛黄丸，或上方加穿山甲、桃仁、丹参等，并送服安宫牛黄丸以清心开窍；若便血不止，面色苍白，汗出肢冷，体温骤降，舌淡无华，脉缓细弱，此为肠络受损，便血过多，气随血脱所致，急用独参汤频频送服以益气固脱。

（5）余邪未净型

治法：轻清芳化，涤除余邪。

方药：薛氏五叶芦根汤。

藿香叶15g，薄荷叶12g，鲜荷叶12g，枇杷叶15g，佩兰叶12g，芦根15g，冬瓜仁15g。

若知饥不食，食入即吐者，可加谷芽、山楂、厚朴以健脾助消化；若兼大便溏薄，食欲不振，可加白扁豆、薏苡仁、豆卷以健脾化湿；若见口干欲饮者，为湿热化燥，胃阴耗伤，可用五汁饮，益胃汤等，以甘寒养胃。

2. 外治法

（1）针刺治疗：取大椎、合谷、曲池、孔最、解溪、三阴交、阳陵泉为主穴。纳呆、腹胀满者加足三里、中脘、内关；谵妄昏迷者，加人中、神庭、十宣；动风惊悸者加风池、风府、阳陵泉；大便下血者加大肠俞、委中、上巨虚。均用捻转泻法，每次选主穴2～3个，配穴1～2个，留针15～30分钟，每日1～2次，15天为1疗程。

（2）灸法：用艾条灸承山、太冲、太白或脊中对脐1穴，每日3～5壮，用于便血不止而见气脱之危重患者。

（3）耳针：取耳尖、大肠、小肠、心、肝、脾、神门、三焦、肺为主穴，除耳尖放血外，其余各穴均用针刺治疗，每次选穴4～6个，留针30分钟，每日1次。

（4）穴位注射：取穴天枢、石门、水道、上巨虚，用12.5%合霉素，每穴注射0.5mL，每日1次。

（三）西医治疗

1. 一般治疗

首先应进行消化道传染病隔离，待临床症状消失后，每隔1日送检粪便培养，连续3次阴性者可解除隔离。发热期须卧床休息，直至体温正常后才可逐渐生活自理。饮食应予营养丰富，易消化，少纤维，少渣的流质或半流质食物。忌食坚硬多渣食物，少量多餐，避免过量进食，以免诱发肠出血或肠穿孔。无肠道并发症者绝对不能禁食，一般热退后2周可以恢复正常饮食。多饮水，保证充足的水量，重症者可予以补液，使每日入水量保持在2000～3000mL以利毒素排泄。密切观察患者尿量，以防肾衰，并注意调节水、电解质、酸碱平衡。此外，还应注意维护皮肤及口腔清洁，预防褥疮及肺部感染。

2. 对症治疗

高热时予物理降温，如冰袋、酒精擦浴等，不宜用阿斯匹林等水杨酸类的退热药，以免出汗过多，引起虚脱。便秘时用开塞露肛注，禁用泻剂或生理盐水灌肠，以免肠蠕动增加和肠腔内压力增高而导致肠出血或穿孔。腹泻时忌用鸦片制剂。可用铋剂或复方颠茄片。腹胀时忌用新斯的明，可用肛管排气，用松节油在腹部热敷或针灸，少吃或不吃牛奶及蔗糖等水产类食物。若中毒症状严重，在应用足量有效的抗菌素治疗的同时，可加用小剂量的肾上腺皮质激素，以减轻毒血症，一般用地塞米松5～10mg/d加入液体中静滴，用3～5天，待中毒症状减轻后立即停药。因其可诱发溃疡发生肠穿孔，故应慎重，切忌滥用。

3. 病原治疗

（1）氯霉素：历来是治疗伤寒的首选药物。其优点是，用药后退热较快，中毒症状亦随之消失，病死率及并发症发生率明显减低，具有使用方便，口服吸收完全，治疗费用低等优点。但因其使耐药菌株增多，对骨髓有抑制作用而引起再障，所以会使其临床应用受到限制。目前氯霉素主要用于非暴发流行期的散发病例、广大农村地区和药敏试验结果对氯霉素敏感的病例。传统用法为成人1.5～2g/d，分3～4次，静脉滴注或口服，退热后减半，再用10～14天，总疗程2～3周，亦可间歇给药，初次剂量亦为1.5～2g/d，退热后停药，停药一周后，再用全量或半量一周，以减轻其毒副作用，儿童酌减。首选氯霉素的病例，用药3～4日，体温无下降趋势时，可用加倍量，观察至第7日，体温仍无下降趋势时，应加药或改用其他药物，一般用氯霉素加呋喃唑酮（痢特灵）或加复方新诺明等。近年有报道显示，用地塞米松20～30mg，加入液体中静滴，能提高疗效，并能减轻骨髓的毒性作用及降低死亡率。但因激素的免疫抑制作用可使机体免疫力下降，除可使复发率增高外，还有潜在的继发感染和掩盖病情之危险，故一般仅用于危重型的伤寒病例。氯霉素用药期间，应定期检查血象，如发现有骨髓抑制的副作用时应立即换药。

（2）呋喃唑酮：有报告治疗伤寒的疗效可达90%左右。平均退热时间与复发率和氯霉素相似。剂量为600～800mg/d，分3～4次口服，体温降至正常后，减为半量，继用4～5天。亦有报告称该药与TMP合用可提高疗效。其主要的副作用有胃肠道反应，如恶心、呕吐等。偶见皮疹，血管神经性水肿，休克等过敏反应，故用药前应询问有无过敏史。

（3）磺胺类：代表药为复方新诺明，疗效与氯霉素接近或稍差。其优点是口服方便，价格低廉，副作用有胃肠道反应，如食欲减退、恶心呕吐等，可有皮疹、药物热等过敏反应。出现结晶尿或血尿，偶见白细胞减少。故肝肾功能不良、对磺胺过敏、妊娠早期及婴儿均不宜使用。一般成人每次3片，2次/天，退热后改为2片/次，2次/天，用至退热后7～14天，一般持续用药15天为1疗程。

（4）青霉素类：主要用广谱半合成青霉素，如氨苄青霉素，羟氨苄青霉素，羟苄青霉素。用于对氯霉素、复方新诺明耐药的伤寒患者。

①氨苄青霉素：对伤寒杆菌的抗菌作用比氯霉素强，但疗效不如氯霉素。因药物浓度在胆汁内比在血液内高，故治疗后不易变成慢性带菌者。临床用于治疗带菌者效果更好。剂量为成人6～8g/d，分4次口服，肌注或静滴。儿童60～80mg/（kg·d）。用药5～7日体温降至正常，继续用药7～10天，一般14天为1疗程。

②羟氨苄青霉素：作用与氨苄青霉素相似。常用剂量75～100mg/（kg·d），分4次口服或静注。

（5）头孢菌素类：第一、二代头孢菌素，体外的抗伤寒杆菌活性不高，临床效果也不理想。第三代头孢菌素在体内外均有较强的抗伤寒杆菌作用。其毒副作用低，胆汁浓度高，治疗伤寒退热快，复发率低。适用于孕妇、儿童、哺乳期妇女或氯霉素耐药菌所致伤寒。因其价格昂贵，常需注射给药，故主要用于耐药菌株感染，重症伤寒或有并发症者。此类药有：头孢噻肟，头孢哌酮（先锋必），头孢三嗪（菌必治），头孢噻甲羧肟（复达欣），头孢氨噻肟（凯福隆）。

（6）氨基糖苷类：此类药有庆大霉素，卡那霉素、妥布霉素、丁胺卡那霉素，小诺霉素等。前三者耐药率较高，目前已少用。后二者在体外对耐药性伤寒菌株高度敏感，具有一定的临床疗效。常用丁胺卡那霉素，成人 0.2～0.4g/d，肌注或静滴，疗程不超过 10 天。总剂量不超过 15g，以免引起肾毒性和耳毒性。

（7）氟喹酮类抗菌药：含氟的喹酮类抗菌药物能阻断细菌 DNA 的复制，其杀菌作用强，口服吸收快，血浓度高，尤其胆汁浓度高，易渗入细胞。具有使用方便，疗程短，毒性低，副反应少，治疗费用低等优点。治疗伤寒的有效率高，复发率及带菌者的发生率低，为治疗伤寒尤其是耐药性伤寒的首选药物。目前常用的有氟哌酸、氟嗪酸、氟啶酸、环丙氟哌酸等。

（8）其他抗菌药物：如利福平、利福啶等。为广谱抗生素，耐药菌少见。治疗耐药性伤寒亦有一定疗效。但因其有肝毒性，故不适用于既往有慢性肝病或并发中毒性肝炎的患者。利福平剂量：0.15 克/次，3 次/天，口服，疗程为 2 周。

为提高疗效，以上抗菌素可联合应用。

4. 肾上腺皮质激素的应用

仅用于有严重毒血症的患者。如用氢化可的松 50～100mg/d 静滴或强的松 30mg/d，分 4 次口服，使用 3～4 天可取得理想的效果。一般主张大剂量、短疗程应用。因其易诱发肠出血、肠穿孔，故有显著腹胀的患者应慎用。

5. 并发症的治疗

（1）肠出血：多发生于病程的第 2～3 周，治疗包括以下几个方面：①绝对卧床休息，严密观察血压、脉搏、神志变化及便血情况，留置导尿管并记录尿量。②暂禁饮食或予少量流食。③及时补液，加用止血剂，静滴糖盐水，注意电解质平衡，加用维生素 K、安络血、止血环酸等止血药。④适量使用镇静剂。如病人烦躁不安，可用安定、苯巴比妥钠。禁用泻剂及灌肠。⑤大量出血时需迅速输血。⑥内科积极治疗无效时，可考虑手术治疗。

（2）肠穿孔：为一严重的并发症，多发生于病程的第 3 周。治疗包括以下几个方面：①禁食。②胃肠减压。③静脉补液，纠正电解质紊乱及酸中毒。④除继续用原抗菌药物外，可加用对肠道菌敏感的抗生素，如氨基糖苷类。

⑤穿孔并发腹膜炎时应及早手术治疗。

（3）中毒性心肌炎的治疗：①严格卧床休息。②加用肾上腺皮质激素。③静滴高渗葡萄糖液，并加用维生素 B_1，三磷酸腺苷，10%氯化钾。④若有心功能不全时，可慎用小剂量洋地黄制剂及利尿药，并维持至临床症状好转。

（4）胆囊炎：按一般内科治疗。

（5）溶血性尿素综合征的治疗：①继续加强抗菌治疗。可用氨苄青霉素或羟氨苄青霉素。②急性肾衰的治疗。严格控制入量，治疗高血压，给静脉营养抗血小板凝聚药。③纠正贫血。④抗凝疗法，可用小剂量肝素，每日50～100U/kg 静注或静滴，也可用抗血小板凝聚药。⑤及早行腹膜或血液透析，以及时清除氮质血症，促进肾功能恢复。

（6）中毒性肝炎的治疗：除护肝的治疗外，可加用肾上腺皮质激素。

（7）DIC：给予抗凝治疗，酌情输血，并应用合适的抗生素控制原发感染。

6. 慢性带菌者的治疗

由于伤寒慢性带菌者多为耐药菌株感染所致，故应选择对耐药菌株有效的抗菌药物。

①氨苄青霉素或羟氨苄青霉素：成人用氨苄青霉素4～6g/d，或羟氨苄青霉素6g/d，加丙磺舒2g/d，分3～4次口服，疗程6周。

②氟哌酸或环丙氟哌酸：氟哌酸0.3克/次，2次/天，或环丙氟哌酸0.5～0.75克/次，2次/天，疗程6周。

③对抗菌治疗无效又合并胆囊炎、胆石症：进行胆囊切除手术。术前数日至术后2～3周，使用抗菌药物治疗。

（四）中医专方选介

1. 甘露三石汤

白豆蔻、菖蒲、木通、藿香、川贝母、薄荷、寒水石各6g，生石膏、茵陈、滑石、连翘各16g，射干、黄芩、僵蚕各10g，板蓝根20g。本方清热利湿化浊。每日1剂，分早晚2次服用。治疗100例，痊愈者86例，好转11例，总有效率为97%。[康日久．甘露三石汤治疗流行性斑疹伤寒100例．陕西中医．1986，7（1）：9]

2. 清瘟合剂

川黄连12g，滑石20g，杏仁12g，银柴胡15g，蒲公英30g，川厚朴15g，板蓝根 50g，通草 15g，水煎服，治疗伤寒 108 例，全部治愈，有效率 100%。

3. 凤尾草合剂

小凤尾草 60g，鱼腥草 60g，茵陈 12g，藿香梗 9g，水煎服。治疗伤寒 28 例，全部治愈，有效率 100%。

[以上两方均选自：胡熙明．中国中医秘方大全（上册）内科分类．北京：文汇出版社，1989：24～25]

4. 降温方

生石膏 30～120g，知母 10g，山药 30g，人参 10g（潞党参 15g），薄荷 10g，连翘 15g，僵蚕 10g，蝉蜕 10g，玄参 15g，滑石 10g，石韦根 30g，甘草 6g。大便 2 日以上未行加大黄 6～10g，黄连 10g。每日 1 剂，水煎服，日服 4 次。治疗 60 例，有效率 95%。[谭国安．降温方治温病高热 60 例．云南中医中药杂志．1997，18（2）：21～22]

第五节　霍　乱

霍乱是由霍乱弧菌引起的烈性肠道传染病。据我国传染病防治法，它被列为甲类传染病，属国际检疫传染病。其病理变化主要是由霍乱弧菌产生的肠毒素引起。临床表现轻重不一，轻者仅有轻度腹泻，重者有剧烈吐泻、排泄大量米汤样内容物、脱水、肌肉痉挛、代谢性酸中毒、失水性休克、急性肾功能衰竭等表现。以往将霍乱弧菌称为古典生物型，将其所引起的疾病称霍乱。而霍乱弧菌生物型所致的疾病称为副霍乱，其与霍乱古典生物型的临床表现和防治措施基本相似。故 1962 年世界卫生大会确定上述两种霍乱弧菌生物型所致的疾病均称为霍乱，不再单列。

中医霍乱与现代医学的霍乱，其病名及部分临床特性基本相同。霍为快速，乱为混乱，因其病变起于顷刻之间，挥霍撩乱，故名霍乱。是一种以发病急骤、猝然发作、上吐下泻、腹痛或不痛为特征的疾病。后世医学据其不同病因和证候特点而有不同的命名，如寒霍乱、热霍乱、干霍乱、瘪螺痧、绞肠痧、吊脚痧等。

一、临床诊断

（一）辨病诊断

1. 症状与体征

潜伏期一般为1~3天，最短者为3~6小时，最长可达7天。除少数病人在发病前1、2天有头昏、疲倦、腹胀和轻度腹泻等前驱症状外，多数病例均起病急骤，病情轻重不一。典型病例临床经过分以下三期。

（1）泻吐期：大多数病例突然剧烈腹泻，继而呕吐。个别病例先吐后泻，腹泻为无痛性，亦无里急后重。少数病人可因腹直肌痉挛而发生阵发性绞痛。大便开始为糊状或水样，尚有粪质，迅速变为米泔水样或无色透明水样，无粪质，稍有鱼腥味，含大量片状黏液。少数重症病人可有血性便。镜检偶有成堆的中性粒细胞、单核细胞和破碎的上皮细胞。大便量多，严重者每次排便量可超过100mL，每日大便数十次甚至无法计数。呕吐一般在腹泻后出现，常为喷射状，呈连续性。部分病例伴有恶心，呕吐物先为胃内容物，以后渐呈米泔水样或清水样。本期持续数小时至1、2天，期间不发烧，肛温可达37.2℃~38.5℃。

（2）脱水期：由于持续而频繁的腹泻和呕吐，大量水和电解质丧失，病人迅速出现脱水，甚至周围循环衰竭。表现为烦躁不安或神志淡漠，表情呆滞，口渴，声音嘶哑，唇干皮皱，眼球下陷，面颊深凹，皮肤寒冷，弹性消失，手指皱瘪，发绀等，各处肌肉痉挛，多见于腓肠肌和腹直肌，舟状腹，呼吸短促，脉搏细弱快速，心音低弱，少尿或无尿，血压下降或测不到，成人常神志尚清而死于虚脱。此期持续数小时至2、3天。

（3）恢复期：若病人脱水得到及时的治疗、纠正，大多数症状可逐渐消失而恢复正常。吐泻逐渐停止，血压、脉搏恢复，体温回升，皮肤湿润，尿量增加。若虚脱期过长，可因残余毒素吸收或继发感染而引起反应性发病，极少数病人尤其是儿童可有高热或过高热而致死。

2. 临床类型

根据脱水程度，临床上将霍乱分成5种类型，具体叙述如下。

（1）无症状型：感染后无任何症状，仅呈排菌状态，称接触或健康带菌者。排菌期一般为5~10天，个别患者可迁延至数月或数年，成为慢性带菌者。

（2）轻型：病人微感不适，每日腹泻数次，大便稀薄，有粪质，一般无呕吐及脱水表现，亦无腓肠肌痉挛，血压、脉搏、尿量无明显改变。血浆比重在1.025～1.030之间。

（3）中型：吐泻次数较多，每日可达10～20次。大便呈米泔样，有轻度腓肠肌痉挛，有一定的脱水症状，血压下降，收缩压在9.3～12kPa（70～90mmHg），脉细速，24小时尿量在500mL以下。血浆比重在1.030～1.040之间。

（4）重型：病人腹泻次数很多，有明显的腓肠肌痉挛，极度虚弱，重度脱水、休克，收缩压低于9.3kPa（70mmHg），甚至测不到，脉细速或不能扪及，尿极少或无尿。血浆比重在1.040以上。

（5）暴发型：亦称干霍乱，极罕见。起病急，不待吐泻症状出现即因循环衰竭而死亡。

本病病程不长，轻型、无并发症者，平均3～7天内可恢复，个别病例腹泻可持续1周左右，并发尿毒症者恢复期可延迟至2周以上。

3. 并发症

（1）肾功能衰竭：由低血容量休克得不到及时纠正和低血钾引起，表现为不同程度的尿量减少和氮质血症，严重者出现尿闭，可因尿毒症而死亡。

（2）急性肺水肿：代谢性酸中毒可导致肺循环高压，后者又因补充大量含碱的盐水而加重。为避免肺水肿的发生，应及时纠正酸中毒，同时应避免补液过快、过多。

（3）其他：还可引起低钾综合征、心律不齐或孕妇流产等。

4. 实验室检查

（1）一般检查

①血液检查：大量水和电解质的丧失导致血容量减少和血液浓缩。故血浆比重和红细胞总数、压缩容积均增高。红细胞总数可达6.0×10^{12}/L以上，白细胞可增至10×10^{9}/L以上，中性粒细胞和大单核细胞增多。血清电解质检查可见血清钾、钠、氯及二氧化碳结合力均降低，血pH值下降，尿素氮可增加。

②尿液检查：少数病人尿中可有蛋白质，红、白细胞和管型。

（2）病原学检查：主要自粪便或呕吐物找出霍乱弧菌。此外粪便污染的衣物或尸体的肠内容物亦可作为检查对象。

①常规镜检：类便标本应在发病早期，服用抗菌药物之前采集。常规镜检可见黏液和少数红、白细胞。采集标本后立即进行直接悬滴检查，可发现运动力强、活泼、呈穿梭状运动的弧菌。用暗视野检查可见流星样特征性的运动。

②涂片染色：取粪便或早期培养物涂片，用革兰染色镜检，可见革兰阴性稍弯曲的弧菌，排成渔网状。

③制动试验：粪便悬滴片上观察有穿梭运动物时，加霍乱免疫血清一滴，运动即停止，并凝集成块。免疫血清最好不要加防腐剂，效价浓度一般为1∶64。

④增菌培养：所有怀疑霍乱的患者粪便，除做显微镜检外，均应做增菌培养。粪便留取应在使用抗菌药物之前，并应尽快送到实验室做培养。若需送到较远的实验室，即可放至文腊二氏保存液中。其培养基一般用 pH 值为 8.4 的碱性蛋白胨水，36℃～37℃条件下培养 6～8 小时后，表面能形成菌膜，然后再进一步做分离培养，并进行动力观察和制动试验，有助于早期诊断。

⑤荧光菌球试验：将水样便接种到含霍乱荧光抗体蛋白胨水中，于 31℃培养 4～6 小时之后，再在荧光显微镜下观察，或将标本与荧光抗体混合，离心沉淀，在镜下观察。若出现一定结构的荧光菌球即为阳性。

⑥分离培养：分离培养基有选择性强和弱两种。庆大霉素琼脂或亚碲酸盐琼脂为强选择性培养基，36℃～37℃培养 8～10 小时，霍乱弧菌即可长成小菌落。而碱性琼脂或碱性胆碱琼脂，为弱选择性培养基，需培养 10～20 小时方可长成小菌落。选择可疑或典型的菌落，应用霍乱弧菌“O”抗原的抗血清做玻片凝集试验，若阳性者即可报告。

（3）血清学检查：常用者有血清凝集试验和杀弧菌试验。如 6 周内未接受过预防接种的病人，凝集效价于病程的第二周达 1∶100 以上。已接种者效价超过 1∶200 以上，或初次检查凝集效价低于 1∶100，但复查时逐渐升高者皆有诊断价值。凝集试验一般在 1 周内出现，1 月达高峰，半年至 10 个月可恢复至正常水平。慢性带菌者可保持高水平。杀弧菌试验出现较早，但可有非特异性反应。此外还有毒素中和试验等。血清诊断一般应取双份血清，如效价升高 4 倍即可做出诊断。

（二）辨证诊断

1. 寒霍乱

（1）临床表现

①轻证：暴起呕吐下利，初起泻下带有稀粪，继则下利清稀或呈米泔水

样，不甚臭秽，腹痛或不痛，伴有四肢清冷，胸膈痞闷，口不渴。舌淡，苔白腻，脉濡弱。

②重证：吐泻不止，吐泻物如米泔水样，面色苍白，眼眶凹陷，指螺皱瘪，手足厥冷，甚则筋脉拘挛，四肢抽搐。舌质淡，苔薄白，脉沉微或沉迟或沉细。

③危证（亡阳证）：吐泻剧烈，面色㿠白，四肢厥冷，大汗淋漓，神志朦胧，语言低怯，呼吸微弱。舌淡苔少，脉细欲绝。

（2）辨证要点：吐泻物不甚臭秽，腹部冷痛，四肢清冷。舌淡苔白，脉微弱。

2. 热霍乱

（1）临床表现

①轻证：吐泻交作，腹痛如绞，呕吐物酸腐熟臭，混有食物或黏液，泻下物为黄色水液，臭秽难闻，心烦口渴，或有发热，小便短赤。苔黄腻，脉数。

②重证：吐泻骤作，呕吐如喷，泻下如注，呈米泔水样，臭秽难闻，伴发热、口渴、脘闷、心烦、腹中绞痛，甚则转筋拘挛。舌红苔黄，脉濡数。

③危证（亡阴证）：吐泻频作，神疲乏力，声音嘶哑，目眶凹陷，螺纹干瘪，或烦躁，口渴引饮，尿少或闭，呼吸急促。舌质干红，苔少，脉细数。

（2）辨证要点：吐泻较急，呕吐如喷，吐泻物臭秽难闻，腹痛如绞，发热烦渴，小便黄赤。舌红苔黄，脉数。

3. 干霍乱

（1）临床表现

①中焦壅闭证：猝然腹中绞痛，欲吐不得吐，欲泻不得泻，烦闷躁动。

②内闭外脱证：面色青灰，四肢厥冷，大汗淋漓。脉沉伏。

（2）辨证要点：欲吐不得吐，欲泻不得泻，腹中绞痛，烦闷躁动。

二、鉴别诊断

（一）非01群霍乱弧菌（即不凝集弧菌）

其生化反应与霍乱弧菌相同，临床鉴别较难，须根据病原学做检查。该病常在近海水域的居民中引起轻度腹泻，一般不致严重腹泻或引起大流行。血清凝集反应阴性。

（二）产肠毒素性大肠杆菌感染

其病原体可产生不耐热和耐热两种肠毒素。前者性质与霍乱肠毒素相似，临床也类似霍乱。但一般病程短，少于36小时，可致休克型腹泻。其病原体形态及生化反应可与霍乱区别。

（三）细菌性食物中毒

有进食不洁食物史，同食者常集体发病。潜伏期短，数小时至十余小时不等。常先吐后泻，排便前有阵发性腹痛，大便不呈米泔水样，常为黄水样，偶带脓血，有臭味。大便量虽有时较多，但很少出现明显失水和循环衰竭。

（四）急性细菌性痢疾

其腹泻常伴腹痛和里急后重，粪便量少，呈黏液脓血样，多有发热，镜检可见大量脓细胞，培养可发现痢疾杆菌。（具体可参照“细菌性痢疾”）

（五）胃肠型恶性疟疾

不同程度的发热，剧烈呕吐和腹泻为其主要表现，部分病人腹痛剧烈，类似急腹症。血片和骨髓片中可找到疟原虫，粪便培养无霍乱弧菌。

（六）病毒性肠炎

常伴有上呼吸道感染症状及低热，流行时，同一地区有较多较轻的病例出现，一般腹泻次数多，多无呕吐，大便呈稀便或黄水便。病毒分离阳性。

三、治疗

（一）提高临床疗效的思路提示

1. 首辨干湿，次分寒热

霍乱一病，有干湿之别。临证时，首先应注重干湿辨异，干霍乱乃由饮食先伤脾胃，重感秽浊之气，邪阻中焦，升降之气壅塞，上下不通所致，为霍乱之危候。其症见大小便不通，求吐不出，求利不下，腹中绞痛，脘闷难忍。治疗不及时，可危及生命。一旦出现干霍乱，因其发病急骤，病变迅速，必须立即抢救。其抢救用药时间的早晚，对临床疗效、疾病预后尤为重要。湿霍乱虽也有腹中绞痛，但吐利可出，依其临床表现又有寒热之分。两者治法方药迥异，必须分清。根据饮水与否及吐下物的色、量、味及临床症状，进行综合分析，辨别寒热之不同而采用不同的治疗原则。

2. 审明轻重，护液救危

霍乱之各证型均有轻、重、危之分，临证时须详细观察，进行辨别，及时给予相应的治疗。由于本病吐泻严重，易致津液亏乏，出现亡阴亡阳、内闭外脱之危象，故须时时刻刻顾护津液，配合现代医学手段进行救治。

3. 冷邪转筋，阴血亏虚

《诸病源候论》曰："夫霍乱大吐下之后，阴阳俱虚，其血气虚极，则手足逆冷而荣卫不通。冷搏于筋，则筋为之转。冷入于足之三阴三阳，则脚筋转；入于手之三阴三阳，则手筋转，随冷所入之筋，筋则转。"由此可知，转筋乃为阴血虚极，冷邪入侵所致。故在临床中发现转筋者，必须顾护津液，温通经络。

（二）中医治疗

（1）寒霍乱

①轻证

治法：散寒燥湿健脾，芳香化浊和胃。

方药：霍香正气散合纯阳正气丸加减。

藿香15g，紫苏12g，白芷9g，桔梗12g，白术15g，厚朴12g，半夏9g，大腹皮15g，茯苓15g，陈皮12g，大枣3g，甘草6g。

在汤药未备之时，可先吞服纯阳正气丸以加强温中散寒，燥湿化浊之力；或吞服辟瘟丹以芳香开窍，辟秽化浊；或用来复丹以助阳化浊，理气和中，以图急救。

②重证

治法：温补脾肾，回阳育阴。

方药：附子理中丸加减。

附子6g，党参12g，白术15g，炮姜6g，甘草6g。

在汤药未备之时，可先予行军散0.3～0.6g灌服，以辟秽开窍，或取其细末搐鼻取嚏以宣通窍络。若吐泻不止，转筋者可加藿香、苏叶、半夏、茯苓、吴茱萸、木瓜等以加强化湿利湿，温通经络之力。

③危证

治法：益气回阳通脉。

方药：通脉四逆加猪胆汁汤。

炙甘草6g，干姜9g，生附子15g，猪胆汁10mL。

若见吐利不止，病势危笃，或水米不入，或手足厥冷，恶寒或烦躁汗多，欲去衣被，或口渴喜饮，得饮即吐，此为阴盛格阳之危候。不可因其“口渴喜冷，欲去衣被”而误诊为热证，因舌质淡润，得饮即吐，实为无热之证。仍当以附子理中丸、四逆汤之类回阳救逆，且药宜冷服，以免药症格拒。

（2）热霍乱

①轻证

治法：清热化湿，辟秽泄浊。

方药：葛根芩连汤合燃照汤加减。

葛根 12g，黄芩 9g，黄连 6g，滑石 15g，栀子 9g，豆豉 12g，半夏 9g，厚朴 12g。

若病势轻浅者，可用鸡苏散煎汤，送下红灵丹，1 日 2 次。

②重证

治法：清热利湿，生津和络。

方药：蚕矢汤加减。

晚蚕砂 6g，木瓜 12g，薏苡仁 15g，豆卷 12g，黄连 9g，黄芩 9g，栀子 9g，吴茱萸 3g，半夏 9g，通草 6g。

若脘闷吐甚，难服汤药或汤药未备，可先吞服玉枢丹以辟秽止呕，每次 1.5g，孕妇慎用；若阴液耗伤较甚者，可用竹叶石膏汤以泄热养阴，保胃生津。

③危证

治法：益气生津，敛阴回阳。

方药：生脉散加减。

人参 6g，麦冬 15g，五味子 6g，白芍 12g，石斛 12g，牡蛎 9g，乌梅 9g。

阴竭阳脱者，用生脉散合通脉四逆汤加减。

（3）干霍乱

①中焦壅闭

治法：宣壅辟秽，利气化浊。

方药：玉枢丹加减。

山慈菇 30g，雄黄 5g，五倍子 15g，麝香 0.5g，续随子 8g，大戟 8g。

若邪气过盛，欲吐不能者，可先用烧盐方探吐，或用行军散或红灵丹 1～3 分，以搐鼻取嚏，辟秽解毒，通闭开窍；若汤药可进而欲泻不能者，可用木香槟榔丸煎服或厚朴汤以通利大便；若吐泻畅通，病势已减者，可用藿香正气散以善其后。

②内闭外脱

治法：温通阳气。

方药：参附汤。

人参6g，制附子8g，急煎，或用吴茱萸、食盐各30g。炒热布包熨脐下以温通阳气。

2. 外治法

（1）针刺治疗：取中脘、天枢、关元、内关、足三里、内庭、三阴交、公孙、水分为主穴。呕吐甚者加合谷、胃俞；腹痛甚者加公孙、关元；腹泻甚者加天枢、脾俞；发生转筋者可针曲池、承山等穴；热霍乱者加大椎、曲池，用捻转泻法；寒霍乱者加气海、解溪，用捻转补法；亡阴者加素髎、涌泉、内关，用捻转补法。一般留针10～20分钟，每日2～3次。

（2）灸法：取中脘、天枢、气海、神阙、关元等穴。用艾条在神阙穴上隔盐灸，余穴均隔姜灸，每穴9壮，每日1～2次。当亡阳虚脱时，可直接灸，壮数不限。主要用于寒霍乱。

（3）熨法：对于霍乱之寒证者，可用吴茱萸、食盐适量，炒热，包熨脐下，使腹中发热有汗，寒邪可散。或用炒盐一包，熨其脐腹或熨其背，可使手足逆冷转暖。

（4）刮痧疗法：在肩颈、脊背、胸前、胁肋、两肘臂、两膝等处，用棉纱线或苎麻绳，或边缘光滑的钱币、瓷碗口、勺子等，蘸少许植物油，自上而下，先轻后重刮之，以皮肤出现紫红色为止。

（5）取嚏法：用皂角水或行军散、通关散吹入鼻中，取嚏以通气，也可用大蒜捣汁滴鼻以取嚏。

（三）西医治疗

1. 一般治疗

（1）严格隔离：确诊及疑诊病例应严格按肠道传染病及时隔离，至症状消失后6天，大便培养出霍乱弧菌，每日1次，连续2次阴性者，方可解除隔离。慢性带菌者，大便培养，每日1次，连续7次阴性；胆汁培养，每周1次，连续2次阴性，方可解除隔离。

（2）合理饮食：患病初期要暂停饮食，病情好转后，先予流质饮食，以后逐渐改为半流质饮食或普食，以易消化、富含营养的食物为主。

2. 药物治疗

（1）补液治疗：及时足量的液体补充，是治疗本病的关键。应根据病人的病情及脱水程度选择补液方式、补充的剂量和速度。

①静脉补液：适用于重症失水而又不能口服补液者。

A. 输液原则：应遵循“丢什么，补什么，丢多少，补多少”的原则，早期、快速、足量地补充，“先盐后糖，先快后慢，纠酸补钙，见尿补钾”。补液总量应包括脱水量和维持量两部分。

B. 液体的配制：a. 2∶1 液：即生理盐水 2 份，等渗碱液 1 份。等渗碱液用 1.4% 碳酸氢钠或 0.17mol/L 乳酸钠。b. 3∶2∶1 液体：即 5% 葡萄糖液 3 份，生理盐水 2 份，等渗碱液 1 份。c. 541 液：其每升含氯化钠 5g，碳酸氢钠 4g，氯化钾 1g，为防低血糖另加 50% 葡萄糖 20mL。d. 4∶3∶2 液：生理盐水 4 份，5% ~10% 葡萄糖液 3 份，等渗碱液 2 份。

C. 液体的选择、输液量及速度：输液的剂量和速度，应根据病情轻重、脱水速度、血压、脉搏、尿量及血浆的比重等而定。a. 重型：重度脱水，即体液丧失约占体重 8% 以上。休克期前 24 小时，成人补液量多数为 10000 ~ 18000mL，个别多达 20000mL 以上，儿童为 200 ~ 250mL/kg，含钠液量 100 ~ 120mL/kg。须采用多条输液管或取双侧静脉，用较粗针头加压输液，先输入 2∶1 液或生理盐水 1500 ~ 3000mL，按每分钟 40 ~ 80mL，甚至 100mL 的速度进行。争取在治疗 5 ~ 10 分钟后，使血压测出或回升，半小时内使收缩压稳定在 12kPa（90mmHg）以上。待血压回升后可加滴糖液，常改用 3∶2∶1 液或 4∶3∶2 液，按 20 ~ 40mL/min 的速度进行，维持 2 ~ 3 小时或据病情适当延长。血压正常后，纠正组织脱水，用生理盐水与 5% 或 10% 葡萄糖等量交替使用，按 5 ~ 10mL/min 的速度输入，维持 3 小时至 72 小时不等。然后再予维持补液，可口服补液，每日 2000 ~ 3000mL，维持 2 ~ 3 日。也可选用其他疗法，如 3∶2∶1 液。有尿补钾，每日补钾 3 ~ 6g。b. 中型：中度脱水，即液体丧失约为体重的 4% ~8%，前 24 小时成人补液总量多数为 4000 ~ 8000mL，儿童为 150 ~ 200mL/kg，含钠液量 80 ~ 100mL/kg。开始给予生理盐水或 2∶1 液 2000mL，后用 4∶3∶2 液。最初 2 小时输液速度按 20 ~ 30mL/min 进行，待血压恢复正常后，减至 5 ~ 10mL/min 维持，此时也可改用生理盐水和 5% ~10% 葡萄糖液等量交替使用。血压稳定后，可用口服补液法。见尿补钾，每日补钾 3g 左右。c. 轻型：轻度脱水，即体液丧失在体重 4% 以下者，可口服补液，成人每日2000～4000mL，儿童100～150mL/kg，含钠液量60～80mL/kg。对呕吐、腹泻次数多者或老年、儿童患者，宜静脉补液。选用生理盐水或葡萄糖盐水，按3～5mL/min的速度输入。

D. 静脉补液注意事项：a. 严格无菌操作；b. 快速大量补液时，液体应加温至38℃左右；c. 加压快速补液时，必须严密观察，因输液过快易发生肺水肿，对老、幼患者尤应观察心脏情况；d. 补液量不足或时间拖延过久者易发生急性肾功能衰竭，应注意观察尿量，尿量每小时60mL或每日1000mL，表示补液量已足，应减慢速度；e. 遇输液反应，应立即调换液体及输液量，查明原因，选用异丙嗪25mg肌注或地塞米松5mg或氢化可的松50mg，静脉滴注或推注；f. 输液时应密切观察脉搏、血压、颈静脉充盈情况及肺部有无啰音等，在休克未纠正时输液应快，纠正以后血压已接近正常，脉速和脉力已恢复正常者，宜减慢速度；g. 大便及呕吐物于短期内超过补液量，应继续补液，泻吐停止后，可考虑减少或停止静脉补液；h. 补液也可根据血浆比重计算，血浆比重每升高0.001（正常值为1.025），成人的补液量应增加4mL/kg，婴儿和幼年儿童为10mL/kg。

②口服补液：主要适于轻、中型霍乱患者，或重型病人经过静脉补液，情况改善，休克纠正，呕吐停止后也可改用口服补液。在无呕吐的中、重型病例，可静脉与口服补液同时并用。临床证明，采用口服补液，不增加腹泻量，其方法简单易行，并可防止输液反应和补液过量等并发症。其配方有以下几种：A. 葡萄糖22g，氯化钠3.5g，碳酸氢钠2.5g，氯化钾1.5g，加水至1000mL。B. 葡萄糖24g，氯化钠4g，碳酸氢钠3.5g，柠檬酸钠2.5g，加水至1000mL。C. 葡萄糖20g，氯化钠3.5g，枸橼酸钠2.9g，氯化钾1.5g，加水至1000mL。

应加温后口服或经鼻饲管注入。成人口服液量为第一个6小时按750mL/h口服，小儿每小时15～25mL/kg，以后再根据腹泻量增减，每6小时的服入量为前6小时吐泻量的1.5倍。另外，用蔗糖代替葡萄糖也可获满意的疗效，但用量应加倍。

（2）抗菌治疗：是治疗霍乱的一种重要辅助手段，可缩短吐泻期和排菌期，减少腹泻量和补液量，但不能替代补液疗法，常用抗菌药物如下。

①四环素：为广谱抗生素，对霍乱弧菌有抑制生长的作用。用法：成人0.5克/次，每6小时1次；儿童30～40mL/（kg·d），分3～4次用，疗程3～5日。其主要副作用有胃肠道反应，影响婴幼儿骨骼生长，可使牙齿黄染，

偶有皮疹和药物热，可致畸，故孕妇、哺乳期妇女、8 岁以下儿童、肝肾功能不全者禁用或慎用。

②强力霉素：为半合成四环素类抗生素。抗菌谱与四环素相似，但抗菌作用比四环素强，口服吸收良好。用法：成人 0.2 克/次、1 日 2 次，或首日 200mg，次日 100mg 或顿服 300mg；小儿 3mg/（kg·d），分 2 次服，连服 3 天。副作用与四环素相似。

③复方新诺明：其疗效与四环素相似，用法：成人 2 片/次，2 次/天；小儿 30mg/（kg·d），分 2 次服用，连服 3 日。其副作用有胃肠道反应、皮疹、药物热，偶可引起血尿或结晶尿，白细胞减少。故肝肾功能不良、对磺胺过敏、妊娠早期及婴幼儿不宜使用。

④呋喃唑酮（痢特灵）：对霍乱弧菌有抑制作用。用法：成人 0.2 克/次，2 次/天；小儿 10mg/（kg·d），分 2 次服，连服 3 日。其副作用有胃肠道反应、皮疹、药物热等。

⑤喹诺酮类药物：为一种新合成的抗菌药，可影响细菌 DNA 而造成其染色体不可逆的损害。

A. 吡哌酸：成人口服 400 毫克/次，3 次/天；儿童 15mg/（kg·d），分 2 次服，连服 3 天。其副作用有胃肠道反应、药疹、药物热、白细胞减少等。

B. 氟哌酸：成人口服 0.2 克/次，3 次/天，连服 3 天。副作用与吡哌酸相似，但较轻。

⑥红霉素：适用于带菌者，用法：成人 0.5 克/次，3 次/天，7～10 天为 1 疗程。

（3）对症治疗

①肌肉痉挛者可静脉注射 10% 葡萄糖酸钙 10～20mL，亦可热敷、按摩，或针刺承山、阳陵泉等。

②呕吐、腹痛者可用阿托品等。

③出现急性肺水肿和心功能不全时，除暂停补液外，可用镇痛剂，如杜冷丁，25～50mg 肌注，或利尿剂，如速尿 20～40mg 加葡萄糖液 20mL 中静注，并用强心剂，如西地兰 0.4mg 加入 25% 葡萄糖液 40mL 中缓慢推注。

④重型病人补液后，估计液体已补足，但血压仍低或测不出者，可能存在中毒性休克，可用氢化可的松 100～300mg，或地塞米松 20～30mg 加入液体内静脉滴注，并加用血管活性药物如多巴胺 20mg、阿拉明 20mg 或异丙肾上腺素 0.2mg 加入 5% 葡萄糖生理盐水 100mL 内滴注。

⑤若出现低血钾综合征时，宜静脉滴注氯化钾（规格：100mL∶0.3g）；轻度低血钾者予口服补钾。

⑥若出现急性肾功能衰竭时，应纠正酸中毒及电解质紊乱，严重氮质血症者应进行血液透析。

（四）中医专方选介

1. 加味平胃散

苍术、厚朴、陈皮、炙甘草各120g，肉桂15g，生姜90g。装入药袋，置于神阙及脐周，上覆以毛巾，用熨斗热熨。每天2次，每次30～45分钟。主要治疗急性胃肠炎、霍乱。［王玉章．腹泻百种疗法．北京：华龄出版社，1997：155］

2. 解暑利湿汤

木瓜、扁豆各30g，广陈皮9g。水煎服，每日1剂，日服2次（每隔5小时服1次），病重者日2剂，木瓜用至60g，1次1剂，顿服。主治霍乱。此方为黎克忠祖传三代秘方，多年使用，有效率100%。［程爵棠，等．百病中医集验高效良方．北京：学苑出版社，1996：213］

3. 香参止泻汤

苦参30g，广木香10g，二药加水500mL，煎至300mL，分3～4次服，日1剂。伴发热者加黄芩、柴胡；伴腹痛者加白芍、砂仁；伴里急后重者加防风、白术；伴肛门灼热者加黄芩、葛根。主要治疗急性腹泻、霍乱。［张俊庭，等．现代中医特色医术荟萃．北京：世界图书出版公司北京公司，1995：58］

第九章 胰腺病

第一节 急性胰腺炎

急性胰腺炎是指胰腺及其周围组织被胰腺分泌的消化酶自身消化的化学性炎症，是常见的消化系急症之一。引起急性胰腺炎的病因甚多，大多与胆道疾病和饮酒有关。本病以20～40岁的青壮年居多，男女之比为1.2～2∶4。根据其临床症状、病理转归，可分为急性水肿型胰腺炎和急性出血坏死型胰腺炎。

急性胰腺炎临床以突然发作的持续性上腹部疼痛，伴有发热、恶心、呕吐、腹胀为主要症状，少数尚有黄疸，重者可出现休克及/或腹膜炎等表现。中医学虽无急性胰腺炎的病名，但按其主要的临床表现，属中医“脾心痛”“脘痛”“腹痛”“结胸”等范畴。

一、临床诊断

（一）辨病诊断

1. 症状

（1）腹痛：为本病的主要表现，多呈突然发作，常于饱餐或饮酒后发生。腹痛常位于上腹中部，亦有偏右或偏左者，疼痛轻重不一，轻者为钝痛，重者为绞痛、钻痛或刀割样疼痛，取弯腰前倾体位可以减轻疼痛。轻症腹痛可于3～5天后缓解，重者持续时间较长，可有全腹疼痛。

（2）恶心、呕吐与腹胀：起病时有恶心、呕吐，剧烈者可吐出胆汁或咖啡样液体，多同时伴有腹胀。呕吐后腹痛并不减轻，重者常有明显腹胀或麻痹性肠梗阻。

（3）发热：多为中度发热，少数为高热，一般持续3～5天。如发热持续不退或逐渐升高，提示合并感染或并发胰腺脓肿。

（4）其他：重症患者还可伴有低血压性休克、急性呼吸衰竭、急性肾功能衰竭、胰性脑病、代谢异常、腹水、电解质紊乱等病症。

2. 体征

轻者可仅有上腹部轻度压痛，伴有局限性肌紧张。重症时，可出现全腹压痛、反跳痛、肌紧张和程度不等的腹胀。少数可见胁腹部皮肤呈灰紫色或脐周皮肤青紫。偶见胸水、腹水、黄疸。

3. 实验室检查

（1）血清淀粉酶：>500U/L（Somogyi 法）即可确诊。一般病后 6～12 小时开始上升，2～3 天后开始下降，历时 3～5 天。有时重症急性出血坏死型胰腺炎，胰腺已严重坏死而淀粉酶值正常，甚或低于正常。

（2）尿淀粉酶：常大于 256U/L（Wislow 法）或大于 300U/L（Somogyi 法），其下降较慢，为时可达 1～2 周，故适用于起病后就诊较晚的患者。

（3）淀粉酶与肌酐清除率比值（Cam/Ccr）：可提高对急性胰腺炎的特异性诊断。

$$\text{Cam/Ccr\%} = \frac{\text{尿淀粉酶（Somogyi）}}{\text{血淀粉酶（Somogyi）}} \times \frac{\text{血清肌酐}}{\text{尿肌酐}} \times 100\%$$

Cam/Ccr 的正常均值不超过 5%，在急性胰腺炎时可增加 3 倍，一般认为大于 5.5% 可诊断为急性胰腺炎。但糖尿病、烧伤、肾功能不全时亦可升高。

（4）血清脂肪酶：其正常值为 0.7～1.5U。急性胰腺炎时，其升高超过 1.5U，升高时间较晚，但持续时间较长（5～10 天），且特异性优于淀粉酶。故适用于较晚就诊之病人。

（5）血清胰蛋白酶：因血清胰蛋白酶只来自胰腺，故特异性高。急性胰腺炎患者较正常人增高 10 倍以上（免疫法测定正常值平均为 400ng/mL）。

（6）血清正铁血白蛋白（MHA）：表示腹腔中有游离的血红素存在，经脂肪酸和弹力蛋白酶作用，与白蛋白结合而形成 MHA。在出血坏死型胰腺炎常为阳性。但亦有部分出血坏死型患者经本试验测定为阴性。MHA 阳性的急性胰腺炎病死率高。

（7）生化检查：重症胰腺炎时空腹血糖增高。血清 AST、LDH 可增高。血清钙在急性胰腺炎时一般不低于 2.12mmol/L，如低于 1.75mmol/L，则为预后不良的征兆。此外，若血清白蛋白 <30g/L，血尿素氮 >28.56mmol/L，均表示病情危重。若有低氧血症，动脉氧分压<7.98kPa（60mmHg），则需注意成人呼吸窘迫综合征（ARDS）的发生。

4. 影像学检查

（1）X线腹部平片：可发现肠麻痹或麻痹性肠梗阻征象。如有腹水存在，平片上呈烟雾状，腰大肌边缘含混不清。

（2）腹部超声与CT显像：急性胰腺炎时，超声或CT检查可见胰腺弥漫性增大，其轮廓及与周围边界模糊不清，坏死区呈低回声或低密度图像，这还有助于早期发现胰腺假性囊肿。

（二）辨证诊断

1. 气滞食积型

（1）临床表现：脘胁胀痛，阵发加重，嗳气频作，或干呕，嗳腐吞酸，甚则大便秘结，得矢气则舒。苔薄腻，脉弦滑。

（2）辨证要点：脘胁胀痛，嗳气，嗳腐吞酸。脉弦滑。

2. 脾胃实热型

（1）临床表现：脘腹满痛拒按，痞塞不通，大便燥结，口干渴，尿短赤，身热。苔黄厚腻，脉滑数。

（2）辨证要点：脘腹满痛拒按，大便不通。苔厚腻，脉滑数。

3. 肝胆湿热型

（1）临床表现：脘胁疼痛，胸脘阻满，发热，黄疸，身重倦怠。舌苔黄腻，脉弦滑数。

（2）辨证要点：黄疸，身重倦怠。苔黄腻，脉弦滑数。

4. 热实结胸型

（1）症状：胸腹痛，胁痛，心下满硬，发热畏寒，口苦纳呆，气息短促。苔薄黄，脉弦数或滑数。

（2）辨证要点：心下满硬，发热畏寒，气息短促。脉弦滑数。

5. 蛔虫内扰型

（1）临床表现：腹痛钻心，痛时汗出肢冷，痛后如常人，呕吐，时或吐蛔，面部有虫斑。苔薄白，或微黄，脉忽大忽小。

（2）辨证要点：腹痛钻心，痛后如常人，时或吐蛔，面部有虫斑。

6. 气血暴脱型

（1）临床表现：面色苍白，口唇无华，汗出肢冷，呼吸微弱。舌淡苔薄，脉沉细。

（2）辨证要点：面白唇淡，汗出肢冷。脉沉细。

7. 热深厥深型

（1）临床表现：面色晦滞，神志昏沉，口渴喜冷饮，腹胀满，肢冷不恶寒。舌红，苔黄而干，脉沉不扬。

（2）辨证要点：面色晦滞，神志昏沉，肢冷不恶寒，口渴喜冷饮。舌红，脉沉。

二、鉴别诊断

典型病例的诊断不难，有突然发作的持续剧烈的上腹痛，恶心，呕吐，发热与上腹压痛，甚则可出现休克或腹膜炎的表现，同时有血、尿淀粉酶短期的显著增高，即可诊断。

鉴别诊断包括下列几种疾病。

（一）消化性溃疡急性穿孔

既往有溃疡病史。体征：腹肌呈板状腹，肝浊音区消失，代之以鼓音。X线见膈下游离气体，血清淀粉酶一般不超过500U（Somogyi 法）。

（二）胆石症和急性胆囊炎

有典型的胆绞痛发作史，疼痛、压痛和腹肌痉挛位于右上腹，可放射至右肩，黄疸多见，莫菲征阳性，超声和X线检查可有胆结石与胆囊炎的征象，血和尿淀粉酶可轻度升高。

（三）急性肠梗阻

有阵发性腹绞痛，多在脐周，腹胀，不能排气，肠鸣音亢进，间歇期腹痛消失。X线平片示肠梗阻征象，可见气液平面，血清淀粉酶可轻度升高。

（四）心肌梗死

过去有冠心病病史，常突然发病，心前区有压迫感或疼痛，疼痛亦可见于上腹部。心电图检查示心肌缺血或心肌梗死。心肌酶如CPK、GOT、LDH在心肌梗死时升高，血尿淀粉酶正常。

三、治疗

（一）提高临床疗效的思路提示

1. 临床辨证，首分虚实缓急

中医学认为，急性胰腺炎的病机要点为肝、胆、脾、胃功能失常，导致气滞、食积、湿热、腑实、结胸而致，并可演变成气血暴脱、热深厥深等危症。究其病性，在本为脾胃运化失常，属虚；在标多属实。治疗当急则治标，以祛邪为主，病情缓解后则以健脾和胃治本为要，若出现变证则须急以救逆。

2. 知常达变，辨证与辨病结合

急性胰腺炎是消化系的急症之一，且有的初始即见气血暴脱之危症，故临床在根据辨证回阳救逆的同时，还应与辨病相结合，往往会大大提高疗效。如胰腺炎因胆道蛔虫引起，可加用安蛔或驱虫药物。伴有休克者，中药可静滴生脉注射液，西药给予抗休克、控制感染等治疗。

3. 谨守病机，“通”为主法

急性胰腺炎主要表现为腹痛，其病理变化主要是气滞食积，湿热蕴结肝胆、脾胃实热及热实结胸，不通则痛，故临床治疗，多以“通”字立法。但“通”并非单指攻下通利而言：调气以和血，调血以和气，谓之通；上逆者使之下行，中结者使之旁达，谓之通；虚者助之使通，寒者温之使通。临床病情千变万化，故必须灵活掌握。

（二）中医治疗

1. 内治法

（1）气滞食积型

治法：理气疏肝，清热通便。

方药：清胰汤加减。

柴胡、黄芩、胡黄连、木香、连翘各15g，枳实、厚朴、白芍各12g，大黄（后下）10g，麦芽20g。

疼痛甚者，加川楝子、元胡；呕吐甚者，加陈皮、半夏、竹茹。

（2）脾胃实热型

治法：通里攻下。

方药：清胰汤合大承气汤加减。

大黄15～30g（后下），芒硝6～15g（冲服），厚朴15g，枳壳15g，金银花30g，柴胡15g，黄芩15g，胡黄连15g，白芍15g，木香10g，元胡15g。

口渴明显者，加生地黄、玄参、麦冬；腹痛便秘甚者，可同时取药液150mL保留灌肠。

（3）肝胆湿热型

治法：清肝胆，利湿热。

方药：清胰汤合龙胆泻肝汤加减。

茵陈30g，栀子15g，龙胆草15g，木通6g（或滑石12g），柴胡15g，黄芩15g，胡黄连15g，白芍15g，广木香15g，元胡15g，生大黄15g（后下），芒硝10g（冲服）。

黄疸明显者，加金钱草、虎杖；呕吐甚者，加半夏、竹茹。

（4）热实结胸型

治法：清化痰热，泻肺逐饮。

方药：大、小陷胸汤加减。

大黄12g（后下），芒硝6g（冲服），甘遂1g，黄连6g，半夏12g，瓜蒌30g，葶苈子15g。

腹胀明显者，加川厚朴、炒莱菔子、大腹皮等。

（5）蛔虫内扰型

治法：清热理气，杀虫攻下。

方药：清胰汤加味。

柴胡10g，黄芩10g，胡黄连10g，白芍15g，木香6g，元胡10g，生大黄10g（后下），芒硝10g，使君子15g，苦楝根皮15g。

热重加金银花、连翘、红藤、败酱草、蒲公英；湿重加茵陈、栀子、金钱草、龙胆草；呕吐加姜竹茹、姜半夏或玉枢丹；痛甚者加川楝子、五灵脂；腹胀加枳壳、厚朴。

（6）气血暴脱型

治法：回阳救逆。

方药：参附汤加减。

人参（另煎兑服）15g，制附子9g，炮姜6g，炙甘草6g。

汗多亡阳者，取参附龙牡汤加减。

（7）热深厥深型

治法：清热凉血，解毒开窍。

方药：犀角地黄汤加减。

水牛角、生地黄、赤芍、丹皮各15g，黄连、黄芩、黄柏、栀子各12g，金银花、板蓝根各30g。生脉注射液20mL，加入10%葡萄糖注射液250mL中，静脉滴注。

神昏者，可加服安宫牛黄丸。

2. 外治法

（1）针刺治疗：取足三里、下巨虚、内关、中脘、阳陵泉、脾俞、胃俞为主穴。呕吐重者配天突；腹胀重者，配上巨虚。强刺激，得气后留针30分钟。每日1次。

（2）三棱针：取足三里、厉兑、下脘、天枢，以三棱针点刺放血，每日1次。

（3）灸法：隔盐灸神阙，脘痞加足三里，呕吐加内关，便秘加天枢，每日1次。

（4）耳针：取胆区、胰区、交感、神门，强刺激，留针30分钟，每日1次或埋针。

（5）贴敷法：上腹部可外敷活血止痛散（大黄、青黛、王不留行、乳香、没药、菖蒲、郁金）以减轻腹部剧痛。

（三）西医治疗

1. 一般治疗

（1）禁食减压：停止进食，并下胃管持续引流以减少胃酸与食物刺激胰液分泌，对减轻呕吐与腹胀有重要作用。

（2）药物治疗

①H_2受体拮抗剂或质子泵抑制剂：可用甲氰咪胍0.4g，入静点，每日2次或质子泵抑制剂泮托拉唑40mg/d，静点，可阻止胃酸引起的胰腺高分泌状态。

②生长抑素类药物：奥曲肽，经实验与临床研究证实，为治疗急性出血坏死型胰腺炎效果较好的药物，能减少并发症与缩短病程，降低病后24小时的死亡率。用法：先以奥曲肽0.1mg静注，以后以0.025～0.05mg/h持续静脉滴注，维持5～7天。急性水肿型胰腺炎因预后良好，一般无需给予。

③抗胆碱能药物：阿托品0.5mg肌肉注射或山莨菪碱10mg肌肉注射，可抑制胃酸分泌，从而减少胰液分泌。但有肠麻痹或高热者，不宜使用阿托品。

④抗休克及纠正水电解质平衡失调：应积极补充液体及电解质，维持有效血液循环量，补液每日一般需要5%葡萄糖盐水1000mL及10%葡萄糖2000mL。出血坏死型胰腺炎患者常有休克，应予白蛋白、鲜血及血浆代用品（如右旋糖酐），同时应注意弥散性血管内凝血、呼吸衰竭、肾功能衰竭等多脏器衰竭的发生，及早给予治疗。

⑤解痉镇痛：阿托品或山莨菪碱肌注，2～3次/天，但效果不佳，一般止痛药无效时可用哌替啶50～100mg肌肉注射，每4～6小时1次。

⑥抗生素：水肿型胰腺炎系化学性炎症，一般可以不用抗生素，但病情较重者，易继发细菌感染及胆道疾病引起的胰腺炎，均可根据病情选用青霉素、链霉素、氨苄青霉素、喹诺酮类或头孢菌素类等。

⑦抑制胰酶活性：由于胰腺炎时胰腺的水肿、出血、坏死与大量胰酶的存在有关，所以近年来抗酶疗法应用较广。一般主张早期大量静脉点滴，可以控制炎症进展，并能挽救休克。

A. 抑肽酶：它是血管舒缓素——激肽系统和其他蛋白溶解酶较强的抑制剂，可以阻止缓激肽的产生，应早期应用，每次10万U，每日2次，溶于葡萄糖液，静脉滴注。

B. 叶绿素A：本身无抑制蛋白酶的能力，体内代谢后产生的叶绿酸对蛋白酶有强烈的抑制作用，能使淀粉酶下降。常用剂量为每日20～30mg，静脉点滴。

C. Foy：为非肽类化学合成剂，可抑制蛋白酶、血管舒缓素、凝血酶原、弹力纤维酶等，从而阻止胰腺的自身消化。并显著地减轻或消除疼痛，也可使血、尿淀粉酶恢复。用法是开始每日可给100～300mg，溶于500～1000mL葡萄糖盐水中，以2.5mg/（kg·h）的速度静脉滴注，切勿溢于血管外，如有血管痛或红肿应减慢滴数或停药。2～3天后病情好转，可逐渐减量。副作用有低血压、静脉炎、皮疹等。

D. 5－氟尿嘧啶（蛋白合成抑制剂）：可减少胰腺分泌，对胰蛋白酶有抑制作用。每日0.5g，溶于5%葡萄糖500mL中，静脉点滴。

⑧胆源性胰腺炎的内镜治疗：行奥迪括约肌切开及（或）放置鼻胆管引流。

2. 外科治疗

适应证：①出血坏死型胰腺炎经内科治疗无效者。②诊断未明确而疑有腹腔脏器穿孔或肠坏死者。③黄疸加深，需解除胆道或壶腹梗阻者。④腹膜炎经抗生素治疗无好转者。⑤并发胰腺囊肿或假性囊肿者。

（四）中医专方选介

1. 胰胆合剂

本组41例，用本品（含大黄30g，柴胡、半夏、枳实、黄芩、栀子、桃仁、元胡各10g，芍药15g，甘草6g）约100mL，保留灌肠，日1~2次。酌情补液。对照组40例，用解痉、抗炎、抑酶、胃肠减压、保持水电解质平衡等治疗。结果：均治愈。疼痛缓解及消失、发热消退、尿淀粉酶复常时间两组比较均有显著性差异P<0.01。[张旭初．胰胆合剂灌肠治疗急性水肿型胰腺炎81例．中国中医急症．1999，8（2）：66~67]

2. 清胰汤

大黄（后下）15~20g，芒硝（冲服）15g，柴胡、广木香、厚朴、枳壳、金银花、连翘、茵陈、栀子、元胡各9g。水煎服。不插胃管，不行胃肠减压，针刺足三里或用丹参注射液在足三里穴位注射，肌注青霉素，链霉素。如症状体征不减，且B超、CT或MRI提示胰液外渗，可行腹腔穿刺或经腰背部胰周穿刺。如腹腔穿刺抽出血性腹水，化验培养提示细菌感染化脓，胰周围脓肿形成者，中转手术，术后8~12小时即经T管内的细型塑料管注入大陷胸汤（甘遂末1.5~4g，生大黄50g，芒硝15~20g，浓缩成100mL），每日1剂，注入或分次注入。3%双氧水50mL，酌量注入1~2次。静脉输注丹参注射液、抗生素和维持水电解质平衡。单纯西医治疗组，治疗以禁食、胃肠减压、阿托品抑制胰腺分泌，还有输血补液、抗菌消炎、手术胰床引流、胰腺坏死组织清除、三造瘘（胃管、T管、高位空肠造瘘管）等措施。中西医结合治疗共102例，全部治愈，其中5例向急性出血坏死型胰腺炎发展，及时中转手术，术后仍坚持中西医结合治疗而获痊愈。单纯西医治疗组共99例，其中84例急性水肿型胰腺炎（轻型）获治愈。另15例诊断为急性出血坏死型胰腺炎，经多次手术，历时长达3~4个月，仍有5例死于中毒性休克、应激性溃疡大出血及最后并发多脏器功能衰竭，病死率33%。[徐家青，等．中西医结合治疗急性胰腺炎．江西中医药．1996，27（5）：41]。

3. 通腑泻热化瘀汤

大黄、芒硝各20g，黄芩、丹参各30g。每剂水煎，取浓缩液200mL，每次50mL，胃管注入，夹管1小时，4~8小时1次，保持大便每日3~5次。

对照组28例，均用西咪替丁、加贝酯等静推，胆源性及中度患者用抗生素。常规治疗为禁食、胃肠减压、静脉营养支持。结果：两组分别显效16、7例，有效13、12例，无效2、9例，总有效率93.5%、67.8%（P<0，05）。［秦勇．通腑泻热化瘀汤治疗急性胰腺炎31例．湖南中医药导报．1999，5（4）：27］

第二节 慢性胰腺炎

慢性胰腺炎是一种胰腺实质的慢性炎症性疾病。在我国以胆道疾病（结石、炎症、蛔虫）的长期存在为主要病因，炎症反复发作，最终导致慢性胰腺炎。西方国家中则与长期嗜酒有关（10年以上）。本病可发生于任何年龄，以30~50岁多见，男性远较女性为多。临床根据其症状、病程及转归可分为慢性复发性胰腺炎和慢性无痛性胰腺炎。

慢性胰腺炎主要表现为反复发作或持续腹痛、腹中结块、黄疸、脂肪泄、糖尿病等。中医学虽无慢性胰腺炎的病名，但按其不同的病理阶段和主要临床表现，可分别归入“腹痛”“胃脘痛”“癥瘕”等范畴。

一、临床诊断

（一）辨病诊断

1. 症状

（1）腹痛：是本病的主要表现，约60%~90%的患者有腹痛症状，仅少数无痛性胰腺炎患者无此症状。为反复发作的上腹痛，疼痛多在中上腹，可放射至左、右季肋下或背部。间隔数月至数年发作1次，以后发作周期逐渐缩短，直至变为持续性疼痛。腹痛多在高脂饮食或饮酒后诱发，用抗酸剂治疗无效。常伴恶心呕吐，多伴发食欲不振。

（2）胰腺内、外分泌障碍表现：胰腺外分泌不足表现为食后上腹饱胀不适，厌食油腻，食欲减退，脂肪泻，肉质下泄，体重减轻等。并可出现脂溶性维生素（A、D、E、K）缺乏症状，表现为夜盲症、皮肤粗糙、手足抽搦、肌肉无力和出血倾向等。胰腺内分泌不足表现为糖尿病或糖耐量减低，提示胰岛B细胞分泌功能已严重受影响。

（3）其他：腹痛发作时，可伴黄疸和发热，急性发作时可出现腹水、胸水。

2. 体征

上腹部可有压痛，或可扪及腹块，并发静脉血栓时，可引起脾肿大，或出现节段性门脉高压症。

3. 实验室检查

（1）淀粉酶测定：慢性胰腺炎急性发作时可见血、尿淀粉酶增高，各种胰酶活性增高，但发作间歇期一般不增高，胰酶活性正常或偏低。

（2）粪便检查：慢性胰腺炎患者，由于胰酶分泌不足，造成脂肪和肌肉的消化不良，故镜下粪便可见脂肪滴和不消化的肌肉纤维。

（3）胰腺外分泌功能试验

①直接刺激试验：胰泌素可刺激胰腺泡分泌胰液和碳酸氢钠。按每公斤体重 1U 胰泌素静脉注射，其后收集十二指肠内容物，测定胰液分泌量及碳酸氢钠的浓度，以估计胰腺的外分泌功能，本病患者 80 分钟内胰液分泌量 <2mL/kg（正常 >2mL/kg），碳酸氢钠浓度 <90mmol/L（正常 >90mmol/L）。

②间接刺激试验：用 Lundh 试餐后，十二指肠液中胰蛋白酶浓度 <61U/L 为胰功能不全。

③胰功肽（BT－PABA）试验：测定尿中 PABA 排出率可反映胰腺泡的功能。在口服 BT－PABA 500mg 后，收集 6 小时内的全部尿液，正常人 6 小时尿中 PABA 的回收率为 72.9±6.9%，慢性胰腺炎为 51.4±11.3%，胰腺癌时为 31.7±5.5%。

（4）胰腺内分泌测定

①血清胆囊收缩素（CCK）测定：正常为 30～300pg/mL，慢性胰腺炎可高达 8000pg/mL，因胰外分泌减少，对 CCK 反馈抑制作用减弱所致。

②血浆胰多肽测定：血浆胰多肽（PP）主要由胰腺的 PP 细胞所产生，餐后血浆 PP 迅速升高，慢性胰腺炎患者血浆中 PP 水平明显下降。

③血浆胰岛素测定：本病患者空腹时血浆胰岛素水平大多正常，口服葡萄糖或静脉注射胰高血糖素后不上升者，反映胰腺内胰岛素储备减少。

4. 影像学检查

（1）X 线腹部平片：在胰腺部位可发现钙化点或结石，低张十二指肠造影检查，可观察十二指肠降部有无黏膜破坏、变形、受压等征象，均有助于本病的诊断。

（2）B 超检查：可显示扩张之胆管，急性发作期可见胰腺水肿，胰纤维萎缩时可见回声增强，有结石及钙化时可见光团及声影，有囊肿时可见液性暗区等。

（3）CT 检查：可见胰腺体积增大或缩小，边缘不清，密度降低，胰腺钙化影。若见胰腺有低透光区提示假性囊肿存在。

（4）经十二指肠镜逆行胰胆管造影：可见胰管扭曲变形、狭窄、扩张、结石及梗阻等。但在急性发作期不宜进行此种检查。

（5）选择性腹部血管造影：可见胰腺血管显影正常，胰腺轮廓改变，实质显影增强或呈不均匀斑点等征象。

（6）MRI 检查：胰腺弥漫或局限性增大，也可呈胰腺萎缩。T_1 加权像表现为混杂的低信号。T_2 加权像表现为混杂的高信号。钙化灶在 MRI 上表现为低信号或无信号。

5. 活组织检查

与胰腺癌难鉴别时，可在超声引导下经皮或手术探查做细针穿刺吸取活组织，做组织病理学及细胞学检查。

（二）辨证诊断

1. 寒实内结型

（1）临床表现：脘腹反复发作的剧痛，拒按，胀满难消，汗出，呕逆不食，面色滞垢少华。舌苔薄或厚滞腻，脉多弦紧或兼频数。

（2）辨证要点：脘腹胀满，剧痛，面色滞垢少华。脉弦紧。

2. 脾胃湿热型

（1）临床表现：腹满痛拒按，发热，大便秘结，小便短赤，口干口苦。舌质红，苔黄厚腻，脉弦数。

（2）辨证要点：腹痛，发热，便秘尿赤，口干苦。舌质红，苔黄厚腻，脉弦数。

3. 气滞血瘀型

（1）临床表现：腹痛经久不愈，痛如针刺，固定不移，腹中或见痞块，疼痛拒按，肌肤不泽，腹块坚硬不移，或渐长渐大。舌质紫暗或有瘀斑，脉涩。

（2）辨证要点：腹痛如针刺，固定不移，或见痞块，腹块坚硬不移。舌质紫暗或有瘀斑，脉涩。

4. 脾虚湿盛型

（1）临床表现：病程较长，反复发作，便溏或稀便，食不消化，一日数行，脘腹胀痛，食后加重，纳差，面色萎黄，倦怠乏力，形体消瘦。舌淡，苔白，脉缓弱。

（2）辨证要点：病程较长，大便稀溏，食不消化，一日数行，面黄体瘦。舌淡，脉缓弱。

二、鉴别诊断

（一）复发性急性胰腺炎

病因相似，反复发作，但发作过后胰腺功能恢复正常，预后良好，病因根除后发作即终止。

（二）胰腺癌

胰头癌因早期出现梗阻性黄疸，鉴别比较容易。胰体、胰尾癌诊断比较困难，可依赖 B 超、CT、MRI 及细胞学检查。

（三）溃疡病

尤其是十二指肠球部后壁穿透性溃疡，与胰腺粘连，可引起顽固性疼痛，制酸剂不易控制，可结合 X 线、胃镜、B 超、CT、MRI 等检查加以鉴别。

三、治疗

（一）提高临床疗效的思路提示

1. 谨守病机，权衡祛邪与扶正

中医学认为，慢性胰腺炎以情志不畅和饮食不慎为主要致病因素，但由于反复发作，病程日久，可以导致脾胃虚弱而致虚实夹杂，故治疗上宜消补同用，标本兼治。急性复发期以祛邪为主，兼以温中导滞，通里攻下，行气祛瘀；缓解期以健脾和胃为主，佐以消积导滞。

2. 知常达变，温涩及寒热并用

慢性胰腺炎由于长期慢性腹泻可以阳损及阴，也可兼杂邪热，故常虚实夹杂，寒热并见，出现复杂的变证，增加治疗上的困难，使病程迁延。故临床治疗泻下清稀，日久不愈，或五更泄之辨证属脾肾阳虚者，给药时应温涩合用，常可达到较好疗效。但如果夹有食滞，慎用固涩法。大便泻下夹有黏液，多属正虚邪实，正虚者，或脾气虚弱，或脾肾阳虚，邪实者，多为湿热逗留，故治疗上宜寒热并用，苦寒以燥湿清热，辛热以温补脾胃，使寒热升降调和，久泻得止。

（二）中医治疗

1. 内治法

（1）寒实内结型

治法：温中导滞。

方药：大黄附子汤加味。

大黄6g，细辛3g，制附子、枳实、厚朴各6g。

里寒甚者，加干姜；积滞甚者，加槟榔。

（2）脾胃湿热型

治法：清热燥湿，通里攻下。

方药：清胰汤加减。

柴胡10g，黄芩10g，黄连6g，白芍15g，木香6g，元胡10g，生大黄10g（后下），芒硝10g（冲服），甘草6g。水煎服。

（3）气滞血瘀型

治法：行气祛瘀。

方药：少腹逐瘀汤加减。

当归15g，赤芍15g，川芎6g，蒲黄10g，五灵脂10g，没药6g，元胡10g，乌药10g。水煎服。

腹部触及包块者，加桃仁、红花、香附、莪术等。

（4）脾虚湿盛型

治法：健脾利湿。

方药：参苓白术散加减。

党参12g，炒白术10g，茯苓12g，山药18g，甘草6g，炒扁豆15g，陈皮10g，莲肉10g，砂仁10g，薏苡仁24g。水煎服。

食欲不振加山楂、神曲、麦芽；腹泻较多加诃子肉、禹余粮；久泻脾肾两伤，可合四神丸加减。

2. 外治法

（1）针刺治疗：取中脘、足三里。湿热配天枢、合谷；中虚脏寒配脾俞、胃俞、章门、气海；瘀血者配血海、膈俞、太冲、膻中。实证用泻法，虚证用补法加灸法。每日 1 次，10 次为 1 疗程。

（2）灸法：隔盐灸神阙，每日 1 次，10 次为 1 疗程。

（3）耳针：取大肠、小肠、脾、胃、神门、交感。强刺激，留针 30 分钟。每 5 分钟行针 1 次。每日 1 次，10 次为 1 疗程。

（三）西医治疗

1. 内科治疗

（1）一般治疗中，首先去除和治疗致病因素。

（2）对症治疗主要是止痛和止呕吐，可以参照急性胰腺炎，使用有力的止痛剂。止呕吐可予以甲氧氯普胺肌肉注射，10 毫克/次，必要时每日重复 2 ~3 次，或用维生素 B_6 针 200mg，加入液体静点。

（3）胰酶在慢性胰腺炎急性发作期间一般不主张使用。在发作间歇期，胰源性的消化不良可以使用，如胰酶 0.6 ~0.9g，每日 3 次，或多酶片，餐后口服，每日 3g。如经上述治疗后症状持续存在，可用甲氰咪胍 400mg，口服，每日 2 次，或小苏打 1.0g，口服，每日 3 次，以降低胃酸，常能奏效。腹泻明显者，可予钙片、铁剂、维生素（如 A、D、E、K、叶酸及 B_{12}）。

（4）如有胰岛功能不全，并发糖尿病，可给口服降糖药物，严重时需要用胰岛素。

（5）减少胰腺内的氧应激。

（6）内镜治疗在结石导致胰管狭窄时适用。

2. 手术治疗

（1）适应证：①内科治疗 3 ~6 个月疗效不显著，腹痛不能控制，出现营养不良者；②慢性胰腺炎所致胆管狭窄，发生梗阻性黄疸者；③胰腺囊肿或假性囊肿形成；④慢性胰腺炎合并瘘或疑有胰腺癌者；⑤因脾静脉血栓形成和门脉高压症引起出血者。

（2）手术方式：①胰切除术。②胰管减压及引流术。③迷走神经、腹腔神经切除术。④针对胆道疾病及门脉高压的手术。

（四）中医专方选介

柴胡桂枝干姜汤

柴胡 12g，桂枝、黄芩、白芍、党参、半夏各 9g，甘草 3g，大枣 5 枚，生姜3片。发热便秘，去党参、半夏，加大黄、金钱草；腹痛较剧者，加木香；呕吐者，去党参，加黄连（吴茱萸拌炒）；腹泻者，加茯苓、莲子肉。适用于慢性胰腺炎。水煎服，日1剂，治疗22例患者，基本治愈13例，好转8例，无效1例，总有效率95.45%。［曲竹秋．柴胡桂枝干姜汤治疗慢性胰腺炎．浙江中医杂志．1991，（12）：535］

第三节　胰腺癌

胰腺癌是一种临床表现隐匿，恶性程度高，发展迅速，预后极差的消化系统恶性肿瘤。近几年来，其发病率有逐年增加的趋势。胰腺癌的病因尚不清楚。但目前公认吸烟是危险的致病因素。吸烟者发生胰腺癌的几率是非吸烟者的1.5倍。发病年龄以45～70岁最为多见，60岁左右为高峰，男女之比为2～3∶1。

胰腺癌以腹痛、食欲不振、黄疸、进行性消瘦、全身乏力及消化道症状为主要临床特征。按其主要临床表现，可归属中医学“伏梁”“痞块”“黄疸”等病证的范畴。

一、临床诊断

（一）辨病诊断

1. 症状

（1）腹痛：约超过半数的患者以腹痛为首发症状，病程中有腹痛者占90%。性质为隐痛或剧痛，位于中上腹深处，偏右或偏左。仰卧与脊柱伸展时疼痛加剧，采取蹲位、弯腰坐位或蜷膝侧卧位时可使疼痛减轻。瘤体侵及腹腔神经丛，可出现显著的腹痛和腰背痛。

（2）黄疸：约70%的患者出现黄疸。常呈持续进行性加深，伴有皮肤黄染、瘙痒，尿呈浓茶水样，粪便色泽变浅，呈陶土色。梗阻性黄疸为胰头癌的突出表现。

（3）消瘦：体重减轻是胰腺癌的重要表现之一，可能是唯一的首发症状。约90%的患者有进行性消瘦，在数月内体重下降可达30kg，晚期多呈恶病质状态，并出现乏力、贫血等。

（4）消化道症状：患者常有恶心、呕吐与腹胀，多伴随腹痛。进食减少和消化不良是本病的常见症状，有时可有呕血、黑便。

（5）全身症状：多数患者可有持续性或间歇性低热，少数因胆道感染而发生高热。部分患者可出现抑郁、焦虑不安、失眠。若有纵隔转移时，可出现胸痛、咳嗽、咯血、呼吸困难等。少数可出现游走性血栓性静脉炎的表现。

2. 体征

病初常无阳性体征。典型的胰腺癌可见消瘦、上腹压痛与黄疸。若是黄疸病人，可触到肿大的胆囊（常光滑、无压痛并可推移），这是胰腺癌，特别是胰头癌的主要体征。约70%的病例有肝肿大，若癌栓阻塞脾静脉时可见脾肿大。癌肿腹膜转移可致血性腹水，癌肿压迫门静脉或出现门静脉血栓时有漏出性腹水。晚期可出现上腹部固定的包块。部分体、尾癌压迫脾动脉或主动脉时，可在左上腹或脐周听到血管杂音。病变晚期沿淋巴管转移时，常可在颈部、腋下等触及肿大的淋巴结。

3. 实验室检查

（1）血尿粪检查：黄疸时血清胆红素升高，以结合胆红素为主。血清碱性磷酸酶、γ－谷氨酰转肽酶、乳酸脱氢酶、5′－核苷酸酶、脂蛋白－X等均可升高。重度黄疸者尿胆红素阳性，尿胆原阴性，粪便可呈灰白色，粪胆原含量减少或消失，吸收不良时可见脂肪滴。

（2）胰癌标记检测：近年来在酶标记物和免疫学检查方面有较多研究。其中CA19－9为研究最广泛和最有用的检测方法。胰腺癌时CA19－9值显著升高，其敏感性为81%，特异性为91%～95%，但在早期仅30%为阳性。

4. 影像学检查

（1）B超检查：为诊断胰腺癌的首选方法。能发现>2cm的胰腺肿瘤，可见低回声实性占位，胰体外形不规则，局限性胰腺肿大及胰管扩张，胆管（肝内或/和肝外）扩张，胆囊肿大，肝内有转移灶等。胰头癌的诊断符合率可高达94%，体尾癌为70%。

（2）X线钡餐造影：可间接反映癌肿位置、大小及胃肠受压情况。胰头癌可见十二指肠曲扩大或十二指肠降段内侧呈反“3”形等征象。

（3）内镜逆行胰胆管造影（ERCP）：对胰腺癌的诊断，特别是小胰癌有较高的特异性。除直接观察十二指肠壁及壶腹有无癌肿浸润外，插管造影可发现主胰管狭窄、充盈缺损和闭塞、胰管狭窄的形态改变。

（4）CT检查：可发现直径约1cm的肿瘤，可见胰腺形态变异，局限性肿大，胰周脂肪消失，胰管扩张或狭窄，大血管受压，淋巴结或肝内转移等。其诊断的准确率可达98%，成为目前诊断胰腺癌的主要方法。

（5）磁共振成像（MRI）：可显示胰腺轮廓异常，根据 T_1 加权像的信号高低，可以判断早期的局部侵犯和转移，对判断胰腺癌，尤其是局限在胰腺内的小胰癌以及有无胰周扩散和血管侵犯方面，MRI优于CT扫描，是胰腺癌手术前进行预测的较好方法。

（6）内镜超声检查：有超声胃镜和超声腹腔镜两种。可清晰显示胰腺结构，发现早期病变。对胰腺癌的诊断率高于B超、CT和ERCP。据报告，内镜超声检查的胰腺癌检出率近乎100%。

（7）选择性血管造影：经腹腔动脉或肠系膜上动脉造影，可显示胰腺肿大和血管推压移位征象，是一种损伤性检查，在肿瘤1cm时即可做出诊断。

（二）辨证诊断

1. 湿热毒盛型

（1）临床表现：纳呆厌食，上腹胀满，黄疸呈黄绿色，恶心呕吐，全身皮肤瘙痒，大便秘结，呈灰白色，小便短赤。舌苔黄腻，脉弦滑。

（2）辨证要点：腹胀纳呆，黄疸呈黄绿色，小便短赤。舌苔黄腻，脉弦滑。

2. 肝脾瘀结型

（1）临床表现：上腹或左上腹疼痛，晚间加重，或可触及包块，伴恶心，呕吐，纳差，消瘦，乏力。舌质紫暗，舌苔厚腻，脉细涩或弦细。

（2）辨证要点：腹痛，腹中痞块。舌质紫暗，脉细涩或弦细。

3. 脾虚湿阻型

（1）临床表现：脘腹胀满，纳差，便溏，神疲乏力，消瘦。舌质淡，苔白腻，脉缓而濡。

（2）辨证要点：脘腹胀满，便溏。舌质淡，苔白腻，脉濡缓。

4. 阴虚内热型

（1）临床表现：上腹隐痛，低热，盗汗，心烦失眠，口干咽燥，形瘦神疲。舌质红，苔少乏津，脉细数或细弱。

（2）辨证要点：上腹隐痛，低热，盗汗，口干咽燥。舌红少苔，脉细数。

二、鉴别诊断

（一）胃、十二指肠溃疡

疼痛有规律性，服抑酸剂及解痉剂可使疼痛缓解，经钡餐或胃镜检查可确诊。

（二）黄疸型肝炎

发病急，病程短，常有食欲不振、厌油、肝区疼痛、腹胀、黄疸、肝脏肿大、肝功能异常、尿三胆阳性，经治疗，黄疸迅速消退，肝功能恢复。

（三）胆总管结石及壶腹部癌

均有肝外阻塞性黄疸，但前者常伴胆绞痛，消瘦不明显，腹部平片可发现阳性结石，ERCP 可显示结石。后者虽可致消瘦，但不如胰腺癌显著，腹部平片无异常，钡餐可见十二指肠降部呈反“3”样缺损，ERCP 可见总胆管下端造影剂充盈中断。

三、治疗

（一）提高临床疗效的思路提示

1. 谨守病机，灵活辨证，权衡祛邪与扶正

胰腺癌的发生主要由于情志失调、饮食不节、感染湿热毒邪或虫积等所致。初期以邪实为主，后期以正虚为主，或虚实夹杂。故临床辨证首先应分清虚实，区别初、中、末三期，密切注意正邪状况及虚实转换，按急则治标，缓则治本或标本兼治的原则灵活处理。如一般初期正气未至大虚，邪气虽实而不甚，表现为积块较小，质地较软，虽有胀痛不适，但一般情况尚可，故治疗以攻邪为主，予以行气活血，软坚消积；中期正气渐衰而邪气渐甚，表现为积块增大，质地较硬，疼痛持续，并有饮食日少，倦怠乏力，形体消瘦等症状，故治疗宜攻补兼施；末期正气大虚而邪气甚实，表现为积块较大，质地坚硬，疼痛剧烈，并有饮食大减，神疲乏力，面色萎黄或黧黑，明显消瘦等症，故治疗宜以扶正培本为主，酌加理气、化瘀、消积之品，切忌攻伐太过。

2. 中西合璧，取长补短

胰腺癌一经诊断，手术治疗即为首选的治疗方法，还有放射治疗、化疗

等。如能中西医结合，可以提高抗病能力，减轻放疗、化疗的副作用。如术前运用中药益气健脾，可提高病人手术的耐受性或为手术创造条件。术后运用中药益气养血，活血化瘀则可促进创口愈合，提高抗病能力，巩固手术疗效，改善生存质量。放疗过程中配合中药益气养阴，可提高机体的应激能力，减轻放射线对机体的损伤，同时可防治由放疗引起的组织纤维化。化疗中合用理气和胃，益气养血之药，不仅可减轻胃肠道反应，保护骨髓，而且具有增效作用。另外，在辨证论治、选方用药的同时，可酌情选加一些具有一定抗肿瘤作用的中草药，如半枝莲、半边莲、白花蛇舌草、蚤休、夏枯草、虎杖等，以提高疗效。

（二）中医治疗

1. 内治法

（1）湿热毒盛型

治法：清热解毒，利湿和胃。

方药：茵陈蒿汤合黄连解毒汤加减。

茵陈30g，白花蛇舌草30g，半枝莲30g，栀子12g，大黄10g，黄芩10g，黄连10g，黄柏10g，金钱草15g。

毒热炽盛加山豆根、蜀羊泉；疼痛明显加五灵脂、元胡、三七；癌肿坚硬加莪术、瓦楞子。

（2）肝脾瘀结型

治法：活血化瘀，破瘀散结。

方药：膈下逐瘀汤加减。

桃仁15g，红花6g，丹参30g，丹皮15g，莪术15g，三棱10g，炒五灵脂10g，生蒲黄10g，元胡12g，乌药10g，当归10g，炮山甲10g，鸡内金10g，白花蛇舌草20g。

（3）脾虚湿阻型

治法：益气健脾，化湿和中。

方药：香砂六君子汤加减。

党参15g，炒白术15g，云苓15g，半夏12g，陈皮12g，木香9g，砂仁9g，薏苡仁30g，炙甘草6g。

畏寒肢冷加炮附子、肉桂；疼痛明显加川楝子、醋元胡。

（4）阴虚内热型

治法：滋补肝肾，养阴清热。

方药：一贯煎加减。

沙参15g，麦冬15g，天花粉12g，枸杞子15g，生地黄20g，地骨皮15g，白花蛇舌草30g，炙甘草10g。

肿块疼痛，按之坚硬加鳖甲、龟板、牡蛎、瓦楞子；盗汗明显者加青蒿、知母、丹皮。

2. 外治法

（1）针刺治疗：取穴肝俞、胆俞、中脘、梁门、内关、足三里、下巨虚。每选4～6穴，腹痛发作时均施以泻法，留针15～60分钟，可1日针刺数次，不灸，不计疗程。发热者，加合谷、曲池。

（2）耳针：大肠、小肠、胰、胆、屏间、下脚端、耳神门、胰腺点。每日1～3次，每次留针1小时。

（三）西医治疗

1. 手术治疗

为首选的治疗方法，但因多数不能早期发现而切除率低。可尽量争取开腹探查，行根治术，必要时术前、术中放疗。不能切除者，可行姑息手术（如胆管减压引流或胃空肠吻合术）以缓解黄疸梗阻等症状。

2. 放射治疗

胰腺癌属对放射不敏感的肿瘤，可进行局部放疗，术前、术中放疗，配合化疗可增加放射线的敏感性，可在一定程度上抑制肿瘤的发展。

3. 化疗

联合化疗的近期疗效比单一用药的疗效为高。常用的化疗方案如下：

（1）FAM方案

①5－氟脲嘧啶：300mg/m^2，静脉滴注，第3、5、10、12日；

②阿霉素：30～40mg/m^2，静脉注射，第1日；

③丝裂霉素：4～6mg/m^2，静脉注射，第1、8日。

每21天为1周期，3周期为1疗程。

（2）SMF方案

①链氮霉素：1.0/m^2，静脉注射，第1、8、29、36日；

②丝裂霉素：10mg/m^2，静脉注射，第1日；

③5－氟脲嘧啶：600mg/m^2，静脉滴注，第1、8、29、36日。

每56天为1周期，3周期为1疗程。

（四）中医专方选介

1. 铁树牡蛎汤

煅牡蛎30g，夏枯草15g，海藻15g，海带12g，漏芦12g，白花蛇舌草30g，铁树叶30g，当归12g，赤芍12g，丹参18g，党参15g，白术12g，茯苓15g，川楝子9g，郁金9g。每日1剂，水煎服。［邵梦扬，等．中医肿瘤治疗学．天津：天津科技翻译公司，1994：290］

2. 利胆汤

茵陈30g，八月札30g，香附15g，元胡15g，柴胡10g，枳壳10g，白毛藤30g，白花蛇舌草30g，菝葜30g，金盆草30g，虎杖30g，生薏苡仁30g，浙贝母30g。每日1剂，分2次煎服。［邵梦扬，等．治癌方．郑州：河南科技出版社，1994：64］

第十章　腹膜、网膜及肠系膜疾病

第一节　腹膜炎

细菌性腹膜炎

细菌性腹膜炎是因细菌感染引起的腹膜炎症病变。常由腹腔内器官炎性穿孔、损伤破裂或手术污染等所引起，因多急性起病，亦称继发性急性细菌性腹膜炎。是一种常见的外科急腹症。

细菌性腹膜炎临床以腹痛、触痛、腹肌紧张以及高热等全身感染症状为主。中医学虽无腹膜炎的病名，但依据其主要临床表现及体征，可归属“腹痛”病范畴。

一、临床诊断

（一）辨病诊断

1. 症状

腹痛是本病最突出的症状，多为突然发病，偶尔也较缓慢，先发生于炎症部位，继而波及全腹，疼痛通常为持续性烧灼痛，并因身体活动而加重。在炎症最明显处疼痛最重。当疼痛范围缩小，程度减轻，则提示炎症局限，反之则表示炎症扩散。常伴有恶心呕吐、食欲不振、口渴、自觉发热等，发病后多有尿少及便秘。

不同病因所致之腹膜炎尚可表现为不同的发病特点，例如胃、十二指肠溃疡穿孔多先有心窝部或右上腹突然发作的剧痛，引起大汗淋漓，然后腹痛向右侧腹乃至全腹蔓延，尚可引起牵涉痛，如胃穿孔可引起右肩痛。急性阑尾炎穿孔可先有心窝部或脐部疼痛，以后转移至右下腹，但腹痛多自右下向全腹扩展。肠绞窄引起的腹膜炎多先有阵发的梗阻性绞痛，其后出现持续性疼痛，阵发性加重。急性腹膜炎后期可使肠蠕动减少甚至完全消失，发生肠麻痹。急性穿孔发病时无发热，随着炎症的发展常引起发热。原发性腹膜炎则常在发病之始即出现发热，多见于慢性肾炎，肝硬化腹水或其他体质极弱的患者。严重的急性腹膜炎可发生休克甚至死亡。

急性腹膜炎腹腔内积有大量脓液和细菌，腹膜的吸收能力很强，可将组织分解产物和细菌毒素大量吸收入血液。因此，全身中毒症状往往十分明显，如高热、脉搏加快，这些都是机体对抗感染的反应。若脉搏细弱而数，体温不升，说明机体抵抗力极差。若发生心动过速及脉搏减弱，多为血容量过少及剧痛所致。早期病人血压可维持，血压于后期多下降。呼吸多快而浅，皆因组织需氧量增加以及代谢性酸中毒所致，发热时尤甚。由于深呼吸引起疼痛加剧，致腹式呼吸减弱或消失。

2. 体征

（1）压痛：由于炎症刺激腹膜，疼痛十分敏感，按压腹壁可引起明显的疼痛加剧。一般来说，压痛最明显的地方，往往是病灶所在之处。当突然去除腹壁的按压或突然加重按压时，均可使腹痛更加剧烈，即称为反跳痛。叩击时疼痛加剧称叩击痛。例如溃疡病穿孔时压痛多在上腹，阑尾穿孔时，压痛最突出表现在右下腹，叩击痛常更准确。

（2）腹肌紧张：腹膜炎时腹肌由早期的肌抵抗发展为肌紧张，系腹壁肌肉的保护性反应，腹膜受刺激越强烈，肌肉痉挛也越重。急性胃穿孔时腹壁肌肉可发生强烈痉挛，坚硬如板，故称为“板状腹”。老年、体弱、经产妇、小儿的腹肌紧张程度较差，甚或不明显。

（3）腹胀与肠鸣音的改变：腹膜炎早期腹胀不明显，晚期腹胀则显著。由于肠麻痹及肠内积气，腹部叩诊多呈鼓音，在空腔器官穿孔时可有气腹征，肺肝界叩不清或完全消失。早期腹膜炎时，可听到肠鸣音，炎症扩散后肠鸣音常减弱甚至消失。

（4）其他：直肠或阴道指诊时有触痛或出现盆腔压痛性肿物说明盆腔腹膜受累。

3. 实验室检查

血常规检查白细胞数多在 1～2 万/mm^3。急性腹膜炎时，血白细胞多升高并有核左移现象，但在早期较少有超过 2 万/mm^3 以上者，后期感染严重时，白细胞可明显增高，甚至可出现类白血病血象。

血化学检查变异较大，通常反映血液浓缩及代谢性酸中毒。在后期可有血尿素氮增高等改变。血电解质浓度随胃肠失液情况而变化，早期变化多不大。

针对不同的病因尚可进行不同的检查，如血、尿淀粉酶是否增高；X线腹部透视观察有无胃肠穿孔引起的膈下积气；X线平片观察有无肠管扩张及液平面，超声波检查有无肝脓肿，有无肿大的胆囊等。必要时可行腹腔穿刺以发现脓液。通过吸出液体的性状有时可判断腹膜炎的原因。例如腹腔液中若含有胆汁样液体则可能是因为胆囊穿孔或十二指肠溃疡穿孔所致。若为粪样则多为下段小肠或盲肠穿孔所致。如果在闭合性腹部外伤后腹腔穿刺吸出不凝的血液则说明有腹内实质器官，如脾、肝的损伤，如吸出物为肠内容物则表示有肠管破裂。在骨盆骨折时有时也会通过穿刺吸出不凝血，但无腹内脏器损伤，这是由于下腹及盆腔腹膜外出血穿过腹膜而致。在没有内脏损伤时是不宜施行手术的，因此诊断时应加以注意。

（二）辨证诊断

细菌性腹膜炎临床一般归属“腹痛”的范畴。临床辨证，应注意辨其性质、急缓、部位，以区分其寒热虚实，在气在血，在腑在脏。

1. 寒邪内阻型

（1）临床表现：腹痛急起，剧烈拘急，得温痛减，遇寒尤甚，恶寒身踡，手足不温，口淡不渴，小便清长，大便尚可。苔白腻，脉沉紧。

（2）辨证要点：遇寒痛甚，得温痛缓。

2. 湿热壅滞型

（1）临床表现：腹部胀痛，痞满拒按，胸闷不舒，烦渴引饮，大便秘结，或溏滞不爽，身热自汗，小便短赤。苔黄燥或黄腻，脉滑数。

（2）辨证要点：腹痛拒按，便秘或溏滞不爽。

3. 中虚脏寒型

（1）临床表现：腹痛绵绵，时作时止，喜热恶冷，痛时喜按，饥饿劳累后加重，得食休息后减轻，神疲乏力，气短懒言，形寒肢冷，胃纳不佳，面色无华，大便溏薄。舌质淡，苔薄白，脉沉细。

（2）辨证要点：腹痛喜按，便溏，怯寒，得食痛减。

4. 饮食停滞型

（1）临床表现：脘腹胀满，疼痛拒按，嗳腐吞酸，厌食，痛而欲泻，泻后痛减，粪便奇臭，或大便秘结。舌苔厚腻，脉滑。

（2）辨证要点：腹痛拒按，厌食，嗳腐吞酸。

5. 气机郁滞型

（1）临床表现：脘腹疼痛，胀满不舒，攻窜两胁，痛引少腹，时聚时散，得嗳气矢气则舒，遇忧思恼怒则剧。苔薄白，脉弦。

（2）辨证要点：腹痛，腹胀，攻窜两胁，得嗳气矢气则舒。

6. 瘀血阻滞型

（1）临床表现：少腹疼痛，病势较剧，痛如针刺，甚则尿血有块，经久不愈。舌质紫暗，脉细涩。

（2）辨证要点：腹痛如针刺。舌质紫暗，脉细涩。

二、鉴别诊断

（一）细菌性腹膜炎与原发性腹膜炎相鉴别

腹腔内无原发病灶者称原发性腹膜炎，其感染病灶在身体其他部位，如上呼吸道感染、软组织脓肿、败血症等，细菌经血液循环达腹腔，但细菌也可经淋巴系统、女性生殖器官等感染腹腔而引起腹膜炎。其病原菌多为溶血性链球菌和肺炎球菌。多发生于儿童，以 8 岁以下的女孩为多见。各种原因引起的腹水病人，包括肝硬化、肾病综合征以及晚期血吸虫病，合并大量腹水者，也易发生腹膜炎。

（二）细菌性腹膜炎应与一些酷似腹膜炎的非外科情况相鉴别

1. 下叶肺炎

老年人肺炎常合并腹胀及肠麻痹，类似于缓慢发展的腹膜炎，临床可行 X 线透视或胸片相鉴别。

2. 膈面胸膜炎

可引起上腹疼痛，状似急性胆囊炎或溃疡病穿孔。

3. 尿毒症

常有腹胀及肠麻痹。

4. 铅绞痛

虽腹痛剧烈，但一般无腹肌紧张，患者有铅接触史，牙龈有铅线，如末梢血液见点彩细胞，将有助于诊断。

5. 卟啉症

腹痛剧烈，尿卟啉呈阳性。

6. 胆道蛔虫症

腹痛剧烈，但体征几乎阴性。

7. 蜘蛛毒汁中毒

也表现为剧烈腹痛。

此外，尚有一些疾病如急性胃肠炎、泌尿系结石、某些盆腔疾病如卵巢囊肿扭转、卵巢滤泡破裂等均类似早期腹膜炎。有的复杂外伤，如脊椎损伤、腹膜后出血、骨盆骨折等，虽有腹内器官损伤的可能，但常常也会无腹内器官损伤却表现出明显的腹痛症状，甚至检查时也会有腹肌紧张，压痛，肠鸣音减弱或消失等腹膜炎的体征，临床应当审慎鉴别，以免失治误治。某些非腹膜后的病变也可导致急性腹痛，如急性脊柱损伤（合并或不合并截瘫），因神经根刺激引起腹痛及腹肌紧张，有时急性肾盂积水可导致剧烈腹痛及肌紧张，极类似腹膜炎，检查时可发现肌紧张往往仅限于病变侧，对侧完全柔软无压痛。

有一些腹膜炎是全身性疾病的一种表现，不需要手术治疗，但必须注意鉴别，如腹膜脉管炎，多发生于自身免疫性疾病（系统性红斑狼疮、结节性多动脉炎），因浆膜下动脉炎引起，不需要手术治疗，肾上腺皮质激素治疗有效。过敏性紫癜也可出现急性腹膜炎的症状和体征，是由于浆液血性渗出物渗入肠壁和腹膜及浆膜下动脉出血所致。当皮肤出现紫癜时则可确诊。国外有家族性阵发性多浆膜炎，大多伴有腹膜炎，并有发热症状，与急性腹膜炎极相似，但发病 6～12 小时后症状及体征减退，24～46 小时后自愈，患者有反复发作的病史。

三、治疗

（一）提高临床疗效的思路提示

1. 活用通法，通则不痛

腹痛病为外感时邪，饮食不节，情志失调及素体阳虚等导致气机郁滞，脉络痹阻及经脉失养所致。正如《临证指南医案·腹痛》所指出："腹处乎中，痛因非一，须知其无形及有形之为患，而主治之机宜，已足得其要矣。所谓无形为患者，如寒凝火郁，气阻营虚，及夏秋暑湿痧秽之类是也。所谓有形为患者，如蓄血食滞、癥瘕蛔蛲内疝，及平素偏好成积之类是也。"无论何种原因，均可致腹部气血运行失畅，不通则痛。故治疗腹痛，多以"通"字立法。所谓"通"，并非指攻下通利而言。如《医学真传》说："夫通则不痛，理也。但通之之法，各有不同，调气以和血，调血以和气，通也；下逆者使之上行，中结者使之旁达，亦通也；虚者助之使通，寒者温之使通，无非通之之法也。若必以下泄为通，则妄矣。"可知治疗腹痛，固以"通则不痛"为原则，而其中真义，临证时又必需灵活掌握。根据叶天士久病入络之说，采取辛润活血通络之法，对缠绵不愈之腹痛，尤为常用。

2. 辨证施治，随证加减

腹痛以寒、热、虚、实作为辨证纲领，但在临床往往互为因果，互相转化，互相兼夹。如寒痛缠绵发作，可以郁而化热；热痛日久不愈，可以转化为寒，成为寒热交错之证；实痛治不及时，或治疗不当，日久饮食少进，化源不足，则实证可转化为虚证；又如素体脾虚不运，神疲，纳少，偶因饮食不节，食滞中阻，而见脘腹胀痛，嗳腐，苔腻，成为虚实夹杂之证。气滞可导致血瘀，血瘀可影响气机流通。因此，在辨证施治时，必须抓住主要矛盾，突出主要问题，首先要分辨寒热的轻重，虚实的多少，气血的浅深，然后处方用药，则可以收到预期效果。

3. 急则治其标，注重泄热通腑，活血化瘀

细菌性腹膜炎的急性期以腹胀、腹痛、恶心、呕吐、发热、便秘等为主要症状。中医认为，无论是脾胃虚弱、饮食不节、情志失调或外感时邪，皆能导致湿热互结，阻于中焦，致脾失升清、胃失和降、肠失腐熟、经络不畅，诱发腹痛之疾。依据中医缓则治其本，急则治其标的原则，急性期以泄热通腑、活血化瘀为法，常可取得佳效。

4. 判定是否需手术治疗，以免贻误病情

急性细菌性腹膜炎多为其他急腹症所引起，中西医结合治疗急腹症，目前已积累了一定的经验。多数具有腹膜炎的急腹症病人可以用中西医结合的非手术疗法治疗，而对一部分需要手术治疗的病人，也可以作为术前准备。非手术治疗的适应证为：①发病时间短，病情较轻者；②局限性腹膜炎；③

弥漫性腹膜炎已超过2～3日，有局限倾向且病情有好转者；④子宫附件炎引起的腹膜炎；⑤病人全身情况差，暂时不能耐受手术；⑥原发性腹膜炎；⑦急性胰腺炎引起的腹膜炎；⑧单纯性消化性溃疡的急性穿孔。

5. 中西合璧，扶助正气

通常在急性细菌性腹膜炎期间，由于胃肠道麻痹使营养的摄入受到影响。所幸多数病人可依靠其营养储备维持数周。然而，一些重症或病程迁延较久者，营养不良常成为急待解决的问题，特别是当腹膜炎合并某些并发症时，例如较为广泛的腹内感染及脓肿形成等病例，常处于高分解代谢状态。故对于急性细菌性腹膜炎，应该一开始便给予营养支持，配合益气养阴、补血益精之中药，供给周围组织充足的能源底物。目前，经中心静脉补充的全胃肠道外营养成为解决此问题的最佳途径。在高代谢状态下非蛋白质能源的补充，脂肪可占30%～40%，其余则由葡萄糖提供。用于急性腹膜炎的全胃肠道营养配方应提高氨基酸的用量，因为增加氨基酸可以提高肝脏的蛋白质合成，甚至可达到氮平衡状态，氨基酸的用量有的一天可达2g/kg体重。严重急性腹膜炎时，血浆中氨基酸谱常不平衡，支链氨基酸水平降低，而芳香族氨基酸水平升高，特别是合并有肝脏功能损害时，有必要调整输入氨基酸的构成比。输入富含支链氨基酸的氨基酸溶液可以增加支链氨基酸，降低芳香族氨基酸含量，起到纠正血浆氨基酸谱的不平衡和促进蛋白质的合成。

（二）中医治疗

1. 内治法

（1）寒邪内阻型

治法：温里散寒，理气止痛。

方药：良附丸合正气天香散。

高良姜6～10g，干姜6～15g，紫苏15g，乌药15g，香附15～20g，陈皮10～15g。

若腹中雷鸣切痛，胸胁逆满，呕吐，为寒气上逆者，用附子粳米汤温中降逆；若腹中冷痛，身体疼痛，内外皆寒者，用乌头桂枝汤温里散寒；若少腹拘急冷痛，寒滞肝脉者，用暖肝煎暖肝散寒；若腹痛拘急，大便不通，寒实积聚者，用大黄附子汤以泻寒积。另外还可辨证选用附子理中丸、乌梅丸、温脾汤等。

（2）湿热壅滞型

治法：通腑泄热。

方药：大承气汤。

大黄 10 ~ 30g（后下），芒硝 10 ~ 15g（冲服），川厚朴 15g，枳实 15 ~ 30g。

若燥结不甚，湿热较重，大便不爽者，可去芒硝，加栀子、黄芩、黄柏；若少阳阳明合病，两胁胀痛，大便秘结者，可用大柴胡汤；若小腹右侧疼痛，为肠痈者，可用大黄牡丹皮汤。另外还可辨证选用厚朴三物汤、枳实导滞丸等。

（3）中虚脏寒型

治法：温中补虚，缓急止痛。

方药：小建中汤。

桂枝 6 ~ 9g，生姜 6 ~ 9g，大枣 3 枚，芍药 20 ~ 30g，甘草 6g。

若腹中大寒痛，呕吐肢冷，可用大建中汤温中散寒；若腹痛下痢，脉微肢冷，脾肾阳虚，可用附子理中汤；若大肠虚寒，冷积便秘，可用温脾汤；若中气大虚，少气懒言，可用补中益气汤。还可辨证选用当归四逆汤、黄芪建中汤等。

（4）饮食积滞型

治法：消食导滞。

方药：枳实导滞丸。

大黄 6 ~ 12g，枳实 15 ~ 30g，神曲 15g，黄芩、黄连各 9g，泽泻 15g，白术 15g，云苓 15g。

尚可加木香、莱菔子、槟榔以助消食理气之力。若食滞较轻，脘腹满闷者，可用保和丸消食化滞。

（5）气机郁滞型

治法：疏肝解郁，理气止痛。

方药：柴胡疏肝散。

柴胡 9 ~ 12g，枳壳 12g，香附 15g，陈皮 12g，芍药 20 ~ 30g，甘草 6g，川芎 10 ~ 15g。

若气滞较重，胁肋胀痛，加川楝子、郁金；若痛引少腹睾丸，加橘核、荔枝核、川楝子；若腹痛肠鸣，气滞腹泻，可用痛泻要方；若少腹绞痛，阴囊寒疝，可用天台乌药散。

（6）瘀血阻滞型

治法：活血化瘀。

方药：少腹逐瘀汤。

当归15g，川芎15g，赤芍15g，蒲黄9～12g，五灵脂9～12g，没药12g，元胡12g，小茴香4g，肉桂2g，干姜4～6g。

若腹部术后作痛，可加泽兰、红花；若跌仆损伤作痛，可加丹参、王不留行，或吞服三七粉、云南白药；若下焦蓄血、大便色黑，可用桃核承气汤；若胁下积块，疼痛拒按，可用膈下逐瘀汤。

2. 外治法

（1）针刺治疗：取足三里、天枢、气海、梁门、内关及中脘等。腹胀可加大肠俞、胃俞；呕吐加上脘、合谷。急性期用强刺激，即泻法，缓解期用中等刺激，即平补平泻法；后期则用轻刺激，即补法。一般急性期最好留针，时间可酌情掌握。腹部深刺时则不宜留针。必要时于留针后再用脉冲电流刺激，则效果更好。

（2）穴封法：按上述原则取穴后，可用阿托品、普鲁卡因、新斯的明，10%～50%葡萄糖液等做穴位注射。一般剂量每个穴位0.5～2mL，50%葡萄糖液每穴3mL，10%～25%葡萄糖液每穴10mL。在穴位处做快速刺入，通过皮下慢慢进针，有针感后推药，注意速度要慢，药推完后应迅速拔针，每日可注射1～3次。

（3）耳针：取大肠、小肠、胃、神门、交感等穴。刺法：中等刺激，每次取2～3穴，留针10～20分钟，每日或隔日1次，10次为1疗程。

（4）三棱针：取穴足三里、厉兑、下脘、天枢。方法：用三棱针点刺放血，每日1次，5次为1疗程。

（5）隔盐灸：将炒制食盐末于脐眼（神阙）铺匀，厚约0.3cm，直径2～3cm，上置艾炷1壮，点燃。待烧至刚有温热感时用汤匙压灭其火。每日1次，10次为1疗程。

（6）贴敷法：①生姜50g，捣烂（冬季应入锅炒热），装布袋内，摊放于病灶部位，上置热水袋热熨1～2小时，每天2～3次。②艾叶适量，用醋炒热，敷神阙及阿是穴，外用暖水袋频熨，治腹痛。

（三）西医治疗

1. 首先要判定是否需采取非手术治疗或手术治疗。手术的适应证：①腹腔内原发病灶严重者如腹腔内脏器损伤破裂等；②弥漫性腹膜炎较重而无局限趋势者；③病人一般情况差，腹腔积液多，症状严重或中毒症状明显，甚至休克者；④经非手术治疗6～8小时，如腹腔炎症与体征均不见缓解或反而加重者；⑤原发病需手术者。

在继发性急性腹膜炎时优先考虑手术治疗的情况有：①空腔器官穿孔或破裂不能自然闭合者；②实质或空腔器官损伤合并继续大出血者；③病灶主要为某些器官发生的坏疽；④弥漫性腹膜炎无局限趋势者；⑤炎症局限，后又继续扩大者。

2. 抗生素可控制感染，是治疗急性腹膜炎最根本的措施。治疗宜早期、足量使用广谱抗生素，应联合使用对需氧菌和厌氧菌有效的抗生素，常见的如庆大霉素、氨苄青霉素、甲硝唑的联合使用。抗生素品种繁多，可根据不同抗生素作用的特点使用。在治疗过程中，还要注意避免使用对肾脏和肝脏有毒性作用的药物。第三代头孢素具有广谱和对肝、肾毒性低的特点，其中一些药物对需氧菌和厌氧菌均有效，并且没有庆大霉素或林可霉素的毒性，故适宜用在对感染细菌未做出鉴定之前，与甲硝唑合用，待分离出细菌之后，再根据其对抗生素敏感的情况，使用恰当的抗生素。

3. 腹膜炎较重或已有肠麻痹而腹胀严重者，可根据情况禁食及做胃肠减压。这样，能排空胃及防止呕吐，减少麻痹肠管中气体的潴留，避免因腹胀引起的不适和呼吸限制。

4. 纠正水与电解质失衡时，主要应使用晶体液，以平衡液或乳酸钠林格氏液为好。如果存在有贫血及血容量不足时，应给予全血及浓缩红细胞液等。化脓性腹膜炎的液体疗法主要依赖晶体液，若原有心肺疾病时可加用部分胶体液复苏。近年来不少医者对合并休克者主张采用高渗液体进行治疗，如入院时立即给予5%碳酸氢钠，25%甘露醇及右旋糖酐等，较快注入，然后用平衡液维持，这种治疗在紧急处理中是十分有效的。

5. 感染性休克的处理除应及时补充血容量及手术治疗消除病灶外，应注意以下用药问题。

（1）关于血管活性药物的应用：在液体补足后血压仍不能维持时可采用一些能使α及β受体同时兴奋的药物，如间羟胺、多巴胺等，也可用纯β受体兴奋药，如异丙肾上腺素等，但若脉率超过140次/分钟或出现心律不齐时不宜使用。

（2）强心药物：中老年人合并感染性休克，在大量补液的同时，易引起充血性心力衰竭。可使用洋地黄以防治心衰，并严密观察其毒副反应。

（3）类固醇的应用：近年来比较公认的看法是在严重感染性休克发生之前或发生之后，马上采用大剂量强效类固醇治疗，对败血症的病死率可明显减低。方法为5～10分钟内给予地塞米松5mg或甲基强的松龙30mg，2～3小时后可重复1次。如果有效则不需再加用此药，若在两个剂量后仍无反应则判为无效。

6. 镇痛的应用需依具体情况灵活处理，在观察治疗期间禁用止痛剂如吗啡、杜冷丁等，以免掩盖病情，必要时可用针刺等缓解。诊断明确后可给杜冷丁、吗啡等强有力的镇痛剂，并可加用镇痛剂以解除剧痛。

（四）中医专方选介

1. 复方大柴胡汤

柴胡、黄芩各10g，枳壳6g，川楝子、延胡索、白芍各10g，木香6g，大黄10～15（后下），蒲公英15～30g，生甘草6g。水煎。首剂由胃管注入，以后每日1～2剂，晚上服或早晚分服。本方疏肝理气，清热解毒，通里攻下。治疗急性溃疡病穿孔由气血郁闭转化为里实热证的阶段，此时腹痛已显著减轻，腹肌紧张和压痛已消失或局限在右上腹，肠蠕动已开始恢复。本方加减（热重加金银花、蒲公英，腹胀满加川厚朴）配合禁食、胃肠减压、支持疗法、针灸，部分病人配合抗生素治疗溃疡病急性穿孔160例，结果痊愈159例，死亡1例［张端兴，等．中西医结合治疗溃疡病穿孔160例临床分析．福建中医药．1989，（1）：26］

2. 阑尾炎并发腹膜炎用方

蒲公英90g，皂角刺、大黄、厚朴各15g。上药除大黄外加水1500mL，煎2小时后滤去渣，浓缩成胶质状，停火待冷却，将生大黄研粉加入做成药丸如黄豆大小备用。治疗首日服上药2剂，次日起每天服上药1剂，均分4次服。本方清热解毒，消痈散结。治疗急性阑尾炎并发腹膜炎。本方治疗急性阑尾炎并发腹膜炎320例，结果痊愈235例，显效81例，无效4例。总有效率为98.75%。最短住院时间为3天，最长为20天。其中局限性腹膜炎一般为5～7天，弥漫性腹膜炎一般为10～15天。均同时配合外治方法，局限性腹膜炎外敷消炎散Ⅰ号（大黄、白芷各40g，三棱、莪术、乳香、没药各20g）；弥漫性腹膜炎外敷消炎散Ⅱ号（姜黄、栀子、连翘、桃仁、乳香、没药各20g）。并采取综合治疗措施。［刘武荣．急性阑尾炎并发腹膜炎320例疗效观

察. 湖北中医杂志. 1988，(1)：21]

结核性腹膜炎

结核性腹膜炎是由结核杆菌引起的慢性、弥漫性腹膜感染。本病多继发于腹腔内器官的结核，如肠结核、盆腔结核或肠系膜淋巴结核，结核杆菌亦可经血行或淋巴系统直接侵入腹膜。由于女性盆腔结核较常见，故本病女多于男，但近年发病率已有所降低。

本病临床表现主要有发热、盗汗、消瘦、腹胀、腹痛、腹腔肿块等，根据不同证型及不同阶段的临床表现，可按中医“痨瘵”“积聚”“鼓胀”“腹痛”等辨证施治。

一、临床诊断

（一）辨病诊断

1. 症状

结核性腹膜炎因原发病灶的感染途径、病理类型及人体反应性不同，故临床表现也各异。多数发病隐袭，患者在就医时往往已有数月，少数起病较急，数日内症状已很明显，也有部分患者由于起病隐匿或无明显症状，仅在因其他腹部疾病经外科手术或尸体剖检时才偶然发现。患者常有中度发热，体温在38℃左右，但患者并不自觉。有些腹水型或干酪型患者有弛张热，体温可达40℃。大部分患者有低热、盗汗、腹胀、腹痛、腹泻、食欲不振、消瘦、乏力、贫血、全身不适等症状。腹痛多为脐周、上腹或全腹部的不适或钝痛，少数可有剧痛。排便不规律，有便秘或腹泻。腹泻者粪便稀软无黏液。合并肠梗阻者可发生呕吐。在粘连型病例中，便秘也较常见，有时便秘与腹泻交替出现。腹胀是由结核毒血症或腹膜炎伴有的肠功能紊乱所引起，亦可因大量腹水而致。后期病人常有消瘦、浮肿、面色苍白、口角炎、舌炎、维生素 A 缺乏症等。

2. 体征

患者营养状况一般较差，约半数患者有典型的“柔韧感”体征。40% 的患者有腹部压痛，轻重不等。粘连型和干酪型患者的腹部可触及肿块，大小不一，边缘不整，表面不平，有时呈结节感，不易推动。块质多固定，压之剧痛，由粘连肥厚的网膜或包裹性积液造成，易误诊为肿大的肝脏、脾脏、肾脏或肿瘤。腹水型者腹部膨胀，但压痛不明显，有腹水征。如同时有肠粘连，可无移动性浊音。有些病例可有浅表性淋巴结肿大。

本病患者身体的其他部位可伴有结核病灶，以肺结核、肠结核最为多见，其他还有结核性胸膜炎、输卵管结核、肾结核、肝结核、淋巴结核等。

3. **辅助检查**

（1）实验室检查：绝大部分病人的末梢血白细胞数正常。可有不同程度的贫血，血沉加快。80% 的病例结核菌素试验阳性。腹水常规化验比重1.016～1.020，蛋白含量超过2.5g/10mL，白细胞数多于500/mm^3，分类以单核细胞为主。也有部分病人的腹水中除蛋白增高外，其他表现正常。腹水抗酸染色很少能找到结核菌（5%），但腹水的结核菌培养阳性率较高（40%）。若用1L 腹水离心沉淀后接种豚鼠，则阳性率更高（80%）。

（2）X 线检查：胸部透视检查有无肺结核，腹部平片检查有无钙化淋巴结，钡餐造影可见腹膜粘连等征象，如合并肠结核也可被发现。

（3）腹腔穿刺活检：有 30% ～50% 的患者可发现肉芽肿。

张忠兵等人自行研制多功能腹膜检查针，并对临床上 158 例腹水患者进行检查。结果：这种多功能腹膜检查针对 42 例怀疑腹水由结核性腹膜炎引起的病理诊断率达 90.48%；对 47 例不明原因腹水的临床病因确诊率达 63.83%；对 22 例肝硬化伴腹痛和发烧怀疑原发性腹膜炎的确诊率达 40.9%，单纯腹水生化检查的诊断率只占 18.2%，前者明显优于后者；45 例原因不明的腹水患者用单纯腹水细胞学检查，仅 5 例发现癌细胞，进行腹膜刷检后，有 13 例找到癌细胞，显著优于腹水细胞学检查。结论：多功能腹膜检查针对结核性腹水，癌性腹水和肝硬化合并原发性腹膜炎有重要的临床诊断价值，而且操作简单，在病床边即可检查，可在基层医院广泛使用。[张忠兵，等.多功能腹膜检查针的研制及临床应用研究，中华消化杂志.1999，(2)：114～116]

（4）超声波检查：可证实有腹水和包裹性积液等。

（5）腹腔镜检查：可看到腹膜上的粟粒结节或粘连带，直视下活检阳性率高，对粘连型和干酪型检查时，向腹腔注气常有困难，不易成功，且易发生穿破肠管等意外。

（6）开腹探查：临床上不能和恶性肿瘤鉴别时，应早做探查。开腹后首先应注意腹膜是否增厚，表面有无结核结节，有时结核结节不易与癌转移结节区别，须做冻结切片检查。其次，应注意有无脏器的原发结核病灶，并与癌肿鉴别。如发现肿大的淋巴结，亦应做活检，但肠系膜淋巴结核亦可与癌肿同时存在，不可疏忽大意。

（7）病原学检查：结核菌普通培养及涂片检查，由于阳性率低，检测时间长，临床实用价值较小。近年来由于分子生物基因诊断技术的导入，对结核病病原学等方面的实验室诊断进入了一个新的阶段，与临床相结合大大提高了结核病的诊断水平。

聚合酶联式反应（PCR），据文献报道，应用 PCR 可检出 1～1009g 纯化结核菌 DNA，大约相当于 1～20 个结核菌，整个过程仅需 2～3 天，有利于结核病的早期诊断。目前 PCR 检测临床标本中结核菌的总阳性率为 26.5%～80%，比涂片镜检要高，其中肺外标本总阳性率的提高更为明显，故 PCR 更适用于肺外结核的快速诊断。

（二）辨证诊断

1. 阳明腑实型

（1）临床表现：发病急骤，日晡潮热或壮热不已，腹部硬满，疼痛而拒按，胸闷不舒，大便秘结或溏滞不爽。舌红，苔黄燥，脉沉实。

（2）辨证要点：日晡潮热或壮热，腹痛拒按。舌红，苔黄燥，脉沉实。

2. 肝气郁滞型

（1）临床表现：腹中气聚，攻窜胀痛，时聚时散，腹胀、腹痛每随情志变化而增减。脘腹胀闷不适，纳差，月经不调。舌淡红，苔薄，脉弦。

（2）辨证要点：脘腹胀痛随情志增减。脉弦。

3. 瘀血内结型

（1）临床表现：腹大坚满，积块明显，硬痛不移，面暗消瘦，纳差乏力，或见腹痛腹泻，或见呕吐便秘。舌紫暗或有瘀点，脉细涩。

（2）辨证要点：腹部积块硬痛不移。舌紫暗或有瘀点，脉细涩。

4. 水湿内停型

（1）临床表现：腹大膨隆，纳呆恶心，腹泻或便秘，小便短少。舌淡红，苔白腻，脉弦缓。

（2）辨证要点：腹大膨隆，尿少。舌淡红，苔白腻，脉弦缓。

5. 气阴两虚型

（1）临床表现：潮热，盗汗，消瘦，面色㿠白，颧红，手足心热，倦怠乏力，腹胀，腹痛。舌红或淡，苔薄，脉细数或细弱。

（2）辨证要点：低热盗汗，手足心热，乏力。舌红或淡，苔薄，脉细数或细弱。

二、鉴别诊断

典型的病例诊断并不困难，可根据低热、盗汗、腹部压痛、血沉加快、渗出性腹水等征象进行诊断，如抗结核治疗有明显疗效，即可确诊。但本病轻重悬殊，不典型的病例容易发生误诊。肝硬化腹水者易合并结核性腹膜炎，但其表现常被肝硬化的征象所掩盖，故易漏诊。结核性腹膜炎常被误诊为肝硬化腹水、肠梗阻、伤寒、慢性胆囊炎、胃肠道肿瘤、腹腔淋巴瘤、盆腔肿瘤、卵巢囊肿等。对任何腹水、发热、原因不明的全身不适、全腹痛或腹部压痛的患者，都应考虑结核性腹膜炎的可能。对诊断有困难者，可行腹腔镜检查或开腹探查，以便确诊。

三、治疗

（一）提高临床疗效的思路提示

1. 辨别标本虚实，权衡扶正祛邪

中医认为，情志抑郁、饮食损伤、感受邪毒等是引起该病的主要原因，而正气亏虚是本病发生的内在因素。正如《医宗必读·积聚》说："积之成也，正气不足，而后邪气踞之。"《景岳全书·积聚》亦说："凡脾肾不足及虚弱失调之人，多有积聚之病。"也就是说，积聚是在正虚感邪、正邪斗争而正不胜邪的情况下，邪气踞之，逐渐发展而成。故而在治疗本病的过程中，辨别标本虚实，权衡扶正祛邪尤为重要。本病初期，正气未虚，邪气较盛，多属实证。治疗当以祛邪为先，根据气滞、湿阻、痰凝、虫积、血瘀等不同病机，分别采用理气消积、化湿行水、祛痰杀虫、活血化瘀等法，以消除胀满、积聚、腹水。这符合《内经》"中满者泻之于内""下之则胀已"之旨。临床上应根据患者的体质状况，遵"衰其大半而止"的原则，切不可攻伐太过，反伤脾胃，戕伤元气。病至中期，受病日久，邪气较深，正气较弱，常呈虚实夹杂之证，临床应根据脾肾阳虚、肝肾阴亏之不同，采用扶正祛邪之法调之，扶正可通过辨证使用益气、养阴、补血、温阳之法；祛邪可择用疏肝理气、活血化瘀、化痰散结、清热解毒等法。不可妄投克伐之品而急于求

成。如《格致余论》说："医不察病起于虚，急于取效，病者苦于胀急，喜行利药，以求一时之快，不知宽得一日半日，其肿愈甚，病邪甚矣，真气伤矣。"病至后期，患者形瘦神疲，正气伤残，治宜扶正培本为主，酌加理气、化瘀、消积之品，切忌攻伐太过。

总之，在本病的治疗过程中，应注意处理好攻法与补法的关系。正如《景岳全书·积聚》说："治积之要，在知攻补之宜，而攻补之宜，当于孰缓孰急中辨之。"在治疗中应注意"治实当顾虚""补虚勿忘实"，可根据具体情况，或先攻后补，或先补后攻，或寓攻于补，或寓补于攻。

2. 注意活血散结，养阴贯穿始终

结核性腹膜炎中医归属"积聚""痨瘵"等范畴，以腹部积聚形成及阴虚火旺等证候为主要临床表现。积聚的形成，中医认为与瘀血密切相关。正如王清任在《医林改错》中所说："无论何处，皆有气血，气无形不能结块，结块者必有形之血也。血受寒则凝结成块，血受热则煎熬成块。"故对于结核性腹膜炎的病例，特别是对于粘连型或干酪型病例有腹部包块者，应以理气活血，软坚散结法治疗。聚证重调气，积证重活血。聚证病在气分，以疏肝理气，行气清聚为基本治则，重在调气；积证病在血分，以活血化瘀，软坚散结为基本治则，重在活血。在注重活血散结，祛邪杀虫的同时，尚应注意补虚扶正。虚有气、血、阴、阳之分，但以阴虚为病本。痨虫经口鼻而入，首先侵袭肺脏，耗血伤阴，尔后进一步影响到其他脏器，"其邪展转，乘于五脏"，因脾为肺之母，肾为肺之子，故常可致肺、脾、肾三脏同病。本病初期，以阴虚火旺为主，日久可导致气阴两虚，甚则阴损及阳。故在本病的治疗过程中，应始终贯穿养阴这一治则，根据病变发展不同阶段的证候特点，灵活掌握攻补分寸，以期获得满意疗效。

（二）中医治疗

1. 内治法

（1）阳明腑实型

治法：泄热通腑。

方药：大承气汤加减。

大黄9g，厚朴9g，枳实9g，芒硝（合冲）9g。

使用本方应有痞、满、燥、实及脉实的临床表现，要中病即止，并密切注意病情变化。

(2) 肝气郁滞型

治法：疏肝解郁，行气消聚。

方药：木香顺气散。

广木香 9～12g，砂仁 6～9g，苍术、川厚朴 9～12g，甘草 3g，乌药 9g，生姜 6g，枳壳 9～12g，香附 12g，青皮 9～12g。

若寒甚，腹痛较剧，得温痛减，肢冷者，可加高良姜、肉桂温中理气止痛；若兼有热象，口苦，舌质红者，去乌药、苍术，加吴茱萸（即左金丸）泄肝清热；腹痛、肠鸣、肠泻者，可加白术、茯苓、泽泻、薏苡仁以健脾利水。

(3) 瘀血内结型

治法：活血化瘀，软坚散结。

方药：膈下逐瘀汤、六君子汤。

当归 15～30g，川芎 10～15g，桃仁 10g，红花 10g，赤芍 15g，五灵脂 10g，元胡 12g，香附 15g，乌药 12g，枳壳 12g，甘草 3g。

可酌加丹参、莪术、三棱、鳖甲、煅瓦楞等，以增强活血消积的作用。或配合服用鳖甲煎丸、化癥回生丹以消癥散积。在使用膈下逐瘀汤治疗的同时，兼服具有补益脾胃、扶助正气的六君子汤，以共同组成攻补兼施之方。

(4) 水湿内停型

治法：行气化湿，宽中利水。

方药：中满分消丸加减。

厚朴 6g，枳实 10g，黄芩 10g，半夏 10g，茯苓 15g，泽泻 12g，猪苓 15g，大腹皮 12g，车前子（另包）30g，百部 10g。

(5) 气阴两虚型

治法：益气养阴。

方药：四君子汤合清骨散加减。

银柴胡 10g，鳖甲（先煎）15g，地骨皮 12g，青蒿 10g，知母 10g，百部 10g，党参 10g，白术 10g，茯苓 10g，黄精 30g。

2. 外治法

(1) 针刺治疗：取中脘、内关、足三里为主穴。根据不同证候而配穴治疗。多采用泻法或平补平泻法，中等强度刺激。每日或隔日治疗 1 次。

(2) 耳针：取脾、胃、肺、交感、腹、三焦。每次选 3～5 穴，耳针常规方法操作，留针20分钟。每日或隔日1次。

（3）温针灸：取中脘、足三里、胃俞、膏肓俞、肾俞。以温针灸法，每日1次。

（三）西医治疗

1. 化学药物治疗对结核病的控制起着决定性的作用。

（1）异烟肼（INH）：具有杀菌力强、可以口服、副反应少、价廉等优点，能抑制结核菌DNA合成，并阻碍细胞壁的合成，能够杀灭细胞内外代谢活跃、连续繁殖或近乎静止的结核菌。用量为：每日0.3～0.4g，顿服。小儿每日5～10mg/10g（每日不超过300mg）。标准治疗方案1.5年为1疗程，短程方案6～9个月为1疗程。

（2）利福平（REP）：能抑制菌体的RNA聚合酶，从而阻碍mRNA的合成。用量为：成人每日1次，空腹口服0.45～0.6g。6～9个月为1疗程。近年来一些长效的利福类衍生物陆续问世，如环戊哌嗪利福霉素在人体内的半衰期长，故每周口服1次，疗效与每日服用利福平相仿。螺环哌啶利福霉素对某些已对其他抗结核药物失效的菌株的作用比利福平强。

（3）吡嗪酰胺（PZA）：能杀灭或吞噬细胞内和酸性环境中的结核菌。用量为：每日15g，分3次口服。

（4）链霉素（SM）：能干扰结核菌的酶活性，阻碍蛋白合成。用量为：成人每日肌注0.75～1.0g。间歇疗法为每周2次，每次肌肉注射1g。妊娠妇女慎用。

（5）乙胺丁醇（EMB）：抑制DNA合成，与其他结核药无交叉耐药性，能防止耐药菌的产生。用量为：25mg/kg，每日1次，口服，8周后改为每日15mg/kg，1.5年为1疗程。

（6）对氨水杨酸钠（PAS）：可能干扰结核菌生长素的合成。用量为：成人每日8～12g，分2～3次口服。本药饭后服用可减轻胃肠道反应，也可每日12g，加入5%～10%葡萄糖液500mL中，避光静脉滴注，1个月后改口服。1.5年为1疗程。

2. 合理的化疗可使病灶全部灭菌，使疾病痊愈。传统的休息和营养疗法起辅助作用。化疗方案如下。

（1）初治病例

①前2个月强化期用链霉素（或乙胺丁醇）、异烟肼、利福平和吡嗪酰

胺，每日 1 次；后 4 个月继续用异烟肼和利福平，每日 1 次，写作 2S（E）HRZ/4HR。

②亦可在巩固期隔日用药（即每周用药 3 次），写作 2S（E）HRZ/$4H_3R_3$。

③亦可全程隔歇用药，写作 $2S_3$（E_3）$H_3R_3Z_3/4H_3R_3$。

④强化期用异烟肼、链霉素和对氨水杨酸（或乙胺丁醇），巩固期用 2 种药 10 个月，写作 2HSR（E）/10HR（E）。

⑤强化期 1 个月用异烟肼、链霉素，巩固期 11 个月每周 2 次用药，写作 1HS/$11H_2S_2$。

以上①、②、③为短期化疗方案，④、⑤为常规化疗方案。若条件允许，宜尽量采用短期化疗方案。

（2）复治病例

①2S（E）HRZ/4HR，督导化疗，保证规律用药。6 个月疗程结束时结核菌仍未阴转者，巩固期可延长 2 个月。如延长治疗仍未阴转，可采用下述复治方案。

②用初治规则治疗失败的病人，可用 $2S_3H_3R_3Z_3E_3/6H_3R_3E_3$。

③慢性排菌者可用敏感的一线药与二线药联用，如卡那霉素（K）、丙硫异烟胺（1321Th）、卷曲霉素（CP）等，在严密观察副反应的情况下进行治疗，疗程以 6～12 个月为宜。氟喹诺酮类（氯氟沙星、环丙沙星、斯伯沙星等）有中等强度的抗结核作用，对常用药物已耐药的病例可以加入联用方案。

3. 对有血行播散或严重结核毒血症状者，在使用有效抗结核药物的同时，加用糖皮质激素（常用泼尼松，每日 15～20mg，分 3～4 次口服）。以减轻炎症和过敏反应，促使渗液吸收，减少纤维组织的形成和胸膜粘连的发生。毒性症状减退后，泼尼松剂量递减，至 6～8 周停药。

4. 对腹水型患者，在适当地放腹水后，腹腔内注入链霉素、异烟肼及醋酸可的松，每周 1～2 次，临床疗效显著。

5. 肠梗阻是本病最常见的并发症。其次为肠穿孔、肠瘘。部分病例须进行外科手术治疗。手术适应证包括：①并发完全性、急性肠梗阻，或有不全性、慢性肠梗阻经内科治疗而未见好转者；②肠穿孔引起急性腹膜炎，或局限性化脓性腹膜炎经抗生素治疗而未见好转者；③肠瘘经加强营养与抗结核化疗而未能闭合者；④当本病诊断有困难，和腹内肿瘤或某些原因引起的急腹症不能鉴别时，可考虑剖腹探查。一般术后还应按结核治疗一年以上。广泛性腹外结核、广泛粘连及干酪型病例为手术禁忌证。

为减轻结核的毒血症状，减少腹水形成并促进腹水吸收，防止或减轻腹膜粘连，在有效的抗结核药物应用的基础上，可短期应用糖皮质激素，常用泼尼松 5 ~ 10mg，口服，每日 3 次。

（四）中医专方选介

1. 通便活血汤

大黄 15g（后下），芒硝 6g，厚朴 12g，枳实 12g，桃仁 18g，红花 12g，莱菔子 12g，赤芍 18g。本方峻下热结，行气通便，活血散瘀。适用于结核性腹膜炎合并肠梗阻者。用法：取上药加水 400mL，煎 30 分钟，加大黄煎 10 分钟，取汁约 250mL，口服 150mL，肛门保留灌肠 100mL，用药 2 ~ 3 小时后无矢气或排便者，如法再进一剂。用药 2 天后无大便及矢气者，停中药治疗，即为无效。治疗 58 例，53 例有效，5 例无效，有效率 91.4%。[席永昌．中药治疗结核性腹膜炎并肠梗阻 58 例疗效观察．实用中医内科杂志．1996，(1)：38]

2. 活血止汗方

生地黄 15 ~ 20g，当归 10g，赤芍 9 ~ 12g，怀牛膝 10g，桃仁、红花各 12g，枳壳、桔梗、甘草、川芎各 6g。本方活血化瘀，适用于结核性腹膜炎之顽固性盗汗患者。临床疗效显著。[张京．顽固性盗汗从瘀治验．实用中医内科杂志．1996，(3)：19]

第二节　腹腔脓肿

腹腔脓肿是指在膈肌以下，盆底以上这一段躯干部的腹腔内及腹膜后脓肿的总称。它们多由腹内器官穿孔或炎症所继发，也可发生于任何化脓性腹膜炎之后。

腹腔脓肿一般可分为腹腔内脓肿及腹膜后脓肿两大类。在这两类脓肿中，腹膜后脓肿常表现为腰部或下腹痛，病人可有寒战、发热、食欲不振、体重减轻及跛行等。检查时常有全身感染的征象，如发热、白细胞增多等，但没有腹膜炎体征。这类脓肿常被误诊，也可导致败血症或死亡。腹腔内脓肿又可分为膈下脓肿、盆腔脓肿、肠间脓肿、结肠上脓肿、结肠旁脓肿、髂窝脓肿等，其中以前三者为最多见。

膈下脓肿

膈下脓肿绝大多数是由于腹腔内器官化脓性感染、空腔脏器穿孔所致的腹膜炎引起的并发症。少数是属于腹部手术后的并发症，由腹部创伤或胸腔化脓性疾患扩散而来者较少见。其细菌种类主要是肠道菌群，与化脓性腹膜炎的细菌种类相似，常由需氧菌和厌氧菌多种细菌混合感染。

脓肿形成之前，先有一个膈下炎症的阶段，约 2/3 的病人经治疗炎症可吸收，有 1/3 的病人发展成为局限的脓肿。脓肿的位置和原发病的部位有关。右膈下脓肿常在阑尾穿孔、十二指肠溃疡穿孔、胆道化脓性疾病之后发生。胃、脾切除术后的膈下脓肿多发生于左侧。脓肿一般为单发，亦可为多发。继弥漫性腹膜炎之后发生的脓肿一般多发的可能性较大。

脓肿有时含气，多因原来的胃肠道穿孔、手术中进入等导致，也可因细菌发酵所产生。

一、临床诊断

1. 症状

（1）全身症状：系膈下感染引起的中毒性反应，表现为发热，初起多为弛张热，脓肿形成以后，可以高热不退，也可为中等程度的持续发热。还有脉率增快，舌苔厚腻，逐渐出现消瘦、乏力、衰弱、盗汗、厌食等症状。

（2）局部症状：和脓肿所在部位有一定关系。疼痛为常见症状，但多不明显。肋上间隙感染的疼痛多位于肋缘下，常可牵涉到肩、颈部。肋下间隙感染，疼痛常位于近中线的肋缘下或剑突下。位于肝下间隙靠后者，可有肾区痛。脓肿刺激膈肌，可引起呃逆。膈下感染引起膈上肺、胸膜反应时，可出现咳嗽、胸痛、气促等症状。据有关资料分析，胸部症状突出者占 45%，腹部症状明显者约占 40%，其余 15% 则表现为轻微的局部症状。由于大量抗菌素的应用，局部症状较轻或不典型者愈来愈多见。

2. 体征

肝上间隙脓肿常表现为患侧肝浊音界抬高，肺下部呼吸音减弱，下胸部呼吸运动受限制，患侧肋间隙饱满，可有压痛，压痛处常有皮下水肿。当右膈下有大量积脓时，右肝常向下挪移，并可见肿大，伴有右上腹压痛和肌肉紧张。左侧的膈下脓肿，因肝左叶较小，主要表现为左上腹的肌肉紧张、压痛等。肝下间隙脓肿可触及右上腹部的局限性炎性肿块，有压痛和肌紧张。局限性压痛常提示脓肿所在的部位：如在右侧第十二肋或前端，多为后面的肝下脓肿，如沿右肋缘下出现，常为肝上脓肿。约有 10% ~25% 的脓腔内含气体，叩诊时肝浊音区减少。

3. 影像学检查

（1）胸腹部 X 线透视或拍平片：多种位置或方向的 X 线透视对显示膈下脓肿的存在极为有效。常见的征象有基底肺不张及充血，患侧膈肌升高，呼吸时膈肌运动减弱、消失或有反射运动、胸腔积液。有些病例尚可见到膈下或肝下的气液面，对诊断膈下脓肿极有帮助。但腹部手术后的膈下气体常可存在 10 ~14 日，需加以鉴别。

（2）B 超检查：不仅有助于判断膈下脓肿是否存在，而且能帮助定位及指导穿刺抽脓。

（3）胃肠钡剂检查：较大的左侧膈下脓肿或右侧肝下脓肿可对胃或十二指肠产生某种程度的压迫，从而在钡餐检查时发现胃或十二指肠由一方向另一方的移位。胃小弯侧的脓肿有的可引起类似淋巴瘤的征象。

（4）肝核素扫描及 CT 检查：可有助于排除肝内脓肿。也有人主张做肝血管造影，虽然它对诊断肝内病变有效，但比前述检查的侵袭性大。

4. 试验性穿刺

对腹膜炎后疑有膈下脓肿者，在进行上述检查特别是胸腹透视或摄片显示异常改变或超声图显示有液性暗区时，均应在相应部位做诊断性穿刺，如果吸出脓汁则可确定诊断及治疗。穿刺液需做细菌学检查及抗生素敏感试验。

二、鉴别诊断

膈下脓肿当注意与脓胸、肝脓肿相鉴别。因为在 X 线片上膈的位置未能清晰显出，即使在穿刺吸脓时，针尖的位置是在膈上、膈下或肝内，有时也难以绝对肯定。如有条件，X 线断层摄片可能对鉴别诊断有帮助。有时由于脓肿的穿破扩散，膈上和膈下，肝内和肝外可以同时有脓肿存在。

三、治疗

在感染早期，脓肿尚未形成时，应采用非手术疗法，以抗菌素和中药为主控制感染。脓肿形成后，个别情况下可采用穿刺抽液，腔内注射抗菌素并服中药。多数病人应手术引流。近年来，多采用经皮穿刺插管引流术，并取得了较好的治疗效果。

膈下脓肿病人，常因原发病和并发症迁延时日，消耗显著，所以支持疗法包括加强营养、补液、输血及血浆等常常是必需的。

1. 手术引流脓肿在操作技术上的特点是按照脓肿的确切部位选择适当的切口和途径，力求避免污染胸腔和游离的腹腔。术前在X线透视下做正、侧体位摄片，或做超声波检查，对脓肿的准确定位十分重要。如脓腔有气液面或在穿刺吸脓时注入少量空气，对脓肿的定位有很大的帮助。

切开引流后，全身症状多能迅速改善，如果发热等中毒症状不能很快改善，或在改善一段时间后再次出现症状，则应注意是否为：①脓肿引流不畅；②出现另外的膈下脓肿；③胸部出现感染如胸水感染变成脓胸等。

2. 经皮穿刺插管引流术优点是手术创伤小，可在局部麻醉下施行，一般不会污染游离腹腔，引流效果较好，适用于与体壁贴近的、局限的膈下脓肿，穿刺插管须由外科医师和超声医师或放射科医师配合进行，如穿刺失败或发生并发症，可手术治疗，约有80%的膈下脓肿可以治愈。

盆腔脓肿

盆腔脓肿常继发于盆腔炎症感染，此外，也常继发于弥漫性腹膜炎，小肠下部病变，如急性阑尾炎穿孔、回肠下端穿孔、Meckel 憩室穿孔、肠吻合术后、结肠手术后等。临床上，开始时常为腹膜炎，随后出现盆腔脓肿。由于盆腔腹膜吸收毒素能力较低，全身中毒症状往往较轻。

一、临床诊断

1. 症状

除了由于盆腔感染引起的发热、脉速等全身症状外，常出现盆腔腹膜刺激征，如下腹痛、大便频数、排尿后有痛感、粪便有黏液、量少、小便频数甚至排尿困难等。

2. 体征

直肠指检可发现直肠前壁的膀胱直肠陷窝有触痛、炎性肿块，或有波动感的炎性包块突向直肠腔内，在该处穿刺可抽出脓液。

3. 影像学检查

B超和CT检查可提供确诊的依据。

二、鉴别诊断

盆腔脓肿当与盆腔蜂窝组织炎相鉴别：后者可在盆腔部引起压痛及全身毒血症，也会合并腹痛、里急后重、膀胱刺激征等，但它的治疗原则与盆腔脓肿不大一样，虽然它也与其他炎症一样需用抗生素等治疗，但一般来说不需手术治疗。在多数情况下，它可自行吸收。其主要特点是在直肠指诊时可触到一炎性的硬性肿物，有明显压痛，但无波动感。

三、治疗

盆腔炎症尚未形成脓肿时，应以中西医结合治疗为主，辅以温热盐水灌肠及物理透热疗法等，多数情况下炎症均能消散，即使形成脓肿，亦可逐渐吸收。脓肿较大时，临床症状较重，经一段时间治疗后进步不大，或病人有代谢性疾病如糖尿病等，宜早做引流术。男性病人可在直肠前壁隆起处穿刺，抽出脓液后，在该处扩大刺口引流，女性病人则可以经阴道后穹窿穿刺并引流。

肠间脓肿

肠间脓肿是指腹膜腔内由小肠及网膜包裹形成的脓肿，多发生于弥漫性腹膜炎时由小肠所包裹的残余感染，有时亦发生于小肠的炎症或穿孔被包裹后所形成的脓肿。脓肿亦可破溃至肠腔内形成内引流。

一、临床诊断

肠间脓肿在临床诊断和定位上有时会发生困难。脓肿并没有一个典型的位置，周围为充气的小肠所包裹、覆盖，局部体征可能不够明确，在B超检查时，胀气肠管亦影响检查结果。腹部CT的诊断价值较高，但假如肠内容物没有造影剂的对比，亦不容易将脓肿与肠腔内的液体潴留相鉴别。当脓肿体积不大或只有薄层脓液分布于肠间时，诊断更有困难。用^{111}In标记的白细胞做闪烁照相，可能有助于发现腹腔内的感染性病灶。

二、治疗

一般采用中西医结合非手术疗法，如运用清热解毒、活血化瘀的方剂，通过抗菌素、局部热敷理疗以及全身支持疗法，大多数脓肿可以被吸收而消散。如发热持续或增高，脓肿逐渐增大，表示脓腔内脓液增多，有继发穿破并再度引起腹腔内感染扩散的可能。

在B型超声或CT的引导下穿刺抽吸或经皮肤导管引流，可作为首先考虑的诊断和治疗措施。肠间脓肿并不排除肠内瘘的可能。单纯性肠间脓肿，有可能经皮肤置管引流奏效，但对于复杂的脓肿，如伴有小肠本身的病变，如肠瘘等，则往往仍需要手术处理，引流脓腔并处理原发病变。

第三节　腹膜恶性间皮细胞瘤

腹膜恶性间皮细胞瘤是发生于腹膜的恶性间皮肉瘤，来源于间皮及间皮下层细胞，多呈弥漫性生长。早期多无明显症状，当生长到一定大小累及胃肠等腹腔脏器时，会出现腹痛、腹块、腹水、腹胀和全身改变。

腹膜恶性间皮细胞瘤是一种少见的原发性腹膜肿瘤，较胸腔间皮细胞瘤的发生率低，有时可同时发病。我国有关本病的报道不多，近年随着对本病的认识及诊疗技术的提高，诊断上有增多的趋势，但仍属少见。

中医学无腹膜恶性间皮细胞瘤的病名，但按其不同的病理阶段和临床表现，可分别归入“腹痛”“积聚”“鼓胀”等病的范畴。

一、临床诊断

（一）辨病诊断

1. 症状与体征

腹膜恶性间皮细胞瘤早期多无明显症状。当肿瘤生长到一定大小并累及胃、肠等腹腔内脏时会出现腹痛、腹块、腹水、腹胀、胃肠道症状和全身改变。

（1）腹痛：不少患者有腹痛，且部位不定，全腹各部都可出现，病变最多的部位腹痛最明显；腹痛的程度不一，轻者仅感隐痛不适，重者痛势剧烈或为绞痛；腹痛的时间长短不一，因人而异。

（2）腹块：是本病主要临床体征之一，多数患者可触及腹块，有的就以腹部肿块就诊。腹块可发生在腹腔的各个部位，大小多少不一，多数为实性，个别病人的部分腹块有囊性感，且发展较迅速。有些病例因腹水的存在使腹块的触诊受到影响。

（3）腹水：约90%的患者可出现腹水。腹水可早期单独出现，但多数突然出现于腹痛之后。腹水量多且顽固，常达数千毫升，甚至一万毫升以上，大多为浆液性，微黄澄清，少数为血性。腹水中蛋白含量高，细胞呈混合型，有时可见恶性细胞。

（4）胃肠道症状：常表现为食欲差，恶心呕吐，腹胀，便秘等，有的甚至可发生不完全性肠梗阻。但因本病仅产生对胃肠道的压迫而不侵犯深层组织，故无消化道出血的征象。有些患者可因下腹部巨大肿块的压迫而产生下肢水肿和排尿不利等症状。晚期常出现明显的乏力和消瘦等全身症状。

2. 实验室检查

细胞学检查是一种常用的方法，在腹水中找到异形且有明显恶性特征的脱落间皮细胞，对本病的诊断大有帮助。胞浆内的 PAS（过碘酸雪夫）染色阳性颗粒的存在对本病的诊断也有一定价值。但常因脱落细胞较少且又容易发生退行性改变而使阳性率降低。另约1/3患者的腹水中可查到透明质酸。

3. 影像学检查

X线钡餐或钡剂灌肠可见胃肠道受压或移位等间接征象。B超可检测肿块的大小、多少及有无腹水。CT和MRI显示腹部不同侧面呈现大小不一的肿块影，不侵及内脏深层，仅位于腹腔内，腹膜后少见。各种影像学检查合理配合，有助于确定病变部位，排除消化道及女性生殖器等部位的肿瘤。

4. 腹腔镜检查

对本病的诊断提供了新方法。

5. 活组织检查

是诊断本病的最好方法。活组织的来源一是腹腔镜取出，二是剖腹探查取得。为了肯定诊断，要观察上皮和结缔组织两型肿瘤的区别，故取标本时应多些，全些，要考虑各个结节和肿块各方向上的组织。

总之，由于本病发生率低，症状和体征及辅助检查又缺少明显区别于其他疾病的特征，临床诊断极为不易。因此，凡遇到腹部肿块的病人，尤其有多个肿块又伴有大量腹水，特别是血性腹水，且无胃肠道和妇科有关疾病的症状，各种检查怀疑腹腔内肿瘤又找不到原发病灶者，应想到腹腔恶性间皮瘤的可能性，应抽取腹水反复行脱落细胞学检查，或尽早行活组织检查，以便早期诊断，早期治疗。

（二）辨证诊断

1. 肝郁脾虚型

（1）临床表现：腹部胀满疼痛，或连及两胁，或可触及痞块，质尚软，恶心呕吐，纳差，体倦乏力，大便溏。舌淡，苔薄白，脉弦。

（2）辨证要点：腹痛连胁，或见痞块质软，恶心纳差。苔白，脉弦。

2. 气滞血阻型

（1）临床表现：腹痛或见肿块，软而不坚，痛有定处，胀痛并见，或有压痛。舌质青或见瘀斑，苔薄白，脉弦涩。

（2）辨证要点：腹部积块软而不坚，胀痛并见。舌质青，脉弦。

3. 痰食凝结型

（1）临床表现：腹胀或痛，便秘，纳呆，痞块或条索状物聚起于胃脘或脐腹部，按之痛甚，或形瘦体倦，面黄气短。舌淡，苔厚腻，脉弦滑。

（2）辨证要点：腹胀或痛，便秘纳呆，痞块多聚于胃脘或脐腹。苔厚腻，脉弦滑。

4. 气结血瘀型

（1）临床表现：腹部积块日渐明显，质硬，疼痛剧烈，固定不移，多为刺痛，面暗消瘦，饮食减少，女子可见月事不下。舌青紫或有瘀斑，脉弦或弦涩。

（2）辨证要点：腹部肿块明显，质硬，刺痛不移，面色晦暗。舌青紫或有瘀斑，脉弦细涩。

5. 气血双亏型

（1）临床表现：腹部积块坚硬，疼痛逐渐加重，面色萎黄或黧黑，肌肤甲错，消瘦脱形，饮食大减，肢体倦怠。舌质淡，边有齿痕，苔白或腻，脉沉细无力。

（2）辨证要点：病久积块坚硬，痛剧，面色萎黄，消瘦脱形，饮食大减，乏力。脉细弱。

6. 阴虚内热型

（1）临床表现：脘腹胀痛，积块坚硬，口燥咽干欲饮，头晕耳鸣，形瘦体弱，五心烦热，小便短赤，大便秘结。舌红，苔少或无苔，脉细数。

（2）辨证要点：形瘦体弱，口燥咽干，五心烦热。舌红苔少，脉细数。

二、鉴别诊断

（一）良性的腹膜间皮细胞瘤

常为单发，多见于输卵管、子宫顶部的腹膜，细胞形态表现为细胞分化好、大小一致，近似正常的间皮细胞，常在术中、术后用活组织检查加以鉴别。

（二）结核性腹膜炎

可有结核性结节，多伴有午后低热、盗汗，体重减轻等症状；腹部触诊有柔韧感；身体其他部位有结核病灶或病史；X 线腹部平片检查可见钙化影；结核菌素试验及 PCR－TB 有诊断价值，抗结核治疗有效。

（三）其他部位的肿瘤转移的癌性结节

多有原发的症状和体征，结合病史多可诊断。

（四）消化道及女性生殖器肿瘤

凭胃肠 X 线检查、B 超及 CT 检查确定病变部位，排除消化道及女性生殖器肿瘤。剖腹探查或术前电镜检查可以明确诊断。

三、治疗

（一）提高临床疗效的思路提示

1. 中西结合，共治互补

目前临床上中西医结合治疗腹膜恶性间皮细胞瘤的报道很少，原因主要在于本病很少见，对本病的诊断符合率不高。但所有的临床报道不断证实，中西医结合的办法对肿瘤的防治比单一的西医和单纯的中医治疗效果都要好。这主要是中西医结合治疗肿瘤的手段更全面。对局限型病例，我们首先用手术进行根治，再用放疗和化疗的方法防止其复发和转移，然后配合中药减轻放疗、化疗的毒副作用。对于中晚期病例，除尽量用手术进行姑息治疗以减轻症状外，还要配合局部癌肿的放疗，以缩小病灶，又要配合全身化疗，防止转移，并用中药进行辨证施治，提高机体免疫力，扶正祛邪，调整阴阳，改变内环境，以期提高生存质量和远期生存率。

2. 瘤分三期，攻补分明

初期，积块形小而质软，人体正气未伤，治疗以攻邪为主，予以理气活血，通络消积之品；中期，积块渐大而质变硬，正气已伤，形体日渐消瘦，治疗当攻补兼施，予以祛瘀软坚，调补脾胃之品；末期，积块日渐明显且坚硬痛剧，正气大伤，消瘦脱形，治疗当以扶正培本为主，大补气血，调补脾肾，配伍活血化瘀，逐痰散结之品，以期正气恢复，再求图治。总之，治疗本病应根据病人的情况决定攻补，要灵活多变，切记“治实当顾其虚”“补虚勿忘其实”。

3. 治癌当固本，扶正重脾肾

大量临床实践证明，外因的致癌因素很多，而发病往往取决于正气之虚，取决于内因的个体差异。正如《内经》所说：“正气存内，邪不可干，邪之所凑，其气必虚。”而补益药的应用，则能大大提高机体的免疫功能，增强垂体－肾上腺皮质的功能，增强骨髓的造血功能，有助于机体紊乱的生理功能恢复正常，及失调的内环境恢复平衡，并能保持机体生存的物质基础，纠正和修复病理变化。常用的方剂有：八珍汤、补中益气汤、六味地黄丸、金匮肾气丸等。

（二）中医治疗

1. 内治法

（1）肝郁脾虚型

治法：疏肝和胃，健脾化湿。

方药：逍遥散加减。

柴胡10g，当归12g，赤白芍各10g，白术12g，茯苓15g，郁金10g，香附10g，半夏10g。

腹痛甚加元胡、三七粉、川楝子理气止痛；恶心纳呆者加砂仁、鸡内金、生姜。

（2）气滞血阻型

治法：疏肝理气，活血止痛。

方药：金铃子散合失笑散加减。

金铃子12g，元胡12g，蒲黄（布包下）10g，五灵脂（布包下）10g，丹参30g，桃仁10g，红花10g，赤芍10g，川芎9g，青皮12g。

（3）痰食凝结型

治法：行气消食，涤痰化积。

方药：太平丸加减。

陈皮10g，厚朴10g，木香8g，乌药12g，白芥子12g，草豆蔻15g，三棱12g，莪术12g，干姜10g，泽泻10g。

兼便秘者，可加大承气汤；若痰食瘀血互结者，可加桃仁、红花、香附、大黄之类；若病程较长，脾气损伤者，可合香砂六君子汤，以扶正气。

（4）气结血瘀型

治法：祛瘀软坚，兼调脾胃。

方药：膈下逐瘀汤与六君子汤兼服。

当归9g，川芎6g，桃仁9g，红花9g，赤芍6g，五灵脂（布包下）9g，丹皮6g，元胡6g，香附5g，乌药6g，枳壳6g，党参12g，白术9g，茯苓12g，陈皮9g，甘草9g。

本方治疗时可酌加软坚药和化瘀药以破瘀消结。如水蛭、虻虫、穿山甲、牡蛎、昆布、海藻、鳖甲、䗪虫等。

（5）气血双亏型

治法：大补气血，活血化瘀。

方药：八珍汤合化积丸加减。

党参18g，白术12g，茯苓12g，当归15g，熟地黄15g，白芍12g，川芎12g，三棱9g，莪术9g，苏木9g，香附12g，槟榔12g，海浮石15g，瓦楞子30g，甘草12g。

若头晕目眩，神疲乏力，气虚甚者，可加黄芪、山药等；若面色苍白、心悸、眩晕等血虚甚者，可加何首乌、阿胶等；若口干咽燥、渴欲饮水，津亏明显者，可加石斛、沙参、天花粉、麦冬等；若阳虚腹水较多者，可加桂枝、车前子、猪苓等。

（6）阴虚内热型

治法：滋阴清热，益气通络。

方药：一贯煎加减。

沙参15g，麦冬12g，石斛15g，生地黄15g，佛手15g，枳壳12g，元胡9g，莪术12g，川楝子10g，山楂30g，太子参30g。

若潮热盗汗者，可加青蒿、龟板、鳖甲以滋阴清热。

2. 外治法

（1）针刺疗法：取中脘、天枢、气海、内关、足三里、公孙、合谷、三阴交、阴陵泉、脾俞、肝俞、太冲等主穴。每次选主穴3～4个，行补泻手法，留针30分钟。每日针治1次，2周为1疗程。

（2）灸法：取中脘、天枢、气海、关元、足三里、三阴交、大椎、合谷、水分、石门等穴。每日选3~4个穴位灸之，每日1~2次，1次15分钟。

（3）耳穴：取腹、脾、胃、大肠、小肠、肝、神门、交感等穴。一般留针30分钟，每日1次，10次为1疗程。

（4）穴位注射疗法：取阿是穴、中脘、天枢、气海、水分、石门、足三里、丰隆等穴。选元胡、川芎、当归等中药注射液，每穴0.5mL。每日3~4穴，隔日1次。

（5）拔罐法：取阿是穴、神阙、中脘、天枢、足三里、大椎、腰夹脊穴。每日1次，腰夹脊要用走罐法。

（6）贴敷法

①水红花膏：用水红花或子，用水熬成膏，用纸摊贴肿块局部。

②独角莲外敷：用鲜独角莲去皮，捣成糊状，敷于肿瘤部位，包扎固定，或用干品研末，加水调成糊外敷。

③贴痞琥珀膏：大黄、朴硝各半为末，同大蒜捣膏贴肿块局部。

（三）西医治疗

对腹膜恶性间皮瘤的治疗应采取综合治疗的方法，包括手术、放疗、化疗和中西药等方法。

首先，对无明显手术禁忌证的患者应尽快手术切除；弥漫性的病例，尽管手术难以全部切除，在条件允许的情况下，应尽量行姑息性切除术，切除其主要肿块以缓解症状。

对于肿块较大的局限性病例，或无法彻底切除的弥漫性病例，或因就诊时间较晚已丧失手术机会以及术后病人，应采用化疗和放射治疗。

目前常用的化疗药物有：氮芥（HN_2）、噻替哌（TSPA）、环磷酰胺（CTX）、阿霉素（ADM）、氨甲喋呤（MTX）、5-氟脲嘧啶（5-Fu）、丝裂霉素C（MMC）、顺铂（CDDP）、长春新碱（VCR）等，可静脉注射，亦可腹腔内注射。常用的联合化疗方案如下：

1. DC方案

ADM 50mg/m^2 静注，第1天，CDDP 50mg/m^2 静注，第1天。每21天重复。

2. CA 方案

CTX 400mg/m^2 静注，第 1、8 天，ADM 40mg/m^2 静注，第 1、8 天。第 28 天重复。

3. ADM 腔内注射方案

将 30mg ADM 用生理盐水溶解，抽净恶性积液，在腹腔内给予。单剂 10 次。

放射治疗常用：^{60}Co、^{32}P 和直线加速器进行放射治疗。上腹部给 30Gy，盆腔部给 30～40Gy。

注意保护双肾，剂量不要超过 20Gy，然后在肿瘤最严重的区域，常常可能是盆腔，另加 15～20Gy，1～14 天内完成，肿瘤复发后再次治疗仍有效。

（四）中医专方选介

1. 腹膜间皮瘤方

炙鳖甲 60g，海藻 60g，丹参 60g，牡蛎 60g，穿山甲 45g，全蝎 30g，蜂房 30g，木香 24g，红花 15g，每日 1 剂，煎 2 次，兑匀分服。对腹膜间皮瘤有一定疗效。[王冰，等. 抗癌中药方选. 北京：人民军医出版社，1995：251]

2. 鳖甲煎丸

鳖甲 90g，射干 22.5g，黄芩 22.5g，鼠妇 22.5g，干姜 22.5g，大黄 22.5g，桂枝 22.5g，石韦 22.5g，厚朴 22.5g，瞿麦 22.5g，紫葳 22.5g，阿胶 22.5g，柴胡 45g，蜣螂 45g，芍药 37g，牡丹 37g，䗪虫 37g，蜂房 30g，火硝 90g，桃仁 15g，人参 7.5g，半夏 7.5g，葶苈 7.5g，取灶下灰 3 斤，黄酒 10 斤，浸灰内，滤过取汁，煎鳖甲成胶状，其余 220g 共为细末，将鳖甲胶放入炼蜜中和匀为小丸。每日 3 次，每次 3g。功效为行气活血，祛湿化痰，软坚消癥。常用于治疗腹中癥瘕。[许济群，等. 方剂学. 上海：上海科学技术出版社，1985：209]

3. 消积丹

桂枝 12g，茯苓 15g，丹皮 12g，桃仁 10g，赤芍 10g，当归尾 6g，红花 6g，海藻 12g，牡蛎 12g，乳香 6g，没药 6g，鳖甲 12g，莪术 10g，三棱 10g，蜂蜜适量。将诸药烘干研末，炼蜜为丸，重 2g。每日 2～3 次，每次 2 丸，温粥送下。功用：活血化瘀，软坚散结，消积化坚。适用于腹中包块。[谭支绍. 抗癌食疗. 广西：广西科学技术出版社，1995：255～256]

第四节　网膜囊肿

网膜囊肿发生于网膜的两层膜之间。本病病因主要有：①淋巴管某段阻塞而扩大形成囊肿；②胚胎细胞的变异；③损伤性出血；④炎症反应。本病发病率极低，可能与其面积小有关，它与肠系膜囊肿之比约为1∶5。网膜囊肿可发生于任何年龄，半数以上在儿童期发病，男女之比约为3.7∶1。

网膜囊肿临床多无症状，或有腹部饱胀、腹痛、腹内包块的主症。中医学无此病名，但按其病理和临床表现，可归入“肠痈”等病证的范畴。

一、临床诊断

（一）辨病诊断

1. 症状

小囊肿一般无临床症状，常常是开腹手术时偶然发现。大囊肿的症状也很少。往往发现患者腹内有包块，仰卧时腹部有重压感。并发肠梗阻或肠扭转时可发生剧烈的腹痛。若用力打击腹部或各种原因导致腹内压增加时，囊肿破裂，会突然出现剧烈腹痛，腹胀加重，伴明显贫血和腹膜炎体征。若囊肿出血感染时，会迅速增大，出现高热或长期低热，有间歇性腹痛，精神不振，食欲减退，消瘦等。

2. 体征

腹部检查时在腹部可扪及肿块，多位于上腹部，柔软，有囊性感，活动度大，无压痛或有深在性压痛。巨形囊肿触诊不清，于仰卧位时，全腹叩诊呈浊音，仅两胁部或腰部呈鼓音，在深处可听到肠鸣音，全腹有振水感，但无移动性浊音。

3. 影像学检查

X线钡餐检查，可发现小肠移位和压迫症，超声波证实为囊肿且与肝、胆、脾、胰、胃无明显联系，偶可见牙齿、骨骼等结构，腹腔镜下可直视肿块。CT检查可定位，了解腹部其他脏器的情况。

（二）辨证诊断

1. 气血瘀滞型

（1）临床表现：腹痛，固定不移，脘腹胀闷，恶心，呕吐，或有包块，或大便秘结。舌暗，苔薄白，脉弦。

（2）辨证要点：腹痛或能扪及包块，痛点固定不移。舌暗，脉弦。

2. 瘀滞化热型

（1）临床表现：腹痛加剧，腹皮绷急，腹部包块日渐明显，发热，口干，大便秘结，小便短赤。舌红，苔黄，脉弦滑数。

（2）辨证要点：腹痛，腹部有包块，大便秘结，小便短赤，发热口干。舌红，苔黄，脉弦滑数。

3. 热毒炽盛型

（1）临床表现：腹痛剧烈，可遍及全腹，有弥漫性压痛，反跳痛，腹肌紧张，高热。舌红绛而干，苔黄厚腻，脉洪数。

（2）辨证要点：全腹剧痛，高热。舌红绛而干，苔黄，脉洪数。

二、鉴别诊断

（一）结核性腹膜炎

本病多数有低热，体弱，消瘦，贫血，腹泻等中毒症状，或有腹水，常有轻度压痛和肌紧张，呈“面团样”触感。结核菌素试验阳性有诊断意义。

（二）肠系膜囊肿

做选择性肠系膜上动脉造影，肠系膜囊肿可使肠系膜血管被推向上或被分开，可资鉴别。

（三）非特异性淋巴结炎

本病好发于学龄前及学龄儿童，男孩较多，近期有上呼吸道感染史，典型症状为脐周、右下腹及右侧腹绞痛，疼痛呈阵发性，间歇期患者感觉良好，白细胞计数增高。

（四）棘球绦虫囊肿

多见于牧区居民，男性较多，做沉淀试验、补体结合试验，Casoni 试验可以鉴别。

（五）腹膜后囊肿

活动度大，必要时可做肾盂造影。

三、治疗

（一）提高临床疗效的思路提示

1. 争取早期诊断

本病发病率低，症状不典型，术前确诊率仅为50%左右，所以临床工作者思想上要有网膜囊肿这一概念，遇见腹部特别是上腹部胀痛，有包块时，要想到本病。腹腔镜的运用是诊断本病行之有效的方法。

2. 合理的外科治疗

本病一经确诊，应予以手术治疗。单发的较小囊肿，应完整切除；巨型囊肿应抽液减压后切除；多发的应仔细检查，以免遗漏。

（二）中医治疗

1. 内治法

（1）气滞血瘀型

治法：通里攻下，泄热祛瘀。

方药：大黄牡丹汤加减。

大黄9g，桃仁9g，冬瓜仁15g，丹皮9g，赤芍12g，红藤15g，蒲公英12g，紫花地丁10g，陈皮10g，芒硝（后下）9g。

发热可加金银花、连翘；痛甚加延胡索、乳香、没药；腹胀加枳壳、厚朴。

（2）瘀滞化热型

治法：通里攻下，清热解毒，佐以活血化瘀。

方药：大黄牡丹汤合仙方活命饮加减。

金银花30g，当归12g，陈皮10g，甘草9g，赤芍10g，知母10g，天花粉10g，乳香6g，没药6g，穿山甲12g，皂角刺10g，冬瓜仁15g，大黄10g，桃仁6g，丹皮10g，元胡12g，白芷6g。

湿热内盛者，加薏苡仁、败酱草；热甚加石膏、连翘。

（3）热毒炽盛型

治法：清热解毒，理气祛瘀。

方药：黄连解毒汤加减。

黄连12g，黄柏12g，生大黄10g，栀子12g，丹皮15g，赤芍12g，当归

10g，牛膝10g，蒲公英30g，厚朴12g。

热毒伤阴加生地黄、玄参。

2. 外治法

（1）针刺治疗：取足三里、上巨虚、天枢、中脘、合谷、三阴交等穴。每次2～3穴，每日1次，留针30分钟。2周为1疗程。

（2）三棱针治疗：①风市、足三里；②委阳、曲泽。每次选1组，用三棱针点刺放血，每穴约5～10mL，2～3天1次。

（3）灸法：取阿是穴、大敦、足三里。用艾卷行温和灸，阿是穴灸20分钟，以皮肤红润、热感向内深入为度，其余每穴灸10分钟，并配合金银花、菊花代茶饮。

（4）耳穴：取腹、肝、脾、大肠、小肠、阑尾、交感、神门、皮质下。每日1次，留针30分钟。

（5）穴位注射：取阿是穴、上巨虚、下巨虚、曲池。用鱼腥草注射液，每穴0.5～1mL，隔日1次。

（6）贴敷法：芒硝10g，冰片1g，混匀后研为细末。每次用适量药粉撒于阿是穴上，用胶布盖严。每日1次，5次为1疗程。

（三）西医治疗

本病一经确诊，手术治疗当属最佳治疗方案。单发的小囊肿，可完整切除。与胃肠管粘连的，可将囊肿与该部分胃肠管一并切除。如系巨型囊肿，要先行抽液减压，然后再切除，并需长时间应用腹带以免导致腹压突然下降，影响心肺功能及血流动力平衡，或造成腹腔脏器移位和腹壁下垂。

一处囊肿切除后，应仔细探查小网膜囊、胃结肠韧带、肝胃韧带、结肠小肠系膜等处有无囊肿，以免遗漏。

腹腔镜手术是近年来发展起来的一门新技术，具有损伤小、愈合快等诸多优点，可用于中小型囊肿的切除。

第五节　肠系膜肿瘤

肠系膜肿瘤是指发生于肠系膜的囊性或实质性肿瘤，临床上表现为良性和恶性两种。肠系膜囊肿可来自先天性发育异常、新生物类、寄生虫性或外伤性等，详见网膜囊肿。肿瘤多由肠系膜中的任何细胞成分因物理、化学等因素刺激，或更多原因导致异常增生所致。二者发病率之比为2∶1，良性肿瘤以肠系膜囊肿最为多见，多发生于回肠系膜；恶性肿瘤以恶性淋巴瘤多见，常发生于小肠系膜中或围绕在小肠系膜周围。

肠系膜肿瘤临床以腹痛、腹块等为主要临床表现。据其不同病理阶段和临床表现可分别归入中医学“腹痛”“癥积”“肠痈”等病的范畴。

一、临床诊断

（一）辨病诊断

1. 症状与体征

肠系膜囊肿多见于儿童，而肿瘤不论良性或恶性都多见于成人。肠系膜肿瘤早期瘤体小，多无症状，待瘤体增大后则可出现腹痛、腹胀及腹部肿块等主要症状。

（1）腹痛：是本病最常见的症状，约2/3的患者出现性质不一的腹痛，有隐痛、胀痛甚至剧烈绞痛。

（2）腹部肿块：绝大多数病人可扪及腹内肿物。良性肿物表面多较光滑，硬度自囊性至实质性逐渐增大，通常不伴压痛，且活动度较大。恶性肿物多较硬且表面不平，呈结节样，由于浸润生长多较固定。

（3）其他：恶性肿瘤常同时伴有食欲减退，消瘦乏力，贫血，发热，消化道出血等症状。

无论良性或恶性肿瘤，都可以出现肠梗阻，或急性腹膜炎。良性肿瘤由于较游离和瘤体重量大而易引起肠扭转，故多见急性肠梗阻，恶性肿瘤常因浸润肠壁引起肠梗阻，故多为不完全性肠梗阻。

2. 影像学检查

X线钡餐检查可显示肠管受压移位。如肠壁僵硬，钡剂通过困难或缓慢则有恶性肿瘤的可能。腹部CT不但能定性，而且能定量，是肠系膜肿瘤的有效诊断手段。B超能确定肿瘤的位置并可指导穿刺。腹腔镜的应用，能直视肿块，以确定位置，并能行活检以定性，是本病临床诊断的重要方法。

（二）辨证诊断

1. 气滞血瘀型

（1）临床表现：腹部胀满疼痛，或刺痛，可扪及包块，面色晦暗，肌肤甲错。舌质紫暗或有瘀斑，苔薄白或腻，脉细涩。

（2）辨证要点：腹部胀或刺痛，可扪及包块。舌质暗或有瘀斑，脉细涩。

2. 瘀滞化热型

（1）临床表现：腹痛腹胀，腹皮绷急拒按，可扪及囊性肿块或发热，大便秘结，小便短赤。舌质红，苔黄糙，脉弦数。

（2）辨证要点：腹痛，腹部有囊性肿块，大便秘结。舌红苔黄，脉数。

3. 气血双亏型

（1）临床表现：面黄，形瘦脱形，少气乏力，腹部肿块坚硬如石，疼痛剧烈，不思饮食，动则眩晕气喘，虚烦不寐。舌淡而胖，边有齿痕，苔白或腻，脉沉细无力。

（2）辨证要点：病程较长，腹块坚硬，少气乏力，面色无华，形瘦脱形。脉细无力。

二、鉴别诊断

（一）胃癌

先有上腹不适，食欲不振，消瘦等，随后发现肿块，活动范围小。X 线钡餐检查及胃镜检查可以确诊。

（二）脾大

脾大有切迹，在脾之肋下缘之间手指不易插入，常伴脾功能亢进，如白细胞和血小板计数减少。B 超、CT 检查有助于诊断。

（三）小肠肿瘤

多有间歇性痉挛性疼痛、肠出血和腹泻等症状。小肠稀钡检查有助于诊断。

（四）肠间脓肿

多突然发热，腹痛，肿块易活动，有明显压痛。化验室检查多见白细胞数升高。

（五）卵巢肿瘤

肿块始自下腹部，逐渐向上增大，很少有发热及胃肠道症状。B 超和钡餐检查可助诊断。

（六）腹膜后肿瘤

肿块边缘不清，位置较固定。X线钡剂检查和选择性肠系膜上动脉造影有助于鉴别。

（七）回盲部结核

病史长，肿块位于右下腹部，不活动，有结核中毒症状，其他部位常有结核，易合并不完全性肠梗阻。

（八）腹主动脉瘤

位于上腹中线，不活动，有膨胀性搏动。有的可触及震颤，听诊为滚筒样杂音。腹部X线平片有的可见椎体被侵蚀。腹主动脉造影可确诊。

三、治疗

（一）提高临床疗效的思路提示

1. 早期诊断和合理的外科治疗是提高疗效的第一要务

恶性肿瘤早期手术切除可明显提高生存率，良性肿瘤存在恶变的可能性，因此也需尽早切除。

2. 综合治疗是改善预后的主要手段

肠系膜肿瘤尤其是恶性肿瘤，合理配合放疗、化疗、生物治疗、中医中药治疗及营养支持，可明显提高患者的生存率，改善生存质量。

（二）中医治疗

1. 内治法

（1）气滞血瘀型

治法：活血化瘀，软坚散结。

方药：三棱汤合失笑散加减，配服六君子汤。

三棱10g，莪术10g，当归10g，白术12g，木香6g，槟榔10g，蒲黄10g，五灵脂10g，赤白芍各12g，陈皮10g，甘草6g。

（2）瘀滞化热型

治法：通里攻下，清热解毒，佐以活血化瘀。

方药：仙方活命饮合大黄牡丹汤加减。

金银花30g，防己12g，陈皮10g，当归12g，赤芍10g，贝母10g，天花粉10g，乳香6g，没药6g，穿山甲12g，皂角刺10g，大黄10g，桃仁6g，冬瓜皮15g，丹皮10g，甘草10g。

（3）气血双亏型

治法：大补气血，佐以消癥化积。

方药：八珍汤加味。

黄芪30g，党参18g，白术12g，云苓12g，当归10g，川芎10g，赤白芍各10g，熟地黄12g，砂仁6g，莪术6g，鸡内金10g，麦芽15g，山楂15g，陈皮10g，半夏10g，甘草10g。

2. 外治法

（1）针刺疗法：取中脘、天枢、气海、足三里、三阴交、曲池、上巨虚、下巨虚、内关、合谷、阳陵泉、阿是穴。每次选4~5个穴，每日针刺1次，留针30分钟。10次为1疗程。

（2）耳针治疗：取神门、胃、大肠、小肠、交感、肝、脾、腹、肾。每次选2~3穴，每日或隔日1次，留针30分钟。10次为1疗程。

（3）灸法：取中脘、天枢、气海、足三里、合谷、三阴交、肝俞、胃俞、大肠俞、上巨虚、小肠俞等穴。每次选3~5个穴，每日或隔日1次，每次灸15~30分钟。10次为1疗程。

（4）穴位注射疗法：取中脘、气海、天枢、足三里、内关、阿是穴等。选红花或当归注射液，每穴0.5mL。每次3~4穴，隔日1次。

（5）贴敷法：药取椿树皮2000g，鲜生姜120g。将椿树去外皮，用里边嫩皮，切段，生姜切碎，放在一起加水煮5小时，至水微黏微黑，滤去渣再煮至滴水成珠时，按痞块大小加醋摊布上，用生姜擦患处，然后贴膏。适用于积聚。

（三）西医治疗

1. 手术治疗

肠系膜囊肿多有完整的包膜，孤立的囊肿可做摘除术，如囊肿与肠管关系密切或与系膜血管粘连，可连同该段小肠一并切除。实质性肿块有良性与恶性之分，不论何种都应将肿瘤连同系膜及一部分小肠一并切除。对于复发或转移性瘤，如能彻底切除，仍有可能达到根治。

2. 综合治疗

恶性肠系膜肿瘤，尤其是恶性淋巴瘤，要强调综合治疗。放射疗法通常以组织量 35～40Gy 的^{60}Co 腹腔照射。化学疗法常选用 MOPP 方案：氮芥 60mg/m^2，第 1、8 天，静注；长春新碱 1.4mg/m^2，第 1、8 天，静注；甲基苄肼 50mg，第 1 天，口服，100mg，第 2 天，口服，100mg/m^2，第 3～10 天，口服；强的松 40mg/m^2，第 1～6 天，口服。如果无禁忌证，于第 29 天开始第 2 疗程，连用 6 个疗程。

（四）中医专方选介

消磨丸

山楂 120g，鸡内金 20g，三棱 10g，莪术 10g，水蛭 10g，虻虫 10g，干漆 10g，半夏 10g，枳实 10g，陈皮 10g，厚朴 10g，党参 30g，炒白术 30g，茯苓 15g，肉桂 6g。山楂去核，果为末，加蜂蜜和药为丸。每日 3 次，每次 1 丸。[薄敬华．消磨丸治癥积经验谈．北方医话．北京：北京科技出版社，1986：204]

下 篇

诊疗参考

- ✣ 开拓建科思路
- ✣ 把握中药新药用药原则
- ✣ 规范临床诊疗方案

第十一章 开办胃肠专科基本思路与建科指南

第一节 了解病人来源，决定专科取舍

弘扬中医和中西医结合的特色和优势，大力开展专科专病建设，是中医药发展的重大战略之一，与其他行业的名牌战略一样，具有重大的现实意义和深远的历史意义。随着社会文明的进步，医学精细分科是必然趋势。精细分科和专业化，不是知识和技能的单一化，而是在雄厚医学基础上的升华、拔高。

要想建立一个优秀的专科专病科室，既要有一批掌握独特医疗技术，有坚韧不拔、百折不挠的事业心和进取心的专业队伍，又要有技术领先、性能优越、能够及时正确诊治的仪器设备；既要有主观上孜孜以求的不懈努力，又要有开展该专科专病科室的客观环境（包括病源、财力、物力、外部医疗环境等）。

在开设胃肠病专科专病科室之前，应首先了解胃肠病的流行与发病情况，详细调查当地胃肠病科室的开设情况，粗略估计病人来源，判断开设后的社会效益和经济效益，然后再权衡专科的取舍。

一、流行与发病情况

胃肠道直接与自然界相通，接纳体外的多种物质，其黏膜接触病原体、致癌物质、毒性物质的机会较多，在免疫及其他防御功能减弱的情况下，容易发生感染、炎症、损伤，导致各种疾病的发生。胃肠病是常见病、多发病，其中部分疾病的发病率具有显著的地域分布、民族、性别、季节性、饮食习惯等方面的差异。

（一）食管疾病

1. 食管憩室

上消化道钡餐检查时本病的发现率为0.1%，其中70%发生于70岁以上的患者，男性约占2/3，多位于左颈部咽－食管连接区。

2. 食管癌

本病的发病率有着明显的地域差异。位于欧美和大洋洲的国家，发病率一般在2～5/10万（法国例外，发病率高达13.6/10万），原苏联的中亚地区发病率更高，达100/10万。亚洲各国的发病率为1.2～32/10万，但在黑海沿岸则高达100/10万以上。在非洲、尼日利亚、伊巴丹的发病率在3/10万以下，而南非的特兰斯凯则高达357.2/10万。在我国，也存在明显的地理差异。北方各省区的发病率和死亡率均高于南方。河南省林州市是我国乃至世界的高发病区，35～64岁男性的发病率高达478.87/10万。在各种恶性肿瘤的死亡人数中，食管癌在全国居第二位，在豫、苏、赣、冀、陕、皖、川、鄂及北京等9省市居第一位。食管癌年平均死亡率为14.59/10万，其中河南省最高，为32.22/10万。云南省最低，为1.05/10万，二者相差31倍。本病的平均死亡年龄为63.49岁，高发地区较低发地区约提前10年。

3. 食管裂孔疝

因消化道症状就诊的病人中，本病约占5%～20%。在一组23万人群的普查中，发病率为0.52%。本病的发病率随着年龄增大而明显增高。有报告称40岁以下的发生率为9%，50岁以上达38%，而70岁以上高达69%。随着人口老龄化，本病的发病率将呈上升趋势。

（二）胃疾病

1. 急性胃炎、胃肠炎

为一种常见病、多发病，多见于夏秋季节，有着广泛的病源。

2. 慢性胃炎

本病是一种常见病、多发病，其发病率在各种胃病中居首位，有人估计其发病率为45%～50%。本病可发生于任何季节和年龄，年龄愈大，发病率愈高。本病可源于其他疾病，也可导致其他病的发生。

3. 胃及十二指肠溃疡

本病为全球性的多发病，发病率的确切数值不详，但有人据X线检查和尸体解剖资料分析，估计总发病率可能为10% ~12%。据广东省1959 ~1978年20年间在34个单位的统计，本病住院患者为3万多名，占同时期内外科住院患者总数的5.23%。十二指肠溃疡与胃溃疡的比例为3.97∶1，多发生于21 ~50岁的青壮年（占73.94%）。本病多发生于男性，男女发病率之比为5.23 ~6.5∶1。任何年龄阶段均可发病，以青壮年居多，胃溃疡的平均发病年龄较十二指肠溃疡迟10年。胃溃疡检出率以6 ~11月为高，十二指肠溃疡的发病与季节无明显关系。

4. 胃癌

本病的发病率与死亡率有明显的地域差异，高低之间可相差10倍。日本、智利、冰岛、奥地利、芬兰、匈牙利等国为高发地区，北美、印度、印尼、马来西亚、埃及等国的发病率较低。我国的发病率也高，且呈上升趋势。在各种恶性肿瘤的死亡病例中，胃癌占首位。我国以甘肃河西走廊、胶东半岛、江浙沿海一带发病率最高。本病多发于男性，男女发病之比为2.3 ~3.6∶1，多发于50 ~60岁的中老年人，30岁以前少见。

5. 上消化道出血

本病是临床常见且严重的疾病。西欧的发病率为50 ~ 1500/10万。我国目前尚缺乏精确的统计，上海中山医院1981 ~1998年内，本病的住院患者占内外科住院患者总数的1.3%。

6. 功能性消化不良

本病为常见病、多发病。在各种脏器的神经官能症中，本病的发生最多，其发病率目前尚缺乏精确统计。本病多见于青壮年。

7. 胃部手术的远期并发症

（1）餐后综合征

①倾倒综合征：毕氏Ⅰ式手术后本病的发病率为5%左右，毕氏Ⅱ式为15%左右；胃切除2/3者发病率为40%左右，切除1/3者发病率为50%左右。

②餐后血糖过低症：胃切除术后约有15% ~50%的患者出现本症。

（2）复发性溃疡：毕式Ⅱ式术后残留胃窦者复发性溃疡的发生率约为40%，在复发性溃疡中，由残窦综合征所致者约占10%。

（3）吻合口溃疡：胃及十二指肠溃疡患者在胃切除手术后，本病的发生率为1% ~10%，其中95%为十二指肠溃疡术后，2%为复合性溃疡术后，2% ~4%为胃溃疡术后。

(4) 胃切除术后胆汁反流性胃炎：胃切除术后，慢性浅表性或慢性萎缩性胃炎的发病率可达95%，其中多数与胆汁反流有关。

(5) 残胃癌：术后的发病率为1%左右，占全部胃癌的0.4%～5.5%左右，发病年龄多为50～70岁。

(三) 小肠疾病

1. 肠梗阻

是一种常见的急腹症，有一定病源。

2. 十二指肠炎

本病是一种常见病，在接受上消化道内镜的检查中，本病的发现率为10%～25%。80%的患者为青壮年。男女比例约为4∶1。本病可单独存在，但常与慢性胃炎、消化性溃疡等并存。

3. 急性出血性坏死性肠炎

本病曾有两次大的爆发，一次发生在二次大战后的德国，另一次发生在60年代的巴布亚新几内亚。此外，巴布亚新几内亚与乌干达、泰国、印度、新加坡和斯里兰卡等国均有发生本病的散在报道。在我国，川、滇、黔、鄂、江、浙、赣、鲁等省均曾有报告，但以辽宁和广东两省报道的病例最多。农村发病率显著高于城市。全年均可发病，尤多见于夏秋季。

4. 肠结核

我国解放前和解放初期本病较常见，随着社会的进步和卫生保健事业的发展，发病率明显下降。但应当引起警惕的是，目前又有上升趋势。

(四) 大肠疾病

1. 大肠癌

本病具有明显的地域性，北美、西欧各国发病率最高，并呈上升趋势。我国山东、上海、浙江及湖北等地的发病率较高，尤其是浙江省嘉善县，大肠癌年死亡率占全部恶性肿瘤死亡率的首位。在其余大部分省市占第5、6位。随着国民经济的发展，人民生活水平的提高，人们的膳食结构正在改变，由食用植物性食物为主向动物性和高脂肪性食物过度，食物中的纤维素愈来愈少，大肠癌的发病率也有上升趋势。本病的病例约75%发生在31～60岁。发生在家族性多发性结肠息肉病的基础上或合并血吸虫肠病者，发病年龄较早。

2. 便秘

为消化道常见症状，病源较广。

3. 腹泻

为消化系统疾病中最常见的一种症状，发病率很高，几乎每个人都曾患过腹泻。

4. 痔

为常见病。俗话说十人九痔，可见其发病率之高。

（五）胃肠道感染性疾病

细菌性痢疾、伤寒、霍乱为夏秋季节常见病，农村多于城市，南方多于北方。近年由于卫生防疫事业的发展，发病率呈下降趋势。

二、当地专科开设情况

社会主义制度下的医院既承担着保障人民健康的任务，又处于市场经济的大环境中，面临着生存与发展问题，既要考虑社会需求，又要考虑自身经济利益。胃肠病是常见病、多发病，许多医院设有胃肠病专科或专病诊室，我们如果跟在其他医院后面亦步亦趋，不注意专科人才的培养，不注重引进专科设备，不能突出专科专病优势，则很难打开局面，势必造成人、财、物的浪费。这就要求我们不但要了解胃肠病的流行与发病情况，而且要充分掌握当地胃肠病专科专病科室开设的情况，了解当地各医院的总体情况及其胃肠病专科专病科室的特色和优势，了解其在人力、物力、财力、设备、病源、时间、地理位置等各个方面的情况。充分了解当地卫生资源的状况，国家或地方卫生事业的发展规划和政策，病人需要的医疗服务趋势。此外，尚应了解有可能影响到本专科发展的社会信息，如社会需求趋势、科学技术发展状况、当地经济状态、社会经济发展政策等。

只有在调查研究，收集资料，掌握了大量、准确信息的基础上，才能进行综合分析、反复论证，从社会效益、经济效益和技术效益三方面确定胃肠病专科专病的取舍。

第二节　分析论证，扬长避短，发挥优势

在开设专科专病之前，尚应了解国内外的诊疗动态，根据医院的实际情况，找出开设专科的优势，明确自身专科的优势。

一、了解国内外诊疗动态，找出开设专科的优势

当今的社会是科技的社会，胃肠系统的各个疾病在病因病理、诊断、治疗等诸多方面不断有新理论、新技术、新设备涌现。成立与发展胃肠病专科专病科室，首先必须全面了解国内外的诊断与治疗的总体水平、研究进展、发展方向等各种诊疗动态信息；了解新发明、新设备、新仪器、新技术和新药品的研制及应用情况，做好新的发明和发现的预测工作；了解医院内部在人力、物力、财力、设备、社会地位、医疗市场等诸多方面的历史信息、现状信息和将来状态的信息，然后反复论证，科学决策，找出自己的优势和特色，才能在层出不穷的科技新成果和医疗市场的激烈竞争下发展壮大，创造巨大的社会效益、经济效益和技术效益。

目前，我国的医疗机构体制为三级医疗网络，每个医院均应在了解国内外诊疗动态的基础上，立足现实，扬长避短，进行发展，找出开设专科的优势。一级医院即乡、镇和城市街道医院，是直接为社区提供综合医疗服务的机构。其劣势是设备落后，其优势是方便病人就近治疗，收费低廉。可根据当地医疗市场情况、本院的技术优势、仪器设备条件，设置一些常见病、多发病科室，如慢性胃炎、便秘等专病科室，采用中西医、中西药相结合的方法，取得优于一般疗效的效果。亦可设置本地区发病率较高的专病科室，如豫北地区的一级医院可设置食管癌专科，浙江嘉善县可设置大肠癌专科，医院条件差者，可在术后并发症治疗和减轻晚期患者的痛苦方面进行发展。一级医院应注重发展中医中药，中医药学是几千年来我国人民与疾病做斗争的经验总结，注重整体观念、辨证论治，对治疗胃肠病具有疗效确切、治养结合、副作用少、不易复发的优势，没有昂贵的仪器亦可进行诊治，非常适合基层医院。二级医院即市、县级医院，是三级医疗网中的中间层次，是跨社区的医疗、预防、保健中心，有着一定的人力、财力、物力，在本地区享有较高的知名度，病源较广，可设置胃肠病专科，同时根据自身的优势和特长，重点发展本地区或相邻地区发病率较高的专病科室，其诊治水平应处于国内

外领先水平，至少在本地区具有绝对权威的地位。三级医院即省、自治区、直辖市市级医院及医学院附属医院，是我国最高层次的医疗服务机构，是省、自治区、直辖市的医疗、教学、研究、预防相结合的医疗技术中心，其医疗技术水平和设备水平在国内或世界具有领先水平，是人们心目中的医疗权威机构，有着很高的社会知名度。胃肠病是常见病、多发病，病源很广，从社会效益、经济效益和技术效益三方面考虑，每个三级医院均应设置胃肠病专科，对胃肠疾病和部分疑难顽症的诊治必须在国内外具有领先水平，具有权威地位。中医性质的医院应全面继承、挖掘、发扬中医药学，重视老中医和有一技之长人员学术经验的继承整理工作，收集行之有效的单方、验方和秘方，同时开展中西医、中西药的结合工作，加强中医和西医之间的互相渗透、互相吸收、取长补短、提高疗效，使中医学在继承中发扬，整理中提高，结合中创新。如中西医结合治疗阑尾炎、出血性坏死性肠炎、肠梗阻等疾病，其疗效明显优于单纯中药或西药的治疗。随着社会的进步，生活水平的提高，人们开始注重预防保健，中医院可充分发挥中医药在防病、治病、养生、康复等方面的优势。

二、同周围已设专科比较，明确自身专科优势

每所医院，每个专科都面临着医疗市场的激烈竞争。如果跟在其他医院或专科后面亦步亦趋，就很难发展，只有同周围已设专科相比，有着自己的特色和优势，取得优于现行治疗方法的突出疗效，才能有病源、有效益，才能生存与发展。

开设专科时应注意在诊断、治疗等方面填补空白，开展本地区尚未开展的项目，抢先占领医疗市场，明确自身优势。常用的方式有以下三种：①对于常见病、多发病，通过挖掘中医药宝库，或应用先进医疗技术，采用特殊药物、特殊治疗方法、特殊给药途径，以取得优于一般疗法的特殊疗效。②对于本地区发病率较高的疑难病，在诊断时应注意引进现代先进技术，以求做到早期、准确、快速、无痛苦；在治疗时应注意将祖国传统医学理论和现代医疗技术相结合，取长补短，以求做到疗效高、疗程短、费用低、痛苦小、副作用少，在国内外具有领先水平，至少在本地区具有领先水平。③对于发病率较低的一些疑难病，本地区、国内，甚至世界上尚未设置专门科室，交通便利的医院可根据自身条件，设置专科，进行系统的诊治与研究。

专科专病科室不仅要注重建设之初的高起点，还要在成立后了解国内外

的诊疗动态，不断学习、研究、发展，使技术优势牢不可破。总之，专科专病建设要根据当地专科的开设情况，做到人无我有，人有我精，始终处在技术上的领先地位，同周围已设立的专科比较，有着鲜明的优势和特色。

第三节　正确评估医院现有条件，做好开设专科的专门投资

选择专科专病，仅仅是专科专病建设的起始，我们尚应正确评估医院的现有条件，掌握医院目前的技术力量、科研能力、设备器械、经费财物、基建维修、人员培训、科技开发等各种反映医院综合实力的信息，预算开设专科所需的人力、财力和物力。进行综合分析、反复论证，制定详细计划，做好开设专科的专门投资及各种准备工作。

一、人、财、物的投入

影响专科专病发展的因素有很多，主要因素是人、财、物的投入，其中人是关键环节，是核心问题，没有一流的人才，就不可能有一流的学科、一流的治疗效果和科研成果。要建设比较优秀的专科专病科室，就要多层次、多方位、有计划地抓好选才、育才、用才等管理人才的环节，培养和造就一支掌握独特医疗技术或高水平医疗技术的队伍，并形成高、中、初级比例配置合理的人才梯队。

（一）人才的选拔

专科专病人才的选拔，大体应注意以下三方面：①政治素质好。具有献身卫生事业，全心全意为患者服务的高尚品德。②业务素质好。有着扎实的基本知识、基础理论和基本技能功底；业务知识既有一定广度，又有一定深度；同时要有坚韧不拔、百折不挠的事业心和进取心，孜孜以求的科研意识。③身体素质好。年龄及身体条件要能保证工作的连续性，形成人才梯队，能胜任繁重的工作。此外，选拔人才，不仅要眼睛向内，还要向外。制定吸纳外来人才的特殊政策，广泛吸纳外院、外地适合自己需要的人才，造就人才优势。在选拔学科带头人及科室领导时，注意不仅要有高超的医技、高尚的医德、健康的身体，而且要有较强的组织协调能力，善于团结协作。

（二）人才的培养

在育才时，要注意智力投资，尽力支持他们不断提高业务水平，常用的

方法有：①传帮带。老专家通过日常工作、讲座，采用传帮带的形式，将自己的经验技术传给年轻人。②送出去。有目的地将人员送出去进修、学习，进行知识更新。③请进来。邀请有关专家进行指导、合作、讲学。④活跃学术气氛，鼓励参加有关学术活动。有条件者可承办本专业的学术活动，及时了解有关的新知识、新进展、新动态和新成果。在人才的培养过程中，必须有经费作为保障。有条件的医院可设立专科专病人才培养专项基金，从医院的收入拿出一定比例的经费，作为人才培养的固定投入，可起到加强业务素质，提高医疗水平，开拓科研新领域，引进高新技术的作用，从而加速专科专病科室优势和特色的形成，增强其竞争实力。

（三）人才的使用

在用人时应注意：①责、权、利相结合。把责任、权力和利益三者结合起来，首先强调的是责任，但在规定责任的同时，要给予相应的权力和利益，责任是压力，权力是实力，利益是动力。对从事专科专病的人员在福利待遇、职称评定等方面给予倾斜，将经济效果与职工利益相结合，充分调动其积极性、主动性、创造性，确保重点专业得到巩固、加强和发展。②合理使用人才。用人时要用人所长，避人所短，能级对应，人事两宜，人才互补，合理搭配，真正做到人尽其才，才尽其用，各得其所，各司其职，各尽其能，各献其功。③尊重知识，尊重人才，虚心听取他们的各种意见和建议，营造一个宽松的工作环境。

一个专科专病科室，在实现社会效益的前提下，还应抓好经济管理，搞好经济核算，降低医疗成本。根据医院的经济能力，做好开设专科专病所需的财力、物力方面的预算和准备工作，尽可能地利用现有的固定资产，提高资金利用效果，合理地利用人力、物力、财力，力求以少的劳动消耗取得较大的技术和经济效果，增加科室发展的后劲，更好地实现医院的社会功能。

二、先进诊疗技术与设备的引进

随着医学科学技术的发展，先进的诊疗技术与设备在专科专病建设中的地位越来越重要，它使人们对疾病的认识不断深化，能够定性、定量、定位地明确诊断，便于临床治疗与疗效观察，不断提高疗效，提高服务质量，增加在医疗市场中的竞争能力。

引进先进的诊疗技术与设备时要注意：①掌握国内外技术发展的动向和

现状，了解医疗设备的规格、性能、用途、价格、质量比较、运输条件等，同时考虑医院技术、经济能力、当地经济发展水平、本地区同类技术与设备的引进，从实际出发，将社会效益、经济效益与技术效益三者相结合，认真做好引进前的论证，制定好计划，尽可能做到技术上先进，经济上合理，使用率高，适于使用和维修。②要做好配套人员的进修、培训和提高工作，使先进的诊疗技术与设备真正发挥作用。③先进诊疗技术与设备具有高技术、高投入、高效益的特点，有时依靠自身力量，资金常难以到位，可以采用借钱买鸡下蛋和借鸡下蛋的方式，大胆引进院外资金或以技术设备入股的形式合作。

第四节　注重专科专病工程的系统性

在调查研究、掌握大量信息的基础上，进行综合分析、反复论证，制定开设专科专病的详细计划，这仅仅是工作的第一步，更重要的是计划的落实，并且建立系列配套的科室。

一、制定计划，重在落实

计划是指定出目标，并且确定如何实现目标的方法和实行过程。计划的制定，只是专科专病建设工作的起始，更重要的是使计划得以贯彻执行，将具体的计划落实在行动上，这是因为：①计划的正确与否，只有实践才是最有说服力的回答。②计划在制定阶段时，不可能是十分完善的，总会有一些没有考虑的因素，这就需要在具体实施的过程中，根据实践情况做适当调整。只有通过落实计划，才能进一步修订计划，使之真正完善起来。

在落实计划时，医院领导应注意：

（1）适当分权：分给下属适当的权利。分权时应当遵循授权原则：①责、权、利一致的原则。授权时要充分交待，让下属真正明白他的责任、权力和利益。②量力授权的原则。即根据下属的能力高低授予适当的权力。③相互信赖原则。即用人不疑，疑人不用，既然授之以权，就要充分信任。④适当保留主要权力的原则。即在分清主次，权衡利弊后分权，保留部分主要权力，保留重要决策权。

（2）检查和监督：经常检查监督计划指标的完成情况，及时解决计划实施过程中出现的重大问题并落实解决方法，掌握各方面的进度，协调各方面的工作。

(3) 适当调整计划：由于专科专病工作的特殊性，常常会出现一些原先并未估计到的情况，这就需要进行研究，对计划进行必要的修改和调整。

(4) 注意总结：在落实计划的过程中，应注意总结经验教训。成功的经验加以推广，失败的教训分析透彻，避免再犯。

二、科室应系列配套

建设专科专病工程时，应注意科室的系列配套。为了对疾病进行系列、连续、深入的观察与诊治，便于医疗工作的及时连续开展和医疗质量的不断提高，在获得该专科专病的大量有关病因病理、诊断、治疗等方面的大量、准确、及时的信息的基础上进行必要的科研工作，使新技术、新疗法、新药品、新设备不断应用于临床。我们必须搞好门诊－病房－信息情况－实验基地－辅助科室等系列的配套工程，形成全面的医疗技术质量的保障系统，统一指挥，统一调度，协调各科室、各部门之间的关系，保证专科专病的诊疗工作高质量、高效率地正常运行。

(一) 门诊

门诊是和病人接触最早、接诊患者最多的科室，是最方便、经济的医疗服务方式，大多数病人在门诊进行定期或不定期的检查和治疗，既落实了必要的诊疗措施，又节约了医疗费用和医院资源，不影响病人的工作和生活。门诊是专科专病的窗口科室，直接反映了该专科专病科室的诊疗水平和服务质量。加强门诊建设，可以保证充足的病源，增加社会效益和经济效益。门诊收入在科室收入中占很大比例。专科专病的门诊建设应注意：①门诊病人层次不同，工作时限强，病人希望在较短的时间内，医生能够对他们的疾病做出准确、完整的诊断，并进行积极有效的治疗。因此，要加强门诊技术管理，注意门诊人员的综合水平和专业水平。②门诊与病房的医师轮换不宜过于频繁，门诊医师要相对稳定，一般以1年为宜。复诊病人和预约门诊的病人，应尽可能由接诊医师进行诊治。③坚持会诊制度，组织专家定期到门诊参加会诊，以便及时处理疑难病人的诊断并会诊疗效欠佳者。

(二) 病房

病房是收治病人的场所，是开展医疗、教学、科研工作的基地。医务人员通过查房，可以密切观察患者的病情变化，进一步明确诊断，制定合理的、专门的治疗方案，系统地观察治疗效果。通过临床医疗护理实践，开展传、帮、带的教学工作，可以进一步提高医疗护理质量，培养青年人才。同时，病房的医疗护理工作为临床科研提供了大量的资料，也是开展临床科研工作的场所。专科专病病房的建设应注意：①某些胃肠病可引起全身性的机体反应，治疗时要考虑周身情况和个体差异，不能千篇一律，等同对待，应不断结合每个病人的特点，经常研究与总结治疗方法，分别对待。②胃肠道的肿瘤及某些溃疡或炎症性的并发症需要及时进行外科手术治疗，内、外科医师及辅助人员应通力协作。③胃肠疾病的发生与发展往往与饮食和生活习惯有关，在治疗的同时，应纠正病人在饮食和生活方面的不良习惯。④胃肠病的护理质量在整个医疗质量中占有重要地位，应由技术过硬的专业护士为病人提供较好的护理技术和生活服务。⑤应保持病房的清洁、整齐、肃静，安排好病人的衣、食、住、行，做好服务性工作。⑥探索性地制定本专科专病的诊疗常规，并不断充实、完善。⑦做好临床资料与临床经验的累积和总结工作，为科学研究提供第一手的可靠材料。

（三）信息情报

信息情报部门可以为临床治疗和科学研究提供大量、准确的信息，及时了解与本专业有关的病因、病理、诊断、治疗、新技术、新设备、流行情况等方面的现状和研究进展，充分掌握有关本专科专病的各种学术动态，借鉴他人取得的成功经验和失败教训，进一步加深对本专科专病的认知程度，提高诊疗水平，指导临床科研课题的选择。

（四）实验基地

在进行医疗工作的同时，应加强实验基地的建设，搞好科学研究工作。临床工作与科研工作相辅相成，互相促进。日常的临床工作为科研工作提供了大量的资料，科研工作反过来又能够促进医疗质量的不断提高。

科研工作的意义在于：①是不断提高技术水平和医疗质量的需要。②是培养医学人才和提高其科学素质的需要。③是继承和发扬中医学及加快中西医结合的需要。随着科学技术的不断发展，科学研究的作用将越来越大，一个学科的科研进展状况，常常标志着该学科的技术水平和学术水平。

专科专病的科研工作，应以提高技术水平，指导医疗工作为着眼点，把重点放在临床医学上，研究疾病的病因病理学；研究疾病的诊断方法，使其朝着特异性、非损伤性及准确、微量、超微量、快速、高效的方向努力；研究疾病的治疗方法、药品以及治疗器械的临床价值，即对已有的治疗方法进一步改进、研究，探讨安全、高效、无副作用的治疗方法和仪器，研究疾病的预防措施，控制疾病的发生与发展，减少合并症、后遗症，防止急病慢性化。

进行临床研究时，应注重：①中西医、中西药结合的研究。中西医结合诊治胃肠病的方法和理论，中西药物相结合治疗胃肠病，不仅是我国临床医学中的一个突出特点，而且丰富了临床医学内容，积累了许多宝贵经验，有待进一步提高，我们从临床实践入手，使祖国医药学在继承中发扬，整理中提高，结合中创新，将胃肠病诊疗技术提高到一个新水平。②新技术研究。医学科学的发展，都是由低级到高级循序渐进的。用新的诊疗方法取代旧的诊疗方法，用新的仪器更换旧的仪器，引进新技术、新设备，开展新疗法，研制新药品、新剂型，加强新的科学技术的研究工作，不断提高医疗水平。③重视实验研究，包括实验室实验和动物实验等，实验研究能够弥补临床研究难以取得的客观资料，是科研工作常用的手段。

（五）辅助科室

辅助科室是医院临床医疗的基础科室，能够借助医疗仪器或特定的实验方法为临床诊断治疗提供客观的数据，它的技术水平、设备条件、人员素质直接影响着专科专病医疗质量的高低，因此必须加强辅助科室的建设。进行辅助科室建设时应注意：①树立面向临床医疗的观念，紧紧围绕提高专科专病医疗质量这个中心。②医疗设备是保证和提高医疗质量的物质基础，应加强辅助科室医疗设备的装备和管理水平，同时积极开展新技术、新工艺、新材料的技术革新活动，逐步达到微量、超微量、快速、电子化、自动化和计算机化的技术水平。③采取在职培训、离职轮训、进修等各种途径培训技术人员，使他们熟悉本专科专病的临床医疗情况，熟悉医疗仪器的结构性能和技术操作规程，学会掌握和调节仪器的灵敏度及准确性，保证每项检查的客观、准确、快速，并且能够结合临床情况做出全面、辨证的综合判断。④在某些医技科室的工作环境中进行操作时，容易发生职业性疾病，应加强卫生防护，防止有害物质损伤卫生技术人员和病人的机体。⑤医技科室各自要求有特定的设备和工作环境。几乎所有胃肠道专科专病科室都需要加强内镜室的管理。内镜室的环境应保持清洁、干燥、整齐，无有害及易燃气体，室温以 20～25℃为宜，有条件者可配置除湿机、空调机，调整室内温度、湿度；

贮镜柜应避免阳光直接照射，宜采用立式柜悬挂或用卧式镜框放置镜身及器械，温度过低时，切勿弯曲镜身或调整角度旋钮；不同的内镜应每1～2周检查1次，注意有无霉变、生锈，各牵引钢丝是否灵活，并定期吹干活检管道；冷光源应避免阳光直接照射，使用时宜加稳压装置；高频电发生器、电视传像系统及激光治疗器械按说明书的要求进行保养；照像器材应置于干燥容器内；进行严格的机械清洗和消毒工作。

随着社会的进步，科技的发展，新发明、新技术、新设备不断应用于专科专病建设，这些涉及到机械、光学、电子、半导体、超声、激光、红外线、映像和自动控制等的仪器和设备越来越多。这些复杂的仪器和设备，需要广泛的科学技术知识才能操控，是一般卫技人员、科研人员难以全面掌握的。为了保证医疗、科研工作的连续性和准确性，需要工程技术人员的紧密配合。许多事实说明，懂得工程理论知识、技术的工程技术人员对仪器设备的管理、维修与研制在专科专病科室的发展中可以起到保障和促进的作用，应该正确认识工程技术人员在医院中的地位，充分发挥他们的作用。

此外，应搞好衣、食、住、行、水、电、煤气、冷、热等方面的后勤服务工作，为医疗工作的顺利开展做好保障，为职工和病员解决好生活问题。

第五节　专科专病应突出“六专”“一高”

专科专病建设应在“专”字上下功夫，努力突出专病、专地、专人、专长、专药、专械的特点，以取得较高的疗效。

一、专病

当今医学发展出现高度分工与密切协作的趋向，分科精细是医学发展的必然趋势。医院全面提高的难度较大，应该根据自己的实际情况扬长避短、突出重点，集中有限的人力、物力、财力，对某种疾病进行系统、连续、深入的观察、诊治与研究。精细分科、实现专业化、进行专病研究，不是知识和技能的单一化，而是在雄厚基础上的拔高，能够尽快地把国内外最新医学科学技术或边缘科学技术引进医院，使本专科专病诊疗水平迅速提高，赶超国内外先进水平，并以点带面，带动医院全面技术水平的提高。

突出专科专病特色的方式有三种：①建立专科专病医院。②在综合医院内，建立专科专病科室。③在本专科专病范围内，集中力量单项拔高，有所突破。突出专病特色，能够在短期迅速提高疗效，满足人民群众日益增长的对医疗卫生的需要，从而提高医院的竞争能力，保证连续、充足的病员来源，实现医院的社会效益，增加医院的经济效益。

加强专科专病建设，突出专病特色，创造出每所医院的名牌与优势，正如其他行业的名牌战略一样，具有极深远的历史意义和丰富的现实意义。

二、专地

专科专病科室所处的地理位置及建筑的内部结构直接关系着专科建设发展前途的大事。专科专病科室位于恰当的地理位置、具有合理的规划设计、完善适当的设备系统，就既能满足功能需求，达到提高医疗质量和工作效率的目的，还能给病人和工作人员创造安静、舒适、优美的环境。对于新建的专科专病医院，要根据医院的特点，结合当地城建规划的要求，选择恰当的地理位置，进行合理的建筑设计。要尽可能靠近服务范围的中心，交通方便，便于病人就诊和医务人员出诊；要尽可能地利用城乡已有的能源和公用设施系统，如供电、供水、排水、通迅等系统，以减少建设资金。对于综合医院专科专病的建设，应根据专科专病发展的需要，结合医院现状进行合理、有效的利用。

专科专病科室建筑布置的组合、形成一般分为三种：

（1）分散式：门诊部、住院部、辅助科室、实验基地等皆与其他相应科室布置在一起，分别位于各自的区域内。其优点是：不打乱医院原来的布局，能够充分利用原有的固定资产，节约财力和物力。缺点为：交通路线长，联系不方便，增加了工作人员的工作量。

（2）集中式：门诊、病房、辅助科室、实验基地等皆集中在一起。优点是：方便了患者就医和工作人员之间的联系。缺点为：增加了财力和物力的支出，在环境安静、通风、日照等方面较分散式差。

（3）混同式：介于分散式和集中式之间。混同式的处置兼有分散式和集中式的优点，又避免了这两种形式中的某些缺点，因此多采用。

专科专病科室的位置一旦确定，就不要随意改动，这是因为：①专科专病科室的建筑是医疗质量的物质基础。②“专地”是专科专病的特色之一，是实现医院名牌战略的一项措施。

三、专人

专科专病建设中，人才是核心，必须突出专人的特点。这是因为：①专科专病建设需要培养造就一批知识结构既有一定深度，又有一定广度，技术精湛，掌握独特医疗技术的专业技术人才。而人的精力是有限的，不可能在每个领域都出类拔萃，只能选择某一部分或某一点进行系统、深入的学习、研究，这样才能有所发展，有所创新，不断进步，使科室诊疗水平始终拔尖。经常更换人，容易造成技术上的滑坡，管理上的混乱。②可以充分利用学术带头人的智力优势、学术优势、高知名度优势和社会接触面广的优势，带动提高专科专病科室的社会知名度。③“专人”容易取信于患者，有利于对疾病进行系统、连续、全面的诊治，是提高专科专病科室竞争能力的一项措施。

四、专长

每个专科专病科室都必须突出自身的专长，显示自身的优势和特色。专长是一个科室或一个医院发展的立足点，没有专长的科室或医院是没有发展前途的。

常用的突出专长的方式有以下二种：①在项目上突出开展本地区或邻近地区尚未开展的项目，注意填补空白，抢占医疗市场，亦即“人无我有”。②通过“新”“奇”“高效”，保持技术优势。通过引进新技术、新设备、新工艺、新材料、新疗法、新药品、新剂型，将现代科技的最新成果应用于临床，突出一个“新”字；通过对中医药宝库的挖掘、整理、继承和提高，采用特殊方剂（如秘方，验方等）或特殊给药途径，突出一个“奇”字；通过中西医、中西药的结合，将中医辨证与西医辨病结合起来，运用中西药结合进行治疗，以取长补短，达到“高效”的目的。只有不断努力，保持“新”“奇”“高效”，达到诊断上的早期、准确、微量、快速、电子化、自动化和计算机化，治疗上的治愈率高、疗程短、无痛苦、费用低、副作用少，保持技术上的优势，专科专病科室才能生存、发展与壮大起来，此亦即“人有我精”。

专长是相对的，是相对于其他医院的专长，如果夜郎自大，不注意该领域的科学研究，不改进诊疗技术，专长就会消失，专科专病科室亦很难发展壮大。

五、专药

专病专方专药就是将现代医学的诊断与中医辨证论治结合起来，根据临床表现或（和）理化检查结果将一个病划分成一个或几个病证单元，病证结合，中西医结合，一一对应，每一个病证单元建立固定的一个或系列的几个专方专药进行治疗。由此可见，专病专方专药既坚持了中医的整体恒动平衡观、辨证论治、审因论治及司外揣内、取象比类的宏观模糊的思维方式，又充分利用了现代医学的病因、病理、生化生理、解剖知识及理化检查等手段，集中了中西医之长，取长补短，既辨证，又辨病，有利于从宏观功能、整体反应到微观结构、局部变化，再到病因病理，多层次、多角度、更深入、更全面、更科学地认识和防治疾病。

我国历代医家都非常重视专方专药的运用，如张仲景用百合汤治疗百合病，用甘麦大枣汤治疗脏躁病，乌梅丸治疗蛔虫病。新中国成立后，研制出了更有效的专方专药，如用雷公藤治疗风湿、强肝汤治疗慢性肝炎、槟榔南瓜子合剂治疗绦虫病。近年来专方专药的研究，更是如火如荼、方兴未艾，成为专科专病治疗的发展趋势。大量事实证明，专方专药具有医药专、疗效高的特点，有利于提高和观察临床疗效，深化专科专病理论，建立现代化的中医诊断标准，能够促进新药品、新剂型的研制开发，突出专方专药特色是成功兴办专科专病的经验。

鉴定一个专方专药的优劣时应注意两个问题：

（1）制定和执行统一的诊断和疗效标准：没有统一的标准和不执行统一的标准，将无法鉴定一个专方的优劣。制定诊断标准时，要尽量用一个或尽可能少的几个“病证”单元来反映全病程的病机。每一个“病证”单元都是辨证与辨病的有机结合，既反映了中医的病因、病机、病位、病性及治则，又反映了现代医学的病因、病理、演变及治疗环节。制定疗效标准时，要将临床证候的变化与现代医学的各种理化检查结果结合起来，综合判断，制定出科学化、具体化，能够定性、定量的疗效标准。标准一旦确定，就应该在实际工作中认真执行，增加鉴定的可重复性。

（2）临床实践配合实验研究：专方专药的功效与药理作用的鉴定，需要通过双盲设计或随机对照组，按统一的诊断和疗效标准，总结规划病例，经统计学处理，获得临床疗效的鉴定，还需要进行体外药理实验，通过建立中医的动物病证模型，用实验的手段鉴定其药理作用及副作用和量效、时效的关系，明确药物的有效成份及其发挥作用的途径。需要指出的是，由于病人的复杂性、社会性及药物之间的相互作用，体外药理试验的结果与临床实践的结果有时不一致。

专方专药虽然具有医药专、疗效高的特点，但同时也有很大的局限性。对于病情单纯的疾病，专方专药常常可以取得较高的疗效，而对于病情复杂的疾病，一方一药就难以胜任，需要根据病情酌情加减。临证时，要既坚持专病专方专药，又不墨守专方专药，才能不断发展和完善。

六、专械

“工欲善其事，必先利其器”。专科专病建设需要积极引进科技新成果，需要专门的、良好的、配套的医疗器械，这是明确诊断、观察临床效果、提高医疗质量和服务质量的基础性物质保证。随着科学技术水平的提高，医疗设备在医疗活动中的作用和地位日益提高，正确引进和借助先进的仪器设备，可以起到迅速提高确诊率和治愈率的作用，能够促进专科专病的迅速发展。没有专门的、先进的器械，单纯依靠医务人员的知识、经验和思维判断，是落后于时代的，远远不能满足医疗服务活动的需要。

医疗器械设备分为诊断设备类、治疗设备类及辅助设备类三大类。胃肠病专科需要的诊断设备主要为：X 线诊断设备、内窥镜诊断设备、超声波诊断设备、实验室诊断设备、病理诊断设备及核医学诊断设备；治疗设备主要为：理疗设备、激光治疗设备、放射治疗设备、手术设备、病室护理设备、核医学治疗设备；辅助设备一般尽可能应用原有的设备，以减少开支。随着科学技术的发展，医疗器械越来越具有更新周期快、设备综合化、操作自动化、质量提高、成本降低的特点，每所医院可根据所选定的专病、医院的实力、当地的经济状况、医疗设备的规格性能等情况，本着经济、实用的原则，选择适当的医疗器械。

七、高效

高效是专科专病建设的命脉，是成败的关键因素。专科专病建设必须突出高效的特点，一切工作都围绕着提高疗效、提高医疗质量这个中心开展。只有确诊率高，治愈率高，才能向人民群众提供高质量的医疗服务，满足人民群众日益增长的对医疗卫生保健的需求，实现医院的社会效益，从而在实现社会效益的基础上，提高经济效益，使专科专病的建设规模不断发展壮大。

提高疗效的措施很多，诸如前面论述的将科室系列配套，突出“专病”“专地”“专人”“专长”“专药”“专械”，引进先进诊疗技术与设备，都是提高疗效的有效措施。提高疗效的根本措施：①不断提高工作人员的业务素质和政治素质，培养造就一支医德高、医技精，业务知识兼具广度和深度、开拓型和智力型兼有的科技队伍。②大力开展中西医、中西药相结合的工作。中医药是一个伟大的宝库，是我国人民长期同疾病做斗争的经验总结，加强中西医、中西药结合的工作，加强中医和西医之间的互相渗透、互相吸收、取长补短，可以取得比单纯中医或西医更高的疗效。③不断引进新技术、新疗法、新设备、新药品、新材料，将现代最新的科学技术成就应用于临床。④加强各科室、各部门、各专业之间的团结协作。现代医学技术精密复杂、分工精细，要求协作程度高，只有加强协作，才能进行全面有效的治疗，达到提高疗效的目的。

第十二章 卫生部颁发中药新药治疗胃肠病的临床研究指导原则

第一节 中药新药治疗急性胃炎的临床研究指导原则

急性胃炎是指由各种病因所致的急性胃黏膜炎性变化的疾病。本病属中医的“胃脘痛”“呕吐”等病证范畴。

基本原则

一、病例选择标准

（一）诊断标准

1. 西医诊断标准

（1）有食用化学、物理刺激物及含微生物、细菌毒素的进食史，常于24小时内发病。

（2）具有上腹不适、疼痛、恶心、呕吐等症状，严重病例可发热、失水、酸中毒，甚至休克，糜烂性胃炎常有上消化道出血。

（3）有腹或脐周的轻度压痛，肠鸣音亢进。

（4）胃镜可见胃黏膜充血、水肿、分泌物增多，或糜烂、出血，或有浅表溃疡等现象。

2. 中医诊断标准

（1）饮食伤胃证：胃脘疼痛，恶心或呕吐不消化食物，脘腹胀满，嗳腐泛酸，厌食。苔厚腻，脉滑实。

（2）湿热中阻证：胃脘疼痛，灼热满闷，恶心呕吐，口苦黏腻，便秘或溏垢不爽。舌质红，苔黄腻，脉滑数。

（3）外邪犯胃证：突然呕恶，胃脘及头身疼痛，发热恶寒。苔白腻，脉濡缓。

（4）脾胃虚弱证：胃脘隐痛，恶心呕吐，脘腹痞闷，纳差便溏，神疲乏力。舌质淡，苔薄白，脉细弱。

3. 症状轻重分级

见表 12－1。

表 12－1 症状轻重分级表

症状	轻（＋）	中（＋＋）	重（＋＋＋）
胃脘疼痛	疼痛轻，持续时间短，不需要服药	疼痛时间较长，每日超过 4 小时，尚能忍受	疼痛剧烈、持续，需要服药才能减轻
恶心、呕吐	呕恶，呕吐出胃内容物，量少	较频繁呕吐，呕出胃内容物，量多	频繁呕吐，食入即吐，甚至吐出胆汁
腹胀	腹胀轻，在短时间内不缓解	腹胀较甚，在较长时间内不缓解	整日腹胀，服药效果不佳
嗳腐、泛酸	时有嗳腐，偶有烧心感	经常嗳腐，有烧心感	频繁嗳腐，并有酸水泛出
纳呆、少食	食欲差，饭量减少 1/3～2/3	无食欲，饭量减少 2/3 以上	食量甚少或不食
便溏	大便稀，每日 3～5 次	大便呈糊状，每日 6～10 次	大便呈稀水样，每日 10 次以上

（二）试验病例标准

1. 纳入症例标准

符合急性胃炎西医诊断标准及中医辨证的患者，可纳入试验病例。

2. 排除病例标准（包括不适应证或剔除标准）

（1）年龄在 18 岁以下或 65 岁以上，妊娠或哺乳期妇女，过敏体质及对本药过敏者。

（2）严重创伤、手术、感染及伴有休克的患者。

（3）合并有心血管、脑血管、肝、肾及造血系统等严重原发性疾病，精神病患者。

（4）不符合纳入标准，未按规定用药，无法判断疗效，或资料不全等影响疗效或安全性判断者。

二、观测指标

（一）安全性观测

1. 一般体检项目。
2. 血、尿、便常规化验。
3. 心、肝、肾功能检查。

（二）疗效性观测

1. 上腹不适、疼痛、恶心、呕吐等症状和体征，舌、脉象。
2. 大便常规。
3. 根据临床研究需要做胃镜、B 超等。

三、疗效判定标准

1. **痊愈**：全部症状、体征消失。
2. **显效**：主要症状、体征好转 2 级以上。
3. **有效**：主要症状、体征好转 1 级以上。
4. **无效**：未达到有效标准或反而恶化。

四、观察、记录、总结的有关要求

按临床研究和设计要求，统一表格，做出详细记录，认真写好病历。应注意观察不良反应，并追踪观察。试验结束后，不能任意涂改病历，各种数据必须做统计学处理。

临床试验

一、Ⅰ期临床试验

目的在于观察人体对新药的反应和耐受性，探索安全有效的剂量，提出合理的给药方案和注意事项。有关试验设计（包括受试对象、初试剂量的确定）、结果的观察与记录、不良反应的判断与处理、试验总结等具体事项，按《新药审批办法》的有关规定执行。

二、Ⅱ期临床试验

本期的两个阶段，即对照治疗试验阶段与扩大对照治疗试验阶段，可以同时进行。试验设计的要求按《新药审批办法》执行。

1. 试验单位应为3~5个，每个单位病例不少于30例。

2. 治疗组病例不少于300例，其中主要证候不少于100例。对照组另设。

3. 试验病例选择，采用住院病例和门诊病例，住院病例不少于总例数的1/3。门诊病例应严格控制可变因素。

4. 对照组的设立要有科学性。对照组与治疗组病例之比不低于1∶3，设立对照组的观察单位，对照组病例不少于30例。对照药物应择优选用治疗同类病证公认的有效药物。尽量采用双盲法。

5. 药物剂量可根据Ⅰ期临床试验结果或根据中医药理论和临床经验而定。以3天为1疗程。

6. 由临床研究人员负责对各医院的试验结果汇总，进行统计学处理和评价，并写出正式的新药临床试验总结。

三、Ⅲ期临床试验

新药得到卫生部批准试生产或上市后一段时间就进行Ⅲ期临床试验，目的是对新药进行社会性考察和评价。观察项目同Ⅱ期临床试验，重点考察新药疗效的可靠性及使用后的不良反应。有关要求均按《新药审批办法》执行。

临床验证

第四、第五类新药须进行临床验证，主要观察其疗效、不良反应、禁忌和注意事项等。

一、观察方法应采取分组对照的方法。改变剂型的新药，其对照品应采用原剂型药物；增加适应证的新药，应选择治疗同类病证公认的有效药物进行对照。

二、观察例数不少于100例，其中主要证候不少于50例。对照组例数根据统计学需要而定。

三、临床验证设计与总结的要求与Ⅱ期临床试验相同。

承担中药新药临床研究医院的条件

一、临床试验、临床验证的负责医院应是卫生部临床药理基地，参加单位应以二甲以上医院为主。

二、临床研究的负责人应具备副主任医师（包括相当职称）以上的职称，并对本病的研究有一定造诣。

第二节　中药新药治疗慢性浅表性胃炎的临床研究指导原则

慢性浅表性胃炎是消化系统的一种常见病，其基本病变是胃黏膜上皮细胞变性，小凹上皮增生及固有黏膜炎性细胞浸润，病变多局限于黏膜浅表，但有时亦可累及全层。本病属中医“胃脘痛”“痞满”等范畴。

基本原则

一、病例选择标准

（一）诊断标准

1. 西医诊断标准

（1）病程迁延，有不同程度的消化不良、厌食、恶心及与进食有关的上腹部疼痛等症状，可有左上腹部轻度压痛。

（2）符合慢性浅表性胃炎的纤维胃镜诊断标准及活体组织检查诊断标准即可确诊。

①慢性浅表性胃炎的胃镜诊断标准

A. 黏液增多，附着在黏膜上不易脱落，用水冲洗后，黏膜表面发红或糜烂剥脱，与浅溃疡表面所披的白苔性质相近，需和咽下的黏液或十二指肠反流的黏液相鉴别，一般反流的黏液含有气泡而且随蠕动而移动。

B. 小斑片状或线状发红，有的地方充血，有的地方不充血，所以呈斑状，发红的境界不很明显，色调鲜红，线状充血常见于皱襞隆起处。

C. 红白相间或花斑，为散在均匀的小红点，红点与红点之间的黏膜略显苍白，又像麻疹病儿的皮肤。

D. 水肿，黏液反光强，稍苍白，有肿胀感，胃小窝明显。

E. 糜烂，皱襞面黏膜剥脱，常有白苔。又可分3型：隆起型，如丘疹状，顶端有脐样凹陷；平坦型，不高出周围黏膜；凹陷型，比周围黏膜低，糜烂的周围黏膜常有炎症的表现。

②活体组织检查诊断标准

A. 胃黏膜固有层间质内的炎性细胞 >100 个/HP 和（或）病理性淋巴滤泡形成。伴有中性粒细胞浸润者为慢性期，同时有多形核细胞浸润者为急性活动期，细胞浸润不明显者为静止期。

B. 披覆上皮和（或）腺上皮变性坏死，严重者可伴有糜烂形成和（或）腺体崩解。活体组织检查具备 A 项可确立诊断，炎性细胞在 50 ~ 100 个/HP 之间者，必须具备 B 项方可诊断。

（3）胃黏膜炎症分级

①轻度：炎性细胞浸润位于小凹底部以上。

②中度：炎性细胞浸润深达腺体固有层。

③重度：炎性细胞浸润深达黏膜肌层。病理性淋巴滤泡体积较大（直径常 >250um）。其内有生发中心，周围有大量炎性细胞浸润，出现在黏膜肌层之外，周围有腺体破坏或消失。

2. 中医诊断标准

（1）肝胃不和证：胃脘胀痛或痛窜两胁，嗳气频作，嘈杂泛酸。舌质淡红，苔薄白或白厚，脉弦。

（2）脾胃虚弱证：胃脘隐痛，喜按喜暖，食后胀闷、痞满，纳呆食少，便溏或腹泻，乏力，四肢酸软。舌质淡红，苔薄白或有齿痕，脉沉细。

（3）脾胃湿热证：胃脘灼热胀痛，口苦口臭，尿黄，脘腹痞闷，渴不欲饮。舌质红，边尖深红，苔黄厚或腻，脉滑或弦。

（4）胃阴不足证：胃脘灼热疼痛，口干舌燥，大便干结。舌红少津或有裂纹，脉细或弦。

（5）胃络瘀血证：胃脘疼痛，痛有定处，拒按，日久不愈。舌质暗红，或紫暗，或有瘀斑，脉弦涩。

3. 中医症状轻重分级

见表 12 -2。

表 12 -2　中医症状轻重分级表

症状	轻（+）	中（++）	重（+++）
胃脘疼痛	疼痛轻，持续时间短，不需服药	疼痛时间较长，每日超过 4 小时，尚能忍受	疼痛较重，持续，需服药才能减轻
嗳　气	时有发作	经常发作，引及两胁不适	频繁发作，引及两胁疼痛

续表

症状	轻（+）	中（++）	重（+++）
嘈杂泛酸	偶有吐酸，时觉嘈杂	饮食不慎即吐酸、嘈杂	频频吐酸，整日嘈杂
腹　胀	腹胀在短时间内较甚	腹胀较甚，在较长时间内不缓解	整日腹胀
纳呆少食	食欲较差，饭量减少1/2以内	食欲较差，饭量减少1/2～2/3	无食欲，饭量减少2/3以上

（二）试验病例标准

1. 纳入病例标准

符合慢性浅表性胃炎的西医诊断标准及中医辨证的患者，可纳入试验病例。

2. 排除病例标准（包括不适应证或剔除标准）

（1）年龄在18岁以下或65岁以上，妊娠或哺乳期妇女，过敏体质及对本药过敏者。

（2）继发性慢性胃炎。

（3）合并有心血管、脑血管、肝、肾和造血系统等严重的原发性疾病，精神病患者。

（4）不符合纳入标准，未按规定用药，无法判断疗效，或资料不全等影响疗效或安全性判断者。

二、观测指标

1. 安全性观测

（1）一般体检项目。

（2）血、尿、便常规化验。

（3）心、肝、肾功能检查。

2. 疗效性观测

（1）临床表现及体征。

（2）胃镜检查。

（3）活体组织病理检查。

（4）胃泌素检查、胃蛋白酶原检查、幽门螺旋杆菌检查等，根据病情及临床研究的需要选做。

胃镜检查以治疗前及停药后半月以内的检查为准，并必须做活体组织检查，治疗后胃镜复查进行活检时尽可能在原病位活检处钳取活体组织。

三、疗效判定标准

1. **临床痊愈**：症状、体征消失；胃镜和活检可见急性炎症消失，慢性炎症达轻度，胆汁反流消失。

2. **显效**：症状、体征均改善 2 级以上；胃镜和活检可见急性炎症基本消失，慢性炎症程度好转 1 度，胆汁反流减少 2/3 以上。

3. **有效**：症状、体征均改善 1 级以上；胃镜和活检可见黏膜病变范围缩小 1/2 以上，急慢性炎症程度减轻 1 度，胆汁反流减少 1/2 以上。

4. **无效**：达不到有效标准或反而恶化者。

四、观察、记录、总结的有关要求

按临床研究的设计要求，统一表格，做出详细记录，认真写好病历。应注意观察不良反应，并追踪观察。试验结束后，不能任意涂改病历，各种数据必须做统计学处理。

临床试验

一、Ⅰ期临床试验

目的在于观察人体对新药的反应和耐受性，探索安全有效的剂量，提出合理的给药方案和注意事项。有关试验设计（包括受试对象、初试剂量的确定）、结果的观察与记录、不良反应的判断与处理、试验总结等具体事项，按《新药审批办法》的有关规定执行。

二、Ⅱ期临床试验

本期的两个阶段，即对照治疗试验阶段与扩大对照治疗试验阶段，可以同时进行。试验设计的要求按《新药审批办法》执行。

1. 试验单位应为 3～5 个，每个单位的病例不少于 30 例。

2. 治疗组病例不少于 300 例，其中主要证候不少于 100 例。对照组另设。

3. 试验病例选择，采用住院病例和门诊病例。门诊病例应严格控制可变因素。

4. 对照组的设立要有科学性。对照组与治疗组病例之比不低于1∶3，设立对照组的观察单位，对照组病例不少于30例。对照药物应择优选用治疗同类病证公认的有效药物。尽量采用双盲法。

5. 药物剂量可根据Ⅰ期临床试验结果或根据中医药理论和临床经验而定。以1～2个月为1疗程。

6. 由临床研究人员负责对各医院的试验结果汇总，进行统计学处理和评价，并写出正式的新药临床试验总结。

三、Ⅲ期临床试验

新药得到卫生部批准试生产或上市后一段时间应进行Ⅲ期临床试验，目的是对新药进行社会性考察和评价。观察项目同Ⅱ期临床试验，重点考察新药疗效的可靠性及使用后的不良反应。有关要求均按《新药审批办法》执行。

临床验证

第四、第五类新药须进行临床验证，主要观察其疗效、不良反应、禁忌和注意事项等。

一、观察方法应采取分组对照的方法。改变剂型的新药，其对照品应采用原剂型药物；增加适应证的新药，应选择治疗同类病证公认的有效药物进行对照。

二、观察例数不少于100例，其中主要证候不少于50例。对照组例数根据统计学需要而定。

三、临床验证设计与总结的要求与Ⅱ期临床试验相同。

承担中药新药临床研究医院的条件

一、临床试验、临床验证的负责医院应是卫生部的临床药理基地；参加单位应以二甲以上医院为主。

二、临床研究的负责人应具备副主任医师（包括相当职称）以上的职称，并对本病的研究有一定造诣。

第三节 中药新药治疗慢性萎缩性胃炎的临床研究指导原则

萎缩性胃炎是慢性胃炎的一个类型，病理检查可见黏膜萎缩变薄，腺体成分减少或消失，临床表现为胃脘胀满或胀痛、嗳气、嘈杂、食欲不振、消瘦等。本病属中医“痞满”“嘈杂”“胃痛”等范畴。

基本原则

一、病例选择标准

（一）诊断标准

1. 西医诊断标准

参照1982年重庆全国胃炎诊治座谈会制定的标准。

（1）萎缩性胃炎的胃镜诊断标准为黏膜颜色改变：正常为橘红色，萎缩时呈灰白、灰黄、灰或灰绿色；同一部分的黏膜颜色深浅不一致，红色强的地方也带灰白色，一般灰黄或灰白的地方可有略隆起的小红点或红斑存在；萎缩黏膜的范围可以是弥漫的也可以是局部的，甚至是小灶性的，黏膜变薄而凹陷，境界常不明显。

血管透视：萎缩初期可见到黏膜内小血管；重者可见到黏膜下的大血管如树枝状，暗红色，有时犹如在黏膜表面上，易与皱襞相混；胃底、贲门的血管正常时也可见到。观察血管时要掌握好胃内压力。

萎缩性胃炎也可合并浅表性胃炎，腺体萎缩后腺窝可增生延长或有肠上皮化生的表现，黏膜层变厚，此时不能看到黏膜下血管，只见黏膜表面粗糙不平，有颗粒或结节僵硬感，光泽也有变化。

（2）萎缩性胃炎的病理诊断标准

①固有腺体萎缩，减少1/3以内者为轻度，减少1/3～2/3者为中度，减少2/3以上者为重度。

②黏膜肌层增厚。

③可有肠上皮化生或假幽门腺化生。

④固有膜炎症。

⑤可有淋巴滤泡形成。

(3) 胃黏膜慢性炎症分级标准

轻度：炎性细胞浸润位于胃小凹底部以上。

中度：炎性细胞浸润深达腺体固有膜。

重度：炎性细胞浸润深达黏膜肌层。

2. 中医诊断标准

参照1989年中国中西医结合学会消化系统疾病专业委员会制定的诊断试行标准。

(1) 肝胃不和证：胃脘胀痛或痛窜两胁，嗳气频作，嘈杂泛酸，易因情志而发。舌质淡红，脉弦。

(2) 脾胃虚弱证：胃脘隐痛，胃痛喜按喜暖，食后胀闷、痞满，纳呆食少，便溏或腹泻，乏力，四肢酸软。舌质淡或有齿印，苔薄白，脉沉细。

(3) 脾胃湿热证：胃脘灼热胀痛，脘腹痞闷，渴不欲饮，口苦，口臭，尿黄。舌质红，边尖深红，苔黄厚或腻，脉滑或紧。

(4) 胃阴不足证：胃脘部灼热疼痛或隐痛，口干，纳呆食少，大便干结。舌红少津，苔少，脉细。

(5) 胃络瘀血证：胃脘疼痛拒按，痛有定处，日久不愈，黑血便。舌质暗红或紫暗，或有瘀斑，脉弦涩。

3. 症状轻重分级

见表12－3。

表12－3 症状轻重分级表

症状	轻（+）	中（++）	重（+++）
胃脘疼痛	常有	频发，影响工作	整日不休，影响工作和休息
胀 闷	食后腹胀	每日6小时以上	整日
嘈杂、泛酸	嘈杂，每日少于3小时，偶尔烧心	嘈杂，每日3～6小时，有烧心感	整日嘈杂，并有酸水泛出
嗳 气	每日少于5次	每日5～9次	每日多于10次
纳呆、少食	食欲差，饭量减少1/2以下	饮食无味，饭量减少1/2～2/3	无食欲，饭量减少2/3以上

(二) 试验病例标准

1. 纳入病例标准

符合西医诊断标准和中医辨证者，可纳入试验病例。

2. 排除病例标准（包括不适应证或剔除标准）

(1) 年龄在18岁以下或65岁以上，妊娠或哺乳期妇女，过敏体质及对本药过敏者。

(2) 合并有胃、十二指肠溃疡，胃黏膜有重度异型增生或病理诊断疑有恶变者。

(3) 合并有心血管、脑血管、肝、肾及造血系统等严重的原发性疾病，精神病患者。

(4) 不符合纳入标准，未按规定用药，无法判断疗效，或资料不全等影响疗效或安全性判断者。

二、观测指标

1. 安全性观测

(1) 一般体检项目。

(2) 血、尿、便常规化验。

(3) 心、肝、肾功能检查。

2. 疗效性观测

(1) 相关症状和体征。

(2) 胃镜检查及活体组织病理检查。

(3) 基础胃酸测定或五肽胃泌素分析。

(4) 胃蛋白酶原测定（血中胃蛋白酶原Ⅰ、Ⅱ之比值）。

(5) 血清胃泌素测定。

(6) 血清胃泌素细胞抗体（GCA）、壁细胞抗体（PCA）。

(7) 血常规。

(8) 幽门螺杆菌检查。

以上（1）、（2）必做，其他可根据病情及临床研究的需要选做。

三、疗效判定标准

1. 临床痊愈：临床症状、体征消失，胃镜复查可见黏膜慢性炎症明显好转，活体组织病理检查证实腺体萎缩、肠化生和异型增生复常或消失。

2. **显效**：临床主要症状、体征消失，胃镜复查可见黏膜慢性炎症好转，活体组织病理检查证实腺体萎缩、肠化生和异型增生恢复正常或减轻2度。

3. **有效**：主要症状、体征明显减轻，胃镜复查黏膜病变范围缩小1/2以上，炎症有所减轻，活体组织病理检查证实慢性炎症减轻1度，腺体萎缩、肠化生和异型增生减轻。

4. **无效**：达不到有效标准或反而恶化。

四、观察、记录、总结的有关要求

按临床研究设计的要求，统一表格，做出详细记录，认真写好病历。应注意观察不良反应，并追踪观察。试验结束后，不能任意涂改病历，各种数据必须做统计学处理。

临床试验

一、Ⅰ期临床试验

目的在于观察人体对新药的反应和耐受性，探索安全有效的剂量，提出合理的给药方案和注意事项。有关试验设计（包括受试对象、初试剂量的确定）、结果的观察与记录、不良反应的判断与处理、试验总结等具体事项，按《新药审批办法》的有关规定执行。

二、Ⅱ期临床试验

本期的两个阶段，即对照治疗试验阶段与扩大对照治疗试验阶段，可以同时进行。试验设计的要求按《新药审批办法》执行。

1. 试验单位应为3～5个，每个单位病例不少于30例。

2. 治疗组病例不少于300例，其中主要证候不少于100例。对照组另设。

3. 试验病例的选择，采用住院病例和门诊病例。住院病例不少于总例数的1/3，门诊病例应严格控制可变因素。

4. 对照组的设立要有科学性。对照组与治疗组病例之比不低于1∶3，设立对照组的观察单位，对照组病例不少于30例。对照药物应择优选用治疗同类病证公认的有效药物。尽量采用双盲法。

5. 药物剂量可根据Ⅰ期临床试验结果或根据中医药理论和临床经验而定。

以2～3个月为1疗程。

6. 由临床研究人员负责对各医院的试验结果汇总，进行统计学处理和评价，并写出正式的新药临床试验总结。

三、Ⅲ期临床试验

新药得到卫生部批准试生产或上市后一段时间应进行Ⅲ期临床试验，目的是对新药进行社会性考察和评价。观察项目同Ⅱ期临床试验，重点考察新药疗效的可靠性及使用后的不良反应。有关要求均按《新药审批办法》执行。

临床验证

第四、第五类新药须进行临床验证，主要观察其疗效、不良反应、禁忌和注意事项等。

一、观察方法应采取分组对照的方法。改变剂型的新药，其对照品应采用原剂型药物；增加适应证的新药，应选择治疗同类病证公认的有效药物进行对照。

二、观察例数不少于100例，其中主要证候不少于50例。对照组例数根据统计学需要而定。

三、临床验证设计与总结的要求与Ⅱ期临床试验相同。

承担中药新药临床研究医院的条件

一、临床试验、临床验证的负责医院应是卫生部的临床药理基地；参加单位应以二甲以上医院为主。

二、临床研究的负责人应具备副主任医师（包括相当职称）以上的职称，并对本病的研究有一定造诣。

第四节　中药新药治疗消化性溃疡的临床研究指导原则

消化性溃疡95%以上发生在胃或十二指肠，简称溃疡病，临床表现以腹痛为主，疼痛限于上腹部，有慢性、周期性和节律性3个特点。本病相当于中医“胃脘痛”“嘈杂”“吞酸”等疾病。

基本原则

一、病例选择标准

（一）诊断标准

1. 西医诊断标准

（1）长期反复发生的周期性、节律性的慢性上腹部疼痛，应用碱性药物可缓解；

（2）上腹部有局限性的深在压痛；

（3）X 线钡餐造影见溃疡龛影；

（4）内窥镜检查可见到活动期溃疡。

2. 中医诊断标准

（1）气滞证

①主症

A. 胃脘胀痛，两胁胀闷；

B. 遇情志不遂则加重；

C. 嗳气或矢气则舒；

D. 善怒，喜太息。

②次症

A. 胸闷食少；

B. 泛吐酸水；

C. 舌苔薄白；

D. 脉弦。

上述主症 A 必须具备，并应兼具其余主症中的 1 项加次症 2 项，即可诊断。

（2）郁热证

①主症

A. 胃脘痛势急迫，有灼热感；

B. 食入疼痛无明显缓解，或食入易痛；

C. 口干而苦；

D. 舌红，苔黄；

E. 脉弦或数。

②次症

A. 喜冷饮；

B. 吞酸，嘈杂；

C. 烦躁易怒；

D. 便秘。

上述主症 A 必须具备，并应兼具其余主症中的 1 项加次症 2 项，即可诊断。

（3）阴虚证

①主症

A. 胃脘隐隐灼痛，空腹时加重；

B. 似饥不欲食，口干不欲饮；

C. 舌红少津，有裂纹，少苔或花剥苔。

②次症

A. 口干舌燥，纳呆干呕；

B. 大便干结；

C. 手足心热。

上述主症 A 必须具备，并应兼具其余主症中的 1 项加次症 2 项，即可诊断。

（4）虚寒证

①主症

A. 胃痛隐隐，喜暖喜按；

B. 每遇冷或劳累易发作或加重；

C. 空腹痛重，得食痛减，食后腹胀；

D. 舌质淡嫩，边有齿痕，苔薄白；

E. 脉沉细或迟。

②次症

A. 倦怠乏力，神疲懒言；

B. 畏寒肢冷；

C. 大便溏薄。

上述主症 A 必须具备，并应兼具其余主症中的 1 项加次症 2 项，即可诊断。

（5）瘀血证

①主症

A. 胃痛如刺如割，痛处不移；

B. 舌质紫暗或有瘀点、瘀斑。

②次症

A. 疼痛剧烈，可痛彻胸背，肢冷，汗出；

B. 呕血或黑便史。

上述主症 A 必须具备，并应兼具次症 1 项，即可诊断。

（二）试验病例标准

1. 纳入病例标准

符合本病诊断及中医辨证标准并经纤维胃镜证实患有消化性溃疡者，可纳入试验病例。

2. 排除病例标准（包括不适应证或剔除标准）

（1）在试验前 30 天内发生并发症而进行手术者。

（2）有特殊原因的胃或十二指肠溃疡，如胃泌素瘤等。

（3）孕妇、哺乳期妇女或在服药期间可能怀孕者。

（4）有其他并发症可影响疗效观察或对试验药物有禁忌的疾病。

（5）酗酒或有其他不宜做药物试验观察者。

（6）年龄在 18 岁以下或 65 岁以上，对本药过敏者。

（7）合并有心血管、肝、肾和造血系统等严重原发性疾病，精神病患者。

（8）不符合纳入标准，未按规定用药，无法判断疗效或资料不全等影响疗效或安全性判断者。

二、观察指标

1. 安全性观测

（1）一般体检项目。

（2）血、尿、便常规化验。

（3）心、肝、肾功能检查。

2. 疗效性观测

（1）上腹痛的次数、程度、性质及痛时的情况。

（2）反酸、嘈杂、恶心、嗳气、腹胀、体倦、呕血等症及食欲、大便情况。

（3）舌象，脉象。

（4）血象，血钾、钠、氯，尿素氮，血清胆红素，GPT 检测。

（5）大便常规，大便潜血试验。

（6）内窥镜检查。

（7）胃酸分泌功能检查。

（8）血清胃泌素检查。

（9）有条件者做胃镜摄影照片。

三、疗效判定标准

1. 中医证候疗效判定标准

（1）临床治愈：主症与次症全部消失。

（2）显效：主症与次症均有明显改善；或个别主症轻度改善，但其他症状全部消失。

（3）有效：主、次症均有改善；或主症未有改善，但次症全部消失。

（4）无效：主、次症均无改善。

2. 胃镜疗效判定标准

（1）临床痊愈：溃疡完全消失，局部轻度充血，无明显水肿。

（2）显效：溃疡基本消失，仍有明显炎症。

（3）有效：溃疡面缩小 50% 以上。

（4）无效：溃疡面缩小不及 50%。

本病的疗效判断以胃镜的疗效判定标准为主，参考中医证候疗效标准，综合分析。

四、观察、记录、总结的有关要求

按设计要求，统一表格，做出详细记录，认真写好病历。应注意观察不良反应或未预料到的毒副反应，并追踪观察。试验结束后，不能任意涂改病历，各种数据必须做统计学处理。

临床试验

一、Ⅰ期临床试验

目的在于观察人体对新药的反应和耐受性，探索安全有效的剂量，提出合理的给药方案和注意事项。有关试验设计（包括受试对象、初试剂量的确定）、结果的观察与记录、不良反应的判断与处理、试验总结等具体事项，按《新药审批办法》的有关规定执行。

二、Ⅱ期临床试验

本期的两个阶段，即对照治疗试验阶段与扩大对照治疗试验阶段，可以同时进行。试验设计的要求按《新药审批办法》执行。

1. 试验单位应为3～5个，每个单位病例不少于30例。

2. 治疗组病例不少于300例，其中主要证候不少于100例。对照组另设。

3. 试验病例的选择，采用住院病例和门诊病例，住院病例不少于总例数的2/3。门诊病例应严格控制可变因素。

4. 对照组的设立要有科学性。对照组与治疗组的病例之比不低于1∶3，设立对照组的观察单位，对照组病例不少于30例。对照药物应择优选用治疗同类病证公认的有效药物。尽量采用双盲法。

5. 药物剂量可根据Ⅰ期临床试验结果或根据中医药理论和临床经验而定。以2～6周为1疗程。

6. 由临床研究人员负责对各医院的试验结果汇总，进行统计学处理和评价，并写出正式的新药临床试验总结。

三、Ⅲ期临床试验

新药得到卫生部批准试生产或上市后一段时间应进行Ⅲ期临床试验，目的是对新药进行社会性考察和评价。观察项目同Ⅱ期临床试验，重点考察新药疗效的可靠性及使用后的不良反应，有关要求均按《新药审批办法》执行。

临床验证

第四、第五类新药须进行临床验证，主要观察其疗效、不良反应、禁忌和注意事项等。

一、观察方法应采取分组对照的方法。改变剂型的新药，其对照品应采用原剂型药物；增加适应证的新药，应选择治疗同类病证公认的有效药物进行对照。

二、观察例数不少于100例，其中主要证候不少于50例。对照组例数根据统计学需要而定。

三、临床验证设计与总结的要求与Ⅱ期临床试验相同。

承担中药新药临床研究医院的条件

一、临床试验、临床验证的负责医院应是卫生部的临床药理基地；参加单位应以二甲以上医院为主。

二、临床研究的负责人应具备副主任医师（包括相当职称）以上的职称，并对本病的研究有一定造诣。

第五节　中药新药治疗慢性非特异性溃疡性结肠炎的临床研究指导原则

慢性非特异性溃疡性结肠炎又称非特异性或特发性溃疡性结肠炎，是一种原因不明的慢性结肠炎症性病变，主要局限于结肠的黏膜，表现为炎症或溃疡。多累及直肠和乙状结肠，也可遍及整个结肠，呈节段性和弥漫性分布，主要症状有腹痛、腹泻、脓血便或血便。本病属于中医“痢疾”“泄泻”等病的范畴。

基本原则

一、病例选择标准

（一）诊断标准

1. 西医诊断标准

参照1993年全国慢性非感染肠道疾病学术研讨会制定的标准。

（1）临床表现：持续性或反复发作的黏液血便，腹痛，伴有不同程度的全身症状，少数患者只有便秘或无血便。既往史及体检中要注意关节、眼、口腔、肝、脾等肠道外的表现。

（2）结肠镜检查所见：①黏膜有多发性浅表溃疡伴充血、水肿，病变大多从直肠开始，且呈弥漫性分布。②黏膜粗糙，呈细颗粒状，黏膜血管变脆，易出血，或附有脓血性分泌物。③可见假性息肉，结肠袋往往变钝或消失。

（3）黏膜活体组织病理检查：呈炎性反应，同时常可见糜烂、溃疡、陷窝脓肿、腺体排列异常、杯状细胞减少及上皮变化。

（4）钡灌肠所见：①黏膜粗乱及/或有细颗粒样改变。②多发性浅表龛影或小的充盈缺损。③结肠袋消失，肠管缩短变硬，呈铅管状。在排除菌痢、阿米巴痢、慢性血吸虫病、肠结核等感染性结肠炎及克罗恩结肠炎、缺血性结肠炎、放射性结肠炎的基础上可按下列条件诊断。

根据临床表现，结肠镜检查有①~③中之1项及/或黏膜活体组织病理检查即可诊断本病。

根据临床表现及钡灌肠，有①~③中之1项者可以诊断。

临床表现不典型而有结肠镜检查或钡灌肠典型改变者可诊断本病。

2. 临床类型、严重程度、病变范围与病程分期

（1）临床类型：①慢性复发型；②慢性持续型；③急性暴发型；④初发型。

注：初发型指无既往史而首次发作；暴发型症状严重，伴全身中毒症状，或伴中毒性结肠扩张、肠穿孔、败血症等并发症。

（2）严重程度

①轻度：患者腹泻每日少于3次，便血轻或无，无发热、脉搏加快或贫血等，血沉正常。

②中度：介于轻度和重度之间。

③重度：腹泻每日6次以上，明显的黏液血便，体温 >37.5℃，脉搏 >90次/分，血红蛋白 <100g/L，血沉 >30mm/h。

（3）病变范围：直肠炎，直肠乙状结肠炎，左半结肠炎，右半结肠炎，区域性结肠炎，全结肠炎。

（4）病程分期：①活动期；②缓解期。

3. 中医诊断标准

参照1987年中华全国中医学会肛肠学会溃疡性结肠炎学术研讨会制定的标准。

（1）湿热内蕴证：便中夹脓带血，肛门灼热，里急后重，身热，脘痞纳呆，大便臭秽，小便短赤。舌苔黄腻，脉滑数。

（2）气滞血瘀证：肠鸣腹胀或腹痛拒按，泻下不爽，面色晦暗，嗳气食少，胸胁胀满。舌紫或有瘀斑、瘀点，脉弦涩。

（3）脾肾两虚证：久泻不愈，形寒肢冷，少气懒言，腹部隐痛喜按，腹胀肠鸣，五更泄泻，食减纳呆，腰膝酸软，遇寒加重。舌淡，苔白，脉沉细。

（4）阴血亏虚证：午后低热，腹中隐痛，头晕目眩，失眠盗汗，心烦易怒，神疲乏力。舌红少苔，脉细数。

4. 中医症状轻重分级

见表 12－4。

表 12－4　中医症状轻重分级表

症状	轻（＋）	中（＋＋）	重（＋＋＋）
腹泻	每日 3 次以下	每日 4～6 次	每日 7 次以上
里急后重	偶感	腹泻时伴有	持续坠胀、难忍
脓血便	大便可有少量脓血	脓血便为主	全部脓血便
纳呆	纳差，食量减少 1/2 以下	食欲差，食量减少 1/2～2/3	无食欲，食量减少 2/3 以上
腹痛	偶有，较轻	常发，较重	剧痛难忍
腹胀	偶有腹胀或食后腹胀	腹胀，每日达 6 小时以上	整日腹胀或腹胀如鼓

（二）试验病例标准

1. 纳入病例标准

符合慢性非特异性溃疡性结肠炎的西医诊断标准及中医辨证者，可纳入试验病例。

2. 排除病例标准（包括不适应证或剔除标准）

（1）年龄在 18 岁以下或 65 岁以上，妊娠或哺乳期妇女，过敏体质及对本药过敏者。

（2）合并有心血管、脑血管、肝、肾和造血系统等严重的原发性疾病，精神病患者。

（3）有严重的并发症，如局部狭窄、肠梗阻、肠穿孔、直肠息肉、中毒性结肠扩张、结肠癌、直肠癌及肛门疾病者。

（4）不符合纳入标准，未按规定用药，无法判断疗效，或资料不全等影响疗效或安全性判断者。

二、观测指标

1. 安全性观测

（1）一般体检项目。

（2）血、尿、便常规化验。

（3）心、肝、肾功能检查。

2. 疗效性观测

（1）相关症状及体征。

（2）大便常规与培养。

（3）纤维结肠镜及活体组织病理检查或钡灌肠 X 线检查。

（4）血沉。

（5）血浆白蛋白。

以上（1）、（2）、（3）必做，其他可根据病情及临床研究的需要选做。

三、疗效判定标准

1. 临床痊愈：临床症状消失，结肠镜等检查肠黏膜恢复正常。停药后观察 6 个月无复发。

2. 显效：临床症状基本消失，结肠镜等检查肠黏膜有轻度炎症反应及部分假息肉形成。

3. 有效：临床症状好转，结肠镜等检查黏膜病变有所好转。

4. 无效：临床症状和结肠镜等检查无改善。

四、观察、记录、总结的有关要求

按临床研究的设计要求，统一表格，做出详细记录，认真写好病历。应注意观察不良反应，并追踪观察。试验结束后，不能随意涂改病历，各种数据必须做统计学处理。

临床试验

一、Ⅰ期临床试验

目的在于观察人体对新药的反应和耐受性，探索安全有效的剂量，提出合理的给药方案和注意事项，有关试验设计（包括受试对象、初试剂量的确定）、结果的观察与记录、不良反应的判断与处理、试验总结等具体事项，按《新药审批办法》的有关规定执行。

二、Ⅱ期临床试验

本期的两个阶段，即对照治疗试验阶段与扩大对照治疗试验阶段，可以同时进行。试验设计的要求按《新药审批办法》执行。

1. 试验单位应为 3～5 个，每个单位病例不少于 30 例。

2. 治疗组病例不少于 300 例，其中主要证候不少于 100 例。对照组另设。

3. 试验病例的选择，采用住院病例和门诊病例，住院病例不少于总例数的 1/3，门诊病例应严格控制可变因素。

4. 对照组的设立要有科学性。对照组与治疗组病例之比不低于 1∶3，设立对照组的观察单位，对照组病例不少于 30 例。对照药物应择优选用治疗同类病证公认的有效药物。尽量采用双盲法。

5. 药物剂量可根据Ⅰ期临床试验结果或根据中医药理论和临床经验而定。疗程不少于 2 个月。

6. 由临床研究人员负责对各医院的试验结果汇总，进行统计学处理和评价，并写出正式的新药临床试验总结。

三、Ⅲ期临床试验

新药得到卫生部批准试生产或上市后一段时间应进行Ⅲ期临床试验，目的是对新药进行社会性考察和评价。观察项目同Ⅱ期临床试验，重点考察新药疗效的可靠性及使用后的不良反应。有关要求均按《新药审批办法》执行。

临床验证

第四、第五类新药须进行临床验证，主要观察其疗效、不良反应、禁忌和注意事项等。

一、观察方法应采取分组对照的方法。改变剂型的新药，其对照品应采用原剂型药物；增加适应证的新药，应选择公认的治疗同类病证的有效药物进行对照。

二、观察例数不少于 100 例，其中主要证候不少于 50 例。对照组例数根据统计学需要而定。

三、临床验证设计与总结的要求与Ⅱ期临床试验相同。

承担中药新药临床研究医院的条件

一、临床试验、临床验证的负责医院应是卫生部临床药理基地；参加单位应以二甲以上医院为主。

二、临床研究的负责人应具备副主任医师（包括相当职称）以上职称，并对本病的研究有一定造诣。

第六节　中药新药治疗大肠痈（急性阑尾炎）的临床研究指导原则

大肠痈是腹腔内多种化脓性的炎症之一。本篇指导原则仅指现代医学的急性阑尾炎。

一、诊断标准

（一）西医诊断标准

主要为无并发症的急性阑尾炎。

1. 急性单纯性阑尾炎

有典型的转移性右下腹痛病史，右下腹有轻度或中度的局限性压痛，一般无反跳痛和腹肌紧张，腰大肌试验阴性，体温 <38℃，白细胞计数在 $10\times10^9/L$ 左右。舌苔正常或薄腻，脉濡或弦。

2. 轻型化脓性阑尾炎

有典型的腹痛病史，右下腹有中度或重度压痛，轻度或中度反跳痛，可出现局限性轻度腹肌紧张，腰大肌试验阴性，体温 38℃左右，白细胞计数在 $10\sim15\times10^9/L$ 之间。舌质红，苔薄黄腻，脉濡数或弦滑数。

注：轻度压痛—重按轻痛

中度压痛—中按即痛

重度压痛—轻按重痛

（二）分期

1. 蕴热期

临床表现有转移性右下腹痛，腹痛呈持续性或阵发性加剧，可伴有脘腹胀闷、恶心、嗳气、纳呆，大便秘结。右下腹有压痛或反跳痛，腹肌紧张不明显，有时可扪及有局限性和轻微触痛的半岛形肿块，体温 <38℃，白细胞计数正常或稍高。舌质正常，苔薄白或薄腻微黄，脉弦紧。

此期多属急性单纯性阑尾炎，早期为轻型化脓性阑尾炎或其他各类阑尾炎及阑尾周围脓肿炎症消散的后期。

2. 湿热期

临床表现为右下腹痛及腹部右下象限压痛加剧，并出现肌紧张、反跳痛（腹膜刺激征明显），或出现半岛形的局限性肿块，不超出腹部右下象限，无扩散趋势。

本期辨证应注意辨别湿重还是热重。湿重于热则微热，腹胀痛不剧，口渴不欲饮，大便溏而不爽，小便短少，舌质淡红，苔薄黄腻，脉弦滑略数；热重于湿，则体温在 38℃以上，腹剧痛，拒按明显，口干欲饮，大便秘结，小便短赤，舌红，苔黄腻，脉弦滑数，白细胞计数明显升高。

此期多属急性化脓性阑尾炎，是急性阑尾炎并发局限性腹膜炎及阑尾周围脓肿。

3. 毒热期

本期因炎症进一步发展而热极化火，热腐成脓内溃，故为热毒炽盛阶段，易出现变证。

临床表现为腹痛剧烈，腹膜刺激征遍及全腹，有弥漫性触痛、反跳痛、腹肌紧张。热毒伤阴者，有高热或恶寒发热，持续不退，烦渴，面目红赤，唇干口臭，呕吐不食，两眼凹陷，大便多秘结或似痢不爽，小便短赤或频数似淋，舌质绛而干，苔黄厚、干燥或黄厚腻，脉弦滑数或洪大而数，体温多在 39℃左右，白细胞计数 $15 \times 10^9/L$ 左右。热毒伤阴损阳者，发热不高或可无热，但精神萎靡，肢冷自汗，气促，脉沉细而速，舌质淡而干，苔多薄白。为热深厥深的感染性休克状态。

此期多属急性阑尾炎并发局限性或弥漫性腹膜炎，已形成的阑尾周围脓肿有扩散趋势，或由腹膜炎引起肠麻痹、盆腔脓肿、感染性休克等并发症。

（三）中医诊断标准

1. 气滞血瘀证

不发热或发热，腹胀，恶心呕吐。舌苔白腻，脉弦紧。气滞为主者，腹痛绕脐，尚未固定，腹壁柔软；血瘀为主者，痛点固定在右下腹，拒按，有轻度反跳痛。

2. 瘀滞化热证

右下腹痛加剧，有明显反跳痛及肌紧张，发热口干，便秘溲赤。舌质红，舌苔黄或黄腻，脉弦滑数。

3. 热毒炽盛证

腹痛剧烈，可遍及全腹，有弥漫性压痛、反跳痛及肌紧张，或有显现不清之包块，高热。舌质红绛而干，舌苔黄厚干燥或黄厚腻，脉弦滑数，或洪大而数。

二、试验病例标准

1. 纳入病例标准

符合本病诊断标准及中医辨证的蕴热期，急性单纯性与轻型化脓性阑尾炎患者，可纳入试验病例。

2. 排除病例标准（包括不适应证或剔除标准）

（1）有并发症的急性阑尾炎，如阑尾周围脓肿、急性阑尾炎并发局限性及弥漫性腹膜炎。

（2）异位急性阑尾炎、阑尾寄生虫病或阑尾肿瘤患者。

（3）年龄在 18 岁以下或 65 岁以上，妊娠或哺乳期妇女，过敏体质或对本药过敏者。

（4）合并有心血管、脑血管、肝、肾和造血系统等严重的原发性疾病，精神病患者。

（5）不符合纳入标准，未按规定用药，无法判断疗效，或资料不全等影响疗效或安全性判断者。

三、观测指标

1. 安全性观测

（1）一般体检项目。

（2）血、尿、便常规化验。

（3）心、肝、肾功能检查。

（4）根据药物可能出现的毒性反应做相应的安全性检查。

2. 疗效性观测

（1）有关症状及体征减轻或消失的时间。

（2）体温、白细胞计数及其恢复正常的时间。

（3）舌象、脉象。

四、疗效判定标准

1. **痊愈**：症状、体征消失，体温、白细胞计数均恢复正常。

2. **显效**：症状消失，体温、白细胞计数均恢复正常，仅右下腹有极轻微的深触痛。

3. **有效**：症状消失，体温、白细胞计数均恢复正常，仅右下腹有轻度深触痛及索条状物。

4. **无效**：未达有效标准。

五、临床试验的有关要求

试验病例全部采用住院病例，其中轻型化脓性阑尾炎不少于100例。疗程为7天。

第七节　中药新药治疗胃癌的临床研究指导原则

一、诊断标准

（一）西医诊断标准

1. 病史与症状：早期可无症状，或40岁以上，尤其男性，出现原因不明的上腹部胀满不适，疼痛，进行性贫血消瘦，或溃疡病的症状规律有改变等，食欲不振，呕吐，呕血或便血。

2. 体征：上腹部压痛，或可扪及包块，晚期可扪及浅表淋巴结肿大，较硬，有腹水、贫血征象。

3. 大便潜血反应：连续3天持续性大便潜血试验阳性。

4. 胃液分析：胃液量减少，胃酸缺乏。

5. 上消化道造影：蠕动障碍，胃黏膜破坏，胃排空时间改变（加快或延迟滞留），胃轮廓失常，可见边缘不规则的龛影及充盈缺损。

6. 胃纤维内窥镜检查：可见肿瘤和巨大、不规则的溃疡等。

7. 细胞学检查：胃液的脱落细胞学检查，可找到典型的癌细胞。

8. 组织学检查：手术病理标本、浅表淋巴结活检、胃镜病理标本等，可明确胃癌病理学诊断。

（二）中医诊断标准

1. 脾胃虚弱证

胃脘隐痛或稍胀，喜按，食欲不振，神疲乏力，大便稀。舌淡苔白，脉弱。

2. 痰湿困中证

胃脘胀闷而痛，呕恶痰涎，头晕身重，大便溏。舌苔白腻，脉濡滑。

3. 气滞血瘀证

胃脘胀满，包块坚硬，割刺样疼痛，夜间为甚。舌质紫暗，或有瘀斑，苔薄白，脉沉涩。

4. 气血双亏证

形体消瘦，面色无华，乏力，心悸，胃脘疼痛。舌淡，苔白，脉细弱。

（三）胃癌分期

由于胃癌位于腹腔内，目前的临床检查难于在术前确定其肿瘤浸润程度及转移情况，因此须结合手术所见及术后病理检查予以分期。国际抗癌协会曾制定了胃癌的 TNM 分类法，作为参考，现将国际 TNM 分类法略加修改介绍于下：

T：原发肿瘤。

为了便于估计肿瘤的范围及大小，将胃分为上、中、下 3 个区，在胃大小弯各分为 3 个等距离的点，并将相应的上下点连结，上 1/3 包括贲门及胃底，中段 1/3 为胃体，下 1/3 包括胃窦。

T_1：肿瘤不管其大小，只限于黏膜或黏膜下层（包括恶性带蒂息肉、恶性无蒂息肉样癌变、癌性溃疡、溃疡边缘或周围有癌性浸润）。

T_2：肿瘤侵及肌层，但大小不超过 1 个分区的 1/2。

T_3：肿瘤侵及浆膜层，或虽未侵及浆膜层，然病变超过 1 个分区的 1/3，但不超过 1 个分区。

T_4：肿瘤超过 1 个分区以上或累及周围组织。

N：淋巴结转移情况。

如上所述，将胃引流淋巴结分为 3 组，根据肿瘤的部位及淋巴结转移情况分为以下 4 级。

N_0：无淋巴结转移。

N_1：肿瘤邻近部位的浅表淋巴结转移，如胃窦部癌时幽门上、下淋巴结转移。

N_2：肿瘤远隔部位的浅表淋巴结转移（如胃窦部癌有贲门旁淋巴结转移），或如前所述的第 2 组淋巴结转移。

N_3：第 3 组淋巴结转移。

M：远处转移情况。

M_0：无远处转移情况。

根据以上分类，可将胃癌的病期分为 4 期：

Ⅰ期：无淋巴结转移的浅表型胃癌及肿瘤虽侵入肌层但不超过 1/2 分区者。

Ⅱ期：有淋巴结转移的浅表型胃癌及肿瘤侵入肌层，病变范围超过 1 个分区，以及没有或仅有邻近部位的浅表淋巴结转移的 T_3 肿瘤。

Ⅲ期：不论肿瘤大小，凡有远隔部位的浅表淋巴结转移，或附近之深层淋巴结转移，或者虽仅有邻近部位的浅表淋巴结转移，甚至无淋巴结转移，但肿瘤大小超过 1 个分区或已累及周围组织者，甚至无淋巴结转移，但肿瘤大小超过 1 个分区或已累及周围组织者。

Ⅳ期：不论肿瘤大小，凡有远处转移或肝门、腹腔动脉旁、腹主动脉旁、结肠中动脉旁或肠系膜根部的淋巴结转移。

（四）卡劳夫斯基（Karnofsky）评分法

一切正常，无不适或病征	100 分
能进行正常活动，有轻微病征	90 分
勉强可进行正常活动，有一些症状或体征	80 分
生活自理，但不能维持正常活动或积极工作	70 分
生活偶需帮助，但能照顾大部分个人的需求	60 分
需要颇多的帮助和经常的医疗护理	50 分
失去活动能力，需要特别的照顾和帮助	40 分
严重失去活动能力，要住院，但暂未有死亡威胁	30 分

病重、需住院及积极支持治疗　20 分
垂危　10 分
死亡　0 分

二、试验病例标准

1. 纳入病例标准

符合本病的诊断标准及中医辨证，不能手术的Ⅱ～Ⅳ期患者（包括经手术探查而未切除肿瘤的患者），或手术后复发者，放化疗结束 2 个月以上，体力状况（KNS）评分在 60 分以上，估计能存活 3 个月以上者，可纳入试验病例。

2. 排除病例标准（包括不适应证或剔除标准）

（1）年龄在 18 岁以下或 65 岁以上，妊娠或哺乳期妇女，过敏体质或对本药过敏者。

（2）合并有心血管、脑血管、肝、肾和造血系统等严重原发性疾病，精神病患者。

（3）不符合纳入标准，未按规定用药，无法判断疗效，或资料不全等影响疗效或安全性判断者。

三、观测指标

1. 安全性观测

（1）一般体检项目。

（2）血、尿、便常规化验。

（3）心、肝、肾功能检查。

（4）根据药物可能出现的毒性反应做相应的安全性检查。

药物毒性的评价：

①血液学表现：血小板、白细胞、红细胞、血红蛋白的变化。

②其他毒性：可分为 0～4 级。

表现：恶心、呕吐、口腔炎、脱发、特异性器官（肺、心、肾、神经系统、皮肤等）症状。

分级：

0 级：无毒性症状表现。

1 级：轻度毒性症状表现。

2 级：中度毒性症状表现。

3 级：严重毒性症状表现。

4 级：危及生命的毒性症状表现。

③心、肝、肾功能的检查情况。

2. 疗效性观测

（1）有关症状及体征的变化。

（2）X 线上消化道钡餐造影或气钡双重造影检查。

（3）胃纤维内窥镜检查。

（4）大便潜血试验。

（5）胃液分析。

（6）癌胚抗原（CEA）检测。

（7）B 型超声检查。

（8）CT 检查。

（9）细胞免疫检查。

以上（1）～（3）项必做，其他可根据病情和临床研究的需要选做。

四、疗效判定标准

1. 缓解率：经各种检查（包括 X 线等）测量肿瘤，以其最大直径及最大垂直径的乘积表示肿瘤治疗前后的变化和疗效。根据吸收程度可分为：

完全缓解（CR）：肿瘤病灶完全消失。

部分缓解（PR）：肿瘤病灶两径乘积缩小≥50%。

稳定（NR）：肿瘤病灶两径乘积缩小＜50%或增大＜25%。

进展（PD）：肿瘤病灶两径乘积增大≥25%。

2. 生存时间（MST）：指治疗至死亡或末次随访的时间，常用中位数表示。

3. 带癌或无癌生存（NED）：应在治疗记录上注明，如死亡应写明死亡原因。

4. 显效时间：指治疗开始到肿瘤出现客观缩小（一般指 X 线钡餐检查）的时间。

5. 复发时间（MRT）：指病灶经治疗显效至复发、长大的时间，常用中位数表示，如统计时仍未增大则以“+”表示，如3⁺月。

6. 健康状况的变化：以 Karnofsky 评分为指标，在治疗前及每个疗程治疗后均打分，描述治疗前后的变化。

7. 生存率：以半年、1、2、3、5、10 年的生存率表示疗效，应采用生命表的方法计算，最好用 Kaplan－Mein 曲线表示，并经时序检验，平衡其他可能的影响因素。

8. 体重变化：以每月体重增加或减轻 3kg 计算。

五、临床试验的有关要求

试验病例全部采用住院病例。疗程为 2 个月。治疗结束，再观察 1 个月，以判定近期疗效（肿瘤缓解情况）。远期疗效与生存期应长期随访。

若研制的新药既有抗癌作用，又可与放疗、化学药物配合，有增加放、化疗的抗癌作用，则合并放化疗的病例均不得少于 100 例，并必须另设 100 例，观察该药的抗癌作用，观察其增效作用的病例应以化疗药物或放疗作对照组。

第八节　中药新药治疗大肠癌的临床研究指导原则

大肠癌是我国常见的恶性肿瘤之一，包括直肠癌和结肠癌。本病属中医的“便血”“脏毒”“肠覃”“锁肛痔”等范畴。

一、诊断标准

1. 西医诊断标准

（1）临床症状：有黏液血便，大便习惯改变，形状改变，便秘与便溏交替出现，肛门部有下坠感，里急后重，腹胀，腹部隐痛，有时腹部可扪及包块或出现肠梗阻症状，可见贫血，乏力，消瘦等。

（2）肛门指诊：距肛门 8～9cm 以下的直肠癌，肛门指诊可触及肿块。肿块质硬，表面不光滑，触之易出血。晚期肿瘤固定，活动度小。

（3）内窥镜检查：可见肿块，呈菜花状，或有溃疡，易出血等。

（4）X 线检查：钡灌肠检查及气钡双重造影，显示充盈缺损范围等。

（5）癌胚抗原（CEA）测定：阳性。

（6）大便潜血试验：连续 3 天试验持续阳性。

（7）病理组织学和细胞学检查为大肠癌。

2. 中医诊断标准

（1）脾虚证：便血紫暗，纳呆腹胀，腹部隐痛，或肛门下坠，面色无华，神疲懒言，便溏。舌质淡，苔白，脉弱。

（2）湿热证：大便不畅，里急后重，便血污秽，口苦而干，或发热，小便黄。舌红，苔黄腻，脉滑数。

（3）气血双亏证：病程日久，便血稀且腥臭，神疲乏力，面色皖白，消瘦。舌淡，苔白，脉细弱。

3. 大肠癌分期

（1）临床病理分期

Ⅰ期（Dukes'A）

$Ⅰ_0$：癌变限于黏膜层（原位癌）。

$Ⅰ_1$：病变侵及黏膜下层。

$Ⅰ_2$：病变侵及肠壁肌层。

Ⅱ期（Dukes'B）：病变侵及浆膜，或侵及周围组织和器官，但尚可做整块切除。

Ⅲ期（Duke'C）

$Ⅲ_1$：伴病灶附近的淋巴结转移（指肠壁旁或边缘血管旁淋巴结转移）。

$Ⅲ_2$：伴供应血管和系膜边缘附近的淋巴结转移。

Ⅳ期（Dukes'D）

$Ⅳ_1$：伴远处脏器转移（如肝、肺、骨、脑等处的转移）。

$Ⅳ_2$：伴远处的淋巴结转移（如锁骨上淋巴结转移等），或供应血管根部的淋巴结广泛转移，无法全部切除。

$Ⅳ_3$：伴腹膜广泛播散，无法全部切除。

$Ⅳ_4$：病变已广泛浸润邻近器官而无法全部切除。

（2）国际 TNM 分期

原发肿瘤（T）分期：

Tis：原位癌。

T_0：临床未发现肿瘤。

T_1：癌限于黏膜或黏膜下层（包括腺瘤癌变）。

T_2：癌侵犯肌层或浆膜，但未超出肠壁。

T_3：癌穿透肠壁，并扩散至邻近组织或器官。

T_4：癌穿透肠壁，侵入邻近器官并已形成瘘管。

T_5：T_3 或 T_4，直接扩散已超出邻近组织或器官。

T_X：侵犯深度不肯定。

淋巴结转移（N）分期：

N_0：淋巴结无转移。

N_1：淋巴结已转移。

N_X：淋巴结转移情况未加描述或未记录。

远处转移（M）分期：

M_0：无远处转移。

M_1：有远处转移。

M_X：未测定有无远处转移。

根据以上分类，可将大肠癌的病期分为0～Ⅳ期：

0期（$TisN_0M_0$）：组织学证明为原位癌。

$Ⅰ_A$期（$T_1N_0M_0$）：癌限于黏膜或黏膜下层，无区域淋巴结转移，无远处转移。

$Ⅰ_B$期（$T_2N_0M_0$，$T_2N_XM_0$）：癌侵犯肌层，但未超出浆膜，无区域淋巴结转移，无远处转移。

Ⅱ期（$T_{3\sim5}N_0M_0$，$T_{3\sim5}N_1M_0$）：癌穿透肠壁或浆膜，无区域淋巴结转移，无远处转移。

Ⅲ期（任何T，N_1M_0）：任何深度的肠壁侵犯，区域淋巴结有转移，但远处无转移。

Ⅳ期（任何T，任何N，M_1）：任何深度的肠壁侵犯，区域淋巴结有或无转移，但有远处转移。

4. 卡劳夫斯基（Karnofsky）评分法

一切正常，无不适或病征	100分
能进行正常活动，有轻微病征	90分
勉强可进行正常活动，有一些症状或体征	80分
生活自理，但不能维持正常活动或积极工作	70分
生活偶需帮助，但能照顾大部分个人的需求	60分

需要颇多的帮助和经常的医疗护理　50分
失去活动能力，需要特别的照顾和帮助　40分
严重失去活动能力，要住医院，但暂未有死亡威胁　30分
病重、需住院及积极支持治疗　20分
垂危　10分
死亡　0分

二、试验病例标准

1. 纳入病例标准

符合本病诊断标准及中医辨证，不能手术的Ⅱ～Ⅳ期患者（包括经手术探查未切除肿瘤的患者），或手术后复发者，或放化疗结束2个月以上，体力状况（KNS）评分在60分以上，估计能存活3个月以上者，可纳入试验病例。

2. 排除病例标准（包括不适应证或剔除标准）

（1）年龄在18岁以下或65岁以上，妊娠或哺乳期妇女，过敏体质或对本药过敏者。

（2）合并有心血管、脑血管、肝、肾和造血系统等严重的原发性疾病，精神病患者。

（3）不符合纳入标准，未按规定用药，无法判断疗效，或资料不全等影响疗效或安全性判断者。

三、观测指标

1. 安全性观测

（1）一般体检项目。

（2）血、尿、便常规化验。

（3）心、肝、肾功能检查。

（4）根据药物可能出现的毒性反应做相应的安全性检查。

药物毒性的评价：

①血液学表现：血小板、白细胞、红细胞、血红蛋白的变化。

②其他毒性：可分为0～4级。

表现：恶心、呕吐、口腔炎、脱发、特异性器官（肺、心、肾、神经系

统、皮肤等）的症状。

分级：

0级：无毒性症状表现。

1级：轻度毒性症状表现。

2级：中度毒性症状表现。

3级：严重毒性症状表现。

4级：危及生命的毒性症状表现。

③心、肝、肾功能的检查情况。

2. 疗效性观测

（1）有关的症状、体征。

（2）内窥镜检查。

（3）大肠X线检查（钡灌肠及钡餐检查）。

（4）癌胚抗原（CEA）检查。

（5）细胞免疫检查。

以上（1）、（2）项必做，其他可根据病情和临床研究的需要选做。

四、疗效判定标准

1. 缓解率：经各种检查（包括X线等）测量肿瘤，以其最大直径及最大垂直径的乘积表示肿瘤治疗前后的变化和疗效。根据吸收程度又可分为：

完全缓解（CR）：经X线检查或/和内窥镜检查，病灶全部消失。

部分缓解（PR）：病灶缩小≥50%。

稳定（NR）：病灶缩小不到50%或增大不足25%。

进展（PD）：病灶较治疗前增大25%以上。

2. 中数生存期（MST）：指治疗至死亡或末次随访的时间，常用中位数表示。

3. 带癌或无癌生存（NED）：应在治疗记录上注明，如死亡应写明死亡原因。

4. 显效时间：指治疗开始到肿瘤出现客观缩小（一般指X线钡餐检查）的时间。

5. 复发时间（MRT）：指病灶经治疗显效到复发、长大的时间，常用中位数表示，如统计时仍未增大则用“+”号表示（如3^{+}月）。

6. 健康状况的变化：以 Karnofsky 评分为指标，在治疗前、后均打分，描述治疗前后的变化。

7. 生存率：以半年 1、2、3、5、10 年生存率表示疗效，应采用生命表的方法计算，最好用 Kaplan - Mein 曲线表示，并经时序检验，平衡其他可能的影响因素。

8. 体重变化：以每月体重增加或减轻 3kg 计算。

五、临床试验的有关要求

试验病例全部采用住院病例。疗程为 2 个月。治疗结束，再观察 1 个月，以判定近期疗效（肿瘤缓解情况）。远期疗效与生存期长期随访。

若研制的新药既有抗癌作用，又可与放疗、化学药物配合，有增加放、化疗的抗癌作用，则合并放化疗的病例均不得少于 100 例，并必须另设 100 例，观察该药的抗癌作用，观察其增效作用的病例应以化疗药物或放疗做对照组。

第十三章　2010 年胃肠病中医诊疗方案与中医临床路径

第一节　胃痞病（功能性消化不良）诊疗方案

一、诊断

（一）疾病诊断

1. 中医诊断标准

参照“中华中医药学会脾胃病分会制定的《消化不良中医诊疗共识意见(2009)》”。

以胃脘痞胀、餐后饱胀不适、早饱为主症，应属于中医“胃痞”的范畴。

2. 西医诊断标准

参照“中华医学会消化病学分会胃肠动力学组制定的《中国消化不良的诊治指南（2007)》”。

功能性消化不良必须包括以下 1 条或多条：①餐后饱胀不适；②早饱感；③上腹痛；④上腹烧灼感。并且在排除器质性疾病的基础上没有可以解释上述症状的功能性疾病。诊断前症状至少出现 6 个月，近 3 个月满足以上标准。亚型诊断包括餐后不适综合征与上腹痛综合征。

（二）证候诊断

1. 脾虚气滞证

胃脘痞闷或胀痛，食少纳呆，纳少泛恶，嗳气，呃逆，疲乏无力。舌淡，苔薄白，脉细弦。

2. 肝胃不和证

胃部胀痛，两胁胀满，每因情志不畅而发作或加重，痞塞不舒，心烦易怒，善太息。舌淡红，苔薄白，脉弦。

3. 脾胃虚寒证

胃寒隐痛或痞满，喜温喜按，泛吐清水，食少纳呆，神疲倦怠，手足不温，大便溏薄。舌淡苔白，脉细弱。

4. 脾胃湿热证

脘腹痞满或疼痛，口干口苦，身重困倦，恶心呕吐，小便短黄，食少纳呆。舌苔黄腻，脉滑。

5. 寒热错杂证

胃脘痞满或疼痛，遇寒加重，肢冷便溏，嗳气纳呆，嘈杂泛酸。舌淡，苔黄，脉弦细滑。

二、治疗方案

（一）辨证选择口服中药汤剂、中成药

1. 脾虚气滞证

治法：健脾理气。

推荐方药：四君子汤合香砂枳术丸加减。党参、炒白术、茯苓、炙甘草、姜厚朴、木香、砂仁、醋元胡、法半夏等。

中成药：枳术丸、胃乃安胶囊、健脾疏肝丸、香砂六君子丸等。

2. 肝胃不和证

治法：疏肝和胃。

推荐方药：柴胡疏肝散加减。醋柴胡、炒枳壳、炒白芍、川芎、香附、陈皮、法半夏、佛手、木香、炙甘草等。

中成药：气滞胃痛颗粒、金佛止痛丸、达立通颗粒、胃苏颗粒等。

3. 脾胃虚寒证

治法：温中散寒。

推荐方药：理中丸加减。党参、炒白术、干姜、炙甘草、苏梗、姜厚朴、炒神曲、荜茇、制香附等。

中成药：附子理中丸、温胃舒颗粒、虚寒胃痛颗粒等。

4. 脾胃湿热证

治法：清热祛湿。

推荐方药：连朴饮加减。黄连、姜厚朴、石菖蒲、法半夏、黄芩、陈皮、芦根、茵陈、生薏苡仁等。

中成药：香连丸、甘露消毒丹、枫蓼肠胃康颗粒、三九胃泰等。

5. 寒热错杂证

治法：辛开苦降。

推荐方药：半夏泻心汤加减。清半夏、黄芩、黄连、干姜、党参、生甘草、姜厚朴、炒神曲、煅瓦楞子等。

中成药：荆花胃康胶丸等。

（二）针灸治疗

1. 常规针灸疗法

常分虚实进行辨证取穴。实证常取足厥阴肝经、足阳明胃经的穴位为主，以毫针刺，采用泻法，常取足三里、天枢、中脘、内关、期门、阳陵泉等。虚证常取背俞穴、任脉、足太阴脾经、足阳明胃经穴为主，毫针刺，采用补法，常用脾俞、胃俞、中脘、内关、足三里、气海等，并配合灸法。根据具体情况和临床症状，也可选用多功能艾灸仪、智能通络治疗仪等治疗。

2. 热敏灸疗法

热敏穴位以腹部、背腰部及小腿为高发区，多出现在公孙、下脘、天枢、脾俞、胃俞、大肠俞等区域。每次选取上述 1 ~ 2 组穴位，每天 1 次，每次治疗以灸至感传消失为度，10 次为 1 个疗程，疗程间休息 2 ~ 5 天，共 2 ~ 3 个疗程。

3. “万应点灸笔”疗法

适合于 16 岁以上功能性消化不良属肝胃不和证的患者。操作方法如下：

（1）主穴：中脘、足三里、肝俞、胃俞；

（2）配穴：上腹胀、早饱配行间、章门，嗳气、恶心配内关、公孙；

（3）方法：采用“万应点灸笔”，根据不同的辨证分型，采用相应的穴位，先以药纸含药的一面平整地紧贴穴位，用点燃的点灸笔对准穴位如雀啄之状，一触即起，每穴点灸 5 ~ 6 次，以局部皮肤潮红为度。每天 1 次，最多连续治疗 15 次。

（4）注意事项：① 积极预防可能出现的感染、晕灸、灸泡等；② 做好心理疏导的工作，缓解患者的紧张程度，并且帮患者选择舒适体位；③做好出现以上意外时的救治准备。

（三）推拿治疗

辨证使用不同手法配合相关穴位，调节脾胃功能。按摩手法常用揉、捏等法。

（四）外治法

辨证选择温阳散寒、理气和胃、健脾益气等中药穴位敷贴或熏洗治疗。

（五）其他疗法

根据病情需要，可选择有明确疗效的治疗方法，如音乐疗法、心理治疗、中药离子导入疗法、中频电疗等。

（六）护理

包括生活调理、心理调节、锻炼等。

三、疗效评价

（一）评价标准

1. 单项症状改善评价标准

痊愈：症状消失。

显效：症状改善 2 级及以上者。

有效：症状改善 1 级者。

无效：症状无改善或症状加重。

其中症状按程度分为 4 级：

无症状。

轻度：症状轻微，只有关注时才能感觉到，不会影响日常生活、工作和学习。

中度：症状尚能够忍受，已经部分影响了日常生活、工作和学习。

重度：症状明显，难以忍受，明显影响了日常生活、工作和学习。

2. 中医证候评价标准

参照 2009 年中华中医药学会脾胃病分会制定的《消化不良中医诊疗共识意见》［中国中西医结合杂志，2010；30（5）：533－537］。

临床痊愈：症状、体征消失或基本消失，疗效指数≥95%。

显效：症状、体征明显改善，疗效指数≥70%。

有效：症状、体征均有好转，疗效指数≥30%。

无效：达不到上述有效标准或恶化者。

其中疗效指数=（治疗前积分-治疗后积分）/治疗前积分×100%。

中医症状量化分级标准：无症状（0分）；轻度（1分）：症状轻微，只有关注时才能感觉到，不会影响日常生活、工作和学习；中度（2分）：症状尚能够忍受，已经部分影响了日常生活、工作和学习；重度（3分）：症状明显，难以忍受，明显影响了日常生活、工作和学习。

（二）评价方法

1. 入院当天：进行主要单项症状、中医证候评价。
2. 入院2~7天：进行主要单项症状、中医证候评价。
3. 入院8~14天：进行主要单项症状、中医证候评价。
4. 入院15~21天：进行主要单项症状、中医证候评价。

第二节　胃痞病（功能性消化不良）中医临床路径

路径说明：本路径适合于西医诊断为功能性消化不良的患者。

一、胃痞病（功能性消化不良）中医临床路径标准门诊流程

（一）适用对象

中医诊断：第一诊断为胃痞病（TCD编码：BNP020）。

西医诊断：第一诊断为消化不良（ICD-10编码：K3002）中的功能性消化不良。

（二）诊断依据

1. 疾病诊断

（1）中医诊断标准：参照“中华中医药学会脾胃病分会制定的《消化不良中医诊疗共识意见（2009）》”。

（2）西医诊断标准：参照“中华医学会消化病学分会胃肠动力学组制定的《中国消化不良的诊治指南（2007）》”。

2. 证候诊断

参照“国家中医药管理局‘十一五’重点专科协作组胃痞病（功能性消

化不良）诊疗方案”。

胃痞病（功能性消化不良）临床常见证候：

脾虚气滞证

肝胃不和证

脾胃虚寒证

脾胃湿热证

寒热错杂证

（三）治疗方案的选择

参照“国家中医药管理局‘十一五’重点专科协作组胃痞病（功能性消化不良）诊疗方案”“中华中医药学会脾胃病分会制定的《消化不良中医诊疗共识意见（2009）》”。

1. 诊断明确，第一诊断为胃痞病（功能性消化不良）。

2. 患者适合并接受中医治疗。

（四）标准疗程时间

标准疗程时间为 4～8 周/疗程。

（五）进入路径标准

1. 第一诊断必须符合胃痞病（TCD 编码：BNP020）和消化不良（ICD－10 编码：K3002）中的功能性消化不良的患者。

2. 患者同时具有其他疾病，但在治疗期间不需特殊处理，也不影响第一诊断的临床路径流程实施时，可以进入本路径。

（六）中医证候学观察

四诊合参，收集该病种不同证候的主症、次症、舌、脉特点。注意证候的动态变化。

（七）门诊检查项目

1. 必需的检查项目

（1）血常规＋血型、尿常规、便常规＋潜血；

（2）肝功能、肾功能、血脂、血糖、电解质；

（3）电子胃镜及胃黏膜病理检查；

（4）心电图；

（5）胸部透视或胸部 X 线片；

(6) 腹部超声；

(7) 消化系统肿瘤标志物；

(8) 幽门螺杆菌的测定；

(9) 钡剂 X 线透视。

2. 可选择的检查项目

根据病情需要而定，如腹部 CT 或 MRI、上消化道造影、乙肝、丙肝、梅毒、艾滋病、凝血功能、甲状腺激素的检查等。

(八) 治疗方法

1. 辨证选择口服中药汤剂、中成药

(1) 脾虚气滞证：健脾理气。

(2) 肝胃不和证：疏肝和胃。

(3) 脾胃虚寒证：温中散寒。

(4) 脾胃湿热证：清热祛湿。

(5) 寒热错杂证：辛开苦降。

2. 针灸治疗

辨证取穴。

3. 推拿治疗

4. 外治法

5. 其他疗法

根据病情需要选择音乐疗法、心理治疗等。

(九) 完成路径标准

胃脘痞胀等主要症状改善。

(十) 有无变异及原因分析

1. 治疗期间合并其他疾病需要治疗时，退出本路径。
2. 病情加重或出现严重并发症时，退出本路径。
3. 因患者及其家属意愿而影响本路径的执行时，退出本路径。

二、胃痞病（功能性消化不良）中医临床路径门诊表单

适用对象：第一诊断：胃痞病（功能性消化不良）（TCD 编码：BNP020；

ICD－10 编码：K3002）

患者姓名：____ 性别：____ 年龄：____ 门诊号：____ 病程：____

进入路径时间：___年___月___日 结束路径时间：___年___月___日

标准治疗时间 4～8 周 实际治疗时间：____天

时间	____年__月__日（第 1 天）	____年__月__日（第 2～7 天）	____年__月__日（第 8～14 天）	____年__月__日（第 15～21 天）	____年__月__日（第 22～28 天）
主要诊疗工作	□询问病史与体格检查 □采集中医四诊信息 □进行必要的辅助检查 □血常规＋血型、尿常规、便常规＋潜血 □肝功能、肾功能、血脂、血糖、电解质 □电子胃镜及胃黏膜病理检查 □心电图 □胸部透视或胸部 X 线片 □腹部超声 □消化系统肿瘤标志物 □幽门螺杆菌测定 □钡剂 X 线透视 □其他检查 □完成初步诊断 □中医辨证 □确定治疗方法 □辨证选择口服中药汤剂、中成药 □针灸疗法 □推拿疗法 □外治法 □其他治疗 □完成首诊门诊病历 □与患者或家属沟通，交代病情及注意事项。	□采集中医四诊信息 □注意证候变化 □根据病情变化调整治疗方案 □完成复诊记录	□采集中医四诊信息 □注意证候变化 □根据病情变化调整治疗方案 □完成复诊记录 □病情评估 □判断治疗效果 □制定随访计划	□采集中医四诊信息 □注意证候变化 □根据病情变化调整治疗方案 □完成复诊记录	□采集中医四诊信息 □注意证候变化 □根据病情变化调整治疗方案 □完成复诊记录 □病情评估 □判断治疗效果 □制定随访计划

续表

时间	____年__月__日 （第1天）	____年__月__日（第2~7天）	____年__月__日（第8~14天）	____年__月__日（第15~21天）	____年__月__日（第22~28天）
病情变异记录	□无 □有，原因： 1. 2.	□无 □有，原因： 1. 2.	□无 □有，原因： 1. 2.	□无 □有，原因： 1. 2.	□无 □有，原因： 1. 2.
医师签名					

三、胃痞病（功能性消化不良）中医临床路径住院表单

适用对象：第一诊断为胃痞病（功能性消化不良）（TCD 编码：BNP020；ICD－10 编码：K3002）

患者姓名：______性别：____年龄：____门诊号：____住院号：____

发病时间：____年____月____日　　　住院日期：____年____月____日

出院日期：____年____月____日

标准住院日≤21 天　　　　　实际住院日：________天

时间	____年__月__日（第1天）	____年__月__日（第2~7天）
主要诊疗工作	□询问病史与体格检查 □采集中医四诊信息 □进行中医证候判断 □完成病历书写和病程记录 □初步拟定诊疗方案 □进行辅助检查 □向患者或家属交代病情及注意事项	□采集中医四诊信息 □进行中医证候判断 □完成病历书写和病程记录 □上级医师查房：治疗效果评估和诊疗方案的调整或补充 □完善入院检查

续表

时间	____年__月__日（第 1 天）	____年__月__日（第 2 ~ 7 天）
重点医嘱	长期医嘱 □分级护理 □普食（清淡软食） □中医辨证 □口服中药汤剂 □口服中成药 □针灸疗法 □推拿疗法 □外治法 □其他治疗 临时医嘱 □完善入院检查 □血常规 + 血型、尿常规、便常规 + 潜血 □肝功能、肾功能、血脂、血糖、电解质 □电子胃镜及胃黏膜病理检查 □心电图 □胸部透视或胸部 X 线片 □腹部超声 □消化系统肿瘤标志物 □幽门螺杆菌测定 □钡剂 X 线透视 □其他检查	长期医嘱 □分级护理 □普食（清淡软食） □中医辨证 □口服中药汤剂 □口服中成药 □针灸疗法 □推拿疗法 □外治法 □其他治疗 临时医嘱 □完善入院检查 □对症处理
主要护理工作	□做入院介绍、入院评估 □进行入院健康教育 □介绍各项检查前的注意事项 □饮食、日常护理指导 □按照医嘱执行诊疗护理措施	□按照医嘱执行诊疗护理措施 □饮食指导 □心理疏导、健康教育
病情变异记录	□无 □有，原因： 1. 2.	□无 □有，原因： 1. 2.

续表

时间	____年__月__日（第 1 天）	____年__月__日（第 2 ~ 7 天）
责任护士签名		
医师签名		

时间	____年__月__日（第 8 ~ 14 天）	____年__月__日（第 15 ~ 21 天）
主要诊疗工作	□采集中医四诊信息 □进行中医证候判断 □上级医师查房：治疗效果评估和诊疗方案调整或补充 □完成上级医师查房记录	□上级医师查房及诊疗评估，确定出院日期 □完成上级医师查房记录、出院记录、出院证明书和病历首页的填写 □通知出院 □出院宣教：向患者交代出院后的注意事项及随诊方案 □开具出院带药
重点医嘱	长期医嘱 □分级护理 □普食（清淡软食） □中医辨证 □口服中药汤剂 □口服中成药 □针灸疗法 □推拿疗法 □外治法 □其他治疗 临时医嘱 □完善入院检查 □对症处理	长期医嘱 □分级护理 □普食（清淡软食） □中医辨证 □口服中药汤剂 □口服中成药 □针灸疗法 □推拿疗法 □外治法 □其他治疗 临时医嘱 □复查异常检查 □对症处理 □开具出院医嘱 □出院带药 □门诊随访

续表

时间	____年__月__日（第8~14天）	____年__月__日（第15~21天）
主要护理工作	□按照医嘱执行诊疗护理措施 □饮食指导 □心理疏导、健康教育	□配合治疗 □完成护理记录 □生活与心理护理 □交代出院后注意事项 □进行卫生宣教、饮食指导 □指导患者坚持治疗和预防复发的措施 □指导出院带药的煎服法 □协助办理出院手续 □送病人出院
病情变异记录	□无 □有，原因： 1. 2.	□无 □有，原因： 1. 2.
责任护士签名		
医师签名		

第三节 久痢（溃疡性结肠炎）诊疗方案

一、诊断

（一）疾病诊断

1. 中医诊断标准

参照2009年中华中医药学会脾胃病分会“溃疡性结肠炎中医诊疗共识”制定。

（1）有持续或反复发作的腹泻，黏液脓血便，伴有腹痛、里急后重和不同程度的全身症状。

（2）病程较长，多在4~6周以上，常持续或反复发作。

（3）发病常与饮食、情志、起居、寒温等诱因有关。

（4）结合结肠镜、钡剂灌肠、结肠黏膜组织学的检查结果即可确诊。

2. 西医诊断标准

参照“2007年中华医学会消化病学分会炎症性肠病协作组对我国炎症性肠病诊断治疗规范的共识意见”。

（1）临床表现：有持续或反复发作的腹泻，黏液脓血便伴腹痛、里急后重和不同程度的全身症状。病程多在4～6周以上。可有关节、皮肤、眼、口腔及肝胆等肠道外的表现。

（2）结肠镜检查：病变多从直肠开始，呈连续性、弥漫性分布。表现如下。

①黏膜血管纹理模糊、紊乱或消失、充血、水肿、质脆、出血、脓血性分泌物附着，亦常见黏膜粗糙，呈细颗粒状；

②病变明显处可见弥漫性、多发性的糜烂或溃疡；

③缓解期患者可见结肠囊袋变浅、变钝或消失以及假息肉和桥形黏膜等。

（3）钡剂灌肠检查

①黏膜粗乱和（或）颗粒样改变；

②肠管边缘呈锯齿状或毛刺样，肠壁有多发性的小充盈缺损；

③肠管短缩，囊袋消失，呈铅管样。

（4）黏膜组织学检查：活动期和缓解期有不同表现。

活动期：

①固有膜内有弥漫性慢性炎性细胞、中性粒细胞、嗜酸性粒细胞浸润；

②隐窝内有急性炎性细胞浸润，尤其是上皮细胞间有中性粒细胞浸润及隐窝炎，甚至形成隐窝脓肿，可有脓肿溃入固有膜；

③隐窝上皮增生，杯状细胞减少；

④可见黏膜表层糜烂、溃疡形成和肉芽组织增生。

缓解期：

①中性粒细胞消失，慢性炎性细胞减少；

②隐窝大小、形态不规则，排列紊乱；

③腺上皮与黏膜肌层间隙增宽；

④潘氏细胞化生。

在排除细菌性痢疾、阿米巴痢疾、慢性血吸虫病、肠结核等感染性结肠炎及结肠克罗恩病、缺血性结肠炎、放射性结肠炎等疾病的基础上，可按下列标准诊断：

①具有上述典型临床表现者为临床疑诊，安排进一步检查。

②同时具备以上条件①和②或③项中的任何一项，可拟诊本病。

③如再加上④项中病理检查的特征性表现，可以确诊。

④初发病例中，临床表现和结肠镜改变均不典型者，暂不诊断为溃疡性结肠炎，需随访 3～6 个月，观察发作情况。

⑤结肠镜检查发现的轻度慢性直、乙状结肠炎不能与溃疡性结肠炎等同，应观察病情变化，认真寻找病因。

完整的诊断应包括疾病的临床类型、严重程度、病情分期、病变范围及并发症。

①临床类型：可分为初发型、慢性复发型、慢性持续型和暴发型。初发型指无既往史而首次发作；暴发型指症状严重，血便每日 10 次以上，伴全身中毒症状，可伴中毒性巨结肠、肠穿孔、脓毒血症等并发症。除暴发型外，各型可相互转化。

②严重程度：可分为轻度、中度和重度。轻度：患者每日腹泻 4 次以下，便血轻或无，无发热、脉搏加快或贫血，红细胞沉降率正常；中度：介于轻度和重度之间；重度：腹泻每日 6 次以上，伴明显黏液血便，体温 >37.5℃，脉搏 >90 次/分，血红蛋白（Hb）<100g/L，红细胞沉降率 >30mm/h。详见 Truelove 和 Witts UC 分度表（表 13－1）。

表 13－1　Truelove 和 Witts UC 分度表

项目	轻度	重度
粪便（次/天）	<4	>6
便血	轻或无	重
体温（℃）	正常	>37.5
脉搏（次/分）	正常	>90
Hb	正常	<75%
ESR（mm/h）	<30	>30

* 中度介于轻、重度之间

③病情分期：分为活动期和缓解期。Sutherland 疾病活动指数（DAI），也称 Mayo 指数，较为简单实用，见 Sutherland DAI 表（表 13－2）。慢性活动性或顽固性溃疡性结肠炎指诱导或维持缓解治疗失败，通常为糖皮质激素抵抗或依赖的病例。前者指泼尼松龙足量应用 4 周不缓解，后者指泼尼松龙减量至

10mg/d 即无法控制发作或停药后3个月复发者。

表13-2 Sutherland DAI 表

项目	计分			
	0	1	2	3
腹泻	正常	超过正常 1~2 次/天	超过正常 3~4 次/天	超过正常 >5 次/天
出血	无	少许	明显	以血为主
黏膜表现	正常	轻度易脆	中度易脆	重度易脆伴渗出
医师评估病情	正常	轻	中	重

注：总分为各项之和。≤2 分为症状缓解；3~5 分为轻度活动；6~10 分为中度活动；11~12 分为重度活动。

④病变范围：分布在直肠、乙状结肠、左半结肠（脾曲以远）、广泛结肠（脾曲以近）、全结肠。

⑤肠外表现及并发症：肠外可有关节、皮肤、眼部、肝胆等系统受累；并发症可有大出血、穿孔、中毒性巨结肠和癌变等。

（二）证候诊断

参照“2009年中华中医药学会脾胃病分会溃疡性结肠炎中医诊疗共识”。

1. 大肠湿热证

腹痛，腹泻，便下黏液脓血，肛门灼热，里急后重，身热，小便短赤，口干口苦，口臭。舌质红，苔黄腻，脉滑数。

2. 脾虚湿蕴证

大便溏薄，黏液白多赤少，或为白冻，腹痛隐隐，脘腹胀满，食少纳差，肢体倦怠，神疲懒言。舌质淡红，边有齿痕，苔白腻，脉细弱或细滑。

3. 寒热错杂证

下痢稀薄，夹有黏冻，反复发作，腹痛绵绵，四肢不温，腹部有灼热感，烦渴。舌质红或淡红，苔薄黄，脉弦或细弦。

4. 肝郁脾虚证

腹痛即泻，泻后痛减，常因情志或饮食因素诱发，大便次数增多，大便稀溏，或黏液便，情绪抑郁或焦虑不安，嗳气不爽，食少腹胀。舌质淡红，苔薄白，脉弦或弦细。

5. 脾肾阳虚证

久泻不止，夹有白冻，甚则完谷不化，滑脱不禁，形寒肢冷，腹痛喜温喜按，腹胀，食少纳差，腰膝酸软。舌质淡胖，或有齿痕，苔薄白而润，脉沉细。

6. 阴血亏虚证

排便困难，粪夹少量黏液脓血，腹中隐隐灼痛，午后低热，盗汗，口燥咽干，头晕目眩，心烦不安。舌红少津，少苔或无苔，脉细数。

二、治疗方案

（一）内治法

1. 大肠湿热证

治法：清热化湿，调气行血。

推荐方药：芍药汤（《素问病机气宜保命集》）加减，黄连、黄芩、白头翁、木香、炒当归、炒白芍、生地榆、白蔹、三七粉（冲服），生甘草。

中成药：香连丸、葛根芩连丸、肠胃康等。

2. 脾虚湿蕴证

治法：健脾益气，化湿助运。

推荐方药：参苓白术散（《太平惠民和剂局方》）加减，党参、茯苓、炒白术、山药、炒薏苡仁、炙黄芪、白芷、炒白芍、煨木香、黄连、地榆、三七粉（冲服）、炙甘草。

中成药：补脾益肠丸，参苓白术丸等。

3. 寒热错杂证

治法：温中补虚，清热化湿。

推荐方药：乌梅丸（《伤寒论》）加减，乌梅、黄连、黄柏、肉桂（后下）、炮姜、党参、炒当归、三七粉（冲服）、炙甘草。

中成药：乌梅丸等。

4. 肝郁脾虚证

治法：疏肝解郁，健脾益气。

推荐方药：痛泻要方（《景岳全书》引刘草窗方）合四逆散（《伤寒论》）

加减，炒陈皮、白术、白芍、防风、炒柴胡、炒枳实、党参、茯苓、三七粉（冲服）、炙甘草。

中成药：健脾疏肝丸等。

5. 脾肾阳虚证

治法：健脾补肾，温阳止泻。

推荐方药：理中汤（《伤寒论》）合四神丸（《证治准绳》）加减，党参、干姜、炒白术、甘草、补骨脂、肉豆蔻、吴茱萸、五味子、生姜、三七粉（冲服）。

中成药：附桂理中丸，固本益肠片等。

6. 阴血亏虚证

治法：滋阴清肠，养血宁络。

推荐方药：驻车丸（《备急千金要方》）加减，黄连、阿胶（烊化）、当归、太子参、北沙参、麦冬、白芍、乌梅、山药、三七粉（冲服）、炙甘草。

（二）外治法

1. 中药灌肠治疗

（1）常用药物：一般将生肌敛疮、活血化瘀与清热解毒类药物配合应用。

生肌敛疮类：珍珠、牛黄、冰片、琥珀、儿茶、白及、赤石脂、枯矾和诃子等；

活血化瘀和凉血止血类：蒲黄、丹参、三七、地榆、槐花、仙鹤草、血竭和云南白药等；

清热解毒类：青黛、黄连、黄柏、白头翁、秦皮、败酱草和苦参等。

（2）推荐灌肠方药：黄柏、地榆、白及、三七粉、锡类散。

（3）灌肠方法

①灌肠液温度：与肠腔温度接近，一般在38℃~39℃为宜。

②灌肠液剂量：直肠型液量100mL；乙状结肠、降结肠液量120~150mL；左半结肠（脾曲以远）、广泛结肠（脾曲以近）和全结肠液量150~200mL。根据病人的耐受程度，调节液量。

③灌肠时间：首选晚上睡前灌肠，必要时可上午增加1次。

④方法与体位：向病人解释→嘱其排尿→取左侧卧位→暴露臀部，下垫橡胶单、治疗巾→抬高臀部10cm→连接、润滑肛管前端→排气、夹管→显露肛门→肛管插入直肠10~12cm，液面距肛门不超过20cm。根据患者的耐受情

况，调节灌肠速度为80～100滴/分，同时观察病情。灌肠结束后，取左侧卧位30分钟→平卧位30分钟→右侧卧位30分钟，后可取舒适体位。

可根据病变部位，选择体位。病位在直肠、乙状结肠和左半结肠（脾曲以远），取左侧卧位；病位在广泛结肠和全结肠，取左侧卧位30分钟→平卧位30分钟→右侧卧位30分钟，可使药液在肠道内保留较长时间。

2. 直肠栓剂疗法

野菊花栓等。

3. 中药外敷治疗

（1）脓血便者：取黄连、吴茱萸、木香适量，分别研末，混合均匀，装入布袋或取适量醋调后，外敷脐部，纱布固定。2～3日/次。

（2）伴有腹痛者

①热证：取五倍子、黄柏、吴茱萸适量，分别研末，混合均匀，装入布袋或取适量醋调后，外敷脐部，纱布固定。1～2次/日。

②寒证：取丁香、肉桂、吴茱萸适量，分别研末，混合均匀，装入布袋或取适量醋调后，外敷脐部，纱布固定。1～2次/日。

（三）其他疗法

1. 常规针灸治疗

（1）治则：大肠湿热、肝郁脾虚、血瘀肠络者行气化滞、通调腑气，只针不灸，用泻法；脾胃气虚、脾肾阳虚、阴血亏虚者健脾益肾、滋阴养血，针灸并用，用补虚泻实法。

（2）处方：以大肠的俞、募、下合穴为主。如神阙、天枢、大肠俞、上巨虚、三阴交。

（3）加减：大肠湿热加合谷、下巨虚清利湿热；

脾胃气虚加中脘、脾俞、足三里健脾和胃；

脾肾阳虚加脾俞、肾俞、命门、关元健脾益气、温肾固本；

肝郁脾虚加期门、太冲、脾俞、足三里疏肝健脾；

阴血亏虚加脾俞、血海滋阴养血；

血瘀肠络加血海、足三里行气活血。

（4）操作：诸穴均常规针刺。神阙穴可用隔盐灸或隔姜灸，脾胃气虚可施隔姜灸、温和灸或温针灸，脾肾阳虚可用隔附子饼灸。根据临床具体情况，也可选用多功能艾灸治疗仪。

2. 耳针

取大肠、小肠、腹、胃、脾、神门。每次选 3 ~5 穴，毫针浅刺；也可用王不留行籽贴压。

3. 中医穴位埋线

取脾俞、大肠俞、八髎、关元、阿是穴、天枢、足三里、阴陵泉等，每次选 3 ~ 5 个穴位。肝脾不和加肝俞，久病伤肾、阳虚、五更泻加肾俞、命门。

4. 隔药灸治疗

适用于脾胃虚弱型。操作方法：取天枢（双）、气海、关元等穴，患者仰卧位，将药饼（配方：附子 10g、肉桂 2g、丹参 3g、红花 3g、木香 2g。每只药饼含药粉 2.5 克，加黄酒 3 克，调拌成厚糊状，用药饼模具按压成直径 2.3cm，厚度 0.5cm 大小的药饼）放在待灸穴位上，点燃艾段上部置药饼上施灸。

5. 结肠透析仪中药灌肠治疗

根据临床具体情况，也可选用结肠透析仪进行中药灌肠治疗。

（四）护理与调摄

1. 基础护理

定时测体温、脉搏、呼吸、血压，观察腹痛及腹泻的次数、量、色、形等，必要时留取标本送检。如有患者便血，应估计出血量及出血部位。腹泻频繁者应注意水、电解质、酸碱平衡，鼓励患者多饮水。注意观察并发症如肠穿孔、肠梗阻等，如发现应及时告知医师。

2. 生活调摄

注意休息，重症者应卧床休息，轻症者可适当活动，如散步、打太极拳等，但应保证充分的睡眠及休息。避免受凉，防止肠道感染。

3. 心理护理

注意劳逸结合，生活有序，保持充足的睡眠。保持情绪稳定愉快，避免不良刺激，避免精神过度紧张。

4. 饮食护理

注意饮食调节，以清淡、易消化、高维生素、低脂少渣及营养丰富的流质或半流质，无刺激性饮食为主，避免食用牛奶或乳制品等含乳糖蛋白的食品。忌食油腻、生冷、辛辣、煎炸等刺激性食物。必要时可进行一些食疗，煲汤、粥，如莲子山药粥等。急性期重症者应禁食，采取静脉内营养治疗，使肠道休息，避免可能引起肠道过敏的过敏源。

5. 皮肤护理

保持臀部清洁干燥，便后用温水擦洗，肛周涂油保护。长期卧床者注意皮肤护理，如臀部及肛门等，必要时可外擦万花油于长期受压的皮肤面。

三、疗效评价

（一）评价标准

1. 临床症状疗效评价标准

分别观察治疗前后腹泻、脓血便、腹痛等主要症状的记分变化（表 13 - 3）。

表 13－3 症状量化分级标准表

腹泻	正常 0 分	无
	轻度 3 分	腹泻，每日 <4 次，
	中度 6 分	腹泻，每日 4 ~6 次，
	重度 9 分	腹泻，每日 >6 次，
脓血便	正常 0 分	无
	轻度 3 分	少量脓血
	中度 6 分	脓血便为主
	重度 9 分	全部脓血便或便新鲜血
腹痛	正常 0 分	无
	轻度 3 分	腹痛轻微，隐痛，偶发
	中度 6 分	腹痛或胀痛，每日发作数次
	重度 9 分	腹部剧痛或绞痛，反复发作

2. 证候疗效评价标准

参照中华中医药学会脾胃病分会“溃疡性结肠炎中医诊疗共识”（2009）。疗效指数 =（疗前积分 - 疗后积分）÷疗前积分 ×100%。

临床缓解：用药前、服药后，症状和体征明显改善（疗效指数≥95%）。

显效：服药后，症状和体征明显改善（70% ≤疗效指数 <95%）。

有效：服药后，症状和体征有改善（30% ≤疗效指数 <70%）。

无效：服药后，症状和体征无明显减轻或加重（疗效指数 <30%）。

3. 结肠镜检查结肠黏膜病变疗效评价标准（Baron 评分标准）

内镜下黏膜愈合已成为目前治疗溃疡性结肠炎的目标之一。内镜评分具有重要作用，目前 Baron 内镜评分应用最广，其标准为：

（1）正常黏膜图像记 0 分。

（2）轻度病变（血管纹理模糊，黏膜充血但无出血）记 1 分。

（3）中度病变（黏膜呈颗粒样变化，中度接触性出血）记 2 分。

（4）重度病变（黏膜溃疡并自发性出血）记 3 分。

观察并评价治疗前后的记分变化。

4. 黏膜组织学检查疗效评价标准（Geboes 指数）

肠黏膜组织学与内镜评分结合可准确评价溃疡性结肠炎黏膜的愈合情况。Geboes 指数（表 13－4）描述详细，有可重复性，效度高，是溃疡性结肠炎理想的组织学评分指数，已被用于许多临床试验。观察 Geboes 指数治疗前后的记分变化，可作为药效评估的终点指标之一。

表 13－4　Geboes 指数

分级	指数	组织学表现
0 级（结构改变）	0. 0	无异常
	0. 1	轻度异常
	0. 2	轻中度弥漫性或多点异常
	0. 3	重度弥漫性或多点异常
1 级（慢性炎细胞浸润）	1. 0	不增多
	1. 1	轻度增多
	1. 2	中度增多
	1. 3	明显增加
2 级（中性和嗜酸性粒细胞）	2A. 嗜酸性粒细胞	
	2A. 0	不增多
	2A. 1	轻度增多
	2A. 2	中度增多
	2A. 3	明显增加
	2B. 中性粒细胞	
	2B. 0	不增多
	2B. 1	轻度增多
	2B. 2	中度增多
	2B. 3	明显增加

续表

分级	指数	组织学表现
3 级（上皮层中性粒细胞）	3.0	无
	3.1	<30%隐窝受累
	3.2	<50%隐窝受累
	3.3	>50%隐窝受累
4 级（隐窝破坏）	4.0	无
	4.1	部分粒细胞浸润
	4.2	隐窝减少
	4.3	明确的隐窝破坏
5 级（糜烂和溃疡）	5.0	无
	5.1	可见上皮细胞附近炎症
	5.2	点状糜烂
	5.3	明确的糜烂
	5.4	溃疡和肉芽组织

5. 临床疗效评价标准

参照中华医学会消化病学分会炎症性肠病协作组于2007年对我国“炎症性肠病诊断治疗规范的共识意见”制定。

完全缓解：临床症状消失，结肠镜复查发现黏膜大致正常。

有效：临床症状基本消失，结肠镜复查黏膜轻度炎症或假息肉形成。

无效：经治疗后临床症状、内镜及病理检查结果均无改善。

6. 病情缓解评价标准

Sutherland DAI 总分≤2 分。

7. 病情复发评价标准

Sutherland DAI 总分 >2 分。

（二）疗效评价方法

1. 近期疗效评价方法

患者进入路径不同时间后对主要症状和客观指标进行评价。

（1）进入路径第1周、第2周、第3周按照临床症状疗效评价标准和证候疗效评价标准进行疗效评价。

（2）进入路径第4周，进行临床症状疗效评价和证候疗效评价，行肠镜和病理检查者按照 Baron 评分标准和 Geboes 指数分别评价结肠黏膜病变的疗效、黏膜组织学疗效，根据临床疗效评价标准进行临床疗效评价，根据 Sutherland DAI 疾病活动指数判断病情缓解情况。

2. 远期疗效评价方法

通过长期随访观察，评价临床疗效和复发率。

第四节　久痢（溃疡性结肠炎）中医临床路径

久痢（溃疡性结肠炎）中医临床路径住院表单

适用对象：第一诊断为久痢（溃疡性结肠炎）（ICD－10 编码：K51.902）

疾病分期：活动期　　　　疾病分度：轻、中度

患者姓名：____　性别：____　年龄：____　门诊号：____　住院号：____

住院日期：____年__月__日　　出院日期：____年__月__日

标准住院日≤28 天　　　　实际住院日：____天

时间	____年__月__日 （第 1 天）	____年__月__日 （第 2～4 天）	____年__月__日 （第 5～7 天）
主要诊疗工作	□询问病史、体格检查 □采集中医四诊信息 □进行临床类型、严重程度等病情评估 □进行中医证候判断 □下达医嘱、开出各项检查单 □完成首次病程记录 □完成病历书写 □治疗前讨论，确定治疗方案 □向患者或家属交代病情和注意事项	□采集中医四诊信息 □进行中医证候判断 □上级医师查房，完成当日病程和查房记录 □根据病情完善相关检查 □明确诊断，完成病情评估 □根据检查结果进行讨论，并予相应处理。病情变化者调整治疗方案，注意防治并发症 □与患者及家属沟通检查结果与治疗方案	□采集中医四诊信息 □进行中医证候判断 □上级医师查房，完成查房记录 □继续执行拟定的治疗方案，病情变化时可调整方案 □注意防治并发症

续表

时间	___年__月__日 （第 1 天）	___年__月__日 （第 2～4 天）	___年__月__日 （第 5～7 天）
重点医嘱	长期医嘱 □内科护理常规 □分级护理 □饮食：低脂无渣饮食 □内治法 □外治法 □其他疗法 □基础治疗 临时医嘱 □完成入院检查 □血常规、尿常规、便常规+潜血 □大便培养 □C 反应蛋白（CRP） □血沉（ESR） □胸部 X 线片 □肝功能、肾功能、电解质 □腹部超声 □心电图 □肠镜和组织病理学检查 □肿瘤标志物 □其他检查项目	长期医嘱 □内科护理常规 □分级护理 □饮食 □内治法 □外治法 □其他疗法 □基础治疗 临时医嘱 □复查异常指标 □对症处理	长期医嘱 □内科护理常规 □分级护理 □饮食 □内治法 □外治法 □其他疗法 □基础治疗 临时医嘱 □复查异常指标 □对症处理
主要护理工作	□做入院介绍、入院评估 □进行入院健康教育 □介绍各项检查前的注意事项 □饮食、日常护理指导 □按照医嘱执行诊疗护理措施 □观察记录大便质地、颜色和便次 □观察全身情况，测量体温并记录	□按照医嘱执行诊疗护理措施 □饮食指导 □心理疏导、健康教育 □观察记录大便质地、颜色和便次 □观察全身情况，测量体温并记录	□按照医嘱执行诊疗护理措施 □饮食指导 □心理疏导、健康教育 □观察记录大便质地、颜色和便次 □观察全身情况，测量体温并记录

续表

时间	____年__月__日 （第1天）	____年__月__日 （第2～4天）	____年__月__日 （第5～7天）
病情变异记录	□无 □有，原因： 1. 2.	□无 □有，原因： 1. 2.	□无 □有，原因： 1. 2.
责任护士签名			
医师签名			

时间	____年__月__日 （第8～14天）	____年__月__日 （第15～21天）	____年__月__日 （第22～28天，出院日）
主要诊疗工作	□采集中医四诊信息 □进行中医证候判断 □上级医师查房，完成查房记录 □继续执行拟定的治疗方案，病情变化时可调整方案 □注意防治并发症	□采集中医四诊信息 □进行中医证候判断 □上级医师查房，完成查房记录 □继续执行拟定的治疗方案，病情变化时可调整方案 □注意防治并发症	□上级医师查房及诊疗评估，确定出院日期 □完成上级医师查房记录、出院记录、出院证明书和病历首页的填写 □通知出院 □出院宣教：向患者交代出院后的注意事项及随诊方案 □开具出院带药

续表

时间	____年__月__日 （第 8 ~ 14 天）	____年__月__日 （第 15 ~ 21 天）	____年__月__日 （第 22 ~ 28 天，出院日）
重点医嘱	长期医嘱 □内科护理常规 □分级护理 □饮食 □内治法 □外治法 □其他疗法 □基础治疗 临时医嘱 □复查异常指标 □对症处理	长期医嘱 □内科护理常规 □分级护理 □饮食 □内治法 □外治法 □其他疗法 □基础治疗 临时医嘱 □复查异常指标 □对症处理	长期医嘱 □停止所有长期医嘱 临时医嘱 □开具出院医嘱 □出院带药 □门诊随访
主要护理工作	□按照医嘱执行诊疗护理措施 □饮食指导 □健康教育 □观察记录大便质地、颜色、便次 □观察全身情况，测量体温并记录	□按照医嘱执行诊疗护理措施 □饮食指导 □健康教育 □观察记录大便质地、颜色、便次 □观察全身情况，测量体温并记录	□指导患者病后康复 □交代出院后注意事项，进行卫生宣教、饮食指导 □指导患者坚持治疗和预防复发 □指导出院带药的煎服法 □协助办理出院手续 □送病人出院
病情变异记录	□无 □有，原因： 1. 2.	□无 □有，原因： 1. 2.	□无 □有，原因： 1. 2.
责任护士			

第五节　吐酸病（胃食管反流病）诊疗方案

一、诊断

（一）疾病诊断

1. 中医诊断标准

参照 2009 年中华中医药学会脾胃病分会“胃食管反流病中医诊疗共识意见”。

目前胃食管反流病尚无对应的中医病名。根据主证归属于“吐酸”“食管瘅”等范畴。

2. 西医诊断标准

参照中华医学会消化病分会中国胃食管反流病共识意见专家组“中国胃食管反流病共识意见”（2006 年，三亚）。

（1）临床症状：当患者出现反酸、烧心、胸骨后疼痛或不适、嗳气等典型症状，或同时出现咽喉不适、咳嗽等食管外症状时，可考虑为胃食管反流病。如能证实存在食管黏膜炎症和/或反流，就能明确诊断。

（2）内镜检查：可明确有无反流性食管炎（RE）及 Barrett 食管（BE）。RE 的分级参照 1994 年美国洛杉矶世界胃肠病大会制定的 LA 分类法。

A 级：食管黏膜有一个或几个黏膜破损，直径小于 5mm；

B 级：一个或几个黏膜破损，直径大于 5mm，但破损间无融合现象；

C 级：超过 2 个皱襞以上的黏膜融合性损伤，但小于 75% 的食管周径；

D 级：黏膜破损相互融合的范围累积至少为 75% 的食管周径。

BE 的诊断主要根据内镜检查和食管黏膜活检，当内镜检查发现食管远端有明显的柱状上皮化生并得到病理学检查的证实时，即可诊断为 BE。

（二）证候诊断

1. 肝胃郁热证

烧心，反酸，胸骨后灼痛，胃脘灼痛，脘腹胀满，嗳气，反流，心烦易怒，嘈杂易饥。舌红苔黄，脉弦。

2. 胆热犯胃证

口苦咽干，烧心，脘胁胀痛，胸痛，背痛，反酸，嗳气反流，心烦失眠，嘈杂易饥。舌红，苔黄腻，脉弦滑。

3. 中虚气逆证

反酸或泛吐清水，嗳气反流，胃脘隐痛，胃痞胀满，食欲不振，神疲乏力，大便溏薄。舌淡苔薄，脉细弱。

4. 气郁痰阻证

咽喉不适，如有痰梗，胸膺不适，嗳气或反流，吞咽困难，声音嘶哑，半夜呛咳。舌苔白腻，脉弦滑。

5. 瘀血阻络证

胸骨后灼痛或刺痛，后背痛，呕血或黑便，烧心、反酸，嗳气，胃脘隐痛。舌质紫暗或有瘀斑，脉涩。

以上主症必备，加次症两项以上即可诊断。

二、治疗方案

（一）辨证选择口服中药汤剂

1. 肝胃郁热证

治法：疏肝泄热，和胃降逆

推荐方药：柴胡疏肝散合左金丸加减。柴胡、枳壳、黄连、吴茱萸、延胡索、白芍、丹皮、煅瓦楞、香附、焦山栀、旋覆花、代赭石、甘草。

2. 胆热犯胃证

治法：清化胆热，降气和胃。

推荐方药：柴芩温胆汤加减。柴胡、黄芩、陈皮、姜半夏、枳实、竹茹、旋覆花、代赭石、龙胆草、白芍、延胡索、甘草。

3. 中虚气逆证

治法：健脾和胃，疏肝降逆。

推荐方药：六君子汤合四逆散加减。党参、白术、茯苓、柴胡、枳实、白芍、半夏、陈皮、旋覆花、代赭石、砂仁、生姜。

4. 气郁痰阻证

治法：开郁化痰，降气和胃。

推荐方药：旋覆代赭汤合半夏厚朴汤加减。旋覆花、代赭石、苏叶、苏梗、半夏、厚朴、枳壳、茯苓、川芎、香附、陈皮、砂仁、甘草。

5. 瘀血阻络证

治法：活血化瘀，行气通络。

推荐方药：血府逐瘀汤加减。桃仁、红花、当归、赤芍、川芎、生地黄、延胡索、柴胡、枳壳、半夏、陈皮。

（二）其他疗法

根据病情，选择应用针刺治疗、注入式埋线疗法、烫熨疗法、循经施灸、穴位贴敷疗法、药穴指针疗法等治疗方法。

（三）预防调摄

1. 情志调摄

胃食管反流病人往往存在一定程度的肝气郁结之象，所以保持心情舒畅尤为重要，宜疏导患者，保持积极乐观的心态，及时调节好心情，以利疾病早日康复。

2. 饮食宜忌

（1）对于肥胖的病人，要控制饮食，平衡营养，尽快减轻体重。

（2）减少高脂肪膳食的摄入。

（3）忌食咖啡、巧克力、薄荷。

（4）禁烟、酒。

（5）避免进食过冷、过热及甜酸辛辣等刺激性食物，以防疼痛症状加重，导致病情反复。

3. 用药指导

避免服用可降低食管下端括约肌张力的药物。

4. 起居调摄

（1）由于反流易发生在夜间，睡眠时应抬高床头15～20cm。

（2）睡前不进食，晚餐与入睡的间隔时间应拉长，不得少于3小时，以减少夜间食物刺激分泌胃酸。

（3）每餐后让病人处于直立位或嘱病人餐后散步，借助重力促进食物排空，避免剧烈运动。

三、疗效评价

（一）评价标准

参照2009年中华中医药学会脾胃病分会“胃食管反流病中医诊疗共识意见”进行评价。

1. 疗效评价标准

（1）主要症状（反酸、烧心、胸骨后疼痛或不适、嗳气、反流等典型反流症状）的记录与评价。

显效：原有症状消失。

有效：原有症状改善2级者。

进步：原有症状改善1级者。

无效：原有症状无改善或原有症状加重。

（2）主要症状综合疗效评定标准

痊愈：症状消失。

显效：症状改善百分率≥80%。

进步：50%≤症状改善百分率<80%。

无效：症状改善百分率<50%。

恶化：症状改善百分率负值。

痊愈和显效病例数计算总有效率。

2. 证候疗效评定标准

痊愈：反流症状消失，症状积分减少≥95%。

显效：反流症状基本消失，虽偶有症状但很快消失，症状积分减少≥70%。

有效：反流症状未消失，但较以前减轻，症状积分减少≥30%。

无效：反流症状未消失，程度未减轻，症状积分减少不足30%。

3. 胃镜疗效判定标准

痊愈：内镜下食管黏膜正常。

显效：胃镜下炎症未消失，治疗前后积分差为2分。

有效：胃镜下炎症未消失，治疗前后积分差为1分。

无效：胃镜下炎症未消失，治疗前后积分差为0分或为负值。

（二）评价方法

1. 治疗结束后可参照“胃食管反流病中医诊疗共识意见”进行中医证候疗效评价。

2. 参照“中药新药临床研究指导原则”，按症状轻重，分别记为0分、1分、2分、3分。

主要症状轻重分级表

症状	无（0分）	轻（1分）	中（2分）	重（3分）
泛酸	无	每月发生	每周发生	每日发生
烧心	无	每月发生	每周发生	每日发生
胸骨后灼痛、不适	无	每月发生	每周发生	每日发生
嗳气或反胃	无	每月发生	每周发生	每日发生

次要症状轻重分级表

症状	无（0分）	轻（1分）	中（2分）	重（3分）
咽部不适	无	每月发生	每周发生	每日发生，影响饮食
口苦口干	无	偶有	介于二者之间	持续存在
饥饿感	无	偶有	介于二者之间	持续存在
胃脘痛	无	偶有	介于二者之间	持续存在
夜间呛咳	无	偶有	介于二者之间	平时即有
腹胀	无	食后发作	每周发生	整日存在
纳差	无	饭量减少1/3内	饭量减少1/3～2/3	饭量减少2/3以上
神疲乏力	无	仅劳累后出现	平时即有，不影响工作	平时即有，影响工作
便溏	无	1次/天	2～3次/天	大于3次/天
便秘	无	偶有	介于二者之间	4～5天以上大便1次
心烦失眠	无	偶有	介于二者之间	持续存在

胃镜疗效根据内镜下食管炎分级A、B、C、D四级记为1，2，3，4分。疗效评价采用尼莫地平法计算。疗效指数＝（治疗前积分－治疗后积分）/治疗前积分×100%。

第六节 吐酸病（胃食管反流病）中医临床路径

路径说明：本路径适合于西医诊断为胃食管反流病的患者。

一、吐酸病（胃食管反流病）中医临床路径标准门诊流程

（一）适用对象

中医诊断：第一诊断为吐酸病（TCD 编码：BNP030）。

西医诊断：第一诊断为胃食管反流病（ICD－10 编码：K21.903）。

（二）诊断依据

1. 疾病诊断

（1）中医诊断标准：参照中华中医药学会脾胃病分会“胃食管反流病中医诊疗共识意见”（2009 年）。

（2）西医诊断标准：参照中华医学会消化病分会中国胃食管反流病共识意见专家组“中国胃食管反流病共识意见”（2006 年，三亚）。

2. 证候诊断

参照“国家中医药管理局‘十一五’重点专科协作组吐酸病（胃食管反流病）诊疗方案”。

吐酸病（胃食管反流病）临床常见证候：

肝胃郁热证

胆热犯胃证

中虚气逆证

气郁痰阻证

瘀血阻络证

（三）治疗方案的选择

参照“国家中医药管理局‘十一五’重点专科协作组吐酸病（胃食管反流病）诊疗方案”及“中华中医药学会脾胃病分会胃食管反流病中医诊疗共识意见”（2009 年）。

1. 诊断明确，第一诊断为吐酸病（胃食管反流病）。

2. 患者适合并接受中医治疗。

（四）标准疗程时间

标准疗程时间为4～6周/疗程。

（五）进入路径标准

1. 第一诊断必须符合吐酸病（TCD编码：BNP030）和胃食管反流病（ICD－10编码：K21.903）的患者。

2. 反流性食管炎未发生严重并发症，可以进入本路径。

3. 患者同时患有其他疾病，但在治疗期间不需特殊处理，也不影响第一诊断的临床路径流程实施时，可以进入本路径。

（六）中医证候学观察

四诊合参，收集该病种不同证候的主症、次症、舌、脉特点。注意证候的动态变化。

（七）门诊检查项目

1. 必需的检查项目：胃镜检查。

2. 可选择的检查项目：根据病情需要而定，如24小时食管pH值及胆红素监测、食管测压、心电图、胸片、超声等。

（八）治疗方法

1. 辨证选择口服中药汤剂

（1）肝胃郁热证：疏肝泄热，和胃降逆。

（2）胆热犯胃证：清化胆热，降气和胃。

（3）中虚气逆证：健脾和胃，疏肝降逆。

（4）气郁痰阻证：开郁化痰，降气和胃。

（5）瘀血阻络证：活血化瘀，行气通络。

2. 其他疗法

（1）针刺疗法

（2）注入式埋线疗法

（3）药穴指针疗法

（4）灸法

（5）烫熨疗法

（6）穴位贴敷疗法

（九）完成路径标准

1. 反酸、烧心等主要症状基本消失或好转。

2. 胃镜下食管炎症消失或较治疗前降低 2 级。

（十）有无变异及原因分析

1. 治疗期间合并其他疾病需要治疗，退出本路径。

2. 出现严重并发症不能完成路径，退出本路径。

3. 由于患者及其家属意愿而影响本路径的执行，退出本路径。

二、吐酸病（胃食管反流病）中医临床路径门诊表单

适用对象：第一诊断为吐酸病（胃食管反流病）（TCD 编码：BNP030；ICD－10 编码：K21.903）

患者姓名：____性别：____年龄：____门诊号：________

进入路径时间：___年___月___日　　结束路径时间：___年___月___日

标准治疗时间≤28 天　　　　　　　实际治疗时间：____天

时间	____年__月__日（第 1 天）	____年__月__日（第 2～7 天）	____年__月__日（第 8～14 天）	____年__月__日（第 15～21 天）	____年__月__日（第 22～28 天）
主要诊疗工作	□询问病史与体格检查 □采集中医四诊信息 □进行必要的辅助检查：胃镜检查 □完成初步诊断 □中医辨证 □确定治疗方案 □完成首诊门诊病历 □向患者交代病情和注意事项	□采集中医四诊信息 □注意证候变化 □根据病情变化调整治疗方案 □完成复诊记录	□采集中医四诊信息 □注意证候变化 □根据病情变化调整治疗方案 □完成复诊记录	□采集中医四诊信息 □注意证候变化 □根据病情变化调整治疗方案 □完成复诊记录	□采集中医四诊信息 □注意证候变化 □疗效评估 □制定随访计划
病情变异记录	□无 □有，原因： 1. 2.	□无 □有，原因： 1. 2.	□无 □有，原因： 1. 2.	□无 □有，原因： 1. 2.	□无 □有，原因： 1. 2.
医师签名					

第七节　胃疡（消化性溃疡）诊疗方案

一、诊断

（一）疾病诊断

1. 中医诊断标准

参照中华中医药学会脾胃病分会消化性溃疡中医诊疗共识意见（2009年）。

主要症状：胃脘痛（胀痛、刺痛、隐痛、剧痛及喜按、拒按）、脘腹胀满、嘈杂泛酸、善太息、嗳气频繁、纳呆食少、口干口苦、大便干燥。

次要症状：性急易怒、畏寒肢冷、头晕或肢倦、泛吐清水、便溏腹泻、烦躁易怒、便秘、喜冷饮、失眠多梦、手足心热、小便淡黄。

具备主症2项加次症1项，或主症第1项加次症2项即可诊断。

2. 西医诊断标准

参照消化性溃疡病诊断与治疗规范建议（2008年，黄山）。

（1）慢性病程、周期性发作、节律性中上腹痛伴反酸者。

（2）伴有上消化道出血、穿孔史或有现症者。

（3）胃镜证明有消化性溃疡。

（4）X线钡餐检查证明是消化性溃疡。

（二）疾病分期

A1期：溃疡呈圆形或椭圆形，中心覆盖厚白苔，可伴有渗出或血痂，周围潮红，充血、水肿明显。

A2期：溃疡覆盖黄色或白色苔，无出血，周围充血、水肿减轻。

H1期：溃疡处于愈合中期，周围充血、水肿消失，溃疡苔变薄、消退，伴有新生毛细血管。

H2期：溃疡继续变浅、变小，周围黏膜皱襞向溃疡集中。

S1期：溃疡白苔消失，呈现红色新生黏膜，称红色瘢痕期。

S2期：溃疡的新生黏膜由红色转为白色，有时不易与周围黏膜区别，称白色瘢痕期。

（三）证候诊断

1. 肝胃不和证

胃脘胀痛，窜及两胁，善太息，遇情志不遂胃痛加重，嗳气频繁，口苦，性急易怒，嘈杂泛酸。舌质淡红，苔薄白或薄黄，脉弦。

2. 脾胃气虚证

胃脘隐痛，腹胀纳少，食后尤甚，大便溏薄，肢体倦怠，少气懒言，面色萎黄，消瘦。舌质色淡，苔白，脉缓弱。

3. 脾胃虚寒证

胃脘隐痛，喜暖喜按，空腹痛重，得食痛减，纳呆食少，畏寒肢冷，头晕或肢倦，泛吐清水，便溏腹泻。舌质胖，边有齿痕，苔薄白，脉沉细或迟。

4. 肝胃郁热证

胃脘痛势急迫，有灼热感，口干口苦，吞酸嘈杂，烦躁易怒，便秘，喜冷饮。舌质红，苔黄或苔腐或苔腻，脉弦数或脉弦。

5. 胃阴不足证

胃脘隐痛或灼痛，似饥而不欲食，口干不欲饮，口干舌燥，纳呆干呕，失眠多梦，手足心热，大便干燥。舌红少津，有裂纹，少苔、无苔或剥苔，脉细数。

二、治疗方案

（一）辨证选择口服中药汤剂、中成药

1. 肝胃不和证

治法：疏肝理气。

推荐方药：柴胡疏肝散加减，柴胡、陈皮、白芍、枳壳、海螵蛸、麦芽、三七粉（冲服）、香附、佛手、元胡、甘草。

中成药：气滞胃痛颗粒、胃苏冲剂、复方田七胃痛胶囊等。

2. 脾胃气虚证

治法：健脾益气。

推荐方药：四君子汤加减，党参、白术、茯苓、厚朴、木香、砂仁、三七粉（冲服）、海螵蛸、炙甘草。

中成药：香砂六君丸等。

3. 脾胃虚寒证

治法：温中健脾。

推荐方药：黄芪建中汤加减，黄芪、党参、白芍、白术、陈皮、干姜、白及、三七粉（冲服）、茯苓、大枣、饴糖、甘草。

中成药：虚寒胃痛冲剂、附子理中丸、温胃舒颗粒等。

4. 肝胃郁热证

治法：疏肝泄热。

推荐方药：化肝煎加减，栀子、丹皮、青皮、陈皮、浙贝母、黄连、海螵蛸、白及、三七粉、茯苓、甘草。

中成药：丹栀逍遥丸等。

5. 胃阴不足证

治法：养阴益胃。

推荐方药：益胃汤加减，沙参、麦冬、白及、三七粉、生地黄、佛手、玉竹、白芍、百合、甘草。

中成药：阴虚胃痛颗粒等。

（二）针灸治疗

1. 肝胃不和证

选穴：中脘、内关、足三里、阳陵泉、合谷、太冲。针刺手法以泄法为主，重在泄肝和胃。以上腧穴可以交替针刺。

2. 脾胃气虚证

选穴：中脘、内关、足三里、脾俞、胃俞。针刺手法以补益为主。以上腧穴可以交替针刺。

3. 脾胃虚寒证

选穴：足三里、血海、关元、天枢、内庭、脾俞、章门。针刺手法以补益为主。以上腧穴可以交替针刺。

4. 肝胃郁热证

选穴：选内关、中脘、足三里、阴陵泉、上巨虚、太冲、内庭等穴，针刺用泻法。以上腧穴可以交替针刺。

5. 胃阴不足证

选穴：选脾、胃、中脘、内关、足三里、三阴交、太溪等穴，针刺用补法。以上腧穴可以交替针刺。

临床可根据具体情况，选用多功能艾灸仪、智能通络治疗仪等治疗。

（三）中药穴位贴敷

分为寒、热两个证型，在治疗过程中均可取中脘、上脘、胃俞、脾俞、足三里五穴进行中药穴位贴敷。

1. 寒证：吴茱萸、小茴香、细辛、冰片。

2. 热证：黄连、黄芩、乳香、没药、冰片。

使用方法：辨证选用上述各组药物，加适量凡士林调成糊状，置于无菌纺纱中，贴敷于穴位之上，胶布固定。

亦可选用奇正消痛贴、胃痛贴、元胡止痛贴、暖脐膏等。取中脘、上脘、胃俞、脾俞、足三里五穴进行中药穴位贴敷。

（四）热敏灸疗法

以腹部、背部及小腿外侧为热敏穴位高发区，多出现在中脘、肝俞、脾俞、阳陵泉、足三里等区域。每次选取上述 1、2 组穴位，每天 1 次，10 次为 1 个疗程，每次治疗以灸至感传消失为度，疗程间休息 2 ~ 5 天，共 2 ~ 3 个疗程。临床可根据具体情况，选用多功能艾灸仪、智能通络治疗仪等。

（五）其他治疗

根据临床具体情况，可选用胃镜下喷洒三七、白及粉。

（六）护理

1. 饮食调护

（1）少量多餐，定时定量。

（2）避免辛辣刺激性和肥甘厚味的饮食，禁忌过食辛、酸及易产酸和易阻气机的食物，禁忌寒凉生冷和坚硬的食物。

（3）选择细软易消化的食物。

2. 心理调护

针对溃疡病人，采取有针对性的心理、社会文化的护理。通过下棋、看报、听音乐等消除紧张感，还可配合性格训练，如精神放松法、呼吸控制训练法、气功松弛法等，减少或防止溃疡的发生。告知病人情绪反应与溃疡的发展及转归密切相关，提高病人情绪的自我调控能力及心理应急能力，要全面客观地认识溃疡病，告诫病人重视不良行为的纠正。

3. 健康教育

（1）去除诱因：如饥饱不调、烟酒及辛辣饮食刺激、过度劳累及精神抑郁、焦虑、滥用药物等。嘱溃疡病患者生活、饮食要有规律，劳逸结合得当，保证睡眠充足。

（2）出院指导：嘱患者停药后1个月务必回院复查。避免使用导致溃疡病的药物，如皮质类固醇激素、非甾体类药物。出院后仍要注意休息，做到起居有常，劳逸结合，避免寒冷和情志刺激，谨遵饮食宜忌。

三、疗效评价

参照中华中医药学会脾胃病分会消化性溃疡中医诊疗共识意见（2009年）和中药新药临床研究指导原则。

（一）主要症状疗效评价标准

按症状轻重分为4级（0、Ⅰ、Ⅱ、Ⅲ），积分分别为0分、1分、2分、3分。

主要症状的记录与评价。

评定标准：①临床痊愈：原有症状消失；②显效：原有症状改善2级；③有效：原有症状改善1级；④无效：原有症状无改善或原症状加重。

（二）证候疗效评定标准

采用尼莫地平法计算。疗效指数＝（治疗前积分－治疗后积分）/治疗前积分×100%。

1. 临床痊愈

主要症状、体征消失或基本消失，疗效指数≥95%。

2. 显效

主要症状、体征明显改善，70%≤疗效指数<95%。

3. 有效

主要症状、体征明显好转，30%≤疗效指数<70%。

4. 无效

主要症状，体征无明显改善，甚至加重，疗效指数<30%。

（三）胃镜下疗效评定标准

1. 临床治愈

溃疡疤痕愈合或无痕迹愈合。

2. 显效

溃疡达愈合期（H2 期），或减轻 2 个级别。

3. 有效

溃疡达愈合期（H1 期），或减轻 1 个级别。

4. 无效

内镜检查无好转或溃疡面积缩小小于 50%。

第八节　胃疡（消化性溃疡）中医临床路径

路径说明：本路径适合于西医诊断为消化性溃疡 A1 期、A2 期的患者。

一、胃疡（消化性溃疡）中医临床路径标准住院流程

（一）适用对象

中医诊断的第一诊断为胃疡。西医诊断的第一诊断为消化性溃疡（胃、十二指肠溃疡）（ICD－10 编码：K25.901、K26.901、K27.901）。

（二）诊断依据

1. 疾病诊断

（1）中医诊断标准：参照中华中医药学会脾胃病分会消化性溃疡中医诊疗共识意见（2009 年）。

（2）西医诊断标准：参照消化性溃疡病诊断与治疗规范建议（2008 年，黄山）。

2. 疾病分期

（1）A1 期：胃镜下见溃疡呈圆形或椭圆形，中心覆盖厚白苔，可伴有渗出或血痂，周围潮红，充血、水肿明显。

（2）A2 期：胃镜下见溃疡覆盖黄色或白色苔，无出血，周围充血、水肿减轻。

（3）H1 期：胃镜下见溃疡处于愈合中期，周围充血、水肿消失，溃疡苔变薄、消退，伴有新生毛细血管。

（4）H2 期：胃镜下见溃疡继续变浅、变小，周围黏膜皱襞向溃疡集中。

（5）S1 期：胃镜下见溃疡白苔消失，呈现红色新生黏膜，称红色瘢痕期。

（6）S2 期：胃镜下见溃疡的新生黏膜由红色转为白色，有时不易与周围黏膜区别，称白色瘢痕期。

3. 证候诊断

参照“国家中医药管理局‘十一五’重点专科协作组胃疡（消化性溃疡）诊疗方案”。

胃疡（消化性溃疡）临床常见证候：

肝胃不和证

脾胃气虚证

脾胃虚寒证

肝胃郁热证

胃阴不足证

（三）治疗方案的选择

参照“国家中医药管理局‘十一五’重点专科协作组胃疡（消化性溃疡）诊疗方案”和“中华中医药学会脾胃病分会消化性溃疡中医诊疗共识意见（2009 年）”。

1. 诊断明确，第一诊断为胃疡（消化性溃疡）。

2. 患者适合并接受中医治疗。

（四）标准住院日

标准住院日为≤21 天。

（五）进入路径标准

1. 第一诊断必须符合胃疡和消化性溃疡（胃、十二指肠溃疡）（ICD－10 编码：K25.901、K26.901、K27.901）的患者。

2. 疾病分期为 A1 期、A2 期的患者。

3. 患者同时患有其他疾病，但在住院期间不需要特殊处理，也不影响第一诊断的临床路径流程实施时，可以进入本路径。

4. 有特殊原因的消化性溃疡，如胃泌素瘤等；有溃疡并发症者，如出血、穿孔、癌变、幽门梗阻等的患者，不进入本路径。

（六）中医证候学观察

四诊合参，收集该病种不同证候的主症、次症、舌、脉特点。注意证候的动态变化。

（七）入院检查项目

1. 必需的检查项目

（1）血常规、尿常规、便常规 + 潜血；

（2）肝功能、肾功能、电解质、血糖、血型；

（3）感染性疾病筛查（甲、乙、丙、戊肝、梅毒、艾滋病检测）；

（4）心电图；

（5）胸部透视或 X 线片；

（6）X 线钡餐；

（7）胃镜检查及黏膜活检；

（8）幽门螺杆菌检测；

（9）腹部超声。

2. 可选择的检查项目

根据病情需要而定，如血淀粉酶、血浆胃泌素水平、消化系统肿瘤标记物筛查等。

（八）治疗方法

1. 辨证选择口服中药汤剂、中成药

（1）肝胃不和证：疏肝理气。

（2）脾胃气虚证：健脾益气。

（3）脾胃虚寒证：温中健脾。

（4）肝胃郁热证：疏肝泄热。

（5）胃阴不足证：养阴益胃。

2. 针灸治疗

3. 中药穴位贴敷

4. 热敏灸疗法

5. 其他疗法（胃镜下治疗）

6. 护理

辨证施护。

（九）出院标准

1. 病情稳定，胃痛消失，反酸、嘈杂、纳呆、嗳气等主要症状好转。

2. 胃镜复查溃疡愈合或溃疡面缩小大于 50%。

（十）有无变异及原因分析

1. 病情加重或临床症状改善不明显，需要延长住院时间，增加住院费用。

2. 合并有心血管疾病、内分泌疾病等其他系统疾病者，住院期间病情加重，需要特殊处理，导致住院时间延长、费用增加。

3. 患者在住院期间出现消化道出血、穿孔、幽门梗阻等并发症时，退出本路径。

4. 因患者及其家属意愿而影响本路径的执行时，退出本路径。

二、胃疡（消化性溃疡）中医临床路径住院表单

适用对象：第一诊断为胃疡（消化性溃疡）（ICD－10 编码：K25.901、K26.901、K27.901）。

患者姓名：____性别：____年龄：____门诊号：____住院号：____

住院日期：____年____月____日　　出院日期：____年____月____日

标准住院日：≤21 天　　实际住院日：____天

时间	____年__月__日 （第 1 天）	____年__月__日 （第 2～7 天）	____年__月__日 （第 8～14 天）
主要诊疗工作	□询问病史与体格检查 □采集中医四诊信息 □进行中医证候判断 □完成病历书写和病程记录 □初步拟定诊疗方案 □完善辅助检查 □防治并发症 □与家属沟通，交代病情及注意事项	□采集中医四诊信息 □进行中医证候判断 □注意防治并发症 □完成病历书写和病程记录 □上级医师查房：评估治疗效果，调整或补充诊疗方案 □完善入院检查	□上级医师查房与诊疗评估 □完成上级医师查房记录 □采集中医四诊信息 □进行中医证候判断 □注意防治并发症

续表

时间	____年__月__日 （第1天）	____年__月__日 （第2～7天）	____年__月__日 （第8～14天）
重点医嘱	长期医嘱 □内科护理常规 □分级护理 □饮食：低渣易消化食物 □中医辨证 □口服中药汤剂、中成药 □针灸 □中药穴位贴敷 □热敏灸疗法 □其他疗法 临时医嘱 □完善入院检查 □血常规、尿常规、便常规+潜血 □肝功能、肾功能、电解质、血糖、血型 □感染性疾病筛查（甲、乙、丙、戊肝、梅毒、艾滋病检测） □心电图 □胸部透视或X线片 □X线钡餐 □胃镜检查及黏膜活检 □幽门螺杆菌检测 □腹部超声 □其他检查	长期医嘱 □内科护理常规 □分级护理 □饮食：低渣易消化食物 □中医辨证 □口服中药汤剂、中成药 □针灸 □中药穴位贴敷 □热敏灸疗法 □其他疗法 临时医嘱 □完善入院检查 □对症处理	长期医嘱 □内科护理常规 □分级护理 □饮食：低渣易消化食物 □中医辨证 □口服中药汤剂、中成药 □针灸 □中药穴位贴敷 □热敏灸疗法 □其他疗法 临时医嘱 □完善入院检查 □对症处理
主要护理工作	□护理常规 □完成护理记录 □按照医嘱执行诊疗护理措施	□按照医嘱执行诊疗护理措施 □饮食指导 □安抚疏导、健康教育	□按照医嘱执行诊疗护理措施 □饮食指导 □安抚疏导、健康教育
病情变异记录	□无 □有，原因： 1. 2.	□无 □有，原因： 1. 2.	□无 □有，原因： 1. 2.

续表

时间	____年__月__日 （第 1 天）	____年__月__日 （第 2 ~ 7 天）	____年__月__日 （第 8 ~ 14 天）
责任护士签名			
医师签名			

时间	____年____月____日 （第 14 ~ 20 天）	____年____月____日 （第 21 天）
主要诊疗工作	□上级医师查房与诊疗评估 □完成上级医师查房记录 □采集中医四诊信息 □注意防治并发症	□完成出院记录 □交代出院后注意事项，门诊随诊 □通知出院
重点医嘱	长期医嘱 □内科护理常规 □分级护理 □饮食：低渣易消化食物 □中医辨证 □口服中药汤剂、中成药 □针灸 □中药穴位贴敷 □热敏灸疗法 □其他疗法 临时医嘱 □完善入院检查 □对症处理	出院医嘱 □停长期医嘱 □出院带药
主要护理工作	□按照医嘱执行诊疗护理措施 □饮食指导 □安抚疏导、健康教育	□协助患者办理出院手续 □出院指导
病情变异记录	□无 □有，原因： 1. 2.	□无 □有，原因： 1. 2.

续表

时间	___年___月___日 （第 14 ~ 20 天）	___年___月___日 （第 21 天）
责任护士签名		
医师签名		

第九节 泄泻病（腹泻型肠易激综合征）诊疗方案

一、诊断

（一）疾病诊断

1. 中医诊断标准

参照中华中医药学会脾胃病分会肠易激综合征中医诊疗共识意见（2010年）。

诊断要点：泄泻以腹痛、大便粪质清稀为主要诊断依据，或大便次数增多，粪质清稀，甚则如水样，或泻下完谷不化。常先有腹胀腹痛，旋即泄泻。

2. 西医诊断标准

参照中华医学会消化病学分会胃肠动力学组肠易激综合征诊断和治疗的共识意见（2008 年）。

反复发作的腹痛或不适，诊断前症状出现至少 6 个月，最近 3 个月内每个月至少有 3 天出现症状，合并以下 2 条或多条：

（1）排便后症状缓解。

（2）发作时伴有排便频率改变。

（3）发作时伴有大便性状（外观）改变。

不适意味着感觉不舒服而非疼痛。在病理生理学研究和临床试验中，筛选可评估的患者时，疼痛和（或）不适出现的频率至少为每周 2 天。

（二）证候诊断

1. 肝郁脾虚证

每因情志抑郁即腹痛、肠鸣、泄泻，泻后痛减，脘痞胸闷，急躁易怒，嗳气少食。舌边红，苔薄白，脉弦。

2. 脾胃虚弱证

腹痛隐隐，胸闷不舒，餐后即泻，大便时溏时泻，夹有黏液，面色萎黄，肢体倦怠。舌淡苔白，脉沉细弱。

3. 脾肾阳虚证

晨起即腹痛腹泻，完谷不化，腹部冷痛，得温痛减，形寒肢冷，腰膝酸软，不思饮食。舌淡胖，苔白滑，脉沉细。

4. 脾虚湿盛证

大便时溏时泻，餐后即泻，夹有黏液，腹痛隐隐，绵绵不休，劳累或受凉后发作或加重，神疲纳呆，四肢倦怠。舌淡，边有齿痕，苔白腻，脉虚弱。

二、治疗方案

（一）辨证选择口服中药汤剂、中成药

1. 肝郁脾虚证

治法：抑肝扶脾

推荐方药：痛泻要方加减。白术、炒白芍、防风、陈皮、郁金、佛手、茯苓、太子参。

中成药：加味逍遥丸、舒肝丸等。

2. 脾胃虚弱证

治法：健脾益气

推荐方药：参苓白术散加减。党参、白术、茯苓、桔梗、山药、砂仁（后下）、薏苡仁、莲子肉。

中成药：参苓白术丸等。

3. 脾肾阳虚证

治法：温补脾肾

推荐方药：附子理中汤合四神丸加减。炮附子、干姜、党参、白术、山药、补骨脂、肉豆蔻、吴茱萸、五味子、甘草。

中成药：附子理中丸等。

4. 脾虚湿盛证

治法：健脾祛湿

推荐方药：香砂枳术丸加减。木香、砂仁（后下）、枳壳、白术、党参、茯苓、桔梗、山药、薏苡仁、莲子肉。

中成药：香砂六君子丸、五苓散等。

（二）辨证选择静脉滴注中药注射液

（三）其他疗法

根据病情可选择针灸、红外线照射、药物离子导入、中药泡洗、按摩疗法、提肛运动等。

（四）调摄

1. 心理干预

首先告诉患者通过检查分析已排除器质性疾病，确诊为泄泻病，科学准确地说明疾病的性质和预后，是一种良性的功能性疾病，经过治疗调理是完全可以治愈的，纠正患者曲解的认知，能够正确认知自己的病情，树立战胜疾病的信心。

通过与患者的交流，分析其与泄泻发病的有关心理原因，阻断心理因素与临床症状之间的恶性循环，调整患者的情绪和行为，建立合理规律的生活方式，以改善患者的临床症状和生活质量。

2. 饮食调摄

建议患者对饮食种类进行认真评估，尽量避免食用能使自己胃肠产生不适的食物。泄泻病患者在治疗期间，应避免烟酒、辛辣、肥甘食物的摄入，如咖啡、浓茶等。

3. 提肛

提肛运动坐、卧和站立时均可进行。方法如下：思想集中，收腹，慢慢呼气，同时用意念有意识地向上收提肛门，当肺中的空气尽量呼出后，屏住呼吸并保持收提肛门 2 ~3 秒，然后全身放松，让空气自然进入肺中，静息 2 ~3 秒，再重复上述动作，尽量吸气时收提肛门，然后全身放松，让肺中的空气自然呼出。每日 1 ~2 次，每次 30 下或 5 分钟。此锻炼方法应长期坚持。

三、疗效评价

1. 主要症状单项的记录与评价

症状判定标准：①腹痛和腹胀程度评分：无症状为 0 分；经提示后方觉

有症状为1分，轻度；不经提示即有症状为2分，中度；患者主诉是主要症状为3分，重度。②腹泻的频率评分：无症状为0分；<3次/天为1分，轻度；3~5次/天为2分，中度；6次/天为3分，重度。③便秘的频率评分：无症状为0分；排便≥3次/周为1分，轻度；1或2次/周为2分，中度；<1次/周为3分，重度。

单一症状疗效判定标准：①显效：症状消失；②有效：症状减轻，积分下降2分以上（含2分）；③进步：症状减轻，1分<积分下降值<2分；④无效：症状无改善。改善包括显效、有效和进步，计算各主要症状的总改善率进行症状评价。

2. 主要症状综合疗效评定标准

症状改善百分率=（治疗前总积分－治疗后总积分）/治疗前总积分×100%，以此计算症状改善百分率。症状消失为痊愈，症状改善百分率≥75%为显著改善，50%≤症状改善百分率<75%为中度改善，30%≤症状改善百分率<50%为轻度改善，症状改善百分率<30%为无效，症状改善百分率负值时为恶化。痊愈和有效病例数计算总有效率。

第十节　泄泻病（腹泻型肠易激综合征）中医临床路径

路径说明：本路径适合于西医诊断为腹泻型肠易激综合征的患者。

一、泄泻病（腹泻型肠易激综合征）中医临床路径标准门诊流程

（一）适用对象

中医诊断：第一诊断为泄泻病（TCD编码：BNP110）。西医诊断：第一诊断为腹泻型肠易激综合征（ICD－10编码：K59.902）。

（二）诊断依据

1. 疾病诊断

（1）中医诊断标准：参照中华中医药学会脾胃病分会肠易激综合征中医诊疗共识意见（2010年）。

（2）西医诊断标准：参照中华医学会消化病学分会胃肠动力学组肠易激综合征诊断和治疗的共识意见（2008年）。

2. 证候诊断

参照“国家中医药管理局‘十一五’重点专科协作组泄泻病（腹泻型肠易激综合征）诊疗方案”。

泄泻病（腹泻型肠易激综合征）临床常见证候：

肝郁脾虚证

脾胃虚弱证

脾肾阳虚证

脾虚湿盛证

（三）治疗方案的选择

参照“国家中医药管理局‘十一五’重点专科协作组泄泻病（腹泻型肠易激综合征）诊疗方案”。

1. 诊断明确，第一诊断为泄泻病（腹泻型肠易激综合征）。

2. 患者适合并接受中医治疗。

（四）标准疗程时间

标准疗程时间为4～8周/疗程。

（五）进入路径标准

1. 第一诊断必须符合泄泻病（TCD编码：BNP110），腹泻型肠易激综合征（ICD－10编码：K59.902）的患者。

2. 患者同时患有其他系统的疾病，若在治疗期间既无需特殊处理，也不影响第一诊断的临床路径流程实施时，可以进入本路径。

3. 伴有严重焦虑、抑郁者，不进入本路径。

（六）中医证候学观察

四诊合参，收集该病种不同证候的主症、次症、舌、脉特点。注意证候的动态变化。

（七）门诊检查项目

1. 必需的检查项目

（1）血常规、尿常规、便常规＋潜血＋培养

（2）肝功能、肾功能、电解质

（3）肠镜检查

（4）腹部超声

（5）感染性疾病筛查

2. 可选择的检查项目

根据病情需要而定，如心电图、肿瘤标志物、消化道气钡造影、血沉、乙肝五项等。

（八）治疗方法

1. 辨证选择口服中药汤剂、中成药

（1）肝郁脾虚证：抑肝扶脾。

（2）脾胃虚弱证：健脾益气。

（3）脾肾阳虚证：温补脾肾。

（4）脾虚湿盛证：健脾祛湿。

2. 针灸治疗

3. 其他疗法

根据病情可选择红外线照射、药物离子导入、中药泡洗、按摩疗法等。

4. 调摄

心理干预、饮食调摄、提肛。

（九）完成路径标准

1. 大便次数减少、大便成形、腹痛缓解。

2. 全身症状明显改善。

（十）有无变异及原因分析

1. 病情加重，需要延长治疗时间，增加治疗费用。

2. 合并其他系统疾病者，或治疗期间病情加重，需要特殊处理，导致治疗时间延长、费用增加，退出本路径。

3. 治疗过程中发生了病情变化，出现严重并发症时，退出本路径。

4. 因患者及其家属意愿而影响本路径的执行时，退出本路径。

二、泄泻病（腹泻型肠易激综合征）中医临床路径门诊表单

适用对象：第一诊断为泄泻病。（腹泻型肠易激综合征）（TCD 编码：BNP110，ICD－10 编码：K59.902）

患者姓名：________　性别：______　年龄：______　门诊号：______

进入路径时间：___年___月___日　结束路径时间：___年___月___日

标准治疗日≤28 天　　　　　　　实际治疗日：______天

时间	____年____月____日 （第 1 天）	____年____月____日 （第 2 ~ 14 天）	____年____月____日 （第 15 ~ 28 天）
主要诊疗工作	□询问病史，体格检查 □采集中医四诊信息 □完成各项检查 □完成初步诊断 □中医辨证 □确定治疗方法 □完成首诊门诊记录 □向患者及其家属交代病情和注意事项	□采集中医四诊信息 □注意病情变化 □根据病情变化调整用药方案 □完成复诊记录	□采集中医四诊信息 □注意病情变化 □根据病情变化调整用药方案 □完成复诊记录 □复查相关检查 □做好宣教 □制定随访计划
病情变异记录	□无 □有，原因： 1. 2.	□无 □有，原因： 1. 2.	□无 □有，原因： 1. 2.
医师签名			

三、泄泻病（腹泻型肠易激综合征）中医临床路径住院表单

适用对象：第一诊断为泄泻病（腹泻型肠易激综合征）（TCD 编码：BNP110，ICD－10 编码：K59.902）

患者姓名：_____ 性别：____ 年龄：____ 门诊号：____ 住院号：____

住院日期：____年____月____日　出院日期：____年____月____日

标准住院日≤21 天　　　　　　　实际住院日：______天

时间	____年____月____日 （第 1 天）	____年____月____日 （第 2 ~ 7 天）
主要诊疗工作	□询问病史与体格检查 □采集中医四诊信息 □进行中医证候判断 □完成病历书写和病程记录 □初步拟定诊疗方案 □进行辅助检查 □向家属交代病情及注意事项	□采集中医四诊信息 □进行中医证候判断 □完成病历书写和病程记录 □上级医师查房：治疗效果评估和诊疗方案调整 □完成入院检查

续表

<table>
<tr><td>时间</td><td>___年___月___日
（第 1 天）</td><td>___年___月___日
（第 2 ~ 7 天）</td></tr>
<tr><td>重点医嘱</td><td>长期医嘱
□内科护理常规
□分级护理
□普食（清淡软食）
□中医辨证
□口服中药汤剂、中成药
□针灸治疗
□其他治疗
□调摄

临时医嘱
□完善入院检查
□血常规 + 血型、尿常规、便常规 + 潜血 + 培养
□肝功能、肾功能、电解质
□肠镜检查
□心电图
□胸部透视或 X 线片
□腹部超声
□消化系统肿瘤标志物
□感染性疾病筛查
□其他检查</td><td>长期医嘱
□内科护理常规
□分级护理
□普食（清淡软食）
□中医辨证
□口服中药汤剂、中成药
□针灸治疗
□其他治疗
□调摄

临时医嘱
□完善入院检查
□对症处理</td></tr>
<tr><td>主要护理工作</td><td>□护理常规
□完成护理记录
□生活与心理护理
□静脉抽血
□入院健康宣教</td><td>□制定规范的护理措施
□生活与心理护理
□静脉抽血</td></tr>
<tr><td>病情变异记录</td><td>□无
□有，原因：
1.
2.</td><td>□无
□有，原因：
1.
2.</td></tr>
<tr><td>责任护士签名</td><td></td><td></td></tr>
<tr><td>医师签名</td><td></td><td></td></tr>
</table>

时间	____年____月____日 （第8～14天）	____年____月____日 （第15～21天）	____年____月____日 （出院日）
主要诊疗工作	□采集中医四诊信息 □进行中医证候判断 □上级医师查房：治疗效果评估和诊疗方案调整 □完成上级医师查房记录	□采集中医四诊信息 □进行中医证候判断 □上级医师查房：治疗效果评估和诊疗方案调整，确定出院时间 □完成上级医师查房记录	□完成出院记录 □交代出院后注意事项，门诊随诊 □通知出院
重点医嘱	长期医嘱 □内科护理常规 □分级护理 □普食（清淡软食） □中医辨证 □口服中药汤剂、口服中成药 □针灸治疗 □其他治疗 □调摄 临时医嘱 □复查必要的检查项目 □对症处理	长期医嘱 □内科护理常规 □分级护理 □普食（清淡软食） □中医辨证 □口服中药汤剂、中成药 □针灸治疗 □其他治疗 □调摄 临时医嘱 □复查必要检查项目 □对症处理	出院医嘱 □出院带药 □门诊随诊
主要护理工作	□配合治疗 □完成护理记录 □生活与心理护理	□配合治疗 □完成护理记录 □生活与心理护理	□协助患者办理出院手续 □出院指导
病情变异记录	□无 □有，原因： 1. 2.	□无 □有，原因： 1. 2.	□无 □有，原因： 1. 2.
责任护士签名			
医师签名			

第十一节　胃脘痛（慢性胃炎）诊疗方案

一、诊断

（一）疾病诊断

1. 中医诊断标准

参照“慢性萎缩性胃炎中医诊疗共识意见”（中华中医药学会脾胃病分会）、“慢性浅表性胃炎中医诊疗共识意见”（中华中医药学会脾胃病分会，2009，深圳）及《中药新药临床研究指导原则（2002 年）》。

主要症状：不同程度和性质的胃脘部疼痛。

次要症状：可兼有胃脘部胀满、胀闷、嗳气、吐酸、纳呆、胁胀、腹胀等。

本病可见于任何年龄段，以中老年多见，常反复发作。

2. 西医诊断标准

参照“中国慢性胃炎共识意见”（中华医学会消化病学分会全国第二届慢性胃炎共识会议，2006，上海）。

慢性胃炎常见上腹部疼痛，腹胀，早饱，食欲减低，饮食减少，或伴有烧心泛酸等。症状缺乏特异性，确诊依赖于胃镜及内镜。

（1）内镜诊断

浅表性胃炎：内镜下可见红斑（点状、条状、片状），黏膜粗糙不平，有出血点或出血斑，黏膜水肿或渗出。

萎缩性胃炎：内镜下可见黏膜红白相间，以白为主，黏膜皱襞变平甚至消失，黏膜血管显露，黏膜呈颗粒状或结节样。

如伴有胆汁反流，糜烂，黏膜内出血等，描述为萎缩性胃炎或浅表性胃炎伴胆汁反流、糜烂、黏膜内出血等。

（2）病理诊断：根据需要可取 2～5 块活检组织，内镜医师应向病理科提供取材的部位、内镜检查结果和简要病史。病理医师应报告每一块活检标本的组织学变化，对 HP、慢性炎症、活动性炎症、萎缩、肠上皮化生和异型增生予以分级。

慢性胃炎活检显示存在固有腺体的萎缩，即可诊断为萎缩性胃炎，不必考虑活检标本的萎缩块数与程度，临床医师可结合病理结果和内镜所见，做出病变范围与程度的判断。

（二）证候诊断

参照“慢性萎缩性胃炎中医诊疗共识意见”“慢性浅表性胃炎中医诊疗共识意见”（中华中医药学会脾胃病分会，2009，深圳）及《中药新药临床研究指导原则（2002 年）》。

1. 肝胃气滞证

胃脘胀满或胀痛，胁肋胀痛，症状因情绪因素诱发或加重，嗳气频作，胸闷不舒。舌苔薄白，脉弦。

2. 肝胃郁热证

胃脘嘈杂不适或灼痛，心烦易怒，嘈杂反酸，口干口苦，大便干燥。舌质红，苔黄，脉弦或弦数。

3. 脾胃湿热证

脘腹痞满，食少纳呆，口干口苦，身重困倦，小便短黄，恶心欲呕。舌质红，苔黄腻，脉滑或数。

4. 脾胃气虚证

胃脘胀满或胃痛隐隐，餐后明显，饮食不慎后易加重症状或导致发作，纳呆，疲倦乏力，少气懒言，四肢不温，大便溏薄。舌淡或有齿印，苔薄白，脉沉弱。

5. 脾胃虚寒证

胃痛隐隐，绵绵不休，喜温喜按，劳累或受凉后发作或加重，泛吐清水，神疲纳呆，四肢倦怠，手足不温，大便溏薄。舌淡苔白，脉虚弱。

6. 胃阴不足证

胃脘灼热疼痛，胃中嘈杂，似饥而不欲食，口干舌燥，大便干结。舌红少津或有裂纹，苔少或无，脉细或数。

7. 胃络瘀阻证

胃脘痞满或痛有定处，胃痛拒按，黑便，面色暗滞。舌质暗红或有瘀点、瘀斑，脉弦涩。

二、治疗方案

（一）辨证选择口服中药和中成药

1. 肝胃气滞证

治法：疏肝理气。

推荐方药：柴胡疏肝散加减。选用柴胡、香附、枳壳、白芍、陈皮、佛手、百合、乌药、甘草。

中成药：气滞胃痛颗粒、胃苏颗粒等。

2. 肝胃郁热证

治法：疏肝清热。

推荐方药：化肝煎合左金丸加减。选用柴胡、赤芍、青皮、陈皮、龙胆草、黄连、吴茱萸、乌贼骨、浙贝母、丹皮、栀子、甘草。

中成药：加味左金丸等。

3. 脾胃湿热证

治法：清热化湿。

推荐方药：黄连温胆汤加减。选用黄连、半夏、陈皮、茯苓、枳实、竹茹、黄芩、滑石、大腹皮、白豆蔻。

中成药：三九胃泰胶囊等。

4. 脾胃气虚证

治法：健脾益气。

推荐方药：香砂六君子汤加减。选用党参、炒白术、茯苓、陈皮、木香、法半夏、炙甘草。

中成药：香砂六君丸等。

5. 脾胃虚寒证

治法：温中健脾。

推荐方药：黄芪健中汤合理中汤加减。选用黄芪、桂枝、干姜、白术、法半夏、陈皮、党参、茯苓、炙甘草。

中成药：温胃舒胶囊、虚寒胃痛颗粒等。

6. 胃阴不足证

治法：养阴益胃。

推荐方药：沙参麦冬汤加减。选用北沙参、麦冬、生地黄、玉竹、百合、乌药、佛手、生甘草。

中成药：养胃舒胶囊、阴虚胃痛颗粒等。

7. 胃络瘀阻证

治法：活血通络。

推荐方药：丹参饮合失笑散加减，选用丹参、砂仁、生蒲黄、莪术、五灵脂、三七粉（冲服）、元胡、川芎、当归等。

中成药：复方田七胃痛胶囊、胃复春等。

（二）针灸治疗

根据病情，选择应用体针、腹针、平衡针灸等治疗方法。

（三）其他疗法

根据病情需要，可选用穴位注射、背腧穴拔罐、中药穴位贴敷、中药TDP离子导入、胃肠动力治疗仪等疗法。

（四）护理

根据不同证型进行辨证施食、饮食指导、情志调摄及健康教育等。

三、疗效评价

（一）评价标准

1. 主要症状疗效评价标准

主要症状（胃脘痛及痞满）的记录与评价。症状改善百分率 =（治疗前总积分 - 治疗后总积分）/治疗前总积分 ×100%，以此计算主要症状改善百分率。

（1）痊愈：症状消失。

（2）显效：症状改善百分率≥80%。

（3）进步：50%≤症状改善百分率＜80%。

（4）无效：症状改善百分率＜50%。

（5）恶化：症状改善百分率负值。

痊愈和显效病例数计算总有效率。

2. 证候疗效评定标准

采用尼莫地平法计算，疗效指数 =（治疗前积分 - 治疗后积分）/治疗前积分×100%。

（1）临床痊愈：症状、体征消失或基本消失，疗效指数≥95%。

（2）显效：症状、体征明显改善，70%≤疗效指数<95%。

（3）有效：症状、体征明显好转，30%≤疗效指数<70%。

（4）无效：症状、体征无明显改善，甚或加重，疗效指数<30%。

3. 内镜下胃黏膜疗效评定

分别对胃镜下红斑、糜烂、出血、胆汁反流、花斑、苍白、血管显露、黏膜结节等情况加以统计，计算其单个镜下表现的改善等级及总积分改善程度。

（1）痊愈：胃黏膜恢复正常。

（2）显效：胃黏膜病变积分减少 2 级以上。

（3）有效：胃黏膜病变积分减少 1 级。

（4）无效：胃黏膜病变无改变或加重。

4. 胃黏膜组织学疗效评定

分别对病理状态下的慢性炎症、活动性、肠上皮化生、异型增生的情况加以统计，计算其单个病理表现的改善等级及总积分改善程度。

（1）痊愈：胃黏膜病理恢复正常。

（2）显效：胃黏膜病理积分减少 2 级。

（3）有效：胃黏膜病理积分减少 1 级。

（4）无效：胃黏膜炎症程度无改变或加重。

5. 量表评价标准

以所采用量表（如 SF－36、PRO 量表）的总积分及各领域积分前后的变化进行直接的比较、判定。

（二）评价方法

1. 入院时的诊断与评价

在入院 1～7 天内完成。包括评价标准的各项内容。

2. 治疗过程中的评价

对中医证候学内容进行定期评价，每周进行 1 次。

3. 出院时的评价

对所有患者进行的评价标准按“中医证候学”和“生活质量”进行评

价，根据需要和实际情况进行胃镜和病理组织学评价。

第十二节　胃脘痛（慢性胃炎）中医临床路径

路径说明：本路径适合于西医诊断为慢性浅表性胃炎、慢性萎缩性胃炎的患者。

一、胃脘痛（慢性胃炎）中医临床路径标准住院流程

（一）适用对象

中医诊断：第一诊断为胃脘痛（TCD 编码：BNP010）。

西医诊断：第一诊断为慢性胃炎（ICD－10 编码：K29.502）。

（二）诊断依据

1. 疾病诊断

（1）中医诊断标准：参照“慢性萎缩性胃炎中医诊疗共识意见”（中华中医药学会脾胃病分会，2009，深圳）、“慢性浅表性胃炎中医诊疗共识意见”（中华中医药学会脾胃病分会，2009，深圳）及《中药新药临床研究指导原则（2002 年）》。

（2）西医诊断标准：参照“中国慢性胃炎共识意见”（中华医学会消化病学分会全国第二届慢性胃炎共识会议，2006）。

2. 证候诊断

参照“国家中医药管理局‘十一五’重点专科协作组胃脘痛（慢性胃炎）诊疗方案”。胃脘痛（慢性胃炎）的临床常见证候：

肝胃气滞证

肝胃郁热证

脾胃湿热证

脾胃气虚证

脾胃虚寒证

胃阴不足证

胃络瘀阻证

（三）治疗方案的选择

参照“国家中医药管理局‘十一五’重点专科协作组胃脘痛（慢性胃

炎）诊疗方案”“慢性萎缩性胃炎中医诊疗共识意见”及“慢性浅表性胃炎中医诊疗共识意见”（中华中医药学会脾胃病分会，2009，深圳）。

1. 诊断明确，第一诊断为胃脘痛（慢性胃炎）。

2. 患者适合并接受中医治疗。

（四）标准住院日

标准住院日为≤28天。

（五）进入路径标准

1. 第一诊断必须符合胃脘痛（TCD编码：BNP010），慢性胃炎（ICD-10编码：K29.502）的患者。

2. 伴有其他疾病，但住院期间既不需特殊处理，也不影响第一诊断的临床路径流程实施时，可以进入本路径。

3. 合并重度胃黏膜异型增生者，不进入本路径。

（六）中医证候学观察

四诊合参，收集该病种不同证候的主症、次症、舌、脉特点。注意证候的动态变化。

（七）入院检查项目

1. 必需的检查项目

（1）血常规+血型、尿常规、便常规+潜血；

（2）感染性疾病筛查（乙肝、丙肝、艾滋病、梅毒）；

（3）肝功能、肾功能、电解质、血糖；

（4）凝血四项；

（5）心电图、胸部X线片；

（6）腹部超声；

（7）胃镜及病理组织学检查；

（8）幽门螺杆菌检查。

2. 可选择的检查项目

根据病情需要而定，如胃泌素、胃壁细胞抗体、胃蛋白酶原；上消化道气钡双重造影；血清肿瘤标志物、血沉；缺铁性贫血6项铁参数、血清叶酸+维生素B_{12}；胃动力检查；心肌酶等。

（八）治疗方法

1. 辨证选择口服中药汤剂、中成药

（1）肝胃气滞证：疏肝理气。

（2）肝胃郁热证：疏肝清热。

（3）脾胃湿热证：清热化湿。

（4）脾胃气虚证：健脾益气。

（5）脾胃虚寒证：温中健脾。

（6）胃阴不足证：养阴益胃。

（7）胃络瘀阻证：活血通络。

2. 针灸治疗

可根据不同证型选用不同的穴位及方法。

3. 其他疗法

根据病情需要和临床单位的实际情况可选用穴位注射、穴位埋线、拔罐、中药穴位贴敷、中药 TDP 离子导入、胃肠动力治疗仪等。

4. 护理

辨证施护。

（九）出院标准

1. 胃脘部胀、痛等症状基本消失或明显改善。

2. 胃镜及黏膜病理检查均好转。

（十）有无变异及原因分析

1. 住院期间病情加重，并发或合并出血、贫血、HP 感染、严重焦虑及抑郁时，需进行相应的检查和治疗，导致住院时间延长和费用增加。

2. 合并有其他系统疾病者，住院期间病情加重，需要特殊处理，导致住院时间延长，费用增加。

3. 住院期间出现其他严重疾病时，退出本路径。

4. 因患者及其家属意愿而影响本路径的执行时，退出本路径。

二、胃脘痛（慢性胃炎）中医临床路径住院表单

适用对象：第一诊断为胃脘痛（慢性胃炎）（TCD 编码：BNP010；ICD－10 编码：K29.502）

患者姓名：______ 性别：______ 年龄：______ 门诊号：______

住院号：________ 住院日期：______年______月______日

出院时间：____年____月____日

标准住院日：≤28 天　　　　　　　实际住院日：____天

时间	____年____月____日 （第 1 天）	____年____月____日 （第 2～7 天）	____年____月____日 （第 8～14 天）
主要诊疗工作	□询问病史、体格检查 □采集中医四诊信息 □进行中医证候判断 □病情评估及相应量表测评 □完善辅助检查 □完成病历书写和病程记录 □签署胃镜检查知情同意书 □向患者或家属交代病情及注意事项	□采集中医四诊信息 □进行中医证候判断 □上级医师查房，根据病情调整治疗方案 □完成当日病程和查房记录	□采集中医四诊信息 □进行中医证候判断 □上级医师查房，根据病情调整治疗方案 □完成当日病程和查房记录
重点医嘱	长期医嘱 □内科护理常规 □分级护理 □清淡饮食 □口服中药汤剂、中成药 □针灸疗法 □其他疗法 临时医嘱 □血常规＋血型、尿常规、便常规＋潜血 □感染性疾病筛查（乙肝、丙肝、艾滋病、梅毒） □肝功能、肾功能、电解质、血糖 □凝血四项 □心电图、胸部 X 线片 □腹部超声 □胃镜及病理组织学检查 □幽门螺杆菌检测 □其他检查项目	长期医嘱 □内科护理常规 □分级护理 □清淡饮食 □口服中药汤剂、中成药 □针灸疗法 □其他疗法 临时医嘱 □继续完善入院检查 □对症处理	长期医嘱 □内科护理常规 □分级护理 □清淡饮食 □口服中药汤剂、中成药 □针灸疗法 □其他疗法 临时医嘱 □复查必要的检查项目 □对症处理

续表

时间	___年___月___日 （第1天）	___年___月___日 （第2～7天）	___年___月___日 （第8～14天）
主要护理工作	□入院介绍、入院评估 □健康宣教 □指导进行相关检查 □饮食指导、心理护理 □护理常规 □完成护理记录	□观察病情变化 □指导胃镜检查前后的饮食 □生活及心理护理 □护理常规 □完成护理记录	□观察检查后的不适反应及体征 □生活及心理护理 □护理常规 □完成护理记录
病情变异记录	□无 □有，原因： 1. 2.	□无 □有，原因： 1. 2.	□无 □有，原因： 1. 2.
责任护士签名			
医师签名			

时间	___年___月___日 （第15～21天）	___年___月___日 （第22～28天）	___年___月___日 （出院日）
主要诊疗工作	□采集中医四诊信息 □进行中医证候判断 □上级医师查房，根据病情调整治疗方案 □完成当日病程和查房记录	□采集中医四诊信息 □进行中医证候判断 □上级医师查房，根据病情调整治疗方案，确定出院时间 □完成当日病程和查房记录	□完成出院记录 □交代出院后注意事项，门诊随诊 □通知出院

续表

时间	___年___月___日 （第 15～21 天）	___年___月___日 （第 22～28 天）	___年___月___日 （出院日）
重点医嘱	长期医嘱 □内科护理常规 □分级护理 □清淡饮食 □口服中药汤剂、中成药 □针灸疗法 □其他疗法 临时医嘱 □复查必要的检查项目 □对症处理	长期医嘱 □内科护理常规 □分级护理 □清淡饮食 □口服中药汤剂、中成药 □针灸疗法 □其他疗法 临时医嘱 □复查必要的检查项目 □对症处理	出院医嘱 □停长期医嘱 □出院带药
主要护理工作	□观察病情变化 □生活及心理护理 □饮食指导 □按时巡视	□观察病情变化 □生活及心理护理 □饮食指导 □按时巡视	□协助办理出院手续 □出院指导
病情变异记录	□无 □有，原因： 1. 2.	□无 □有，原因： 1. 2.	□无 □有，原因： 1. 2.
责任护士签名			
医师签名			

第十四章　2011年胃肠病中医诊疗方案与中医临床路径

第一节　呕吐病（急性胃炎）中医诊疗方案

一、概述

呕吐病是指胃失和降，气逆于上，胃中之物从口中吐出的一类病证的总称，一般以有物有声谓之呕，有物无声谓之吐，有声无物谓之干呕。呕与吐常同时发生，很难截然分开，故并称为呕吐。干呕与两者虽有区别，但在辨证诊治上大致相同，所以合写在一起。呕吐是内科的常见症状，除脾胃肠疾病外，其他多种急慢性疾病中，也常出现呕吐症状，但本方案只讨论急性胃炎出现的呕吐。

二、诊断

（一）疾病诊断

1. 中医诊断标准

参照中华中医药学会发布的《中医内科常见病诊疗指南》（ZYYXH/T25－2008）。

（1）食物、痰涎等从胃中上涌，经口而出。

（2）胃脘胀闷，不思饮食，嗳气，有腐臭味。

（3）常有饮食不节，过食生冷，恼怒气郁，或久病不愈等病史。

（4）腹透、钡餐、胃镜等检查有助于诊断和鉴别诊断。

2. 西医诊断标准

参照《临床诊疗指南消化系统疾病分册》（中华医学会2005年）。

（1）急性起病。

（2）临床症状和体征。

（3）辅助检查：血常规、大便常规、HP、胃镜有助于本病的诊断。

（二）证候诊断

参考中华中医药学会发布的《中医内科常见病诊疗指南》（ZYYXH/T25－2008）。

1. 外邪犯胃证

突然呕吐，胸脘满闷，如感受风寒，可兼有发热恶寒，头身疼痛，舌苔薄白，脉浮紧；如感受风热，可兼有恶风，头痛身疼，汗出，舌尖红，苔薄白或薄黄，脉浮数；如感受暑湿，可兼有胸脘痞闷，身热心烦，口渴，舌质红，苔黄腻，脉濡数。

2. 饮食停滞证

呕吐酸腐，脘腹胀满，吐后得舒，嗳气，厌食，大便或溏或结。舌苔厚腻，脉滑实。

3. 肝气犯胃证

呕吐吞酸，嗳气频繁，胸胁满闷，可因情志不遂而呕吐吞酸更甚。苔薄白，脉弦。

4. 痰饮内阻证

呕吐清水痰涎，脘闷不适，不思饮食，头晕，心悸。苔白腻，脉滑。

5. 脾胃虚弱证

食欲不振，食入难化，饮食稍有不慎，即易呕吐，时作时止，面色少华，倦怠乏力，四肢不温，大便溏泻。舌质淡，苔薄白，脉细弱。

6. 胃阴不足证

呕吐反复发作，或时作干呕，呕吐量不多，似饥而不欲食，口燥咽干。舌红少津，脉细数。

三、治疗方案

（一）辩证选择口服中药汤剂

1. 外邪犯胃证

治法：疏邪解表，和胃降逆。

推荐方药：藿香正气散加减。藿香、紫苏、白芷、半夏、陈皮、生姜、大腹皮、厚朴、茯苓、白术、神曲、木香、香薷。

2. 饮食停滞证

治法：消食导滞，和胃降逆。

推荐方药：保和丸加减。山楂、神曲、莱菔子、半夏、陈皮、茯苓、连翘、鸡内金、紫苏、生姜。

3. 肝气犯胃证

治法：疏肝理气，降逆和胃。

推荐方药：四逆散合半夏厚朴汤加减。柴胡、枳壳、白芍、姜半夏、厚朴、紫苏、郁金、茯苓、枳实、酒大黄、甘草。

4. 痰饮内阻证

治法：温中化饮，和胃降逆。

推荐方药：小半夏汤合苓桂术甘汤加减。半夏、生姜、茯苓、白术、甘草、桂枝、桔梗、旋覆花、代赭石。

5. 脾胃虚弱证

治法：温中健脾，和胃降逆。

推荐方药：香砂六君子汤加减。党参、白术、茯苓、甘草、半夏、砂仁、陈皮、木香、人参、干姜。

6. 胃阴不足证

治法：滋养胃阴，降逆止呕。

推荐方药：麦门冬汤加减。人参、麦冬、粳米、甘草、石斛、天花粉、知母、半夏、大枣。

（二）口服中成药制剂

根据病情可辨证选择保济丸、霍香正气滴丸、四磨汤口服液、参苓白术散。

（三）西医治疗

包括抗感染（抗 HP）、解痉止痛、制酸、保护胃黏膜、维持水电解质平衡等处理。

（四）中医特色治疗

对于呕吐患者除选择中药汤剂、中成药治疗外，还可选用针灸的方法，可选穴位包括：足三里、内关、中脘、阳陵泉、阴陵泉、三阴交、脾俞、胃俞，腹部按摩等中医特色治疗。

（五）护理

根据病人情况进行个体化护理。

1. 起居有常，饮食有节，避免风寒暑湿秽浊之邪的侵入。

2. 保持心情舒畅，避免精神刺激。

3. 饮食调理，脾胃素虚者，饮食不宜过多，且勿食生冷瓜果，禁服寒凉药物。胃热者忌食肥甘厚腻、辛辣香燥、醇酒等，戒烟。

4. 呕吐不止者，卧床休息，密切观察病情变化。服药时尽量选择刺激性气味小的，否则随服随吐，更伤胃气。服药方法以少量频服为佳。根据病人的情况，以热饮为宜，并可加入少量生姜或姜汁，以免格拒难下。

四、中医临床疗效评价

参照中华中医药学会发布的《中医病症诊断疗效标准》。

1. 治愈

呕吐得到控制，症状消失，实验室检查正常。

2. 好转

呕吐次数减少，或间歇时间延长，部分症状消失，实验室检查有改善。

3. 未愈

症状无改善或加重。

五、难点分析

经2012年的临床运用观察，上述诊疗方案得到很好的运用，临床疗效满意，中医中药治疗得到病人的好评。当然诊疗方案也存在不少缺点，需进一步观察。

六、解决措施

运用本方案时严格掌握纳入范围，严格观察疗效，严格记录登记，为下一步的改进提供有效依据。

第二节 呕吐病（急性胃炎）中医临床路径

路径说明：本路径适用于西医诊断为急性胃炎的门诊患者。

一、适用对象

中医诊断：第一诊断为呕吐病（TCD 编码：BNP050）。

西医诊断：第一诊断为急性胃炎（ICD－10 编码：K29.101）。

二、诊断依据

1. 疾病诊断

（1）中医诊断：参照《中医消化病诊疗指南》（中华中医药学会脾胃分会 2006 年）。

（2）西医诊断：参照《临床诊疗指南消化系统疾病分册》（中华医学会编著，人民卫生出版社，2005 年）。

2. 证候诊断

参照国家中医药管理局重点专科协作组制定的《呕吐病（急性胃炎）中医诊疗方案（试行）》。

呕吐病（急性胃炎）临床常见证候：

饮食停滞证

风寒袭胃证

暑湿伤胃证

浊毒犯胃证

湿浊中阻证

脾胃虚弱证

三、治疗方案的选择

参照国家中医药管理局重点专科协作组制定的《呕吐病（急性胃炎）中医诊疗方案（试行）》及《中医消化病诊疗指南》（中华中医药学会脾胃分会，2006 年）。

1. 诊断明确，第一诊断为呕吐病（急性胃炎）。

2. 患者适合并接受中医治疗。

四、标准治疗时间

标准治疗时间为≤7 天。

五、进入路径标准

1. 第一诊断必须符合呕吐病（急性胃炎）的患者。

2. 患者伴有其他疾病，但在治疗期间既不需要特殊处理，也不影响第一诊断的临床路径流程实施时，可以进入本路径。

六、中医证候学观察

四诊合参，收集本病不同证候的主症、次症、舌脉特点。注意证候的动态变化。

七、门诊检查项目

1. 必需的检查项目

血常规、便常规 + 潜血

2. 可选择的检查项目

根据需要而定，如电子胃镜，感染性疾病筛查，血淀粉酶、尿淀粉酶、肝功能、电解质、心肌酶、呕吐物常规、尿常规、心电图、腹部 B 超等。

八、治疗方法

1. 辩证选择口服中药汤剂或中成药

（1）饮食停滞证：消食导滞，降逆止呕。

（2）风寒袭胃证：疏风散邪，温中止呕。

（3）暑湿伤胃证：清暑化湿，益胃止呕。

（4）浊毒犯胃证：化浊解毒，和胃止呕。

（5）湿浊中阻证：化湿泄浊，理气止呕。

（6）脾胃虚弱证：健脾养胃，调中止呕。

2. 穴位贴敷

3. 其他疗法

4. 基础治疗

5. 辨证施护

九、完成路径标准

1. 呕吐、胃痛等主要症状基本消失。

2. 胃脘部压痛基本消失。

3. 血常规检查白细胞总数及分类正常。

十、有无变异及原因分析

1. 治疗期间病情加重，出现持续高热、晕厥及抽搐等，需做相应的检查和治疗时，退出本路径。

2. 合并有其他系统疾病者，治疗期间病情加重，需要特殊处理时，退出本路径。

3. 治疗期间出现其他新发的严重疾病时，退出本路径。

4. 因患者及其家属意愿而影响本路径的执行时，退出本路径。

第三节　胃脘痛（慢性胃炎）中医诊疗方案

一、概述

胃痛是由于胃气阻滞，胃络瘀阻，胃失所养，不通则痛导致的以上腹胃脘部发生疼痛为主症的一种脾胃肠疾病。胃痛，又称胃脘痛，本病在脾胃肠疾病中最为多见，人群中发病率较高，中药治疗效果颇佳。

二、诊断

（一）疾病诊断

1. 中医诊断标准

参照“慢性萎缩性胃炎中医诊疗共识意见”（中华中医药学会脾胃病分会）、“慢性浅表性胃炎中医诊疗共识意见”（中华中医药学会脾胃病分会，2009，深圳）及《中药新药临床研究指导原则（2002年）》。

主要症状：不同程度和性质的胃脘部疼痛。

次要症状：可兼有胃脘部胀满、胀闷、嗳气、吐酸、纳呆、胁胀、腹胀等。本病可见于任何年龄段，以中老年多见，常反复发作。

2. 西医诊断标准

参照“中国慢性胃炎共识意见”（中华医学会消化病学分会全国第二届慢性胃炎共识会议，2006，上海）。慢性胃炎常见上腹部疼痛，腹胀，早饱，食欲减退，饮食减少，或伴有烧心泛酸等。症状缺乏特异性，确诊依赖于胃镜及内镜下的病理检查。

（1）内镜诊断

①浅表性胃炎：内镜下可见红斑（点状、条状、片状）、黏膜粗糙不平、出血点或出血斑、黏膜水肿或渗出。

②萎缩性胃炎：内镜下可见黏膜红白相间，以白为主，黏膜皱襞变平甚至消失，黏膜血管显露，黏膜呈颗粒状或结节样。如伴有胆汁反流、糜烂、黏膜内出血等，描述为萎缩性胃炎或浅表性胃炎伴胆汁反流、糜烂、黏膜内出血等。

（2）病理诊断

根据需要可取 2～5 块活检组织，内镜医师应向病理科提供取材的部位、内镜检查结果和简要病史。病理医师应报告每一块活检标本的组织学变化，对 HP、慢性炎症、活动性炎症、萎缩、肠上皮化生和异型增生应予以分级。慢性胃炎活检显示存在固有腺体的萎缩，即可诊断为萎缩性胃炎，不必考虑活检标本的萎缩块数与程度，临床医师可结合病理结果和内镜所见，做出病变范围与程度的判断。

（二）证候诊断

参照“慢性萎缩性胃炎中医诊疗共识意见”“慢性浅表性胃炎中医诊疗共识意见”（中华中医药学会脾胃病分会，2009，深圳）及《中药新药临床研究指导原则（2002 年）》。

1. 肝气犯胃证（肝胃气滞证）

胃脘胀满或胀痛，胁肋胀痛，症状因情绪因素诱发或加重，嗳气频作，胸闷不舒。舌苔薄白，脉弦。

2. 湿热证

脘腹痞满，食少纳呆，口干口苦，身重困倦，小便短黄，恶心欲呕。舌质红，苔黄腻，脉濡或滑。

3. 脾胃虚弱证或脾胃虚寒证

胃痛隐隐，绵绵不休，喜温喜按，劳累或受凉后发作或加重，泛吐清水，神疲纳呆，四肢倦怠，手足不温，大便溏薄。舌淡苔白，脉濡。

4. 胃阴不足证

胃脘灼热疼痛，胃中嘈杂，似饥而不欲食，口干舌燥，大便干结。舌红少津或有裂纹，苔少或无，脉细或数。

三、治疗方案

（一）辨证选择口服中药和中成药

1. 寒邪客胃

治法：温中散寒，理气止痛。

方药：良附丸加味。良姜 10g，香附 15g，白豆蔻 10g，厚朴 10g，陈皮 10g，木香 6g，元胡 10g，苏梗 10g。

中成药：小柴胡颗粒。

2. 肝气犯胃证（肝胃气滞证）

治法：疏肝理气。

推荐方药：柴胡疏肝散加减。选用柴胡、香附、枳壳、白芍、陈皮、佛手、百合、乌药、甘草。

中成药：逍遥颗粒等。

3. 胃中蕴热

治法：清胃泻热，和中止痛。

方药：泻心汤合金铃子散。黄芩 10g、黄连 10g、大黄 10g、川楝子 10g、延胡索 10g。

中成药：行气祛湿胶囊，双黄连针。

4. 脾胃虚寒证

治法：温中健脾。

推荐方药：黄芪建中汤加减。选用饴糖、桂枝、芍药、生姜、大枣、黄芪、炙甘草。

中成药：温胃胶囊，参麦针。

艾灸：内关、中脘、足三里。

5. 胃阴不足证

治法：养阴益胃，和中止痛。

方药：益胃汤合芍药甘草汤。沙参 15g，玉竹 10g，麦冬 15g，生地黄 15g，芍药 15g，甘草 5g。

中成药：温胃胶囊，生脉针。

分析总结评估：2012 年我科共收治属胃阴不足证的胃痛病人 13 例，治愈 8 例，好转 5 例，其中兼饮食停滞，可加神曲 15g，山楂 15g 等消食和胃。

（二）针灸治疗

1. 治则

脾胃虚寒、寒邪犯胃者温经散寒止痛，针灸并用，虚补实泻；胃阴不足者养阴清热、益胃止痛，只针不灸，用补法或平补平泻法；肝气犯胃者疏肝理气、和胃止痛；食积伤胃者消食化积、行气止痛；瘀血停滞者行气活血、化瘀止痛。均只针不灸，用泻法。

2. 选穴

中脘、内关、公孙、足三里。

3. 加减

脾胃虚寒加神阙、气海、脾俞、胃俞以温中散寒；胃阴不足加胃俞、太溪、三阴交以滋阴养胃；寒邪犯胃加神阙、梁丘以散寒止痛；饮食停滞加梁门、建里以消食导滞；肝气犯胃加期门、太冲以疏肝理气；瘀血停滞加膈俞、阿是穴以化瘀止痛。

4. 操作

寒邪犯胃和脾胃虚寒者，取中脘、气海、神阙、足三里、脾俞、胃俞、阿是穴。施行一般灸法或隔姜灸（中脘、气海还可施行温针灸），并可拔火罐，要注意期门、膈俞等穴不可直刺、深刺，以免伤及内脏。其他腧穴常规针刺，急性胃痛每日 1～2 次，慢性胃痛每日或隔日 1 次。

（三）西医治疗

可有针对性地选择联合使用西药抗炎、止酸、保护胃黏膜。饮食方面应特别注意，要饮食规律，少食多餐，软食为主。

（四）其他疗法

本病各种证型均可选足三里、中脘，行艾灸治疗。根据病情需要，可选用穴位注射、背腧穴拔罐、中药穴位贴敷、中药 TDP 离子导入、胃肠动力治疗仪等疗法。

（五）护理

根据不同证型选择食物，给患者饮食指导、情志调摄及健康教育等。

四、疗效评价

（一）主要症状疗效评价标准

1. 痊愈

症状消失。

2. 显效

症状改善率 >80%。

3. 进步

50% <症状改善率<80%。

4. 无效

症状改善率<50%。

5. 恶化

症状改善率负值。

胃脘痛（慢性胃炎）绝大多数预后良好，经过积极治疗可以好转或痊愈。但部分病人随着病变的发展可发生萎缩性胃炎或肠上皮化生与异型增生，严重的病变可发展为胃癌，应该受到重视，不伴有肠化和异型增生的萎缩性胃炎患者可每 1 ~2 年行内镜和病理随访一次；活检有中、重度萎缩或伴有肠化的萎缩性胃炎患者每 1 年左右随访一次；伴有轻度异型增生并剔除取于癌旁或明显局部病灶者，根据内镜检查和临床情况缩短至每 6 个月左右随访一次；重度异型增生患者需立即复查胃镜和病理，必要时行手术治疗或内镜下局部治疗。

（二）评价方法

1. 入院时的诊断与评价

在入院 1 ~7 天内完成，内容包括评价标准的各项内容。

2. 治疗过程中的评价

对中医证候学内容进行定期评价，每周 1 次。

3. 出院时的评价

对患者进行的评价标准按“中医证候学”和“生活质量”进行评价，根据需要和实际情况进行“胃镜”“病理组织学”评价。

五、中医临床诊治难题

目前在诊治胃脘痛方面存在的医疗难点是：

1. 诊治胃脘痛需要循证医学的支持，但目前较为混乱，而且何时联合西药治疗、西药干预的时机、如何应对抗焦虑、抗抑郁治疗的人群及中医药手段如何实施等均要进行必要的商榷。

2. 慢性胃炎常常伴有 HP 感染，在漫长的人生中病情缠绵易反复，患者的依从性是一个重要的难题。

六、解决难点问题的思路与措施

1. 要加强全国脾胃界同仁的中医药科研协作攻关，为进一步得到循证医学的支持，我们将积极参加标准临床路径研究，使中医药多靶点取得的疗效得到有力的证明。

2. 要加强学习，并应取得我院脑病科医生的协作支持，针对焦虑、抑郁状态的患者人群采用相应的抗焦虑、抗抑郁的治疗方法，以获取最佳疗效，缩短疗程。

第四节　胃脘痛（慢性胃炎）中医临床路径

一、适用对象

中医诊断为胃脘痛（TCD 编码：BNP010），西医第一诊断为慢性胃炎（ICD－10 编码：K29.502）。

二、诊断依据

（一）疾病诊断

1. 中医诊断标准

参照“慢性萎缩性胃炎中医诊疗共识意见”（中华中医药学会脾胃病分

会，2009，深圳）“慢性浅表性胃炎中医诊疗共识意见”（中华中医药学会脾胃病分会，2009，深圳）及《中药新药临床研究指导原则（2002 年）》。

2. 西医诊断标准

参照“中国慢性胃炎共识意见”（中华医学会消化病学分会全国第二届慢性胃炎共识会议，2006）。

（二）证候诊断

参照“国家中医药管理局‘十一五’重点专科协作组胃脘痛（慢性胃炎）诊疗方案”。

胃脘痛（慢性胃炎）临床常见证候：

肝胃不和证

脾胃湿热证

脾胃虚寒证

饮食停滞证

胃阴不足证

肝胃郁热证

瘀血停滞证

三、治疗方案的选择

参照“国家中医药管理局‘十一五’重点专科协作组胃脘痛（慢性胃炎）诊疗方案”“慢性萎缩性胃炎中医诊疗共识意见”及“慢性浅表性胃炎中医诊疗共识意见”（中华中医药学会脾胃病分会，2009，深圳）。

1. 诊断明确，第一诊断为胃脘痛（慢性胃炎）。

2. 患者适合并接受中医治疗。

四、标准住院日

标准住院日为 5 ~7 天。

五、进入路径标准

1. 第一诊断必须符合胃脘痛（TCD 编码：BNP010）或慢性胃炎（ICD - 10 编码：K29. 502）的患者。

2. 伴有其他疾病，但住院期间不需要特殊处理也不影响第一诊断的临床路径流程实施时，可以进入路径。

六、入院后第1~3天必需检查的项目

1. 血、尿、便常规+潜血；
2. 肝肾功能、血糖、电解质、乙肝表面抗原；
3. 腹部彩超、心电图；
4. 胃镜检查，必要时取活检病理学检查、消化道钡餐造影等。

以上检查可在住院前完成，也可在住院后进行。

七、治疗方案和药物选择

1. 辨证选择口服中药汤剂、中成药

（1）肝胃不和证：疏肝和胃，理气止痛。

（2）脾胃湿热证：清热除湿，理气和中。

（3）脾胃虚寒证：温中健脾，和胃止痛。

（4）饮食停滞证：消食导滞。

（5）胃阴不足证：养阴益胃，和中止痛。

（6）肝胃郁热证：舒肝清热。

（7）瘀血停滞证：活血化瘀。

2. 针灸治疗

可根据不同证型选用不同的穴位及方法。

3. 西医治疗

（1）关于根治幽门螺杆菌的治疗

①适应证：伴有胃黏膜糜烂，萎缩及肠化生；有消化不良症状者；有胃癌家族史者。

②方案：质子泵抑制剂（PPI）或胶体铋剂+克拉霉素1000mg/d+阿莫西林2000mg/d（或甲硝唑800mg/d）。

（2）消化不良症状的治疗：此治疗属于经验性治疗，抑酸或抗酸药，促胃肠动力药，胃黏膜保护药等可单用或联合使用。

第五节 胃痛（消化性溃疡）中医诊疗方案

一、概述

中医病名：胃痛（ICD－10 编码：BNP010）

西医病名：消化性溃疡（ICD－10 编码：K25.901、K26.901、K27.901）。

消化性溃疡是指由于胃酸或胃蛋白酶的消化作用而发生在食管下段、胃、十二指肠、胃空肠吻合术后的肠侧及具有异位胃黏膜的 Mechel 憩室的溃疡。主要指胃及十二指肠溃疡。溃疡的黏膜缺损超过黏膜肌层，故不同于糜烂。引起消化性溃疡的因素包括幽门螺杆菌、非甾体类抗炎药、胃酸分泌过多、遗传因素、应激和心理因素，并与黏膜的防卫能力下降有关。消化性溃疡可以单发，也可以多发，同时发生在胃和十二指肠球部则称为复合性溃疡。

二、诊断

1. 中医诊断标准

（1）主要症状：不同程度和性质的胃脘部疼痛。

（2）次要症状：可兼有胃脘部胀满、胀闷、嗳气、吐酸、纳呆、胁胀、腹胀等。

2. 西医诊断标准

（1）上腹慢性、节律性钝痛、灼痛。约 10% 的患者表现为无痛性溃疡。

（2）发作期上腹部局限性压痛。

（3）并发症：①出血时伴有呕咖啡样物，黑便，甚至晕厥。②突发的剧烈腹痛伴肌紧张，要考虑急性穿孔；固定的上腹剧痛，可能有后壁的慢性穿孔。③幽门梗阻时呕吐宿食，上腹见胃型及蠕动波，有振水音。

3. 实验室检查标准

（1）内镜检查是确诊消化性溃疡的首选方法，内镜下溃疡分为：活动期（A1，A2）、愈合期（H1，H2）、瘢痕期（S1，S2）。急性溃疡合并真菌感染时常被疑诊为胃癌，因此在抗酸治疗 2～4 周后应复查胃镜，在溃疡周边或瘢痕上取活检排除恶性病变。对于怀疑 BorrmannⅣ型胃癌或淋巴瘤者，应在同一点深取多块组织活检，以提高诊断率。

（2）上消化道气钡双重对比造影可观察到龛影，胃良性溃疡直径多<2.5cm，突出于胃轮廓之外，边界清楚，皱襞放射状集中至溃疡边缘，切线位观可见痉挛切迹。十二指肠球部溃疡表现为类圆形的密度增高影，有球部激惹及球部变形。

（3）HP检查：14C呼气试验可明确是否有HP感染。

4. 诊断要点

（1）临床表现：消化性溃疡往往具有典型的临床症状，但要注意特殊类型的消化性溃疡症状往往不典型，还有极少数患者无症状，甚至以消化性溃疡的并发症如穿孔、上消化道出血为首发症状。

（2）体征：消化性溃疡除在相应部位有压痛之外，无其他对诊断有意义的体征。但要注意，如患者出现胃型及胃蠕动波提示有幽门梗阻，如患者出现局限性或弥漫性腹膜炎的体征，则提示溃疡穿孔。

（3）胃镜检查：可对消化性溃疡进行最直接的检查，而且还可以取活体组织做病理和幽门螺杆菌检查。内镜诊断应包括溃疡的部位、大小、数目以及溃疡的分期，活动期（A1、A2）、愈合期（H1、H2）、瘢痕期（S1、S2）。对胃溃疡应常规取活体组织做病理检查。

（4）X线钡餐检查：气钡双重对比可以显示X线的直接征象（具有诊断意义的龛影）和间接征象（对诊断有参考价值的局部痉挛、激惹及十二指肠球部变形）。

三、治疗方案

（一）中医治疗

1. 脾胃虚弱证

主症：胃痛隐隐，绵绵不休，或空腹痛甚，得食则缓，劳累后发作或加重，或泛吐清水，神疲纳呆，便溏。舌淡苔白，脉虚弱。

治法：健脾益气，和胃止痛。

基本方：胃康1号方。党参15g，炒白术10g，茯苓12g，广木香10g，砂仁5g，元胡10g，丹参10g。

加减：若兼中焦虚寒，加黄芪、桂枝、干姜；兼湿滞，加苍术、陈皮、法半夏；兼食积，加鸡内金、莱菔子、神曲。

2. 胃阴不足证

主症：胃脘隐隐作痛，饥不欲食，口燥咽干，五心烦热，消瘦乏力，口渴思饮，大便干结。舌红或有裂纹，少津，少苔，脉细数。

治法：滋阴益胃，和中止痛。

基本方：胃康 2 号方。北沙参 10g，麦冬 10g，石斛 10g，白芍 10g，元胡 5g，川楝子 6g，佛手 9g，甘草 6g。

加减：气滞甚者，加代代花、香橼皮；大便干结，加火麻仁、郁李仁。

3. 肝胃不和证（肝气犯胃）

主症：胃脘胀痛，连及两胁，嗳气、矢气频频，善太息，病情随情志变化而增减，情绪不畅时或有大便不畅。舌淡，苔白，脉弦。

治法：疏肝健脾，理气和胃。

基本方：胃康 3 号方。柴胡 12g，枳壳 10g，白芍 10g，陈皮 10g，海螵蛸 30g，麦芽 15g，郁金 10g，浙贝母 10g，茯苓 10g。

加减：兼血瘀者，见胃痛如针刺，痛有定处，或见吐血，黑便者，加五灵脂，蒲黄，刺猬皮。

4. 肝胃郁热证

主症：胃脘灼痛，心烦易怒，泛酸嘈杂，口干口苦。舌红，苔黄或黄腻，脉滑。

基本方：胃康 3 号方。丹皮、山栀、黄芩、黄连、蒲公英各 15g，柴胡 12g，枳壳 10g，白芍 10g，陈皮 10g，海螵蛸 30g，麦芽 15g，郁金 10g，浙贝母 10g，茯苓 10g，丹皮 10 克，蒲公英 15 克。

5. 胃中蕴热证（湿热内蕴证）

主症：胃脘灼痛，痛势急迫。舌红苔黄，脉弦数。

治法：清热化湿，理气和胃。

基本方：胃康 4 号方。黄连 3g，栀子 10g，半夏 10g，茯苓 10g，白豆蔻 6g，陈皮 6g，甘草 5g。

加减：热重加连翘、金银花、虎杖；若兼肝郁气滞，加柴胡、郁金、浙贝母等；兼食积加鸡内金、山楂、神曲等。

(二) 西医治疗

1. 对症治疗

如腹胀可用促动力药如吗丁啉；腹痛可用抗胆碱药物，如颠茄、山莨菪碱等。

2. 降低胃内酸度的药物

(1) 中和胃酸的药物：如氢氧化铝、氧化镁、复方胃舒平、乐得胃等。

(2) 抑制胃酸分泌的药物：主要指 H_2 受体阻滞剂及质子泵抑制剂。

①H_2 受体阻滞剂：西咪替丁 800mg，每晚 1 次；雷尼替丁 150mg，每日 2 次；法莫替丁 20mg，每日 2 次。

②质子泵抑制剂：奥美拉唑 20mg，每日 1 次；兰索拉唑 30mg，每日 1 次；潘托拉唑 40mg，每日 1 次。通常十二指肠溃疡疗程为 2～4 周，胃溃疡治疗 4～6 周。

3. 胃黏膜保护剂

(1) 硫糖铝 1.0g，每日 3 次或 4 次（餐前 1 小时及睡前服用）。

(2) 胶体次枸橼酸铋钾 120mg，每日 4 次，三餐前半小时服用。

4. 根除 HP 的药物

常用药物：阿莫西林、甲硝唑、替硝唑、克拉霉素、呋喃唑酮等；胶体铋既是胃黏膜保护剂，也是有效杀灭 HP 的药物；抑酸药与抗生素合用能提高 HP 的根除率。

(1) 三联疗法：一种质子泵阻滞剂或一种铋剂 + 两种抗生素。

(2) 四联疗法：一种质子泵阻滞剂 + 一种铋剂 + 两种抗生素。

5. 关于维持治疗的问题

对于 HP 阴性的消化性溃疡，如非甾体类药治疗相关性溃疡，在溃疡愈合后仍应适当维持治疗，一般用 H_2 受体阻滞剂，按每日剂量的半量维持，其维持时间视病情而定。

(三) 中医特色诊疗方案

1. 胃康胶囊

功用：疏肝理气，和胃止痛。

主治：胃痛之肝气犯胃证。

组成：柴胡 6g，白芍 10g，川芎 10g，香附 10g，陈皮 6g，枳壳 10g，甘草 6g。

2. 针刺或电针

用泻法，取穴中脘、内关、公孙、足三里、梁丘、脾俞、胃俞等，每日 1～2 次。

3. 穴位贴敷

外贴硬膏，取穴如上，2～3 日 1 次。

4. 耳穴贴压

取胃、十二指肠、脾、神门、交感，双耳交替，每日 1 次。

5. 中药贴敷法

把有温经通络作用的中药装包，热敷中脘、上脘，每日 1～2 次，适用于脾胃虚寒型的胃痛。

6. 灸法

灸关元、气海，每日 2 次，适用于脾胃虚寒型的胃痛。

四、疗效评价

参照“中华中医药学会脾胃病分会消化性溃疡中医诊疗共识意见”（2009 年）和《中药新药临床研究指导原则》。

（一）主要症状疗效评价标准

按症状轻重分为 4 级（0、Ⅰ、Ⅱ、Ⅲ），积分分别为 0 分、1 分、2 分、3 分。

评定标准：①临床痊愈：原有症状消失；②显效：原有症状改善 2 级；③有效：原有症状改善 1 级；④无效：原有症状无改善或原症状加重。

（二）证候疗效评定标准

采用尼莫地平法计算。疗效指数 =（治疗前积分 - 治疗后积分）/治疗前积分 ×100% 。

1. 临床痊愈

主要症状、体征消失或基本消失，疗效指数≥95% 。

2. 显效

主要症状、体征明显改善，70% ≤疗效指数 <95% 。

3. 有效

主要症状、体征明显好转，30% ≤疗效指数 <70% 。

4. 无效

主要症状、体征无明显改善，甚或加重，疗效指数 <30% 。

（三）胃镜下疗效评定标准

1. 临床治愈：胃疡疤痕愈合或无痕迹愈合。

2. 显效：胃疡达愈合期（H2 期），或减轻 2 个级别。

3. 有效：胃疡达愈合期（H1 期），或减轻 1 个级别。

4. 无效：内镜无好转或胃疡面积缩小小于 50% 。

第六节　胃痛（消化性溃疡）中医临床路径

路径说明：本路径适合于西医诊断为消化性溃疡 A1 期、A2 期的患者。

一、适用对象

中医诊断：第一诊断为胃痛（ICD－10 编码：BNP010）。西医诊断：第一诊断为消化性溃疡（胃、十二指肠溃疡）。（ICD－10 编码：K25.901、K26.901、K27.901）

二、诊断依据

1. 疾病诊断

（1）中医诊断标准：参照中华中医药学会脾胃病分会消化性溃疡中医诊疗共识意见（2009 年）。

（2）西医诊断标准：参照消化性溃疡病诊断与治疗规范建议（2008 年，黄山）。

2. 疾病分期

（1）A1 期：胃镜下见溃疡呈圆形或椭圆形，中心覆盖厚白苔，可伴有渗出或血痂，周围潮红，充血、水肿明显。

（2）A2 期：胃镜下见溃疡覆盖黄色或白色苔，无出血，周围充血、水肿减轻。

（3）H1 期：胃镜下见溃疡处于愈合中期，周围充血、水肿消失，溃疡苔变薄、消退，伴有新生毛细血管。

（4）H2 期：胃镜下见溃疡继续变浅、变小，周围黏膜皱襞向溃疡集中。

（5）S1 期：胃镜下见溃疡白苔消失，呈现红色新生黏膜，称红色瘢痕期。

（6）S2 期：胃镜下见溃疡的新生黏膜由红色转为白色，有时不易与周围黏膜区别，称白色瘢痕期。

3. 证候诊断

参照“国家中医药管理局‘十一五’重点专科协作组胃痛（消化性溃疡）诊疗方案”。

胃痛（消化性溃疡）临床常见证候：

肝胃不和证

脾胃气虚证

脾胃虚寒证

肝胃郁热证

胃阴不足证

三、治疗方案的选择

参照“国家中医药管理局‘十一五’重点专科协作组胃痛（消化性溃疡）诊疗方案”和“中华中医药学会脾胃病分会消化性溃疡中医诊疗共识意见（2009 年）”。

1. 诊断明确，第一诊断为胃痛（消化性溃疡）。

2. 患者适合并接受中医治疗。

四、标准住院日

标准住院日为≤21 天。

五、进入路径标准

1. 第一诊断必须符合胃痛和消化性溃疡（胃、十二指肠溃疡）（ICD－10 编码：K25.901、K26.901、K27.901）的患者。

2. 疾病分期为 A1 期、A2 期的患者。

3. 患者同时具有其他疾病，但在住院期间不需要特殊处理，也不影响第一诊断的临床路径流程实施时，可以进入本路径。

4. 有特殊原因的消化性溃疡，如胃泌素瘤等；有溃疡并发症者，如出血、穿孔、癌变、幽门梗阻等的患者，不进入本路径。

六、中医证候学观察

四诊合参，收集该病种不同证候的主症、次症、舌、脉特点。注意证候的动态变化。

七、入院检查项目

1. 必需的检查项目

（1）血常规、尿常规、便常规+潜血。

（2）肝功能、肾功能、电解质、血糖、血型。

（3）感染性疾病筛查，甲、乙、丙、戊肝、梅毒、艾滋病检测。

（4）心电图。

（5）胸部透视或X线片。

（6）X线钡餐。

（7）胃镜检查及黏膜活检。

（8）幽门螺杆菌检测。

（9）腹部超声。

2. 可选择的检查项目

根据病情需要而定，如血淀粉酶、血浆胃泌素水平、消化系统肿瘤标记物筛查等。

八、治疗方法

1. 辨证选择口服中药汤剂、中成药

（1）肝胃不和证：疏肝理气。

（2）脾胃气虚证：健脾益气。

（3）脾胃虚寒证：温中健脾。

（4）肝胃郁热证：疏肝泄热。

（5）胃阴不足证：养阴益胃。

2. 针灸治疗

3. 中药穴位贴敷

4. 热敏灸疗法

5. 其他疗法（胃镜下治疗）

6. 护理

辨证施护。

九、出院标准

1. 病情稳定，胃痛消失，反酸、嘈杂、纳呆、嗳气等主要症状好转。
2. 胃镜复查溃疡愈合或溃疡面缩小大于50%。

十、有无变异及原因分析

1. 病情加重或临床症状改善不明显，需要延长住院时间，增加住院费用。

2. 合并有心血管疾病、内分泌疾病等其他系统疾病者，住院期间病情加重，需要特殊处理，导致住院时间延长、费用增加。

3. 患者在住院期间出现消化道出血、穿孔、幽门梗阻等并发症时，退出本路径。

4. 因患者及其家属意愿而影响本路径的执行时，退出本路径。

第七节　肠痈（急性阑尾炎）中医诊疗方案

一、概述

中医病名：肠痈（TCD编码：BWV020）。
西医病名：急性阑尾炎（ICD－10编码：K35.902）。

二、诊断

（一）疾病诊断

1. 中医诊断标准

参照中华人民共和国中医药行业标准《中医病证诊断疗效标准》（ZY/

T001.7－94）。

（1）主要症状：转移性右下腹痛。

（2）次要症状：恶心、呕吐，有的病人伴腹泻、里急后重、腹胀、乏力、发热等。

（3）体征：右下腹麦氏点压痛、反跳痛及肌紧张。

（4）实验室检查：白细胞计数升高，中性粒细胞比例增高。

2. 西医诊断标准

（1）转移性右下腹痛：初起上腹或脐周痛，数小时或10余小时后或转移成右下腹痛。70%～80%的病人具有典型的转移性腹痛的特点。

（2）胃肠道症状：恶心、呕吐，有的病人伴腹泻、里急后重、腹胀等。

（3）全身症状：乏力、发热（达38度左右）、心率增快。发生门静脉炎时可出现寒战、高热、黄疸。

（4）腹膜刺激征：腹痛转移至右下腹部，右下腹有局限性压痛、反跳痛及肌紧张。右下腹压痛是急性阑尾炎最常见的重要体征，压痛点多在麦氏点（右髂前上棘与脐连线的中外1/3交点）。右下腹有包块，提示阑尾脓肿形成。

（5）病理体征：结肠充气试验阳性、腰大肌试验阳性、闭孔内肌试验阳性、直肠指检示子宫直肠凹或膀胱直肠凹有触痛。

（6）实验室检查：白细胞计数升高，中性粒细胞比例增高，尿检查一般正常，尿中有少量红细胞提示阑尾与输尿管或膀胱靠近。

（7）B超、CT影象学检查：可发现肿大的阑尾或脓肿。

（二）证候诊断

1. 瘀滞化热

右下腹疼痛加剧，有明显反跳痛及肌紧张，发热口干，便秘溲赤。舌质红，苔黄或黄腻，脉弦滑数。

2. 热毒炽盛

腹痛剧烈，可遍及全腹，有弥漫性压痛，反跳痛及肌紧张，或有界限不清之包块，高热。舌质红绛而干，苔黄厚，干燥或黄厚腻，脉弦滑数，或洪大而数。

三、治疗方案

（一）中医药综合治疗

1. 瘀滞化热证

治法：通腑泄热，解毒透脓。

推荐方药：红藤煎加减。红藤 30g，地丁 12g，连翘 12g，大黄 15g，生甘草 10g，丹皮 15g，金银花 10g，败酱草 30g，天花粉 12g。

2. 热毒炽盛证

治法：清热解毒。

推荐方药：阑尾清解汤。金银花 60g，蒲公英 30g，冬瓜仁 30g，大黄 20g，丹皮 15g，木香 9g，川楝子 9g，生甘草 9g，败酱草 30g，赤芍 15g，桃仁 15g。

（二）特色疗法

1. 可用外治法，无论脓已成或未成，均可选用金黄散，用水或蜜调成糊状，外敷右下腹。

2. 术后患者胃肠功能未恢复，可应用中药治疗，以加快肛门排便排气，可按原证型辨证施治，选上方加大承气汤煎服：大黄（后下）12g，枳实 12g，厚朴 15g，芒硝（冲服）9g，如患者体虚或年老体弱酌加益气生血之中药，如黄芪 20g、党参 12g。

3. 术后患者胃肠功能未恢复，亦可选用针灸治疗，促进胃肠功能恢复。针刺取足三里、合谷、阑尾、内关等，每日 1～2 次，每次 20～30 分钟，电针可提高疗效。灸法取足三里、气海、关元等，每次 20～30 分钟。

（三）调护

1. 辨证调护

（1）瘀滞化热型：病人发病 1～2 天后，阑尾梗阻发展为卡他性炎性期。本型患者的特点为腹痛局限于右下腹，疼痛加重，发热，血象增高，排便异常。护理措施为给高热病人用凉毛巾擦身，冷敷头部或酒精擦浴。汗多者宜多给清热解毒的绿豆汤、莲子汤等。根据医嘱配合静脉输液。阑尾区用金黄膏或芒硝外敷。体位处理应推荐半坐位，尽量减少下床活动，以利于炎症被局限。

（2）热毒炽盛型：病人因“热盛肉腐”“化腐成脓”而表现为体温升高、汗出、心慌、便秘，甚至有虚脱的可能。要做好手术的准备。严密观察生命体征的变化及腹部体征。发现突然高热、脉数、血压下降等早期休克表现，要及时报告给医生，腹胀、呕吐等麻痹性肠梗阻患者应禁食，配合胃肠减压和静脉输液，记录和观察胃液的性质和量。应绝对卧床休息，半卧位，以防肠间脓肿或膈下脓肿的发生和麻痹性肠梗阻的出现。发现阑尾周围脓肿及包块、盆腔感染或脓肿时应及时处理。

2. 饮食调护

除了热毒炽盛型，均应给病人一些清热解毒的流汁、软食，恢复期用健脾益气之品，忌食辛辣油腻厚味，高热的病人多给高热量和富于营养、易消化的饮食。

3. 健康教育

恢复期病人应避免饮食不节、劳损过度及情志失常，教导病人适寒温，适劳逸，节房事。

（四）基础治疗

1. 适应证

（1）急性单纯性阑尾炎；

（2）急性化脓性阑尾炎临床表现轻或腹膜炎已有局限化；

（3）阑尾炎性包块或脓肿；

（4）伴随其他严重器质性疾病和有手术禁忌者。

2. 主要措施

包括短时禁食、补液、维持水电解质平衡；使用针对革兰阴性杆菌和厌氧菌的抗生素，如头孢三代＋甲硝唑等。

（五）手术治疗

急性阑尾炎一旦确诊，均可早期行阑尾切除术。适应证：①单纯性阑尾炎、急性化脓性阑尾炎、急性坏疽性阑尾炎；②阑尾穿孔并发弥漫性腹膜炎及休克；③婴幼儿急性阑尾炎；④妊娠合并较重的阑尾炎；⑤慢性阑尾炎反复发作；⑥阑尾蛔虫症。

四、难点分析

（一）中医治疗难点

我科收治的肠痈患者病情多样，轻重不一，常合并有其它器官或系统的疾病，部分病人的证型相差明显。

（二）解决难点的思路和措施

加强中医辨证施治，提高中医辨证的准确率。

五、疗效评价

（一）评价标准

1. 痊愈：腹胀、腹痛消失，进食无特殊不适。

2. 显效：腹胀、腹痛消失，食欲欠佳或腹胀、腹痛明显缓解，进食无特殊不适。

3. 有效：腹胀、腹痛减轻，食欲改善。

4. 无效：腹胀、腹痛无明显改善，食欲无明显改善。

（二）评价方法

肠痈主要以转移性右下腹疼痛为主症，右下腹麦氏点压痛及反跳痛，部分病人伴有恶心、呕吐、腹泻、里急后重、腹胀、乏力、发热等症状。临床疗效的评价方法主要以腹痛的程度、麦氏点压痛及反跳痛的程度为主要依据，食欲及腹胀程度为次要依据。相关的实验室检查和辅助检查可作为参考。

第八节　肠痈（急性阑尾炎）中医临床路径

一、适用对象

第一诊断为急性阑尾炎（单纯性、化脓性、坏疽性及穿孔性）（ICD－10：K35.902/K35.101/K35.003）。

二、诊断依据

1. 病史

转移性右下腹痛（女性包括月经史、婚育史）。

2. 体格检查

体温、脉搏、心肺查体、腹部查体、直肠指诊、腰大肌试验、结肠充气试验、闭孔内肌试验。

3. 实验室检查

血常规、尿常规，如怀疑胰腺炎，查血、尿淀粉酶。

4. 辅助检查

腹部立位X线片除外上消化道穿孔、肠梗阻等；有右下腹包块者行腹部超声检查，明确有无阑尾周围炎或脓肿的形成。

5. 鉴别诊断

右侧输尿管结石、妇科疾病等。

三、治疗方案的选择

1. 诊断明确者，建议手术治疗。

2. 对于手术风险较大者（高龄、妊娠期、合并较严重的内科疾病等），需向患者或家属详细交待病情，如不同意手术，应充分告知风险，应加强抗炎保守治疗。

3. 对于有明确的手术禁忌证患者，予抗炎保守治疗。

四、标准住院日

标准住院日为7～10天。

五、进入路径标准

1. 第一诊断符合急性阑尾炎（单纯性、化脓性、坏疽性及穿孔性），疾病编码为ICD－10：K35.902/K35.101/K35.003。

2. 有手术适应证，无手术禁忌证。

3. 当患者合并其他疾病，但住院期间不需要特殊处理也不影响第一诊断的临床路径流程实施时，可以进入路径。

六、术前准备（术前评估）

1. 必需的检查项目

（1）血常规、尿常规＋镜检；

（2）电解质、血糖、凝血功能、肝功能、肾功能、感染性疾病筛查（乙肝、丙肝、艾滋病、梅毒等）；

（3）心电图。

2. 根据患者病情可选择检查项目

血淀粉酶、尿淀粉酶、胸透或胸部 X 线片、腹部立位 X 线片、腹部超声检查、妇科检查等。

七、选择用药

按照《抗菌药物临床应用指导原则》（卫医发〔2004〕285 号）执行。建议使用第二代头孢菌素或头孢噻肟，可加用甲硝唑，明确感染患者，可根据药敏试验结果调整抗菌药物。

1. 推荐头孢呋辛钠肌内或静脉注射

（1）成人：0.75 ~1.5 克/次，一日 3 次；

（2）儿童：平均一日剂量为 60mg/kg，严重感染可用到 100mg/kg，分3 ~ 4 次给予；

（3）肾功能不全的患者：按照肌酐清除率制定给药方案。肌酐清除率 > 20mL/min 者，每日 3 次，每次 0.75 ~1.5g；肌酐清除率 10 ~20mL/min 患者，每次 0.75g，一日 2 次；肌酐清除率 < 10mL/min 患者，每次 0.75g，一日 1 次；

（4）对本药或其他头孢菌素类药过敏者及对青霉素类药有过敏性休克史者禁用；肝肾功能不全者、有胃肠道疾病史者慎用；

（5）使用本药前须进行皮试。

2. 可加用甲硝唑静脉滴注

用法为 0.5 克/次，一日 3 次。

八、手术日为住院当天

（1）麻醉方式：连续硬膜外麻醉或联合麻醉。

（2）手术方式：顺行或逆行切除阑尾。

（3）病理：术后标本送病理检查。

（4）实验室检查：术中局部渗出物宜送细菌培养及药敏试验检查。

九、术后住院恢复≤9 天

1. 术后回病房平卧 6 小时，继续补液和抗炎治疗。

2. 术后 6 小时可下床活动，肠功能恢复后即可进流食。

3. 术后应用广谱抗菌药物和抗厌氧菌药物，预防用药时间亦为 24 小时，必要时延长至48 小时；污染手术可依据患者情况酌情延长住院时间。如手术后继发切口感染、腹腔内感染或门脉系统感染等并发症，可根据具体情况使用抗菌药物。

4. 术后 2 ~3 天切口换药，如发现切口感染，及时进行局部处理。

5. 术后复查血常规。

十、出院标准

1. 患者一般情况良好，恢复正常饮食。

2. 体温正常，腹部无阳性体征，相关实验室检查结果基本正常。

3. 切口愈合良好（可在门诊拆线）。

十一、变异及原因分析

1. 对于阑尾周围脓肿形成者，先予抗炎治疗，如病情不能控制，行脓肿引流手术，或行超声引导下脓肿穿刺置管引流术，必要时行Ⅱ期阑尾切除术，术前准备同前。

2. 手术后继发切口感染、腹腔内感染或门脉系统感染等并发症，导致围手术期住院时间延长与费用增加。

3. 住院后出现其他内、外科疾病需进一步明确诊断，导致住院时间延长与费用增加。

十二、参考费用标准

2000 ~4000 元。

第九节　胃癌中医诊疗方案

一、诊断

诊断标准：参照卫生部《胃癌诊疗规范（2011 年）》和《NCCN 胃癌临床实践指南（中国版）2010 年》。胃癌的诊断多依据临床表现、影像学检查、内镜及组织病理学检查等进行综合判断，其中组织病理学检查结果是诊断胃癌的金标准。

1. 临床症状

胃癌缺少特异性临床症状，早期胃癌常无症状。常见的临床症状有上腹部不适或疼痛、食欲减退、消瘦、乏力、恶心、呕吐、呕血或黑便、腹泻、便秘、发热等。

2. 体征

早期或部分局部进展期胃癌常无明显体征。晚期胃癌患者可扪及上腹部包块，发生远处转移时，根据转移部位，可出现相应的体征。合并上消化道穿孔、出血或消化道梗阻等情况时，可出现相应的体征。

3. 辅助检查

（1）内镜检查

①胃镜检查：确诊胃癌的必须检查手段，可确定肿瘤位置，获得组织标本以行病理检查。必要时可酌情选用色素内镜或放大内镜。

②超声胃镜检查：有助于评价胃癌的浸润深度、判断胃周围淋巴结转移状况，用于胃癌的术前分期。

③腹腔镜：对怀疑腹膜转移或腹腔内播散者，可考虑腹腔镜检查。

（2）病理学诊断：组织病理学诊断是胃癌确诊和治疗的依据。

（3）实验室检查

①血液检查：血常规、血液生化学、血清肿瘤标志物等检查。

②其他检查：尿液、粪便常规、粪隐血试验。

（4）影像学检查：①计算机断层扫描（CT）；②磁共振（MRI）检查；③上消化道造影；④胸部 X 线检查；⑤超声检查；⑥PET－CT；⑦骨扫描。

4. 原发病灶及部位的诊断

（1）根治术后病例：根据术后病理，明确诊断为胃癌。

（2）非根治术后及晚期病例：未手术的患者根据胃镜加活检病理，姑息术或改道术或探查术后患者根据术后病理，明确为胃癌。

对于胃镜见符合胃癌的恶性表现但未取到病理者，可以诊断为“胃恶性肿瘤”，并应继续取病理以明确诊断。

5. 复发或转移病灶的诊断

胃镜或超声内镜（EUS）以及活检病理学检查可以明确复发。行影像学检查，包括 MSCT、MRI、胃镜或超声内镜（EUS）、B 超、消化道造影等，必要时行 PET - CT；浅表淋巴结活检，可以用来诊断肿瘤转移。

6. 腹膜或网膜或肠系膜转移的诊断

除了 Krukenberg's 瘤、左锁骨上转移、肝转移等常见的转移部位，腹膜或网膜或肠系膜亦是胃癌常见的转移。对于粟粒样或 <1cm 的腹膜或网膜或肠系膜转移灶，CT 及 MRI 等影像学手段常无法及时发现，但患者多可出现腹腔积液、肠梗阻等肿瘤相关症状，这类患者的诊断目前尚无统一标准，推荐病理学检查结合 PET - CT 等以助于明确诊断，检查包括：腹腔积液找脱落细胞；正电子发射断层成像（PET - CT）；腹腔镜探查；手术探查，转移病灶的病理诊断。依据《中华人民共和国国家标准中医临床诊疗术语证候部分》GB/T16751.2 - 1997、《中药新药临床研究指导原则》（郑筱萸，中国医药科技出版社，2002 年）、《中医诊断学》（第五 ~ 七版）、胃癌协作分组共十家单位提供的胃癌（晚期胃癌为主）辨证分型，综合形成 8 类基本证型的辨证标准（见下）；复合证型是基本证型的组合，如脾虚痰湿、气血两虚、热毒阴虚等。

（1）脾气虚证：以食少、腹胀、便溏与气虚症状共见，舌淡，苔白，脉缓弱为辨证要点。

（2）胃阴虚证：以胃脘嘈杂、灼痛、饥不欲食与虚热症状共见，舌红，少苔乏津，脉细数为辨证要点。

（3）血虚证：以体表肌肤黏膜组织呈现淡白色以及全身虚弱，舌质淡，脉细无力为辨证要点。

（4）脾肾阳虚证：以久泄久痢、水肿、腰腹冷痛等与虚寒症状共见，舌淡胖，苔白滑，脉沉迟无力为辨证要点。

（5）热毒证：以胃脘灼痛、消谷善饥等与实火症状共见，舌红苔黄，脉滑数为辨证要点。

（6）痰湿证：以脾胃纳运功能障碍及痰湿内盛症状共见，苔腻为辨证要点。

（7）血瘀证：以固定疼痛、肿块、出血、瘀血、舌质紫暗，或有瘀斑瘀点，脉细涩，或结代、无脉为辨证要点。

（8）肝胃不和证：以脘胁胀痛、嗳气、吞酸、情绪抑郁、舌淡红、苔薄白或薄黄、脉弦为辨证要点。

二、治疗方案

（一）辨证选择口服中药汤剂

1. 脾气虚证

治法：健脾益气。

推荐方药：四君子汤化裁。党参、白术、茯苓、炙甘草等。

2. 胃阴虚证

治法：养阴生津。

推荐方药：益胃汤化裁。沙参、麦冬、生地黄、玉竹、冰糖等。

3. 血虚证

治法：补血益气。

推荐方药：四物汤化裁。当归、熟地黄、白芍、川芎等。

4. 脾肾阳虚证

治法：温补脾肾。

推荐方药：附子理中汤合右归丸化裁。人参、干姜、附子、熟地黄、山药、山茱萸、枸杞、鹿角胶、菟丝子、杜仲、当归、肉桂、炙甘草等。

5. 热毒证

治法：清热解毒。

推荐方药：清胃散或泻心汤等化裁。红藤、藤梨根、龙葵、半枝莲、黄连、生地黄、牡丹皮、当归身等。

6. 痰湿证

治法：化痰利湿。

推荐方药：二陈汤化裁。半夏、橘红、白茯苓、炙甘草等。

7. 血瘀证

治法：活血化瘀。

推荐方药：膈下逐瘀汤化裁。五灵脂、当归、川芎、桃仁、丹皮、赤芍、乌药、延胡索、甘草、香附、红花、枳壳等。

8. 肝胃不和证

治法：疏肝和胃。

推荐方药：柴胡疏肝散化裁。柴胡、枳壳、芍药、陈皮、香附、川芎、炙甘草等。

对症加减：呃逆、呕吐：酌选旋覆花、代赭石、橘皮、姜竹茹、柿蒂、半夏、生姜等。厌食（食欲减退）：酌选焦山楂、焦六曲、莱菔子、鸡内金等。反酸：酌选吴茱萸、黄连、煅瓦楞子、乌贼骨、煅螺丝壳等。腹泻：酌选石榴皮、秦皮、赤石脂、诃子等。便秘：酌选火麻仁、郁李仁、瓜蒌子、肉苁蓉、大黄等。贫血：酌选黄芪、当归、鸡血藤、大枣、阿胶等。出血：酌选三七粉、白及粉、乌贼骨粉、大黄粉、仙鹤草、山藿香、茜草等。胃脘痛：酌选延胡索、川楝子、白芍、甘草、徐长卿、枳壳、香橼、八月札等。黄疸：酌选茵陈、山栀、大黄、金钱草等。腹水、肢肿、尿少：酌选猪苓、茯苓、泽泻、桂枝、车前子、冬瓜皮、防己等。发热：酌选银柴胡、白薇、生石膏、板蓝根、紫花地丁、蒲公英等。

辨病用药：在辨证论治的基础上，可以加用具有明确抗癌作用的中草药，如山慈菇、天龙、夏枯草、白花蛇舌草、藤梨根、野葡萄藤、半边莲、半枝莲、龙葵、蛇莓等。

（二）辨证选择口服中成药

根据病情选择应用安替可胶囊、消癌平片、华蟾素片等中成药，也可依据当地实际情况选择应用常用的中成药。各医院院内制剂可酌情使用。

（三）辨证选择静脉滴注中药注射液

根据病情选择应用华蟾素注射液、消癌平注射液、鸦胆子油乳剂、康莱特注射液、榄香烯注射液、复方苦参注射液、艾迪注射液等，也可依据当地实际情况选择应用常用的中药注射液。

（四）外治法

根据病情选择中药导管滴入法、贴敷疗法等。中药导管滴入法：适用于消化道不完全性梗阻；消化道恶性肿瘤患者伴有腹胀症状者；无法耐受口服中药者。用药：大黄、芒硝、枳壳、八月扎、大腹皮、红藤、天龙、槟榔等，按中医辨证用药，随证加减。方法：中药浓煎至150mL，放置到40℃时放入输液瓶中，若行胃滴则患者留置胃管，取输液皮条将输液瓶与胃管连接后，控制滴速为40滴/分，缓慢将中药滴入，并夹闭胃管，尽可能使中药在体内保留时间延长（大于1小时）。若行肛滴，取输液皮条将输液瓶与十二指肠引流管连接后，患者侧卧，取胸膝位，将该管自肛门口缓慢插入至少30cm，控制滴速为40滴/分，缓慢将中药滴入，并尽可能使中药在肠中保留时间延长（大于1小时）。以上胃滴和肛滴治疗每日1次，14日为1疗程。贴敷疗法：如中药外敷（皮硝）治疗腹胀及腹腔转移出现腹水，可外用蟾乌巴布膏治疗癌性疼痛等。

（五）针灸治疗

根据病情及临床实际可选择应用体针、电针、耳穴埋籽等。常用穴位：脾俞、胃俞、公孙、丰隆、照海、足三里，内关、列缺、上脘、中脘、下脘、三阴交、阴陵泉、血海、气海、关元、章门。根据病情选取穴位，提插补泻，也可配合电针加强刺激以增强疗效。如顽固性呃逆可针刺双侧内关、足三里，平补平泻。胃癌呕吐可针刺内关、足三里、公孙，平补平泻以降胃气止呕。耳穴埋籽适用于缓解恶心呕吐的症状，取穴主要为：神门、交感、胃。操作方法：用胶布将王不留行籽或磁珠贴于穴位上，每日按压3～5次，每次10～15下，每贴七日。

（六）其他疗法

根据病情需要选择现代适宜的技术，如用超声胃镜来评价疗效，内镜支架植入术、ERCP术或PTCD术缓解胃肠道梗阻及胆道梗阻等，可根据病情酌情选用适当的中医诊疗设备以提高疗效，如射频肿瘤治疗仪等。

（七）内科基础治疗

主要包括出血、梗阻、倾倒综合征、疼痛等并发症的预防和治疗。参考《临床诊疗指南肿瘤分册》（中华医学会编著，北京：人民卫生出版社，2005.11拟订）。

（八）护理

包括基础护理，如体位选择、饮食、口腔护理、中医辨证护理、心理护理、并发症的预防与护理等。

三、疗效评价

（一）评价标准

1. 总生存期

观察中医治疗对患者生存期的影响。评定指标：总生存期指患者从入组之日至任何原因的死亡（或失访）之间的时间。

2. 中医证候

观察中医治疗对患者临床症状，如胃痛、腹胀、食少、泛酸、乏力、消瘦及大便性状改变等中医症状的改善情况。评定指标：中医症状根据临床观察分为4级：（0）无症状；（1）轻度；（2）中度；（3）重度。治疗情况根据症状出现的情况记录。评价方法：治疗前后症状总积分情况比较（治疗前/治疗后）。显效：症状消失，或症状积分减少≥2/3；有效：症状减轻，积分减少≥1/3，<2/3；无效：症状无减轻甚或加重，积分减少<1/3。

3. 生活质量

观察中医药对患者生活质量的影响，治疗前后进行生活质量判定。评定指标：生命质量调查表。

4. 临床获益反应

观察病人的KPS评分或ECOG评分和体重变化、患者的疼痛强度、镇痛药物消耗量等。评定指标：体力状况评价：KPS/ECOG评分。体重变化：根据量化表格制定的分层指标变化评价疗效。

5. 肿瘤评价

（1）无进展生存期（PFS）：观察中医治疗对患者无进展生存期的影响。评定指标：无进展生存期（PFS）指患者从入组之日至客观的肿瘤进展或死亡（或失访）之间的时间。

（2）有效率：观察中医药治疗对患者的瘤体变化。评定标准：RECIST疗效评价标准。

①靶病灶的评价。完全缓解：所有靶病灶消失。部分缓解：靶病灶最长径之和与基线状态比较，至少减少30%。病变进展：靶病灶最长径之和与治疗开始之后所记录到的最小的靶病灶最长径之和比较，增加20%，或者出现一

个或多个新病灶。病变稳定：介于部分缓解和疾病进展之间。

②非靶病灶的评价。完全缓解：所有非靶病灶消失和肿瘤标志物恢复正常。未完全缓解/稳定：存在一个或多个非靶病灶和/或肿瘤标志物持续高于正常值。病变进展：出现一个或多个新病灶和/或已有的非靶病灶有明确进展。

6. 毒副反应

观察中医药的毒副反应。评定标准：以 WHO 标准分级（度）评价其程度。

（二）评价方法

对照患者入院前后的病情变化情况，采用以下方法进行评价：

1. 总生存期

记录患者从入组之日至任何原因的死亡（或失访）之间的时间。

2. 中医证候

参照《中药新药临床研究指导原则》中的脾气虚、胃阴虚、肝郁脾虚、胃热、寒湿困脾、肝胃不和中的相关中医证候标准进行评价。

3. 生活质量

主要通过生命质量调查表进行评价。

4. 临床获益反应

体力状况主要采用 KPS/ECOG 评分评价，体重变化根据量化表格制定的分层指标变化评价疗效。

5. 肿瘤评价

（1）无进展生存期：记录患者从入组之日至客观的肿瘤进展或死亡（或失访）之间的时间。

（2）有效率：瘤体变化采用国际通用 RECIST 疗效评价标准进行评价。

6. 毒副反应

采用 WHO 标准分级（度）评价其程度。

第十节 胃癌中医临床路径

路径说明：本路径适用于西医诊断为胃癌，有肿瘤病灶的住院患者。

一、适用对象

第一诊断为胃恶性肿瘤（ICD－10 编码：C16.902）。

二、诊断依据

1. 疾病诊断和分期

参照中华人民共和国卫生部的《胃癌诊疗规范（2011 年）》。分期：参照 AJCC/UICC 胃癌 TNM 分期系统（2010 年第 7 版）。

2. 证候诊断

胃癌临床常见证候：

肝胃不和证

胃热伤阴证

脾胃虚寒证

痰瘀互结证

气血双亏证

脾肾阳虚证

三、治疗方案的选择

参照国家中医药管理局重点专科协作组制定的《胃癌中医诊疗方案（试行）》。

1. 诊断明确，第一诊断为胃癌，并且有肿瘤病灶的患者。
2. 患者适合并接受中医治疗。

四、标准住院日

标准住院日为≤21 天。

（五）进入路径标准

1. 第一诊断符合胃恶性肿瘤的患者。

2. 有肿瘤病灶的患者。

3. 患者因年龄、体质或个人意愿等缘故不适宜或不愿接受肿瘤的西医治疗。

4. 患者同时具有其他疾病，若在治疗期间无需特殊处理，也不影响第一诊断的临床路径流程实施时，可以进入本路径。

六、中医证候学观察

四诊合参，收集该病种不同证候的主症、次症、体征、舌、脉特点。注意证候的动态变化。

七、入院检查项目

1. 必需的检查项目

（1）血常规、尿常规、便常规 + 隐血；

（2）肝功能、肾功能、电解质、血糖、出凝血时间 + D 二聚体；

（3）肿瘤标志物；

（4）心电图；

（5）胸、腹部影像学检查。

2. 可选择的检查项目

根据病情需要而定，如免疫功能检测、胃镜及病理学检查、胸部影像学检查、骨扫描。

八、治疗方案

1. 辨证选择口服中药汤剂或中成药

基本证型的治则、用药如下述；复合证型的治则、用药为基本证型的有机组合。

（1）脾胃虚寒证

治法：温中散寒，健脾和胃。

方药：理中汤为主加减。党参 15g，白术 15g，干姜 6g，炙甘草 6g，吴茱萸 3g，半夏 9g，陈皮 9g，龙葵 15g，茯苓 15g，炒薏苡仁 30g，焦山楂、焦神曲各 15g，厚朴 9g。

（2）胃热伤阴证

治法：清热养阴生津。

方药：麦门冬汤或竹叶石膏汤加减。麦冬15g，南北沙参各15g，天花粉15g，玉竹12g，半夏9g，陈皮10g，太子参15g，淡竹叶10g，生石膏15g，知母10g，藤梨根15g，山药15g。

（3）痰瘀互结症

治法：化痰祛瘀，通络止痛。

方药：小半夏汤合膈下逐瘀汤加减。黄连3g，法半夏9g，全瓜蒌15g，红花6g，赤芍15g，川芎9g，柴胡9g，枳壳9g，川牛膝15g，白芷9g，山楂12g，仙鹤草18g。

（4）气血双亏证

治法：补气养血。

方药：十全大补汤加减。熟地黄15g，白芍12g，当归6g，川芎9g，党参15g，白术12g，茯苓15g，炙甘草6g，炙黄芪30g，桂枝6g，炒枣仁15g，陈皮9g。

（5）脾肾阳虚证

治法：温补脾肾。

方药：脾肾方合附子理中汤。黄芪30g，党参15g，白术12g，茯苓15g，

干姜6g，炙附片9g，菟丝子15g，补骨脂9g，藿香9g，薏苡仁30g，白豆蔻6g，陈皮9g。

（6）肝胃不和证：

治法：疏肝和胃，降逆止痛。

方药：逍遥散加减。柴胡10g，当归10g，白芍15g，茯苓15g，白术15g，郁金12g，元胡15g，川楝子10g ，淡竹茹10g，生赭石15g，炒鸡内金18g，白英15g。

在辨证基础上，强调与辨病相结合，辨病多采用白花蛇舌草、半枝莲、虎杖、藤梨根、白英活血解毒抗癌，辨证加减如下：

①胃脘痛甚：酌选白屈菜，元胡，香附，白芍，甘草。

②吐血、便血：酌选仙鹤草，血余炭，藕节炭，地榆炭，三七粉。

③呃逆、呕吐甚：选加生赭石，淡竹茹，旋覆花，柿蒂。

④便秘：酌加火麻仁，生首乌，肉苁蓉，枳实，生大黄。

⑤贫血严重：选加鹿角胶，阿胶珠，菟丝子，当归，鸡血藤。

⑥腹水、肢肿、尿少明显：选加猪苓，茯苓，泽泻，桂枝，车前子，大腹皮。

⑦黄疸：加茵陈，灵仙。

⑧高热不退：加生石膏。

常用中成药 ①健脾益肾冲剂，每次10g（1袋），口服，每日2次。②贞芪扶正胶囊，每日3～6粒，口服，每日3次。③参芪片，每次4～6片，口服，每日3次。④利佳片，每次5mg，口服，每日3次。⑤平消胶囊，每次6片，口服，每日3次。⑥华蟾素片，每次0.6～1.2g，口服，每日3次。⑦安替可胶囊，每次0.44g，口服，每日3次。⑧魁耳颗粒，每次20g，口服，每日3次。⑨参莲胶囊，每次2～3片，口服，每日3次。⑩梅花点舌丹，每次2片，口服，每日3次。

2. 辨证选择中药注射液静脉滴注

（1）榄香烯注射液：0.4～0.6g，加葡萄糖或生理盐水500mL中静滴，日1次，15次为一周期。

（2）华蟾素注射液：20mL加入葡萄糖或生理盐水500mL中静滴，日1次，28次为1周期。

（3）消癌平注射液：20～100mL加入葡萄糖500mL中静滴，日1次，12次为1周期。

3. 外治法

根据病情选择中药导管滴入法、贴敷疗法等。

4. 针灸治疗

可根据不同病情选用不同的治疗方法。

5. 其他方法

根据病情需要选择ERCP、PDCD、射频治疗等。

6. 内科基础治疗

7. 护理

基础护理、辨证护理、心理护理、并发症的预防与护理等。

九、出院标准

1. 临床症状，如胃痛、腹胀、食少、泛酸、乏力、消瘦及大便性状改变等有改善。

2. 病灶稳定。

3. 初步形成个体化的治疗方案。

十、有无变异及原因分析

1. 治疗期间出现严重的并发症或合并症，导致住院时间延长，住院费用增加，退出本路径。

2. 疾病进展，退出本路径。

3. 因患者及其家属意愿而影响本路径执行，退出本路径。

附：最新临床常用实验检查正常值

一、血液学检查

组　　分	标本类型	参考区间
红细胞（RBC）：男	全血	$4.0 \sim 5.5 \times 10^{12}/L$
女	全血	$3.5 \sim 5.5 \times 10^{12}/L$
血红蛋白（Hb）	全血	
初生儿	全血	180～190g/L
成人：男	全血	120～160g/L
女	全血	110～150g/L
红细胞平均体积（MCV）	全血	80～94fl
平均细胞血红蛋白含量（MCH）		26～32pg
平均血红蛋白浓度（MCHC）		316～354g/L
红细胞压积（Hct）男	全血	0.4～0.5
女	全血	0.37～0.43
血沉（ESR）	全血	
魏氏法：男		0～15mm/h
女		0～20mm/h
网织红细胞计数百分比（RET%）	全血	
初生儿		3%～6%
儿童及成人		0.5%～1.5%
白细胞计数（WBC）	全血	
初生儿		$20 \times 10^{9}/L$
2岁时		$11 \times 10^{9}/L$

续表

组　　分	标本类型	参考区间
成人		$4\times10^9\sim10\times10^9/L$
白细胞分类计数	全血	
中性粒细胞计数（NEUT）	全血	50%～70%
嗜酸粒细胞计数（EOS）	全血	0.5%～5.0%
嗜碱性粒细胞计数（BASO）	全血	0～1%
淋巴细胞计数（LYMPH）	全血	20%～40%
单核细胞计数（MONO）	全血	3%～10%
血小板计数（PLT）	全血	$(100\sim300)\times10^9/L$

二、电解质

组　　分	标本类型	参考区间
二氧化碳结合力（CO_2）		
儿童	血清	18～27mmol/L
成人	血清	22～29mmol/L
钾（K）		
成人	血清	3.5～5.3mmol/L
钠（Na）		
成人	血清	136～145mmol/L
氯（Cl）	血清	96～108mmol/L
钙（Ca）		
成人	血清	2.25～2.75mmol/L
磷（P）　无机		
成人	血清	0.96～1.62mmol/L

三、血脂血糖

组　　分	标本类型	参考区间
总胆固醇（CHO）		
成人	血清	<5.17mmol/L
低密度脂蛋白胆固醇（LDL－CHO）		

续表

组　分	标本类型	参考区间
成人	血清	<3.3mmol/L
甘油三酯（TG）	血清	<2.3mmol/L
高密度脂蛋白胆固醇（HDL－C）		
男	血清	1.16～1.42mmol/L
女	血清	1.29～1.55mmol/L
血清磷脂	血清	41.98～71.04mmol/L
脂蛋白电泳		
β－脂蛋白	血清	<7g/L
α－脂蛋白	血清	0.30～0.40 mmol/L
β－脂蛋白（含前β）	血清	0.60～0.70 mmol/L
总脂	血清	4～7g/L
葡萄糖（GLU）（空腹）	血清	3.89～6.11 mmol/L
餐后两小时血糖	血清	<7.8 mmol/L

四、肝功能检查

组　分	标本类型	参考区间
总脂酸	血清	1.9～4.2g/L
胆碱酯酶测定（CHE）	血清	5000～12000U/L
铜蓝蛋白（CP）（成人）	血清	180～440mg/L
丙酮酸（成人）	血清	0.06～0.1mmol/L
酸性磷酸酶（ACP）	血清	2.4～5.0μ/L
γ－谷氨酰转肽酶（γ－GT）	血清	4～50μ/L
蛋白质类		
蛋白组分		
白蛋白（ALB）	血清	35～55g/L
球蛋白（GLB）	血清	20～30g/L
A/G 比值	血清	（1.5～2.5）：1

续表

组　　分	标本类型	参考区间
蛋白总量（TP）		
早产儿	血清	36.0～60.0g/L
新生儿	血清	46.0～70.0g/L
≥3岁	血清	60.0～80.0g/L
成人：活动	血清	64.0～83.0g/L
卧床	血清	60.0～78.0g/L
蛋白电泳（含量）		
丽春红S染色		
α_1球蛋白	血清	1.0～4.0g/L
α_2球蛋白	血清	4.0～8.0g/L
β球蛋白	血清	5.0～10.0g/L
γ球蛋白	血清	6.0～13.0g/L
蛋白纸上电泳（%）		
白蛋白	血清	0.54～0.61
α_1球蛋白（α_1-MG）	血清	0.04～0.06
α_2球蛋白（α_2-MG）	血清	0.07～0.09
β球蛋白（β-MG）	全血	0.10～0.13
γ球蛋白（γ-MG）	血清	0.17～0.22
乳酸脱氢酶同工酶		
琼脂糖电泳法		
LDH_1	血清	0.284～0.053
LDH_2	血清	0.41±0.05
LDH_3	血清	0.19±0.04
LDH_4	血清	0.066±0.035
LDH_5	血清	0.046±0.03
肌酸激酶（CK）		
男	血清	38～174 U/L
女	血清	26～140 U/L

续表

组　　分	标本类型	参考区间
肌酸激酶同工酶	血清	占肌酸激酶
CK－BB		0
CK－MB		0～3%
CK－MM		97%～100%
CK－Mt		0
CK－MM_1		(57.7±4.7)%
CK－MM_2		(26.5±5.3)%
CK－MM_3		(15.8±2.5)%

五、血清学检查

组　　分	标本类型	参考区间
甲胎球蛋白（AFP）	血清	<20 ng/mL
0－2 月	血清	25～1000ng/mL
2－6 月	血清	25～100ng/mL
妊娠 3 个月	血清	18～113ng/mL
妊娠 4～6 个月	血清	160～550ng/mL
妊娠 7～9 个月	血清	100～400ng/mL
包囊虫病补体结合试验		阴性
嗜异性凝集反应	血清	0～1:7
布鲁斯凝集试验	血清	0～1:40
冷凝集素试验	血清	0～1:10
梅毒补体结合反应	血清	阴性
补体		
总补体溶血活性试验（CH50）	血浆	75～160 kU/L 或血浆 CH50 部分>0.033
总补体衰变率（功能性）	血浆	部分衰变率 0.10～0.20 缺少>0.50

续表

组　分	标本类型	参考区间
经典途径成分		
C1q	血清	65 ±7 mg/L
C1r	血清	25 ~38 mg/L
C1s（C1 酯酶）	血清	25 ~38 mg/L
C2	血清	28 ±6 mg/L
C3（β1C－球蛋白）	血清	800 ~1550 mg/L
C4（β1E－球蛋白）	血清	130 ~370 mg/L
C5（β1F－球蛋白）	血清	64 ±13 mg/L
C6	血清	58 ±8 mg/L
C7	血清	49 ~70 mg/L
C8	血清	43 ~63 mg/L
C9	血清	47 ~69 mg/L
旁路途径成分		
C4 结合蛋白	血清	180 ~320 mg/L
因子 B（C3 前活化剂）	血清	200 ~450 mg/L
裂解素（ST2）	血清	28 ±4 mg/L
调节蛋白类		
β1H－球蛋白（C3b 灭活剂加速剂）	血清	561 ±78 mg/L
C1 抑制剂（酯酶抑制剂）	血浆	174 ~240 mg/L
C1 抑制剂，测补体衰变率（功能法）法	血浆	部分衰变率 0. 10 ~0. 02 缺少：>0. 50
C3b 灭活剂（KAF）	血清	40 ±7 mg/L
免疫球蛋白（Ig）IgA		
脐带	血清	0 ~50 mg/L
新生儿	血清	0 ~22 mg/L
0. 5 ~6 个月	血清	30 ~820 mg/L
6 个月 ~2 岁	血清	140 ~1080 mg/L

续表

组　　分	标本类型	参考区间
2～6 岁	血清	230～1900 mg/L
6～12 岁	血清	290～2700 mg/L
12～16 岁	血清	810～2320 mg/L
成人	血清	760～3900 mg/L
IgD：脐带		
新生儿	血清	阴性
成人	血清	1～4 mg/L
IgE	血清	0.1～0.9 mg/L
IgG		
脐带	血清	7.6～17g/L
新生儿	血清	7～14.8g/L
0.5～6 个月	血清	3～10g/L
6 个月～2 岁	血清	5～12 g/L
2～6 岁	血清	5～13g/L
6～12 岁	血清	7～16.5g/L
12～16 岁	血清	7～15.5g/L
成人	血清	6～16g/L
IgG/白蛋白比值	血清	0.3～0.7
IgG/合成率	血清	-9.9～+3.3 mg/24h
IgM		
脐带	血清	40～240 mg/L
新生儿	血清	50～300 mg/L
0.5～6 个月	血清	150～1090 mg/L
6 个月～2 岁	血清	430～2390 mg/L
2～6 岁	血清	500～1990 mg/L
6～12 岁	血清	500～2600 mg/L

续表

组　　分	标本类型	参考区间
12～16岁	血清	450～2400 mg/L
成人	血清	400～3450 mg/L
		因标准品制备而变化
E－玫瑰环形成率	淋巴细胞	0.40～0.70
EAC－玫瑰花环形生成率	淋巴细胞	0.15～0.03
红斑狼疮细胞（LEC）	全血	阴性
类风湿因子（RF）	血清	＜20μ/mL
类风湿因子胶乳凝集试验	血清	阴性
外－斐氏反应		
OX19	血清	0～1∶40
肥达氏反应		
O	血清	0～1∶80
H	血清	0～1∶160
A	血清	0～1∶80
B	血清	0～1∶80
C	血清	0～1∶80
结核抗体（TB－G）	血清	阴性
抗Sm和RNP抗体	血清	阴性
抗SS－A（RO）和SS－B（La）抗体	血清	阴性
甲状腺胶体和微粒体抗原自身抗体	血清	阴性
骨骼肌自身抗体（ASA）	血清	阴性
乙型肝炎表面抗体（HbsAg）	血清	阴性
乙型肝炎表面抗原（HbsAb）	血清	阴性
乙型肝炎核心抗体（HbcAg）	血清	阴性

续表

组　　分	标本类型	参考区间
乙型肝炎 e 抗原（HbeAg）	血清	阴性
乙型肝炎 e 抗体免疫（HbeAb）	血清	阴性
免疫扩散法	血清	阴性
植物血凝素皮内试验（PHA）		阴性
平滑肌自身抗体（SMA）	血清	阴性
结核菌素皮内试验（PPD）		0.95 的成人阳性

六、骨髓细胞的正常值

组　　分	标本类型	参考区间
增生度	骨髓	有核细胞占成熟红细胞的 1% ~20%
粒细胞系统	骨髓	
原血细胞	骨髓	0 ~0.7%
原粒细胞	骨髓	0.03% ~1.6%
早幼粒细胞	骨髓	0.18% ~3.22%
中性粒细胞		
中幼	骨髓	2.59% ~13.95%
晚幼	骨髓	5.93% ~19.59%
杆状核	骨髓	10.04% ~18.32%
分叶核	骨髓	5.69% ~28.56%
嗜酸粒细胞	骨髓	
中幼	骨髓	0 ~1.4%
晚幼	骨髓	0 ~1.8%
杆状核	骨髓	0.2% ~3.9%
分叶核	骨髓	0 ~4.2%
嗜碱粒细胞	骨髓	
中幼	骨髓	0 ~0.2%
晚幼	骨髓	0 ~0.3%

续表

组　　分	标本类型	参考区间
杆状核	骨髓	0～0.4%
分叶核	骨髓	0～0.2%
红细胞系统	骨髓	
原红	骨髓	0～1.2%
早幼红	骨髓	0～4.1%
中幼红	骨髓	3.81%～18.77%
晚幼红	骨髓	3.0%～19.0%
淋巴细胞系统	骨髓	
原淋巴细胞	骨髓	0～0.4%
幼淋巴细胞	骨髓	0～2.1%
成熟淋巴细胞	骨髓	10.7%～43.1%
单核细胞系统	骨髓	
原单核细胞	骨髓	0～0.1%
幼单核细胞	骨髓	0～0.4%
成熟单核细胞	骨髓	0～2.1%
巨核细胞	骨髓	7～35个/1.5×3cm
其他细胞	骨髓	
网状细胞	骨髓	0～1.0%
内皮细胞	骨髓	0～1.4%
吞噬细胞	骨髓	0～0.4%
组织嗜碱	骨髓	0～0.5%
组织嗜酸	骨髓	0～0.2%
脂肪细胞	骨髓	0～0.1%
分类不明细胞	骨髓	0～0.1%
浆细胞系统	骨髓	
原浆细胞	骨髓	0～0.1%
幼浆细胞	骨髓	0～0.7%
浆细胞	骨髓	0～2.1%

续表

组　　分	标本类型	参考区间（%）
粒细胞∶有核红细胞	骨髓	(2～4)∶1

七、血小板功能检查

组　　分	标本类型	参考区间
血小板聚集实验（PAgT）		
连续稀释法	血浆	第五管及以上凝聚
简易法	血浆	10～15s 内出现大聚集颗粒
血小板黏附实验（PAdT）		
转动法	全血	58%～75%
玻璃珠法	全血	53.9%～71.1%
血小板因子3	血浆	33～57s

八、凝血机制检查

组　　分	标本类型	参考区间
凝血活酶生成试验	全血	9～14s
简易凝血活酶生成试验（STGT）	全血	10～14s
凝血酶时间延长的纠正试验	血浆	加甲苯胺蓝后，延长的凝血时间恢复正常或缩短5s以上
凝血酶原时间 Quick 一步法	全血	一般：11～15s 新生儿延长3s
凝血酶原时间（PT）Ware 和Seegers修改的二步法	全血	18～22s
凝血酶原消耗时间（PCT）		
儿童	全血	>35s
成人	全血	>20s
出血时间（BT）		

续表

组　　分	标本类型	参考区间
Duke	刺皮血	1～3min
lvy	刺皮血	2～7min
TBt		2.3～9.5min
凝血时间（CT）		
毛细管法（室温）	全血	3～7min
玻璃试管法（室温）	全血	4～12 min
玻璃试管法（37℃）	全血	5～8 min
硅试管法（37℃）	全血	约延长 30min
纤维蛋白原（FIB）	血浆	2～4g/L
纤维蛋白原降解产物（PDP）		
乳胶凝聚法	血浆	＜5mg/L
活化部分凝血活酶时间（APTT）	血浆	35～45s

九、弥漫性血管内凝血（DIC）检查

组　　分	标本类型	参考区间
血浆鱼精蛋白副凝试验（PPP）	血浆	阴性
乙醇凝胶试验（EGT）	血浆	阴性
优球蛋白溶解时间（ELT）	全血	＞90min
纤维蛋白原（FIB）	血浆	2～4g/L
纤维蛋白降解物（FDP）	血浆	＜0.25mg/L
凝血酶时间	血浆	8～14s

十、溶血性贫血的检查

组　　分	标本类型	参考区间
酸溶血试验	全血	阴性
蔗糖水试验	全血	阴性
抗人球蛋白试验	血清	阴性

续表

组　　分	标本类型	参考区间
直接法	血清	阴性
间接法		
游离血红蛋白	血清	<4 mg/L
红细胞脆性试验		
开始溶血	全血	0.0042～0.0046
完全溶血	全血	0.0032～0.0034
热变性试验（HIT）	Hb 液	<0.005
异丙醇沉淀试验	全血	30min 内不沉淀
自身溶血试验	全血	阴性
高铁血红蛋白（MetHb）	全血	0.3～1.3g/L
血红蛋白溶解度试验	全血	0.88～1.02

十一、其他检查

组　　分	标本类型	参考区间
溶菌酶	血清	5～15mg/L
铁（Fe）	血清	
成人：男		11～31.3μmol/L
女		9～30.4 μmol/L
铁蛋白（FER）	血清	
成人：男		15～200μg/L
女		12～150μg/L
淀粉酶（AMY）		
（碘－淀粉酶比色法）	血清	80～180U
	尿	100～1200U
尿卟啉	24h 尿	0～36nmol/24h
维生素 B_{12}（VitB_{12}）	血清	103～517pmol/L
叶酸（FOL）	血清	>7.5nmol/L

十二、尿液检查

组　　分	标本类型	参考区间
比重（SG）	尿	1.002～1.030
蛋白定性		
磺基水杨酸	尿	阴性
加热乙酸法	尿	阴性
尿蛋白定量（PRO）		
儿童	24h 尿	<40mg/24h
成人	24h 尿	0～120 mg/24h
尿沉渣检查		
白细胞（LEU）	尿	<5 个/HP
红细胞（RBC）	尿	0－偶见/HP
上皮细胞（EC）	尿	0－少量/HP
管型（CAST）	尿	0－偶见透明管型/HP
尿沉渣 3 小时计数		
白细胞（WBC）：男	3h 尿	<7 万/h
女	3h 尿	<14 万/h
红细胞（RBC）：男	3h 尿	<3 万/h
女	3h 尿	<4 万/h
管型	3h 尿	0/h
尿沉渣 12h 计数		
白细胞及上皮细胞	12h 尿	<100 万个/12h
红细胞（RBC）	12h 尿	<50 万个/12h
管型（CAST）	12h 尿	<5000 个/12h
酸度（pH）	12h 尿	4.5～8.0
中段尿细菌培养计数	尿	$<1\times10^{6}$ 个菌落/L
尿胆红素定性	尿	阴性
尿胆素定性	尿	阴性

组　　分	标本类型	参考区间
尿胆原定性（UBG）	尿	阴性或弱阳性
尿胆原定量	24h 尿	0～5.9μmol/L
肌酐（CREA）		
儿童	24h 尿	44～352μmol·kg^{-1}/24h
成人：男	24h 尿	7～18mmol/24h
女	24h 尿	5.3～16mmol/24h
肌酸		
儿童	24h 尿	0～456μmol·kg^{-1}/24h
成人：男	24h 尿	0～304μmol·kg^{-1}/24h
女	24h 尿	0～456μmol·kg^{-1}/24h
尿素氮（BUN）	24h 尿	357～535mmol/24h
尿酸（UA）	24h 尿	2.4～5.9 mmol/24h
氯化物		
儿童	24h 尿	<4mmol·kg^{-1}/24h
成人：以 Cl^- 计	24h 尿	170～255 mmol/24h
以 NaCl 计	24h 尿	170～255 mmol/24h
钾（K）：儿童	24h 尿	1.03±0.7mmol·kg^{-1}/24h
成人	24h 尿	51～102 mmol/24h
钠（Na）：儿童	24h 尿	<5mmol·kg^{-1}/24h
成人	24h 尿	130～261 mmol/24h
钙（Ca）：儿童	24h 尿	<0.2mmol·kg^{-1}/24h
成人	24h 尿	2.5～7.5 mmol/24h
磷（P）：儿童	24h 尿	16～48 mmol/24h
成人	24h 尿	22～48mmol·kg^{-1}/24h
氨氮	24h 尿	20～70mmol/24h
氨基酸氮	24h 尿	3.6～14.2mmol/24h
淀粉酶（AMY）	尿	0～640U/L

十三、肾功能检查

组　分	标本类型	参考区间
尿素（UREA）	血清	1.7～8.3mol/L
尿酸（UA）	血清	
儿童		119～327μmol/L
成人（男）		208～428 μmol/L
（女）		115～357 μmol/L
肌酐（CREA）	血清	
成人（男）		59～104 μmol/L
（女）		45～84 μmol/L
浓缩试验		
成人	尿	禁止饮水12h内每次尿量20～25mL，尿比重迅速增至1.026～1.030～1.035
儿童	尿	至少有一次比重在1.018或以上
稀释试验	尿	4h排出饮水量的0.8～1.0，而尿的比重降至1.003或以下
尿比重3小时试验	尿	最高尿比重应达1.025或以上，最低比重达1.003，白天尿量占24小时总尿量的2/3～3/4
昼夜尿比重试验	尿	最高比重>1.018，最高与最低比重差≥0.009，夜尿量<750mL，日尿量与夜尿量之比为（3～4）:1
酚磺肽（酚红）	尿	15min排出量>0.25
试验（FH试验）	尿	120min排出量>0.55
静脉注射法	尿	15min排出量>0.25

续表

组　　分	标本类型	参考区间
肌肉注射法	尿	120min 排出量 >0.05
内生肌酐清除率（Ccr）	24h 尿	成人：80～120mL/min
		新生儿：40～65mL/min

十四、妇产科妊娠检查

组　　分	标本类型	参考区间
绒毛膜促性腺激素（HCG）	尿或血清	阴性
男（成人）	血清，血浆	无发现
女：妊娠 7～10 天	血清，血浆	<5.0IU/L
妊娠 30 天	血清，血浆	>100IU/L
妊娠 40 天	血清，血浆	>2000IU/L
妊娠 10 周	血清，血浆	50～100kIU/L
妊娠 14 周	血清，血浆	10～20kIU/L
滋养细胞层病	血清，血浆	>100kIU/L

十五、粪便检查

组　　分	标本类型	参考区间
胆红素（IBL）	粪便	阴性
胆汁酸总量（BA）	粪便	294～511μmol/24h
氮总量	粪便	<1.7g/24h
蛋白质定量（PRO）	粪便	极少
粪胆素	粪便	阳性
粪胆原定量	粪便	68～473μmol/24h
粪卟啉	粪便	600～1800nmol/24h
粪重量	粪便	100～300g/24h
干量	粪便	23～32g/24h

续表

组　分	标本类型	参考区间
水含量	粪便	0.65
脂肪总量	粪便	0.175
结合脂酸	粪便	0.046
游离脂酸	粪便	0.056
中性脂酸	粪便	0.073
钙（Ca）	粪便	平均 16mmol/24h
尿卟啉	粪便	12～48nmol/24h
食物残渣	粪便	少量植物纤维、淀粉颗粒、肌纤维等
细胞	粪便	上皮细胞或白细胞 0－偶见/HP
原卟啉	粪便	<2.67μmol/24h 或 ≤107μmol/kg
胰蛋白酶活性	粪便	阳性（＋＋～＋＋＋＋）
潜血	粪便	阴性

十六、胃液分析

组　分	标本类型	参考区间
胃液总量（空腹）	胃液	0.01～0.1L
胃液酸度（pH）	胃液	0.9～1.8
胃液游离酸		
空腹时	胃液	0～30U
餐后	胃液	25～50U
注组胺后	胃液	30～120U
无管胃液分析		
美蓝树脂法	胃液	2h 排出 100～850μg
天青蓝甲树脂法	胃液	2h 排出 >0.6mg
五肽胃泌素胃液分析		

组　　分	标本类型	参考区间
空腹胃液总量	胃液	0.01～0.1L
空腹排酸量	胃液	0～5mmol/h
最大排酸量		
男	胃液	<45 mol/h
女	胃液	<30 mol/h
细胞	胃液	白细胞和上皮细胞少量
细菌	胃液	阴性
性状	胃液	清晰无色，有轻度酸味含少量黏液
潜血	胃液	阴性
乳酸（LACT）	胃液	阴性
维生素 B_{12} 内因子	胃液	57Co－B_{12} 增加 0.5～4.0
胃液总酸度		
空腹时	胃液	10～50U
餐后	胃液	50～75U
注组胺后	胃液	40～140U

十七、尿 N－苯甲酰－L 酪氨酸对氨基苯甲酸试验（PABA）

正常值：60% 以上

胰液总量 2～4mg/kg

十八、小肠吸收功能

组　　分	标本类型	参考区间
木糖吸收试验		
儿童	5h 尿	摄取量的 0.16～0.33
成人：摄取 5g	5h 尿	>8.0mmol/5h
摄取 25g	5h 尿	>26.8 mmol/5h
脂肪化测定	粪	<6g/24h

十九、脑脊液检查

组　分	标本类型	参考区间
压力	脑脊液	0.69～1.76kPa
外观	脑脊液	无色透明
细胞数	脑脊液	0～8×10^6/L
葡萄糖（GLU）	脑脊液	2.5～4.5mmol/L
蛋白定性（PRO）	脑脊液	阴性
蛋白定量	脑脊液	0.15～0.25g/L
氯化物	脑脊液	119～129mmol/L
细菌	脑脊液	阴性

二十、神经生化检查

组　分	标本类型	参考区间
丙酮定量	24h 尿	0.34～0.85mmol/24h
胶体金	脑脊液	0000000000 或 0110000000（为正常型）

二十一、内分泌腺体功能检查

组　分	标本类型	参考区间
促甲状腺激素（TSH）	血清	0.4～7.0mU/L
促甲状腺激素释放激素（TRH）	血清	30～300ng/L
TRH 兴奋试验（成人 500UTRHi 后 30 分钟内促甲状腺激素升值）		
<40 岁男	血清	升值 6mU/L
>40 岁男	血清	升值 2 mU/L
促卵泡成熟激素（FSH）		
男	血清	5～25IU/24h
女：卵泡期	24h 尿	5～20 IU/24h
排卵期	24h 尿	15～16 IU/24h

续表

组　分	标本类型	参考区间
黄体期	24h 尿	5 ~ 15 IU/24h
月经期	24h 尿	50 ~ 100 IU/24h
女：卵泡期	血清	0.66 ~ 2.20μg/mL
排卵期	血清	1.38 ~ 3.8μg/mL
黄体期	血清	0.41 ~ 2.10μg/mL
月经期	血清	0.50 ~ 2.50μg/mL
促甲状腺激素对 TRH 的应答（刺激 30 分钟后）		
儿童	血清	11 ~ 35mU/L
成人：男	血清	15 ~ 30mU/L
女	血清	20 ~ 40mU/L
促肾上腺皮质激素（ACTH）（上午 8：00）	血浆	2.19 ~ 17.52pmol/L
下午 16：00	血浆	1.1 ~ 8.76 pmol/L
午夜 24：00	血浆	0 ~ 2.19pmol/L
促肾上腺皮质激素试验静脉滴注法	24h 尿	17 – 羟类固醇较对照日增多 8 ~ 16mg
	24h 尿	17 – 酮类固醇较对照日增多 4 ~ 8mg
	全血	嗜酸粒细胞减少 0.80 ~ 0.90
肌肉注射法	全血	4 小时后嗜酸性粒细胞减少 0.50 以上
催乳激素（PRL）		
男	血清	54 ~ 340ng/mL
女：卵泡期	血清	66 ~ 490 ng/mL
黄体期	血清	66 ~ 490 ng/mL

续表

组　　分	标本类型	参考区间
催乳素－胰岛素兴奋试验	血清	1.4～19* 基值
催产素	血清	<3.2mU/L
黄体生成素（LH）		
男	血清	1.1～1.2IU/L
女：卵泡期	血清	1.2～12.52 IU/L
排卵期	血清	12～82 IU/L
黄体期	血清	0.4～19 IU/L
绝经期	血清	14～48 IU/L
禁饮结合抗利尿激素试验（测清晨6：00血清和每小时尿的渗透量，禁饮后尿呈平高峰时再测血清渗透量，给ADH）	血清/尿液	给药前尿最高渗量>血清渗透量，试验结束时尿渗透量>500mmol/L，血清渗透量<300mmol/L，给药1小时后，尿渗透量比给药前上浮度不超过0.05
抗利尿激素（ADH）（放免）	血浆	1.0～1.5ng/L
生长激素（GH）（放免）		
男	血清	0.34±0.30μg/L
女	血清	0.83±0.98μg/L
生长激素－L－多巴胺兴奋试验	空腹血清	峰值>7μg/L，或较兴奋前上升5μg/L以上
生长激素－高血糖素兴奋试验	空腹血清	兴奋后上升7μg/L以上，或较兴奋前上升5μg/L以上
生长激素介质C		
青春前期	血浆	0.08～2.80kU/L
青春期	血浆	0.9～5.9 kU/L
成人：		
男	血浆	0.34～1.90 kU/L
女	血浆	0.45～2.20 kU/L

续表

组　分	标本类型	参考区间
生长激素-精氨酸兴奋试验	血清	空腹值 5μg/L，试验 30～60min，上升 7μg/L 以上（峰值 8～35μg/L）
长效促甲状腺激素	血清	无发现
蛋白结合碘	血清	0.32～0.63μmol/L
^{125}碘-T_3 血浆结合比值（与正常值比）	血浆	0.99±0.10
^{125}碘-T_3 红细胞摄取率	血清	0.1305±0.0459
丁醇提取碘	血清	0.28～0.51μmol/L
反三碘甲状腺原氨酸（rT_3）	血清	2.77～10.25pmol/L
基础代谢率		-0.01～+0.10
甲状旁腺激素（PTH）	血浆	氨基酸<25ng/L
甲状腺^{99m}锝吸收率 24h 后		0.004～0.030
甲状腺 I^{131}吸收率		
2h　I^{131}吸收率		10%～30%
4h　I^{131}吸收率		15%～40%
24h　I^{131}吸收率		25%～60%
甲状腺球蛋白 Tg	血清	<50μg/L
甲状腺素/甲状腺结核球蛋白比值	血清	2.6～6.5T3（nmol/L）/TBG（mg/L）
甲状腺结合球蛋白（TBG）	血清	0～40IU/L
甲状腺素总量		
新生儿	血清	130～273nmol/L
婴儿	血清	91～195 nmol/L
1～5 岁	血清	95～195 nmol/L
5～10 岁	血清	83～173 nmol/L
10 岁以后	血清	65～165 nmol/L
妊娠 5 个月	血清	79～229 nmol/L

续表

组　　分	标本类型	参考区间
>60 岁　男	血清	65 ~ 130 nmol/L
女	血清	72 ~ 136 nmol/L
降钙素（CT）　成人	血清	5 ~ 30pmol/L
髓样癌	血清	>100ng/L
降钙素 - 钙 - 缓慢兴奋试验		
男	血清	<265 ng/mL
女	血清	<120 ng/mL
三碘甲状腺原氨酸（T_3）	血清	0. 23 ~ 0. 35nmol/L
总三碘甲状腺原氨酸（TT_3）	血清	1. 2 ~ 3. 2 nmol/L
总甲状腺素（TT_4）	血清	78. 4 ~ 157. 4nmol/l
游离甲状腺素（FT_4）	血清	8. 9 ~ 17. 2pg/mL
游离甲状腺指数（T_3U）核素法		
树脂摄取法	血清	23% ~ 34%
化学发光免疫法	血清	30% ~ 45%
游离三碘甲状腺原氨酸（FT_3）	血清	2. 77 ~ 10. 25pmol/L
游离三碘甲状腺原氨酸指数	血清	130 ~ 165
油酸^{131}碘摄取试验（服含 50μCi 油酸^{131}碘的乳汁）		
4 ~ 6 岁	血清	>服药量的 0. 017
2 小时	72h 粪	<0. 05 的服药量
有效甲状腺素比值		0. 93 ~ 1. 12
地塞米松抑制试验		
小剂量法（每 6 小时 服 0. 5mg，共 4 次）	24h 尿	甲亢患者服药后，尿17 - 羟皮质类固醇降低不如正常人显著 肾上腺素皮质功能亢进者，不论是增生性或肿瘤，其抑制一般 > EA 对照 50%

续表

组　　分	标本类型	参考区间
大剂量法（每6小时 服2mg，共4次）	24h 尿	肾上腺增生所致的库欣患者，服药后尿 17 – 羟皮质类固醇比用药前下降50%，肾上腺肿瘤者无明显变化
儿茶酚胺及其他代谢（儿茶酚胺苯二酚胺）组分多巴胺		
去甲肾上腺素（NE）	24 尿	10 ~ 70μg/24h
肾上腺素（AD）	24 尿	0 ~ 82nmol/24h
儿茶酚胺总量		
高效液相色谱法	24 尿	<650nmol/L
荧光光分析法	24 尿	<1655nmol/L
高香草酸		
儿童	24 尿	1.9 ~ 9.9nmol/mol 肌酐
成人	24 尿	<82μmol/24h
游离儿茶酚胺		
多巴胺	血浆	<888pmol/L
去甲肾上腺素（NE）	血浆	125 ~ 310ng/L
肾上腺素（AD）	血浆	<480pmol/L
甲吡酮兴奋试验分次法（每 4h 500 ~ 750mg，共 6 次）	24h 尿	1 ~ 2 天后 17 – 羟类固醇为对照日的 3 ~ 5 倍，17 – 酮类固醇为 2 倍
午夜一次法	血清	次晨 8：00 测脱氧皮质醇 >200nmol/L
立卧式水式法	尿	
磷清除率	血清、尿	0.11 ~ 0.26mL/s
皮质醇总量		
上午 8：00 ~ 9：00	血浆	442 ± 276nmol/L
下午 3：00 ~ 4：00	血浆	221 ~ 166nmol/L

续表

组　　分	标本类型	参考区间
皮质素水试验	尿	>0.17mL/s
皮质酮（COR）		
早上8：00	血清	25.5±8.4nmol/L
下午16：00	血清	17±4.6nmol/L
17-羟类固醇（17-OHCS）		
成人：男	24h尿	8.2~17.8μg/24h
女	24h尿	6.0~15μg/24h
成人：男	血浆	193~524nmol/L
女	血浆	248~580nmol/L
5-羟吲哚乙酸（5-HT）：定性	新鲜尿	阴性
定量	24h尿	10.5~42μmol/24h
醛固酮（ALD）（每日饮食10mEq钠，60~100mEq钾）	24h尿	普食1.5~10.5μg/24h 低钠8~31μg/24h
立位	血浆	151.3±88.3μg/L
卧位	血浆	86±27.5μg/L
肾小管磷重吸收率	血清、尿	0.84~0.96
肾素活性	血浆	0.82~2.0nmol·L^{-1}/h
17生酮类固醇		
成人：男	24h尿	17~80μmol/24h
女	24h尿	10~52μmol/24h
四氢皮质醇（THF）	24h尿	1.4~4.1μmol/24h
四氢脱氧皮质醇	24h尿	2.9μmol/24h
17-类固醇分数		
Beta/Alpha	24h尿	<0.2
Alpha/Beta	24h尿	>5
17-酮固醇总量（17-KS）		
成人　男	24h尿	8.2~17.8mg/24h
女	24h尿	6.0~15mg/24h

续表

组　　分	标本类型	参考区间
11－脱氧皮质醇		
不用甲吡丙酮	血浆	<29nmol/L
用甲吡丙酮后	血浆	>200 nmol/L
11－脱氧皮质酮（饮食不限，晨8时）	血清/血浆	0.13～0.37 nmol/L
血管紧张素Ⅱ（立位）（Ang－Ⅱ）	血浆	50～120pg/mL
血管紧张素Ⅱ（Ang－Ⅱ）（卧位）	血浆	25～60pg/mL
血清素（5－羟色胺）（5－HT）	血清	0.22～2.06μmol/L
游离皮质醇	尿	28～276 nmol/24h
皮质醇结合球蛋白（CBC，CBG）		
男	血浆	15～20mg/L
女：卵泡期	血浆	17～20mg/L
黄体期	血浆	16～21mg/L
妊娠期（21～28周）	血浆	47～54mg/L
（33～40周）	血浆	55～70mg/L
绝经期	血浆	17～25mg/L
（肠）促胰液素	血清、血浆	37±8mg/L
高血糖素	血浆	99.2±42.3pmol/mL
甲磺丁脲试验（D860）		
静脉法		
空腹	血清	3.9～5.9nmol/L
20min	血清	2.4～3.4nmol/L
90～120min	血清	3.9～5.9nmol/L
口服法		
空腹	血清	3.9～5.9nmol/L
30min	血清	2.4～3.4nmol/L

续表

组　分	标本类型	参考区间
100～130min	血清	3.9～5.9nmol/L
葡萄糖耐量试验（OGTT）		
静脉法		
空腹	血清	<5.9mmol/L
30min	血清	<14mmol/L
90min	血清	<5.9mmol/L
口服法		
空腹	血清	4.09～5.90mmol/L
30min		
60min	血清	8.8～10.2mmol/L
120min	血清	≤7.8mmol/L
180min	血清	4.3～6.0mmol/L
C肽（C－P）空腹	血清	0.32±0.14nmol/L
餐后一小时（达峰值）	血清	2.37±0.88nmol/L
餐后两小时（渐降）	血清	1.95±0.65nmol/L
餐后三小时（渐降，但仍高于基础值）	血清	1.06±0.41 nmol/L
0～3h总和	血清	5.70±1.58 nmol/L
胃泌素	血浆空腹	15～105ng/mL
胃泌素（肠）促胰液素兴奋试验	血清	无反应或少抑制
胃泌素钙缓慢兴奋试验	血清	胃泌素稍增多或不增多
肠血管活性多肽	血浆	20～53ng/L
胰岛素加口服葡萄糖		
耐量试验		
正常人　空腹	血清	5～10 μU/L
口服葡萄糖30～60min	血清	50～100μU/L
1型糖尿病人		
空腹	血清	0～4μU/L

续表

组　　分	标本类型	参考区间
口服葡萄糖高峰不明显	血清	10～30μU/L
2 型肥胖型糖尿病		
空腹	血清	30～40μU/L
口服葡萄糖 120min	血清	220μU/L
2 型非肥胖型糖尿病		
空腹	血清	5～20μU/L
口服葡萄糖 120min	血清	50μU/L

二十二、前列腺液及前列腺素

组　　分	标本类型	参考区间
淀粉样体	前列腺液	可见，老人易见到
卵磷脂小体	前列腺液	量多，或可布满视野
量	前列腺液	数滴～1mL
前列腺素（PG）		
放射免疫法		
PGA 男		13. 3 ±2. 8nmol/L
女		11. 5 ±2. 1 nmol/L
PGE 男		4. 0 ±0. 77 nmol/L
女		3. 3 ±0. 38 nmol/L
PGF 男		0. 8 ±0. 16 nmol/L
女		1. 6 ±0. 36 nmol/L
外观		淡乳白色的清稀液体
细胞		
白细胞（WBC）		<10 个/HP
红细胞（RBC）		<5 个/HP
上皮细胞		少量

二十三、精液

组　　分	标本类型	参考区间
白细胞	精液	<5/HP
活动精子百分率	精液	射精后 30～60 分钟 >70%
精子数	精液	$>20\times10^9$/L
精子形态	精液	畸形者不超过 20%
量	精液	2.5～5.0mL
黏稠度	精液	离体 1 个小时完全液化
颜色	精液	灰白色，久未排者可呈淡黄色
酸度（pH）	精液	7.2～8.2